運動器超音波画像の読みかた

MUSCULOSKELETAL ULTRASOUND CROSS-SECTIONAL ANATOMY

JOHN C. CIANCA, MD
Adjunct Associate Professor of Physical Medicine and Rehabilitation
Baylor College of Medicine
University of Texas Health Science Center
Human Performance Center
Houston, Texas

SHOUNUCK I. PATEL, DO, MMS
Interventional Regenerative Orthopedic Medicine
Regenexx-Health Link Medical Center
Los Angeles, California

The original English language work:
Musculoskeletal Ultrasound Cross-Sectional Anatomy, 1e
isbn: 9781620700624
by John C. Cianca MD, Shounuck I. Patel DO
has been published by:
Springer Publishing Company
New York, NY, USA
Copyright © 2018. All right reserved.

Japanese version:
Copyright © 2019 Nankodo Co., Ltd.
Translated by Ichiro Nakamura
Published by Nankodo Co., Ltd., Tokyo, 2019

本書を私の両親，Louis and Antoinette Ciancaに捧げる．両親は変わることのない支援と揺るぎない自信を私に与えてくれました．彼らは無私無欲の献身によって，私を生み育ててくれました．そしてそのおかげで，私は自分の目標をやり遂げる能力を身につけることができたのです．

母の寛大で優しい心遣いと，父の仕事を立派に遂行する情熱が，私を啓発し，ここまで高めてくれました．

—John Cianca

母に．絵を描くことを教えてくれたこと，そして美術に対する愛情を育んでくれたことに感謝します．

Chloeに．あなたの背中をずっと追いかけてここまで来ました．感謝しています．そして，あなたの情熱こそが私を鼓舞し続けてくれたのです．

そしてなにより，妻Payalに．あなたが私に捧げてくれた無条件の愛と献身に心から感謝します．あなたは私にとって揺るぎのない，なくてはならない存在なのです．その忍耐心とともに，信じる道を情熱をもって極めるよう私を鼓舞してくれたことに感謝します．

—Shounuck Patel

訳者序文

「面白い超音波画像のアトラスがあるのですが，翻訳してみませんか？」．南江堂編集部の藤原健人氏からこんな声を掛けていただいたのは，平成30年6月のことである．

超音波画像は，この10年で最も急速に普及した画像診断ツールである．全国津々浦々の病院，診療所など様々な施設に超音波画像装置が置かれている．その理由は実にたくさんある．患者にその場で病状を説明できる便利さ，放射線被曝のないこと，持ち運びのしやすさ，腱などを動的に観察できる点，ドプラ・モードで血流の状態を確認できる点など，枚挙に暇がない．かくいう私自身も，関節リウマチの滑膜炎の診断に超音波画像を好んで用いる一人である．

一方，超音波画像は基本的に白黒画像である．またプローブの当て方が的確でないと，オリエンテーションがつかず，画像に映る筋骨格の解剖名すらわからない．ベテランの読者諸氏には，この砂嵐のような白黒画像は放送終了後の深夜のテレビ画面を彷彿とさせるであろう．まさに真夜中に砂嵐のなかで迷子になった気分である．

John Cianca先生とShounuck Patel先生の手による本書は，こんな悩みを一挙に解決してくれる良書である．まずどこでもよいから，ページを開いていただきたい．真っ先に目に飛び込んでくるのは美しいカラーのイラストである．この瞬間，モノ・トーンの画像に新しい命の息吹が吹き込まれるのだ．画像とイラストが見開き2ページにまとまっているもの便利である．読者は関心のある部位の超音波画像とその解剖をいとも簡単に理解することができる．

すぐさま翻訳の決意を固めた私は，翌7月から夏休みの宿題のごとく本書の翻訳に取り掛かった．それは決して長く苦しい作業ではなく，自分の解剖学の知識が再構成される実り多い時間であった．老婆心ながら，本書の使い方の一例を説明する．まず左頁下の全身像で，プローブの位置を確認する．次に左頁の表示のない超音波画像を読影してみる．もちろんすべてがわかる必要はない．わからない筋・腱・骨は右頁のイラストで確認する．最後に解剖名が記された右下の画像を使って，もう一度解剖を復習する．さらに解説を読めばなおよい．このような流れで学習を進めれば，超音波画像の読影力が瞬く間に身につくこと請け合いである．

本書は超音波画像を目にする機会のあるすべての医療従事者にとって，必携の書となろう．このような良書を翻訳する機会に恵まれたことは大変名誉なことであり，心からのお礼を申し上げたい．本書が読者諸氏の明日からの診療のお役に立つことができれば，この上ない喜びである．

翻訳作業を終えて平成最後の終戦の日を過ごしている旧軽井沢にて

帝京平成大学大学院健康科学研究科　専攻長・教授

仲村一郎

目　次

I．上肢

2. 上腕　45

3. 肘　79

4. 前腕　95

序 文

筋骨格に対する超音波検査の分野は過去10年で急速な進歩を遂げた．技術革新とそれを支援する研究，さらにこれまでに集積された臨床経験に触発されて，臨床医と検査技師らはこの超音波という強力な検査手法を，今日なお臨床現場へ組み入れ続けている．現在，多くの大学医学部やレジデント・プログラム，フェローシップにおいて，筋骨格の超音波検査は標準的カリキュラムの一環に取り入れられている．一方，筋骨格超音波検査の急激な発展は，教育という点では知識の不均衡を生み出した．数多くの教科書やオンライン学習によって，さらには教育的なハンズオン・セミナーを開催することで，近年ではこの知識の不均衡はある程度解消されてはいる．しかしながら，時代に即した質の高い筋骨格超音波画像の解剖アトラスを切望する声はなお大きい．そして，本書はその要望に応えるものである．

私自身が筋骨格超音波画像を学び始めたのは2003年のことであるが，そのとき，恩師たちから絶えず言われたことは「解剖こそが筋骨格超音波画像の肝である．一に解剖，二に解剖，三四がなくて五に解剖」というものである．数多くの文献や教科書を読み，たくさんの研修会に参加したものの，私の筋骨格超音波トレーニングの基礎は，解剖学教室で研鑽を積みながら自分自身や同僚に超音波装置を当て，これを標準的な解剖学の教科書に照らし合わせることで築き上げたものである．実際のところ，文献や教科書，研修会で得た知識が本当に役立つようになったのは，超音波画像の解剖を完全に理解してからなのである．

経験豊富な超音波画像医であるJohn Cianca博士も，筋骨格超音波検査においては断面像の解剖こそが重要であると認識している一人である．Johnから本書を執筆しているという話を聞いたとき，すぐさま私は質の高いアトラス，筋骨格超音波検査の断面像を使った解剖アトラスの必要性を悟ったのである．このアトラスは，超音波画像を案内人とした筋骨格系の広大な旅に読者を誘うだろう．本書はよく整理され，わかりやすく，使いやすい．最初のページから最後まで通読することも可能であるが，必ずしもそうする必要はない．読者は自分の関心がある筋肉や関節を簡単に探し出し，それに関連する超音波画像の解剖をすぐさま学習し復習することができる．またイラストと懇切丁寧に解剖名が表示された超音波画像が組み合わされていることは，数ある超音波テキストのなかでも他に類を見ない本書の特徴である．またそれぞれの組織でエコー強度がどう違うのかというパターン認識が強調して述べられている点もありがたい．このアトラスの最大の強みは幅広い読者層に影響を及ぼす書物であること，つまりその内容が筋骨格の超音波画像を学び始めたばかりの医学生にとっても，経験ある超音波画像医や超音波検査技師が診療室でさっと参照する場合にも同じように役に立つという点にある．

このたびCianca博士が書かれた本書『筋骨格の超音波画像の読み方』に序文を寄せることができるのは私にとって大変名誉なことである．本書は興奮をもって発展しつつある筋骨格超音波画像の分野に待望の新ページを加えることになる．残念ながら私の場合，自分自身が超音波画像の初期研修を受けていたときには本書を手にすることができなかった．しかし今ここに本書をすべての読者にお届けできる運びとなったことはこの上ない喜びである．本書はわれわれが患者を良くするために学ぶべき，利用すべき書物であり，必ずや私自身の書棚に並ぶ一冊となるであろう．

医学博士　Jay Smith
Rochester, Minnesota

はじめに

診断的および治療的な超音波画像は筋骨格系疾患を扱う医師にとって重要な診療ツールとなった．これは大変実用的な検査で，診察室で使用することも，また野外で使用することもできる．超音波画像は費用対効果が高く，またすぐその場で結果が得られる検査方法でもある．さらに臨床画像装置として他のどの方法よりも臨床的課題に対応することができる．また超音波画像を用いれば，医学的な所見をよりわかりやすく患者に説明することができるし，また診察室のなかで解剖学という学問に新しい命の息吹を与えることもできる．問診と身体所見から得られた鑑別診断を完全なものにし，それを検証したいと思う者にとって超音波検査は極めて有用なツールなのである．

筋骨格の超音波を教えるようになって10年以上になるが，この間に気づいたことは，超音波で見える部位の解剖学的な位置関係を理解できない者がなんと多いかということである．したがって超音波画像を学習する者には，その断面像の解剖に対する眼力を培うことが必要となる．これは医学部の解剖学講義ではあまり触れられていない点なのだが，この断面像を視覚的に捉える能力は，超音波画像を理解できるようになるために絶対に必要なステップなのである．

このアトラスの目的は，超音波の断面像を用いて，臨床解剖学の理解を深めることにある．それぞれの画像には，理解の手引きとなるように重要組織を強調したイラストがついている．実際の超音波画像を，よりわかりやすいイラストと比較することで，学習者は身体の内部にある様々な組織の解剖学的な位置関係を観察する眼を培うことができる．さらに画像とイラストが組み合わさることによって，これらの解剖学的な関係が動的なものだということもはっきりするであろう．

診断ツールとしての超音波検査を習熟するにあたって，私がこれまで目の当たりにしてきた壁のひとつは，解剖学的構造体の位置関係を理解し認識できるようになったかという点である．また，超音波検査技師のトレーニングで最初に教えることのひとつは，様々な組織が超音波でどのようにみえるのかという点である．このパターン認識という考え方は，超音波画像を解読するには極めて重要なものである．本書ではそのパターン認識の範囲を広げて，断面像に映るすべての組織を含めている．そして，付帯しているイラストを参照すれば超音波画像を視覚的に理解できるようになっている．

超音波のビーム幅はとても狭いため，得られる画像の幅も極めて狭い．実際，長軸方向の観察を行う場合，限られた画像しか得られない．しかし，短軸方向の観察を行えば，得られる画像は劇的に広がり，たとえ1mm幅のスライスであっても局所における解剖学的な位置関係がはっきりわかるようになる．このようにして学習者は，それぞれの部位の空間認識力を培っていくのである．このアトラスに掲載されている断面像は，その多くが横幅を広くとった画像であり，またそれぞれの解剖学的部位の重要な断面を強調できる画像が選ばれている．部位によっては横断面像に加えて，長軸方向に幅を広くとった画像を厳選して載せている．幅を広くとることで，長軸方向の画像が描き出す全体像が断然わかりやすいものとなった．これらの画像はわかりやすさという点で際立っており，いくつかの部位ではMRIの横断画像と視覚的に匹敵しうるものである．

私が選んだ上肢・下肢各部位の断面像は，超音波画像を理解するうえで重要であり，診断的な超音波検査を行うどんな人にとっても視覚的基準となるものだ．各画像は解剖名が表記されたイラストと並んで配置されている．共著者で整骨治療学博士であるShounuck Patel博士にはどんなに感謝してもしきれない．彼の芸術的才能は解剖学の理解と結びついており，そのおかげでこのアトラスは超音波検査を行う者にとって素晴らしいガイド・ブックになった．ひとつひとつのイラストは超音波画像の扉をあける鍵であり，それによって個々の画像が視覚というより身近な言葉に置き換えられている．これらのイラストを見ることで，読者は超音波画像に対する視覚的な洞察力を身につけることができ，自分自身で筋骨格の超音波検査を行えるようになっていくのである．

またすべての画像・イラストのセットには解説がついていて，ひとつひとつの骨や筋肉の名前がわかるようになっている．また，解説に加えて，小さなヒトの全身像を載せてあるが，このなかに表示されているカーソルは超音波装置のプローブがどこに当たっているのかを示している．正常の解剖に加えて，数枚ではあるが病的な画像を載せてあるので，それらが超音波でどう映るのかを見ていただきたい．

診断的超音波画像という世界への旅は驚きに満ち，そして魅惑的な旅でもある．このアトラスがよき案内役となり，読者の皆さんが人体における筋骨格の複雑でダイナミックな連携を，より完全な空間的関係のなかで理解する一助となれば幸いである．

医学博士　John Cianca

謝 辞

まず本書のご高閲を賜りましたChristopher Visco博士とJeffrey Strakowski博士に感謝の意を申し上げます．お二人の思慮深いご指摘とご見識は言葉に尽くせないほど貴重でありました．

Sandra Shriner博士；Kathy Travnicek博士；Carolyn Kienstra博士；Katie Cannizzaro理学療法士；Ugochi Azuike博士；Barbara Trautner博士；Cathy Thompson氏；Uzoh Ikpeama博士；Phuong Nguyen氏；Alan Swearingen博士；Angela Cortez博士；Bao Van博士；Joslyn John博士；Prathap Jayaram博士，以上の方々にも画像作成にあたりご尽力をいただきました．ここに感謝申し上げます．

そしてJoe Stubenrauch氏をはじめとするDemos Medical Publishing社のスタッフにお礼を申し上げたい．皆様の技術的なサポートは実に素晴らしいものでした．最後にBeth Barry氏のサポートに心から感謝の意を表したい．その助言と助力は私に本書の執筆を続ける勇気を与えてくれました．そして私への忍耐心と根気強さがあったからこそ，本書を完成することができたのです．

医学博士　John Cianca

私が遠くを見渡せたのだとしたら，それはひとえに

巨人の肩の上に乗っていたからなのです

Isaac Newton

まず，これまで私が美術，解剖学，超音波を学ぶにあたって貴重なご助力をいただいてきました多くの先生方と恩師に謹んで感謝の意を表します：Ila Patel氏；Jim Lee氏；Frank Netter博士；Dennis Dowling整骨治療学博士；Todd Stitik博士；Patrick Foye博士；Gautam Malhotra博士；Susan Garstang博士；Rex Ma博士；Gerard Malang博士；Mooyeon Oh-Park博士；Gary Chimes博士；Chris Visco博士；Mike Furman博士；Jim Gilhool博士；Marco Bodor博士；Scott Primack整骨治療学博士；そしてJohn Cianca博士，以上の方々に深謝いたします．

またJoslynとPrathapにもお礼を申し上げたい．Johnを紹介してくれたおかげで本書を執筆するにいたったことを感謝しています．そしてJohn，この驚くほど素晴らしい機会を与えてくれたこと，われわれすべての目を見開かせ筋骨格の超音波画像という新しい地平線を望ませてくれたことにお礼を申し上げたい．最後にBethに心からの感謝を．君の導きと辛抱強さがなければ本書が陽の目をみることはなかった．本当にありがとう．

整骨治療学博士　Shounuck Patel

PART I

上肢

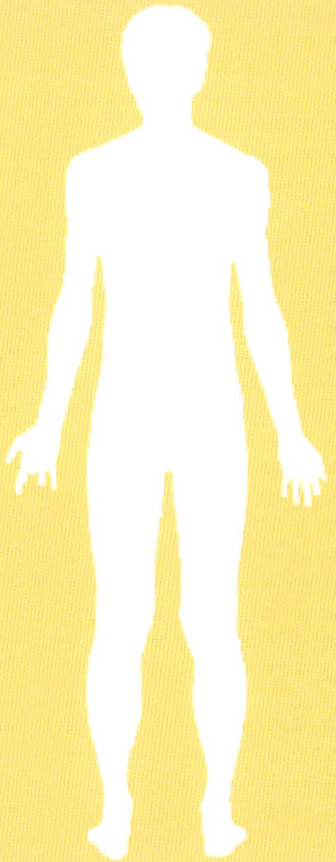

この章で用いられている略語

筋肉

m1	僧帽筋
m2	三角筋
m3	肩甲下筋
m4	広背筋
m5	棘上筋
m6	棘下筋
m7	小円筋
m8	大円筋
m9	上腕二頭筋
m9apo	上腕二頭筋腱膜
m9L	上腕二頭筋長頭
m9S	上腕二頭筋短頭
m10	烏口腕筋
m11	大胸筋
m11b	小胸筋
m12	上腕筋
m13	上腕三頭筋
m13apo	上腕三頭筋腱膜
m13la	上腕三頭筋外側頭
m13lo	上腕三頭筋長頭
m13m	上腕三頭筋内側頭
m14	腕橈骨筋
m15	長橈側手根伸筋
m16	短橈側手根伸筋
m17	肘筋
m18	尺側手根伸筋
m19	小指伸筋
m20	総指伸筋
m20i	固有示指伸筋
m21	長母指伸筋
m22	長母指外転筋
m23	短母指伸筋
m24	円回内筋
m25	回外筋
m25d	回外筋深頭
m25s	回外筋浅頭
m26	橈側手根屈筋
m27	長掌筋
m28	尺側手根屈筋
m29	浅指屈筋
m30	深指屈筋
m31	長母指屈筋
m32	方形回内筋
m33	短母指屈筋
m34	短母指外転筋
m35	短掌筋
m36	短小指屈筋
m37	小指対立筋
CJT	共同腱（烏口腕筋/上腕二頭筋短頭腱）
FP	脂肪体
mis	内側筋間中隔
pis	後側筋間中隔

SAB	肩峰下滑液包
TFS	横屈筋中隔
t	腱を意味する

骨

b1	肩甲骨
b1a	肩峰
b1c	烏口突起
b1g	肩甲関節窩
b1s	肩甲棘
b2	鎖骨
b3	上腕骨
b4	橈骨
b5	尺骨
b6	大菱形骨
b7	舟状骨
b8	月状骨
b9	三角骨
b10	豆状骨
b11	有鉤骨
b12	有頭骨
b13	小菱形骨
b14	中手骨
b15	基節骨
b16	中節骨
b17	末節骨
AC	関節軟骨
GT	大結節
HC	上腕骨小頭
HT	上腕骨滑車
LE	上腕骨外上顆
LF	外側関節窩
LisT	リスター結節
LT	小結節
ME	上腕骨内上顆
SF	上関節窩

脈管

v1a	腋窩動脈
v1	上腕動脈
v2	上腕深動脈
v3	上腕回旋動脈
v4	橈骨動脈
v5	上尺骨側副動脈
v6	尺骨動脈
v7	尺側皮静脈
v8	橈側皮静脈
v9	前骨間動脈

靱帯

CAL	烏口肩峰靱帯
CHL	烏口上腕靱帯
DIL	背側手根間靱帯
ER	伸筋支帯
FR	屈筋支帯
GL	肩甲関節唇
IM	骨間膜
JC	関節包
SGHL	上関節上腕靱帯
SLL	舟状月状靱帯
TFCC	三角線維軟骨複合体
TCL	横手根靱帯
A1	A1腱鞘
A2	A2腱鞘
A3	A3腱鞘
A4	A4腱鞘
A5	A5腱鞘

神経

n1	腋窩神経
n2	肩甲上神経
n3	筋皮神経
n4	橈骨神経
n5	後前腕皮神経
n6	橈骨神経浅枝（知覚枝）
n6lb	橈骨神経浅枝外側枝
n6mb	橈骨神経浅枝内側枝
n7	橈骨神経深枝（後骨間神経）
n8	正中神経
n9	尺骨神経
n9db	尺骨神経腹側枝
n9dc	尺骨神経背側枝
n9sb	尺骨神経浅枝
n10	前骨間神経
BP	腕神経叢
BPch	腕神経叢神経束
BPlc	外神経束
BPmc	内神経束
BPpc	後神経束

CHAPTER 1

肩

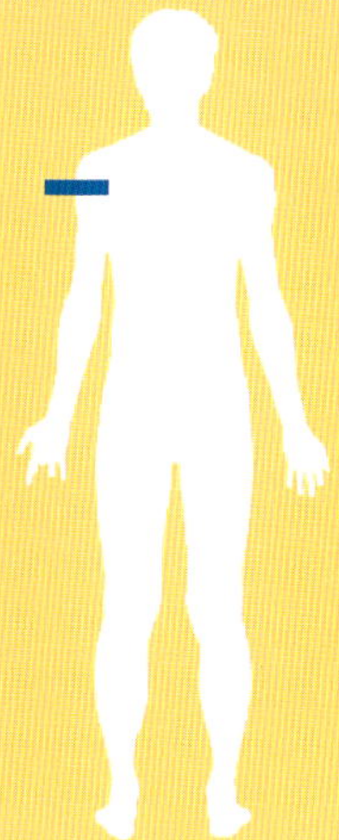

肩は解剖学的に複雑な形状を持つ部位である．肩関節内の組織の位置関係を立体的に理解するためには，相当な鍛錬を要するかもしれない．

肩関節の上面と前面の観察は被験者を坐位もしくは仰臥位にして行う．検者は被検者の横に座り，肩関節上面は前額面を，肩関節前面は横断面を観察する．

肩関節の後面と外側面の観察は被検者を超音波装置の正面に座らせて行う．検者は被検者の斜め後方に立ち，矢状断と横断面の画像を観察する．

本章では腱板についても数枚の画像で解説する．腱板は前後に弧を描きながら腱板の付着部を横切るように観察するのだが，画像としては厳密にいうと矢状面でも横断面でもない．

肩関節の上面と前面

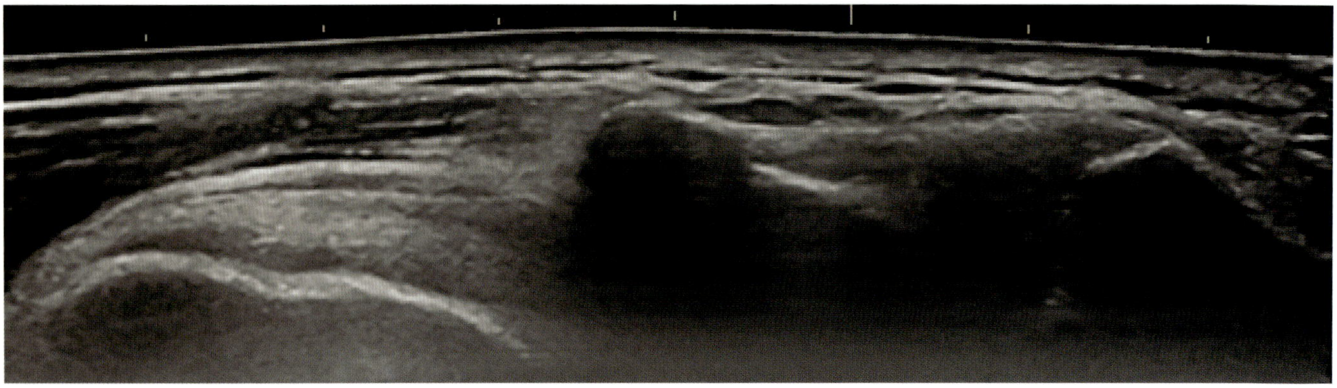

1.1: 肩関節上面

これは肩関節上面の前額面像である．肩鎖関節が画像中央右寄りに見える．肩峰は中央に，鎖骨はその右に映っている．肩峰の左（外側），画像の中央左寄りに見えるのは棘上筋腱で，その上に横たわっているのは肩峰下滑液包と三角筋である．棘上筋が上腕骨大結節に停止しているのがわかる．

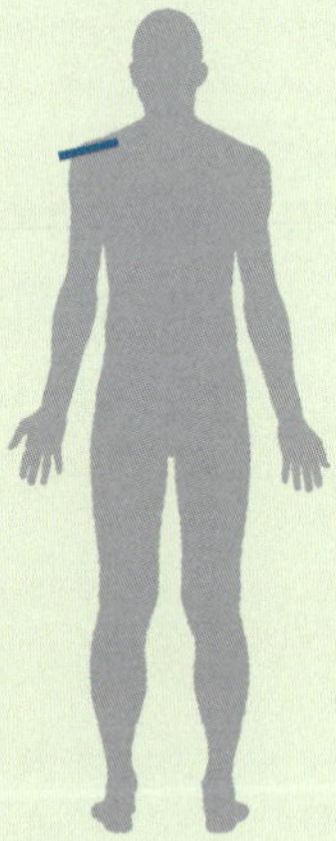

肩関節上面

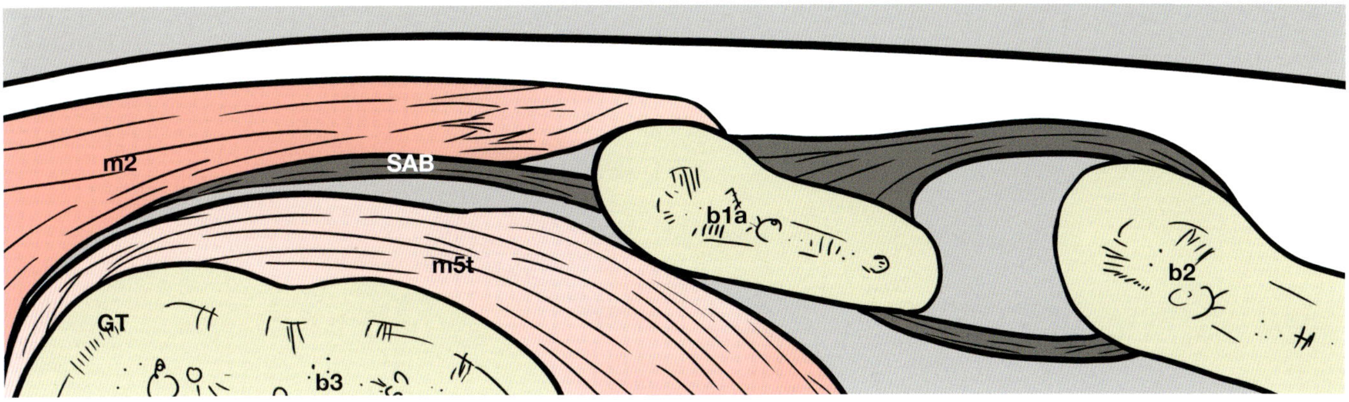

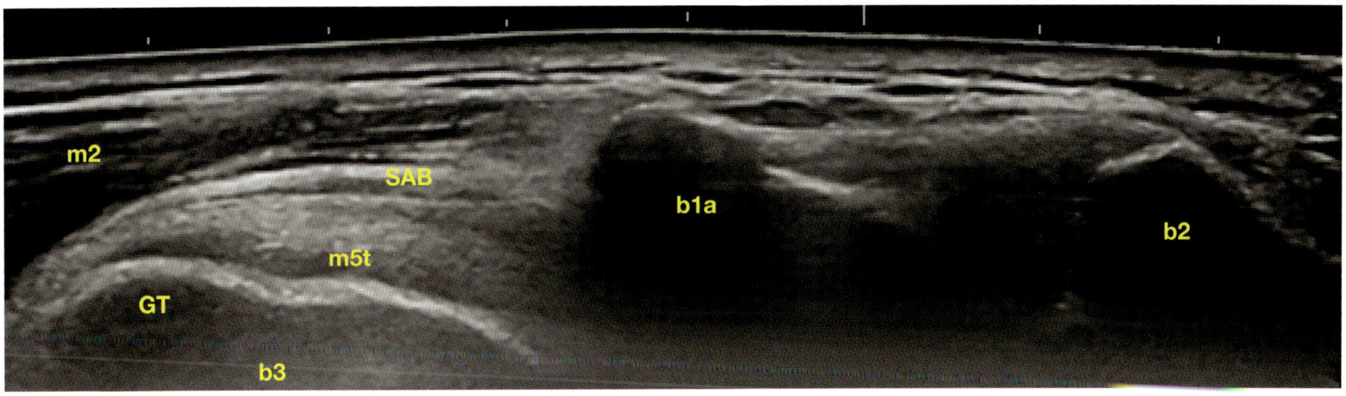

- m2：三角筋
- m5t：棘上筋腱
- SAB：肩峰下滑液包
- b1a：肩峰
- b2：鎖骨
- b3：上腕骨
- GT：大結節
- 写真の左方向：外側
- 写真の右方向：内側

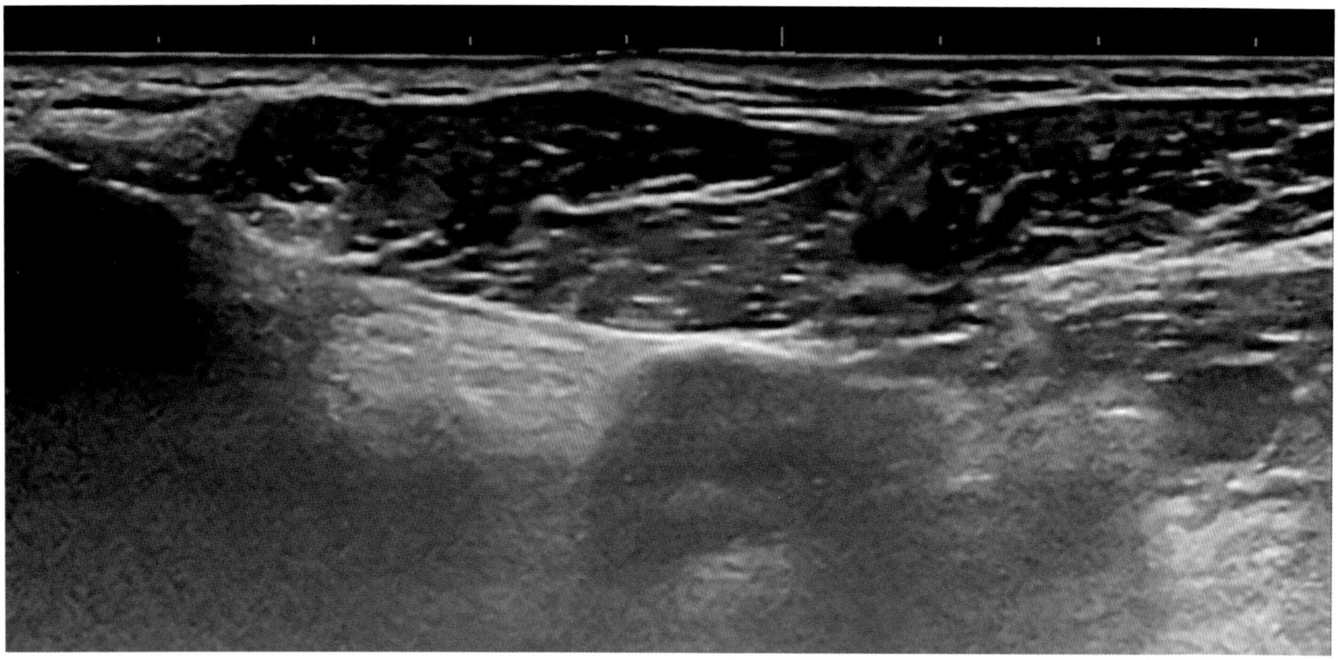

1.2: 烏口肩峰アーチ

これは画像1.1から超音波プローブ（探触子）を前下方へ移動させたときに得られる画像である．画像中央上方に三角筋が，その右（内側）には大胸筋と小胸筋腱が見える．また，画像の中央左側には肩峰が映っている．画像中央を占めているのは烏口突起である．これらの2つの突起をつなぐように烏口肩峰靱帯が走り，烏口肩峰アーチを形成している．画像右下には胸郭出口が映っていて，その内部に腋窩動脈とそれを取り囲む腕神経叢の外神経束，内神経束，後神経束が見える．小胸筋腱が腋窩動脈の上を烏口突起に向かって走っている．

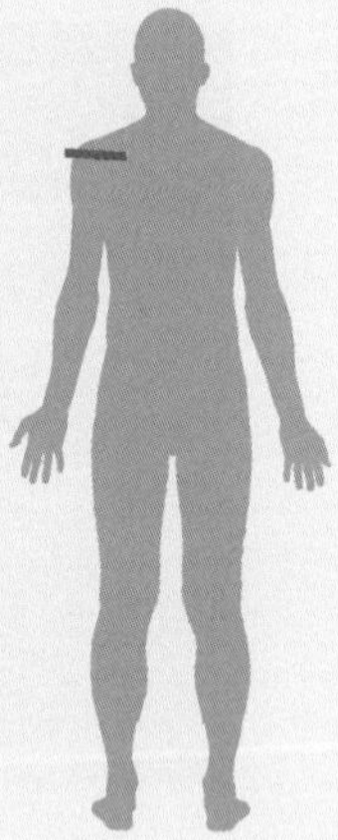

烏口肩峰アーチ

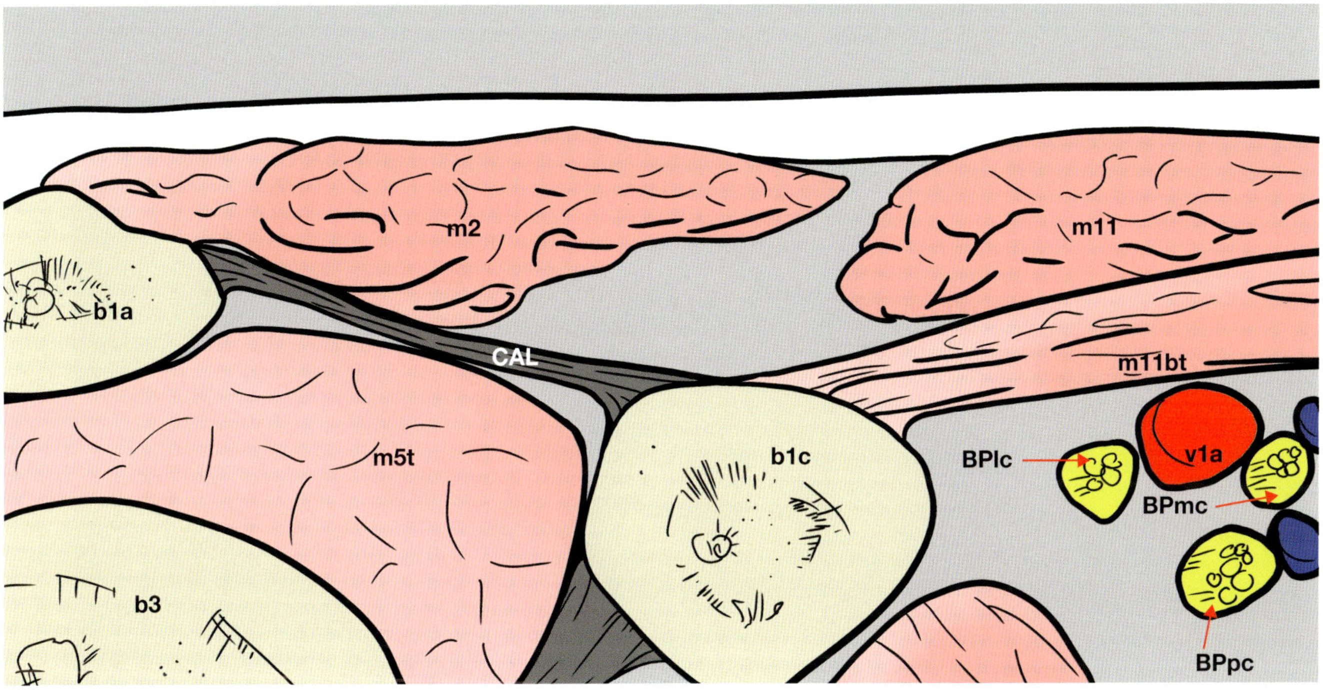

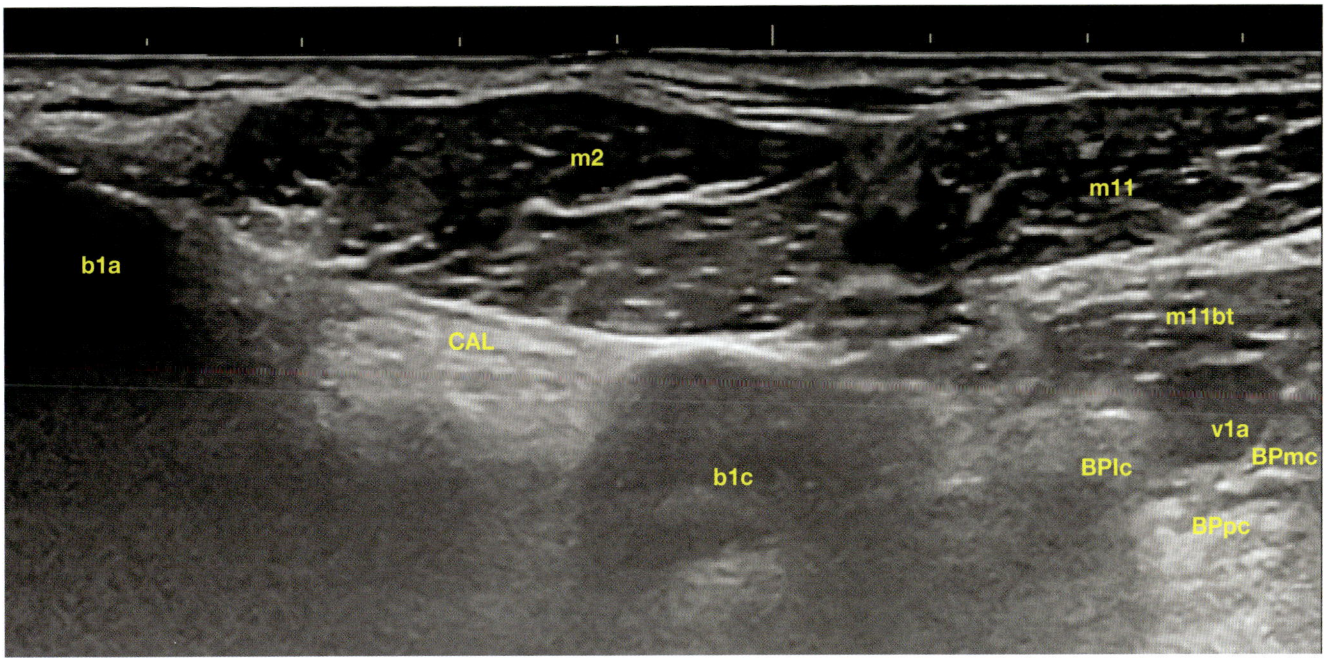

- m2：三角筋
- m5t：棘上筋腱
- m11：大胸筋
- m11bt：小胸筋腱
- b1a：肩峰
- b1c：烏口突起
- b3：上腕骨
- v1a：腋窩動脈
- CAL：烏口肩峰靱帯
- BPlc：外神経束
- BPmc：内神経束
- BPpc：後神経束
- 写真の左方向：外側
- 写真の右方向：内側

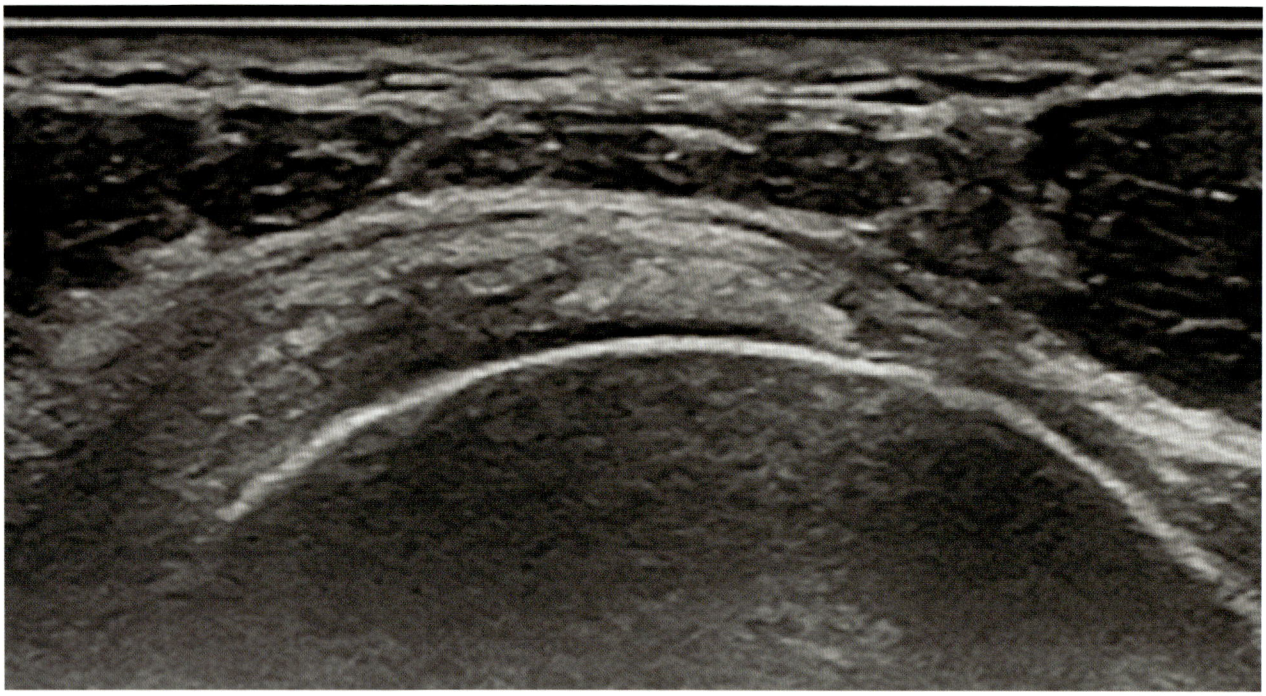

1.3: 腱板疎部：上面

これは，画像の横幅を広げて観察した画像で，腱板疎部の上面を内側から外側まで描出している．大胸筋と肩甲下筋腱が画像右から左（外側）へ向かって走っている．画像の中央下方に見えるのは上腕骨である．上腕骨関節面の頂点には上腕二頭筋長頭があり，さらにその上には烏口上腕靱帯が広がっている．画像左（外側）には，三角筋と棘上筋腱の終末部が見える．三角筋の下層には肩峰下滑液包があり，腱板疎部全体を覆っている．

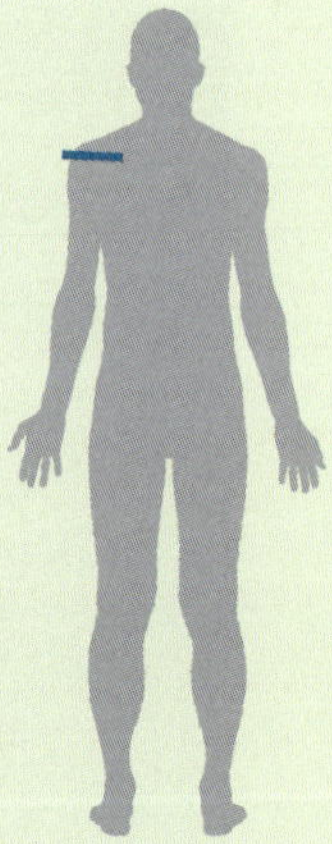

腱板疎部：上面

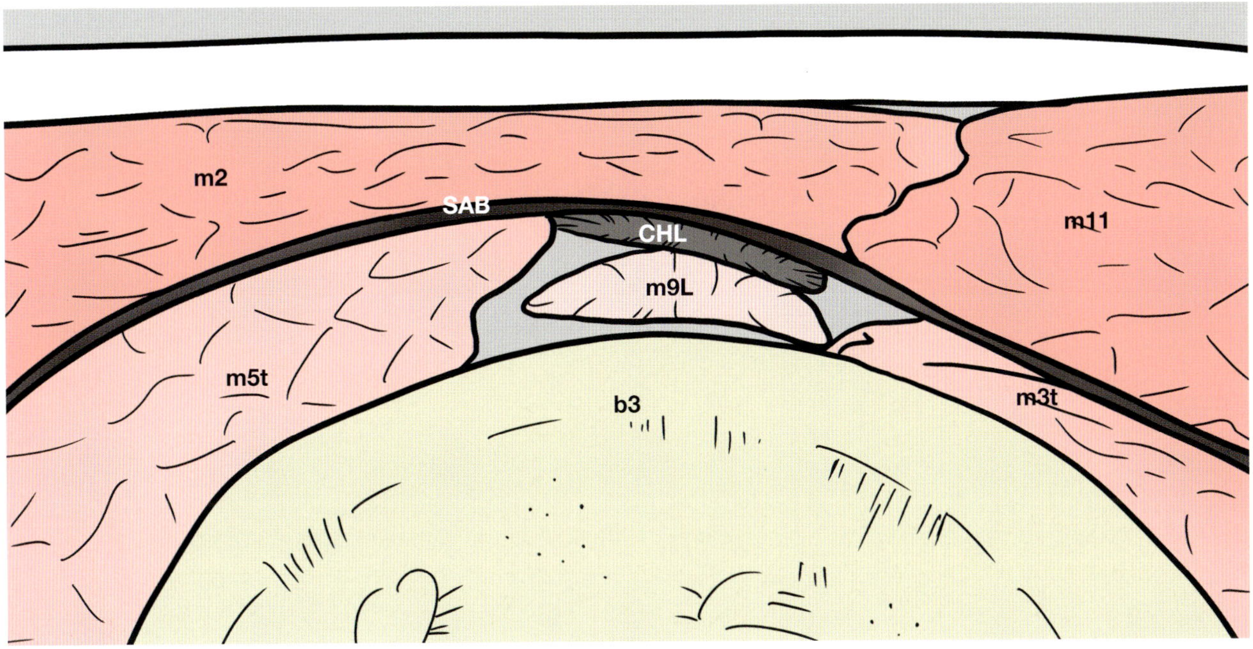

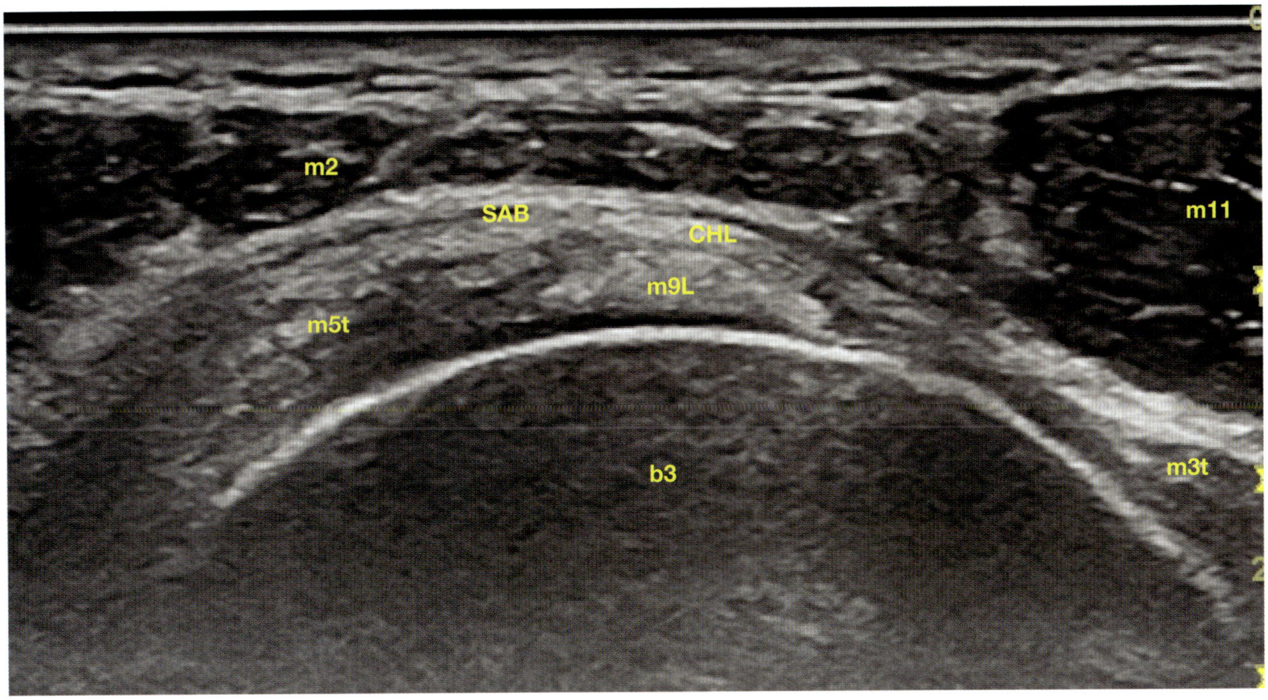

- m2：三角筋
- m3t：肩甲下筋腱
- m5t：棘上筋腱
- m9L：上腕二頭筋長頭
- m11：大胸筋
- SAB：肩峰下滑液包
- b3：上腕骨
- CHL：烏口上腕靱帯
- 写真の左方向：外側
- 写真の右方向：内側

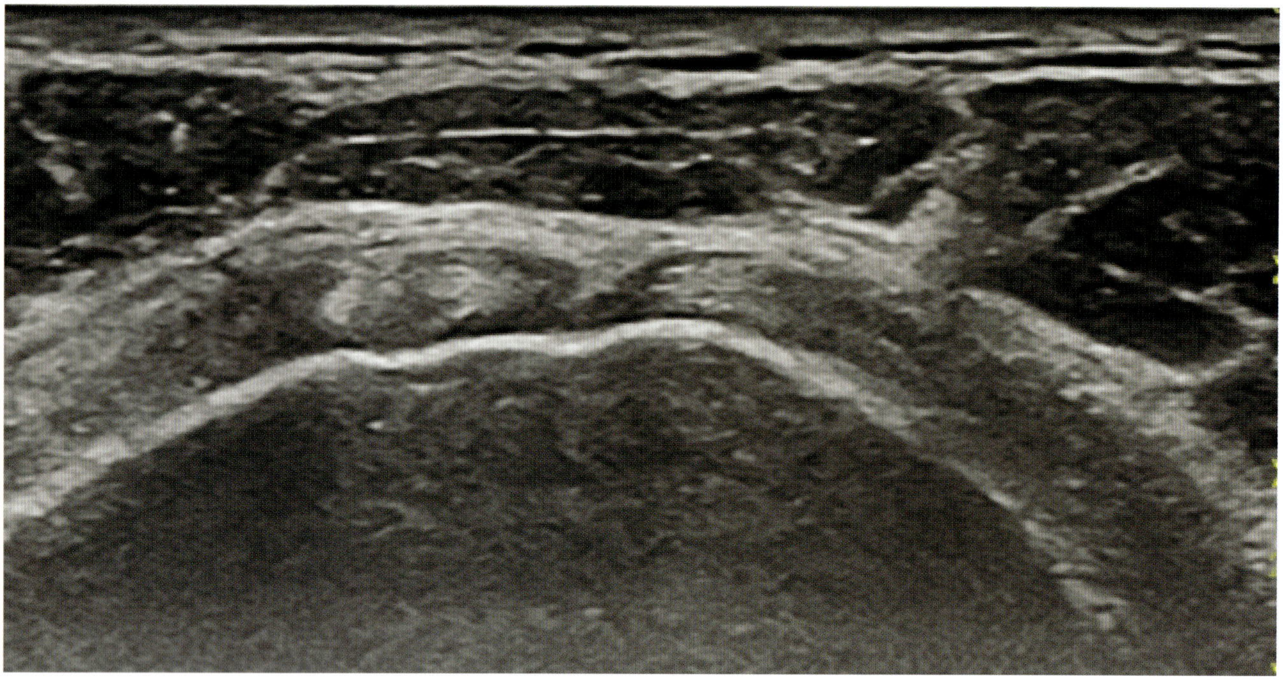

1.4: 腱板疎部：中部

この画像は腱板疎部中部を描出している．画像1.3で見えた組織と同じ組織が強調されて映っている．加えて上関節上腕靱帯も見えている．この靱帯は上腕二頭筋腱と上腕骨との間に挟まれているが，烏口上腕靱帯と融合して上腕二頭筋長頭腱のリフレクション腱鞘を形成する．

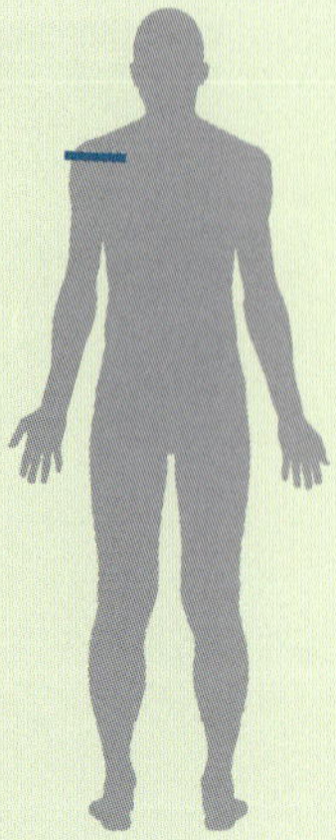

腱板疎部：中部

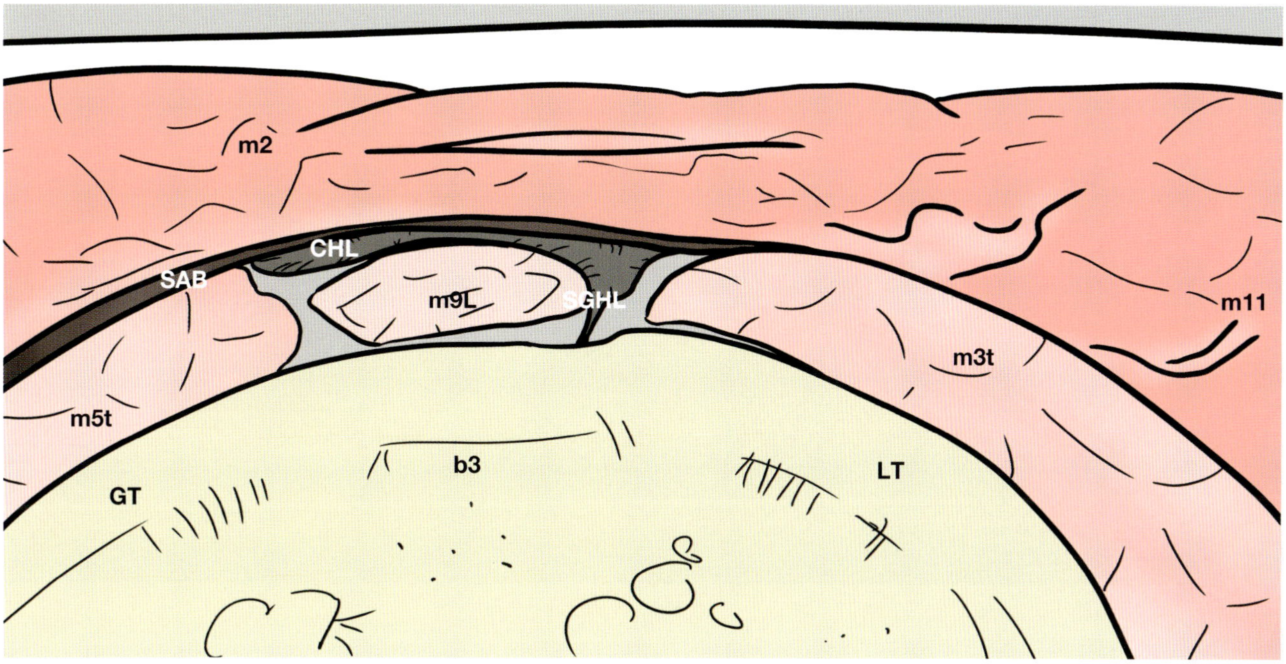

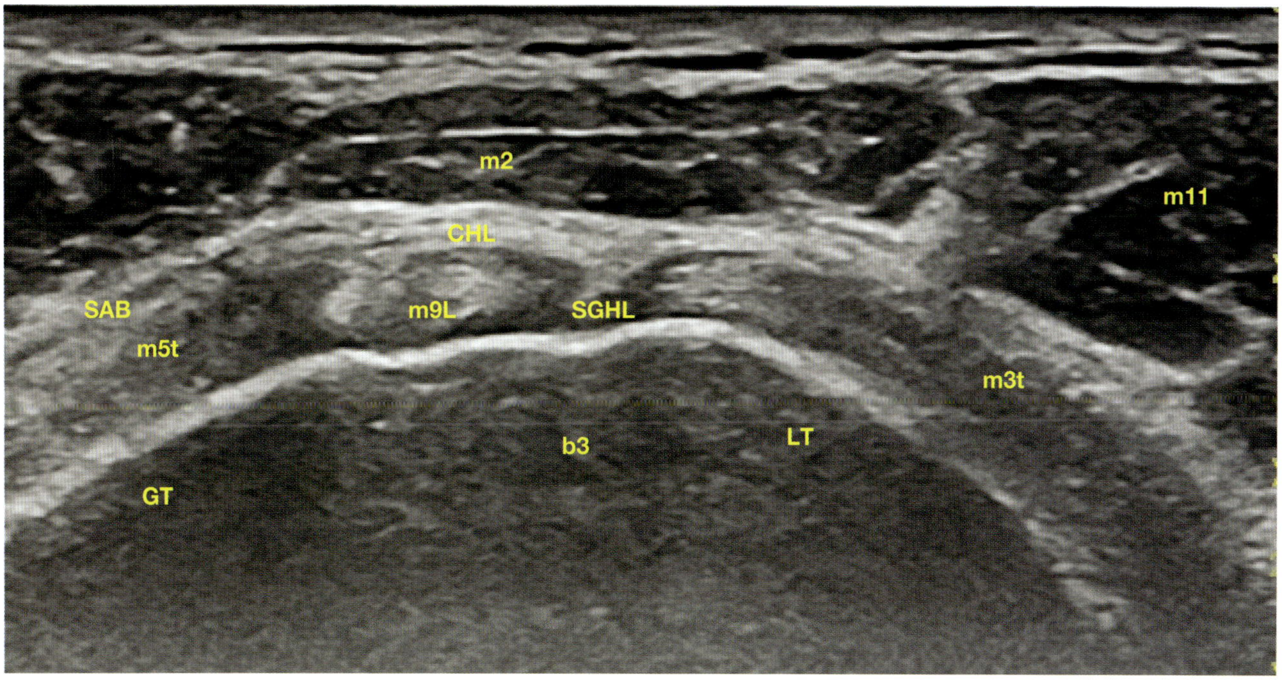

- m2：三角筋
- m3t：肩甲下筋腱
- m5t：棘上筋腱
- m9L：上腕二頭筋長頭
- m11：大胸筋
- SAB：肩峰下滑液包
- b3：上腕骨
- GT：大結節
- LT：小結節
- CHL：烏口上腕靱帯
- SGHL：上関節上腕靱帯
- 写真の左方向：外側
- 写真の右方向：内側

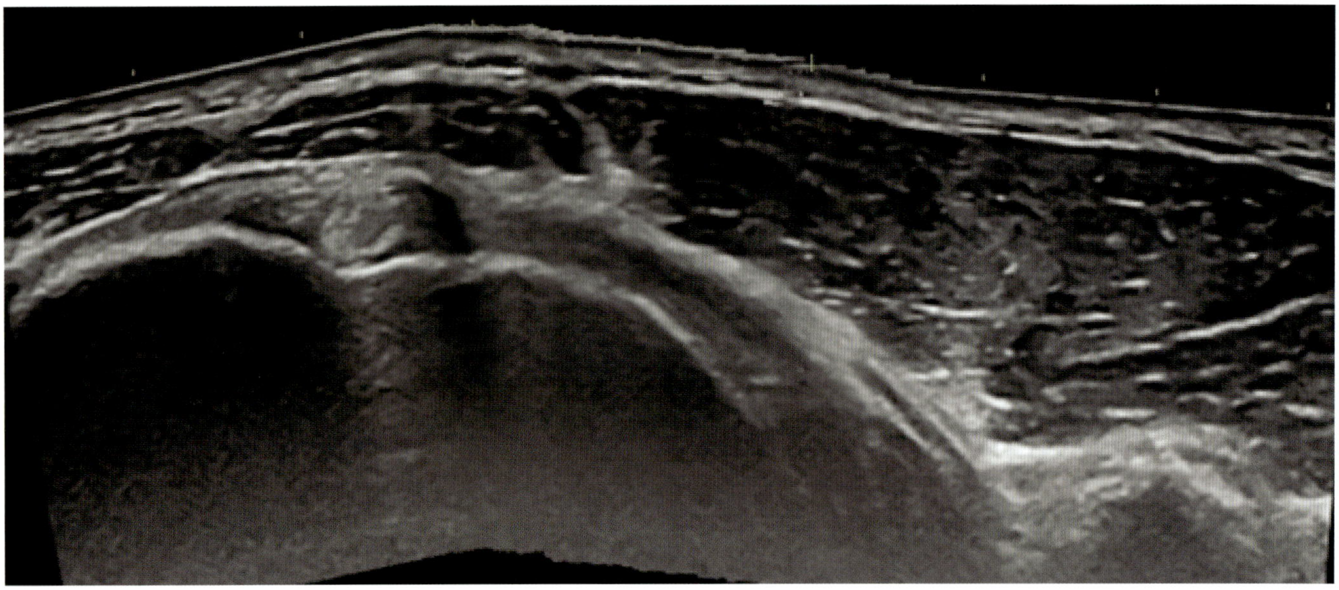

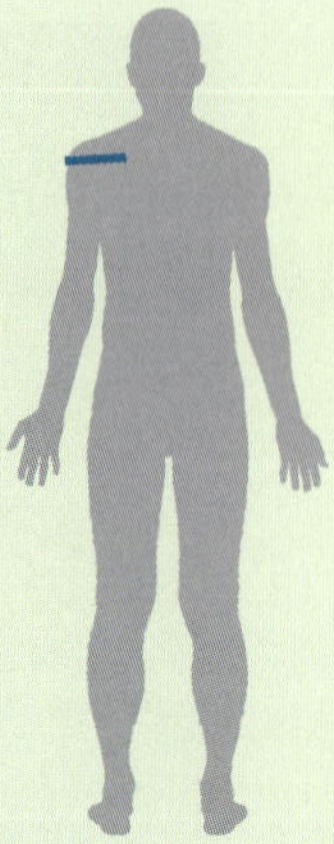

1.5: 腱板疎部：遠位部

この画像は腱板疎部の遠位部を描出している．上腕二頭筋長頭腱は結節間溝の近位部に映っている．このすぐ左（外側）には，棘上筋腱の終末線維が大結節に付着している様子が見えている．上腕二頭筋長頭腱の右（内側）には肩甲下筋腱が見えている．画像の右側は肩関節の内側面を映している．大胸筋と小胸筋は共同腱の上に横たわっている．共同腱を構成する上腕二頭筋短頭腱と烏口腕筋の起始部は烏口突起にある．

腱板疎部：遠位部

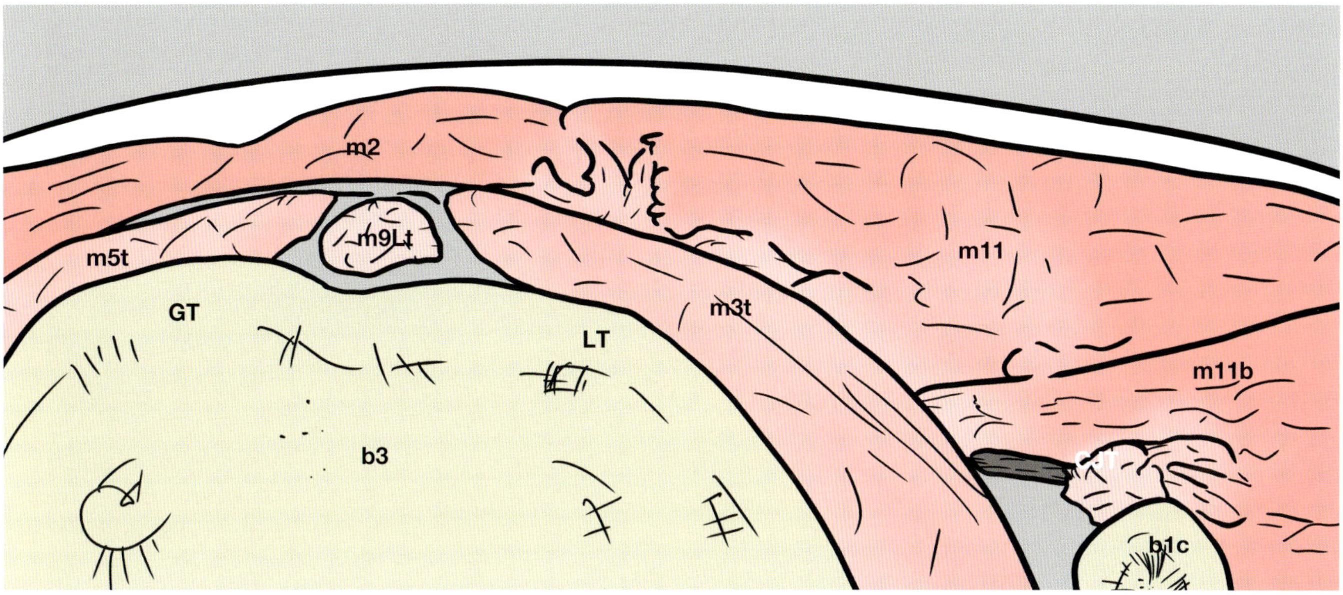

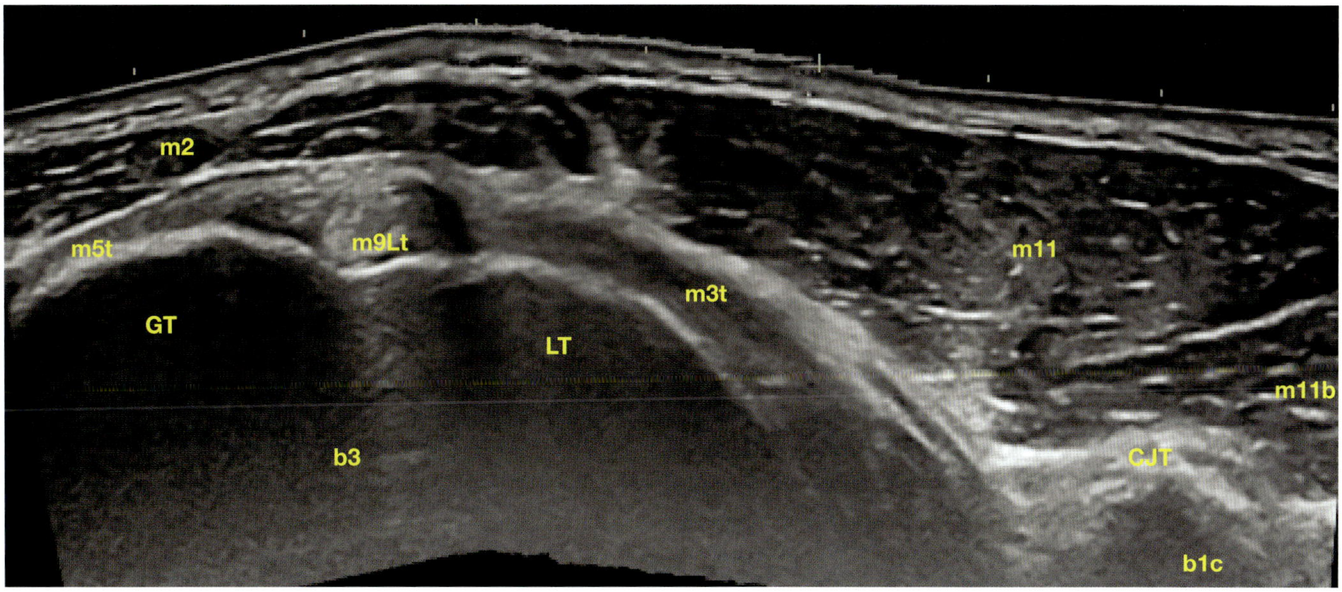

- m2：三角筋
- m3t：肩甲下筋腱
- m5t：棘上筋腱
- m9Lt：上腕二頭筋長頭腱
- m11：大胸筋
- m11b：小胸筋
- CJT：共同腱（烏口腕筋/上腕二頭筋短頭腱）
- b1c：烏口突起
- b3：上腕骨
- GT：大結節
- LT：小結節
- 写真の左方向：外側
- 写真の右方向：内側

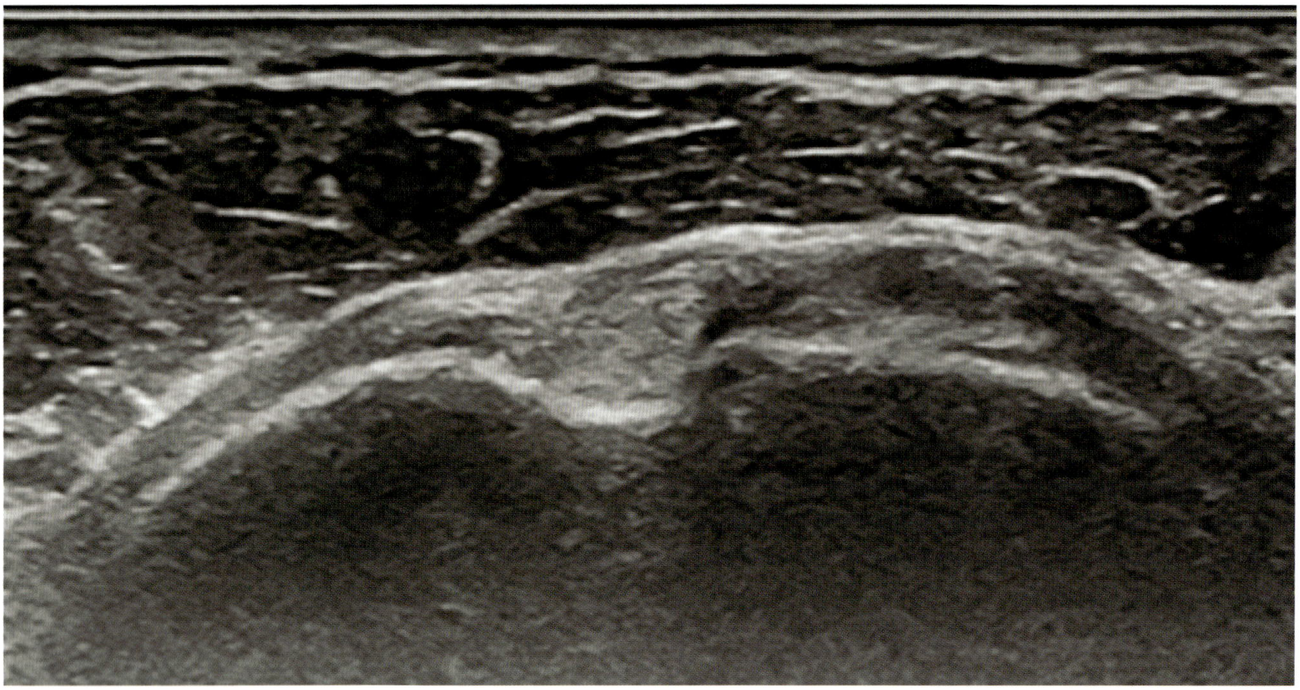

1.6: 腱板疎部：結節間溝部

これは結節間溝における腱板疎部を拡大した画像である.

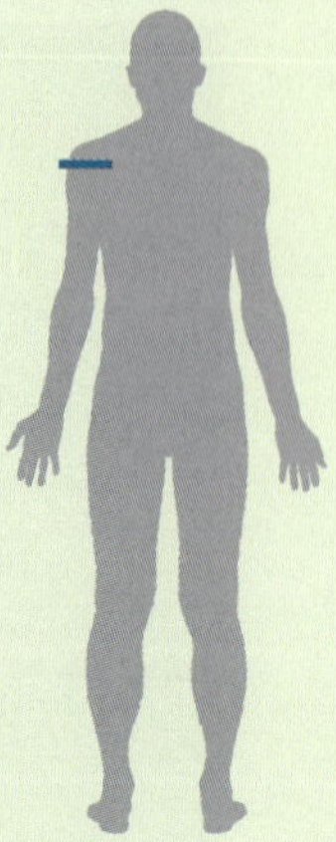

腱板疎部：結節間溝部

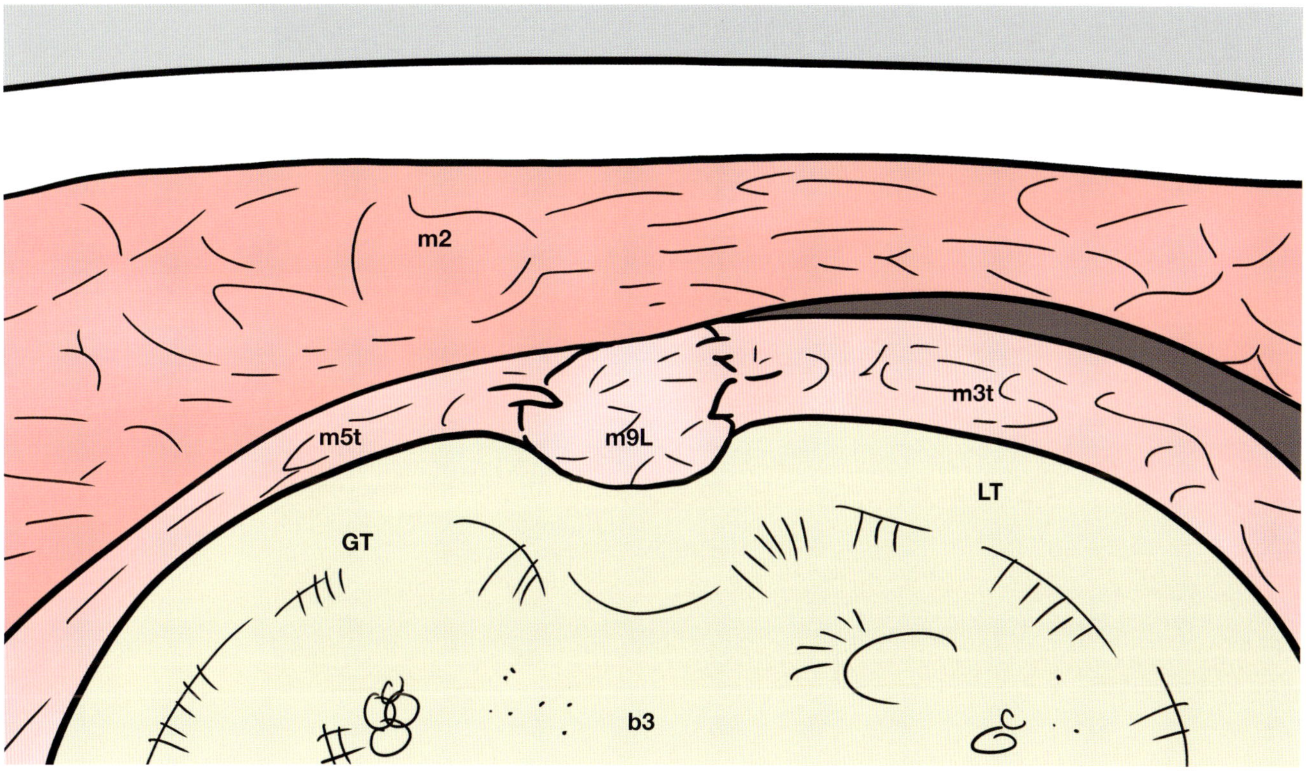

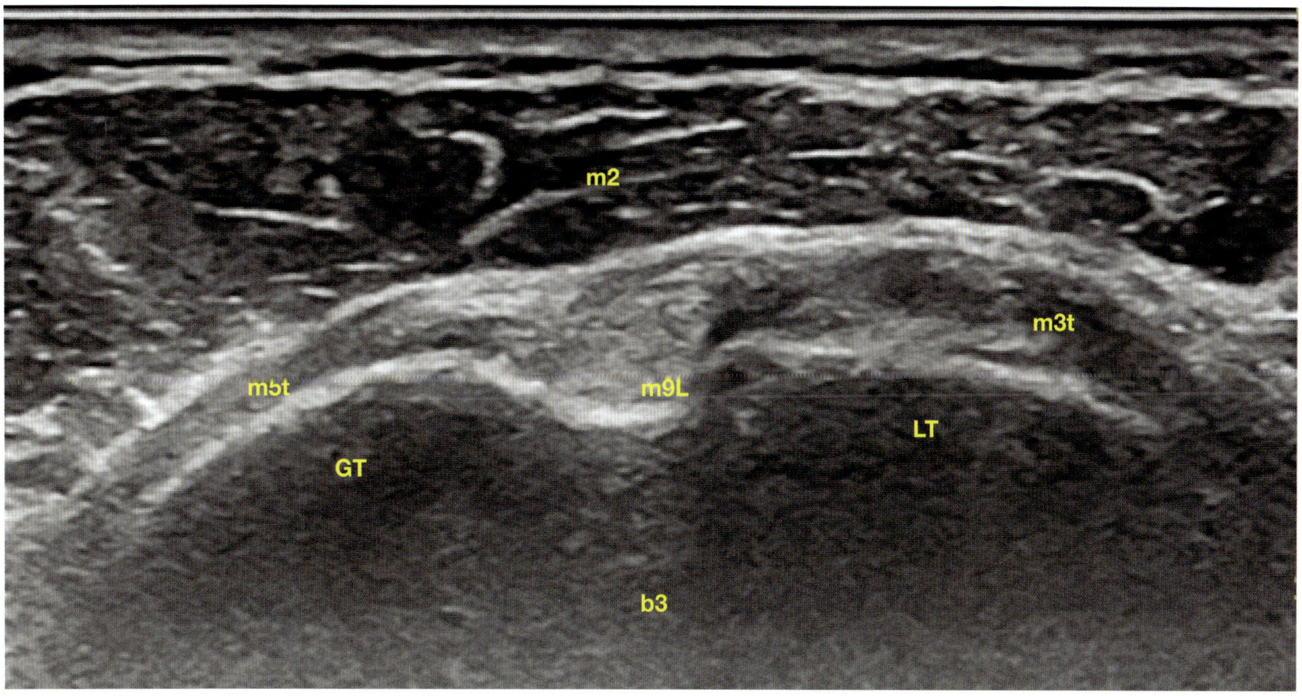

- m2：三角筋
- m3t：肩甲下筋腱
- m5t：棘上筋腱
- m9L：上腕二頭筋長頭
- b3：上腕骨
- GT：大結節
- LT：小結節
- 写真の左方向：外側
- 写真の右方向：内側

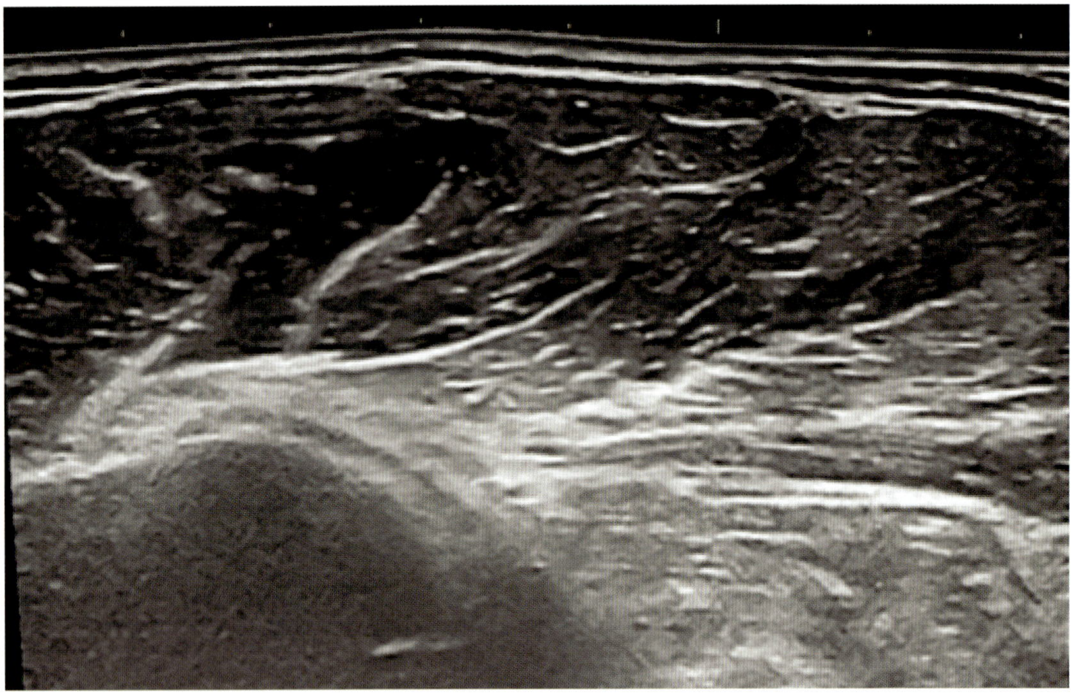

1.7: 上腕二頭筋腱移行部

この画像と次の画像1.8では，上腕二頭筋腱が筋性部へと移行しながら，肩関節を後にする様子が描出されている．画像では，大胸筋が腱となり上腕骨の停止部へ向っているのが見える．上腕二頭筋の長頭腱と短頭腱は，肩関節の出口へと近づいている．停止部に向かう大胸筋の腱性部が，肩関節の出口をより際立たせている．画像右下，上腕二頭筋短頭腱の下層には烏口腕筋が見えており，そのすぐ右（内側）には筋皮神経が映っている．画像中央下部には上腕骨の結節間溝に停止する直前の広背筋腱性部が見える．

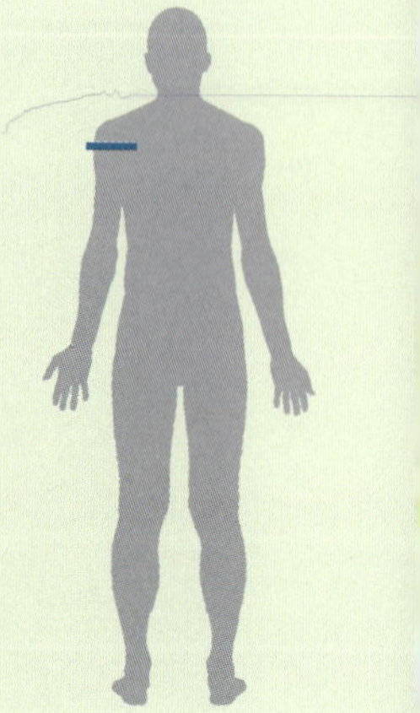

上腕二頭筋腱移行部

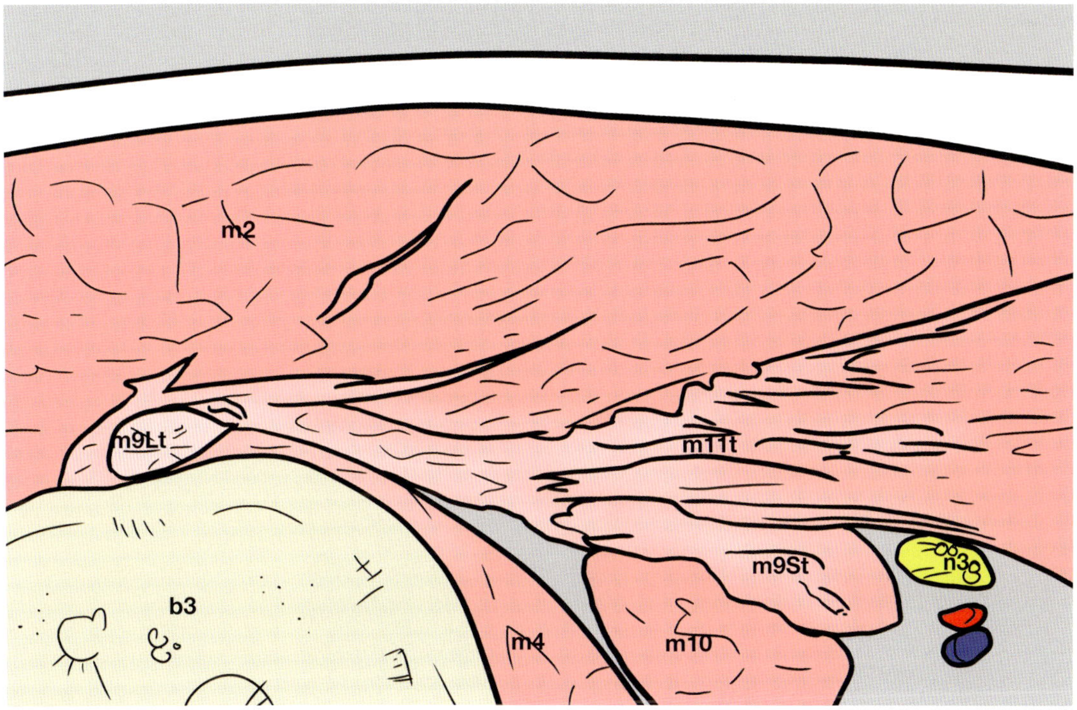

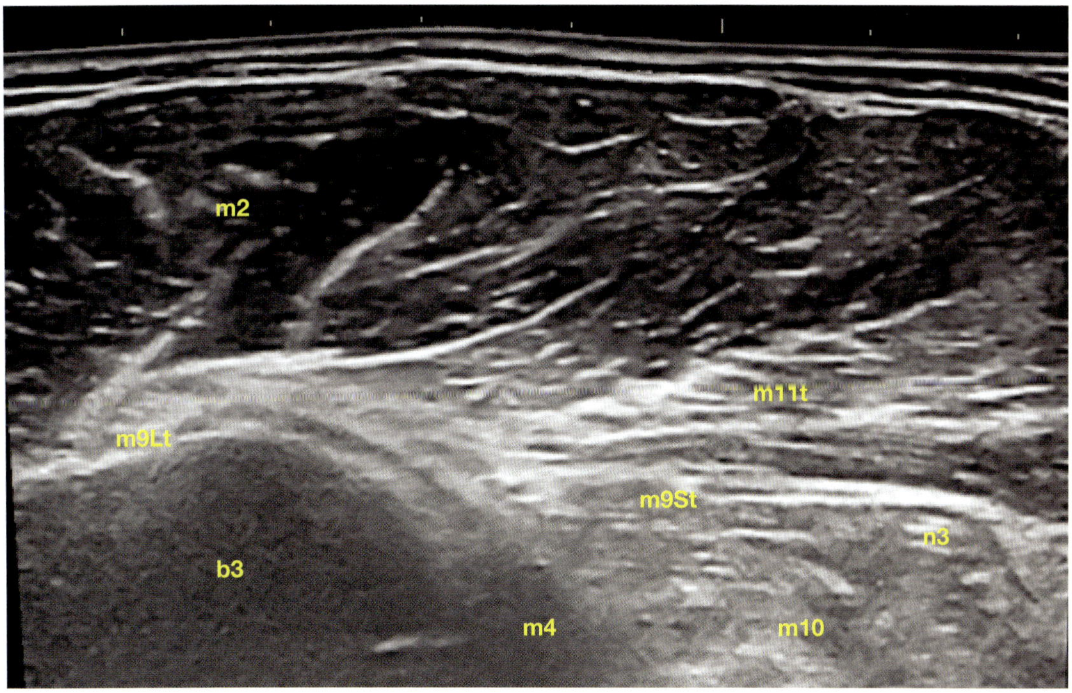

- m2：三角筋
- m4：広背筋
- m9Lt：上腕二頭筋長頭腱
- m9St：上腕二頭筋短頭腱
- m10：烏口腕筋
- m11t：大胸筋腱
- b3：上腕骨
- n3：筋皮神経
- 写真の左方向：外側
- 写真の右方向：内側

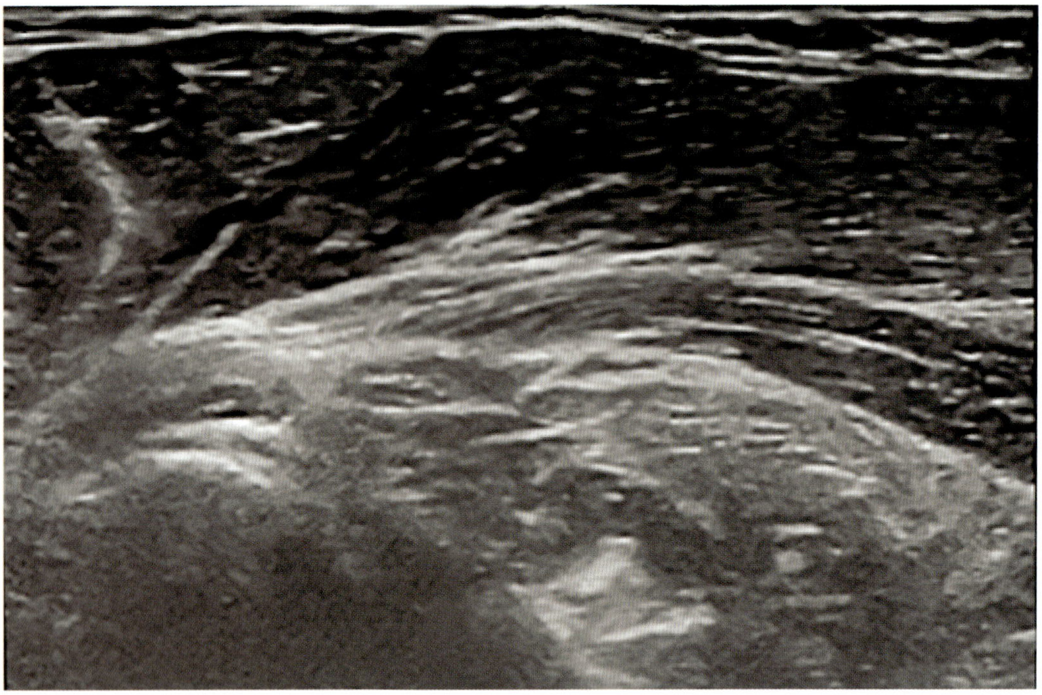

1.8: 上腕二頭筋腱移行部

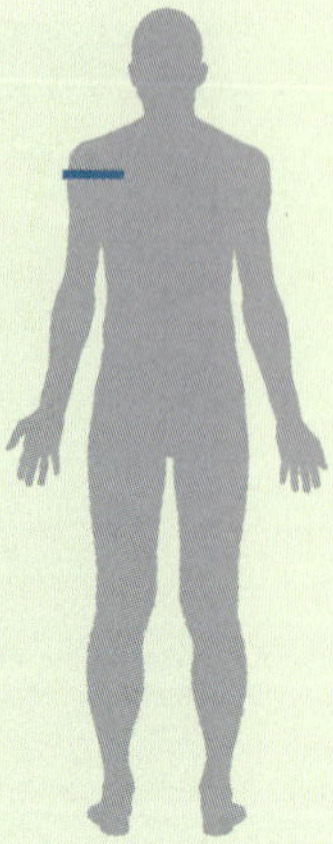

この画像と前の画像1.7では，上腕二頭筋腱が筋性部へと移行しながら，肩関節を後にする様子が描出されている．上腕二頭筋の長頭腱と短頭腱が隣り合って並んでいる上を大胸筋腱が弓状に走行している．画像の上1/3を占めているのは三角筋である．画像の下1/3をみると，左側には上腕骨があり，中央には烏口腕筋の筋性部と腱性部が映っている．画像中央部，烏口腕筋の内上面には筋皮神経が映っている．プローブを遠位方向に動かすと，筋皮神経は左（外側）へとその走行を変えていく．

上腕二頭筋腱移行部

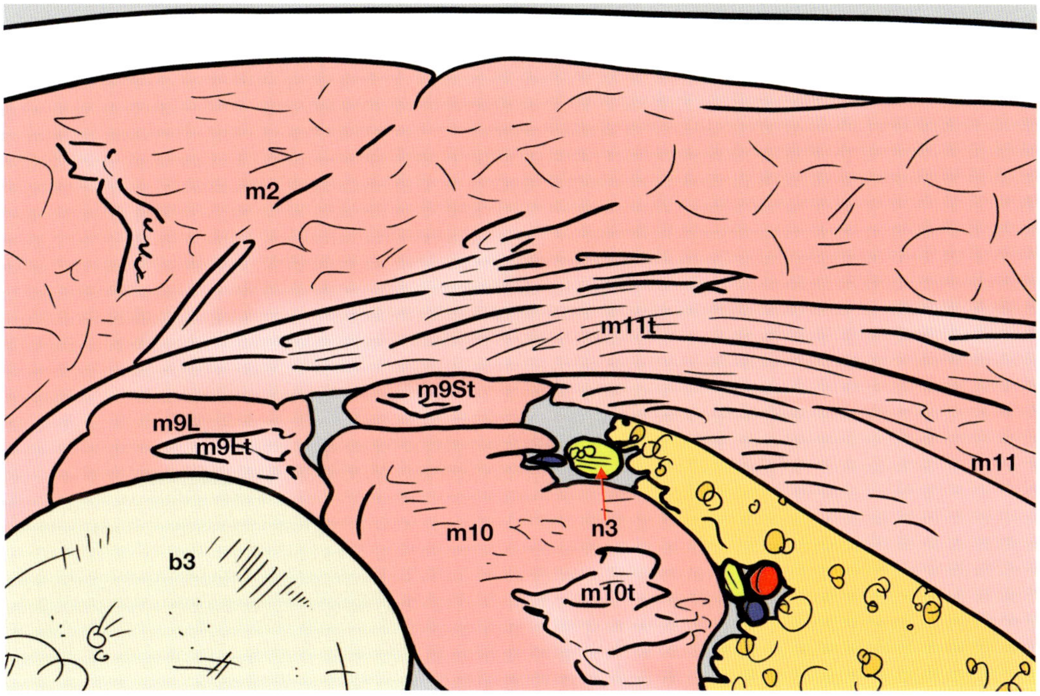

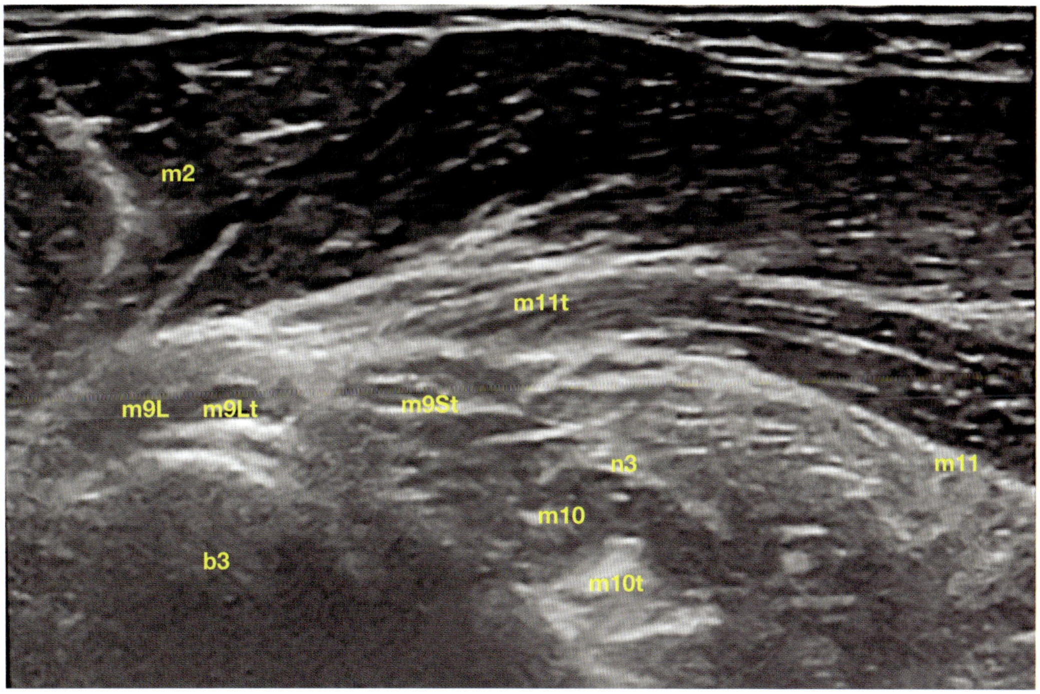

- m2：三角筋
- m9L：上腕二頭筋長頭
- m9Lt：上腕二頭筋長頭腱
- m9St：上腕二頭筋短頭腱
- m10：烏口腕筋
- m10t：烏口腕筋腱
- m11：大胸筋
- m11t：大胸筋腱
- b3：上腕骨
- n3：筋皮神経
- 写真の左方向：外側
- 写真の右方向：内側

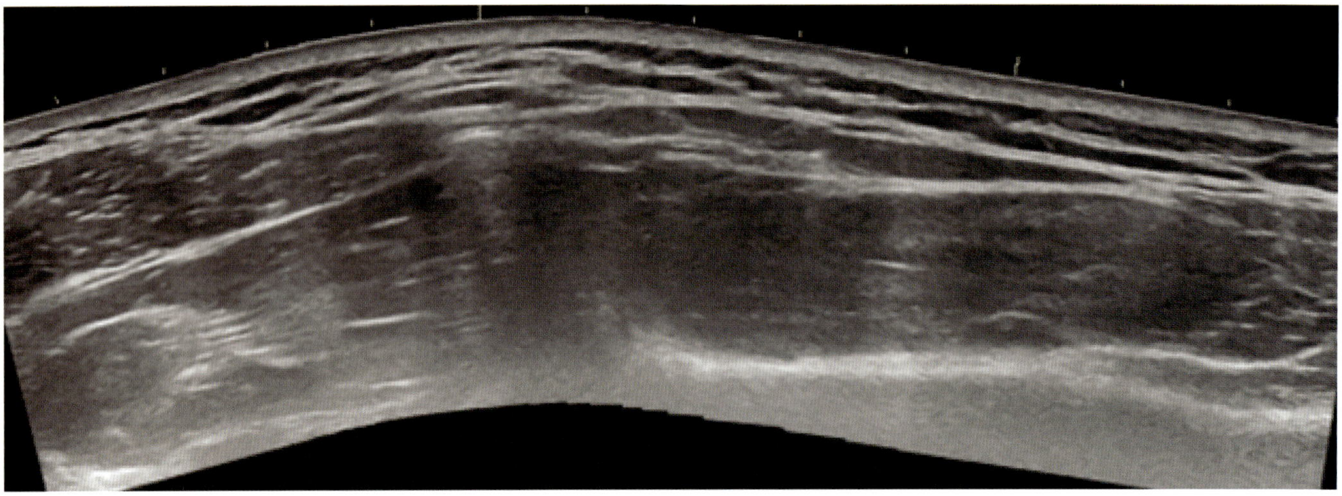

1.9: 肩甲骨内側部（矢状断）

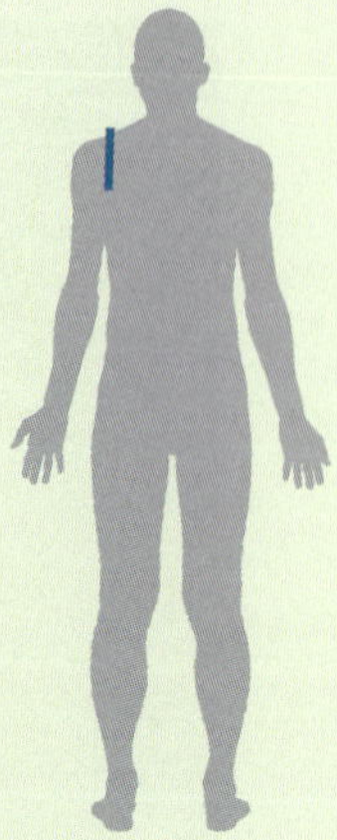

この画像は，肩関節の最も内側の部分を映している．左側には僧帽筋とその下層を走る棘上筋が見える．中央左寄りには肩甲棘があり，棘上筋と棘下筋を隔てている．棘下筋は肩甲骨の棘下窩にあり，棘下筋のすぐ右（尾側）には小円筋の起始部が見える．

肩甲骨内側部（矢状断）

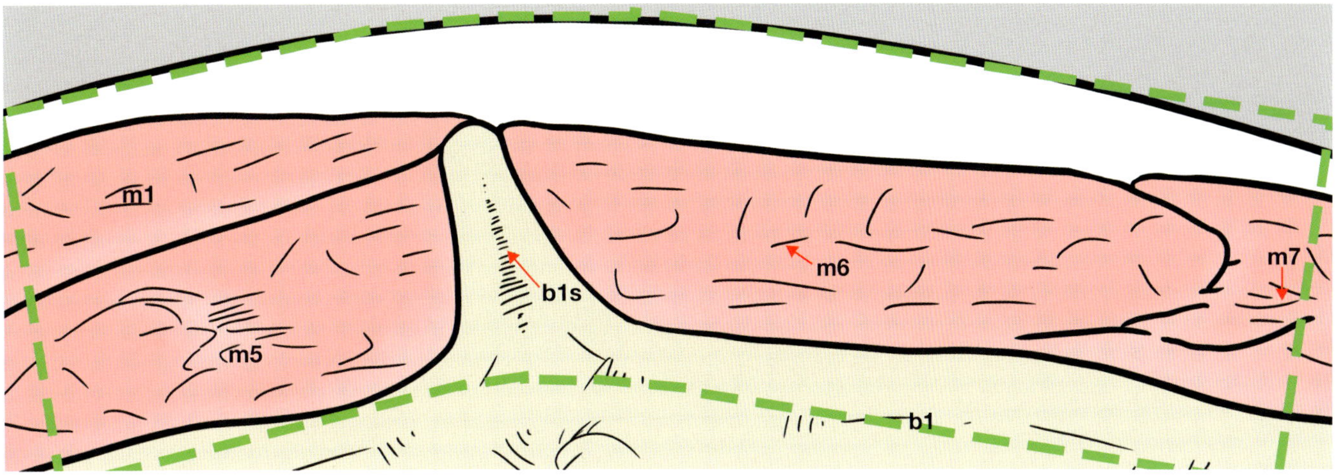

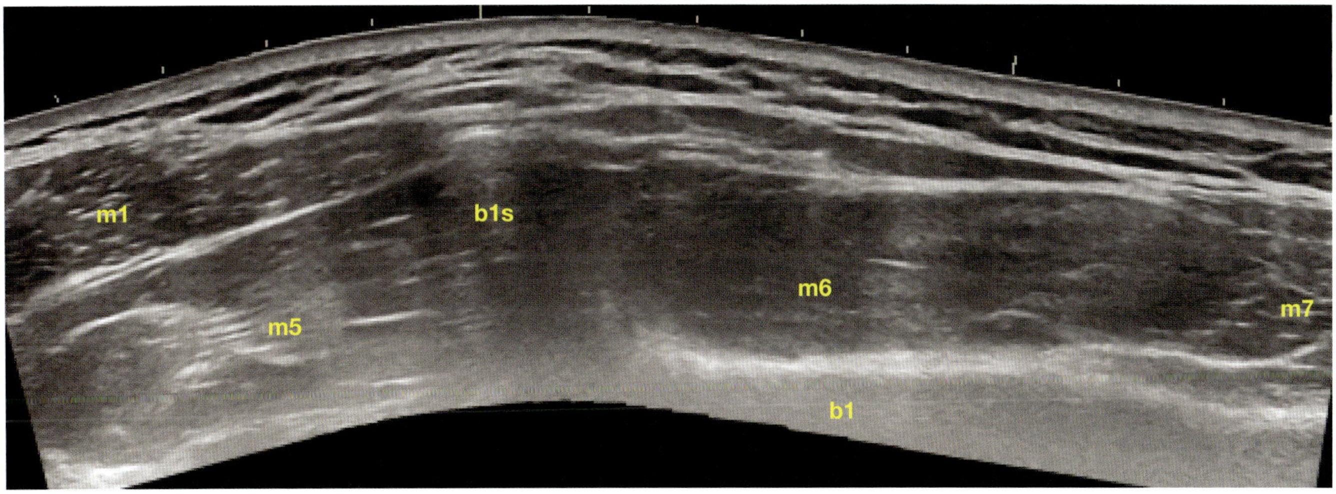

- m1：僧帽筋
- m5：棘上筋
- m6：棘下筋
- m7：小円筋
- b1：肩甲骨
- b1s：肩甲棘
- 写真の左方向：頭側
- 写真の右方向：尾側

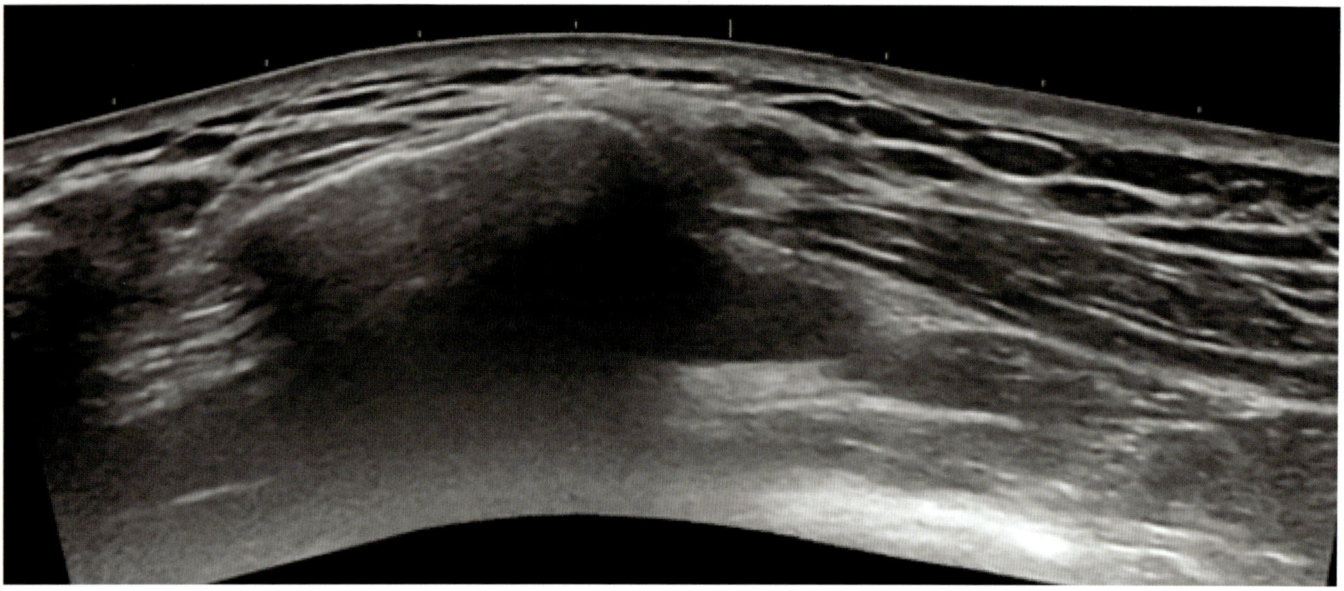

1.10: 肩甲骨外側部（矢状断）

これは，画像1.9の少し外側部を描出した画像である．僧帽筋の終末線維が鎖骨と肩峰の上を覆うように見えている．鎖骨と肩峰の下の棘上窩には棘上筋腱がある．画像の中央左寄りを占めているのは肩峰である．一方，画像中央右から右端には，三角筋の最も内方の線維が映っている．さらに棘下筋の筋性部と腱性部，小円筋の筋腹が三角筋の下層に見える．画像右の一番下に映っているのは肩甲骨の後面である．

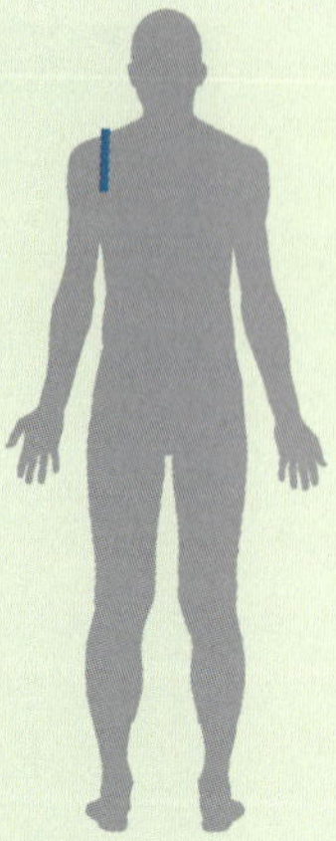

肩甲骨外側部（矢状断）

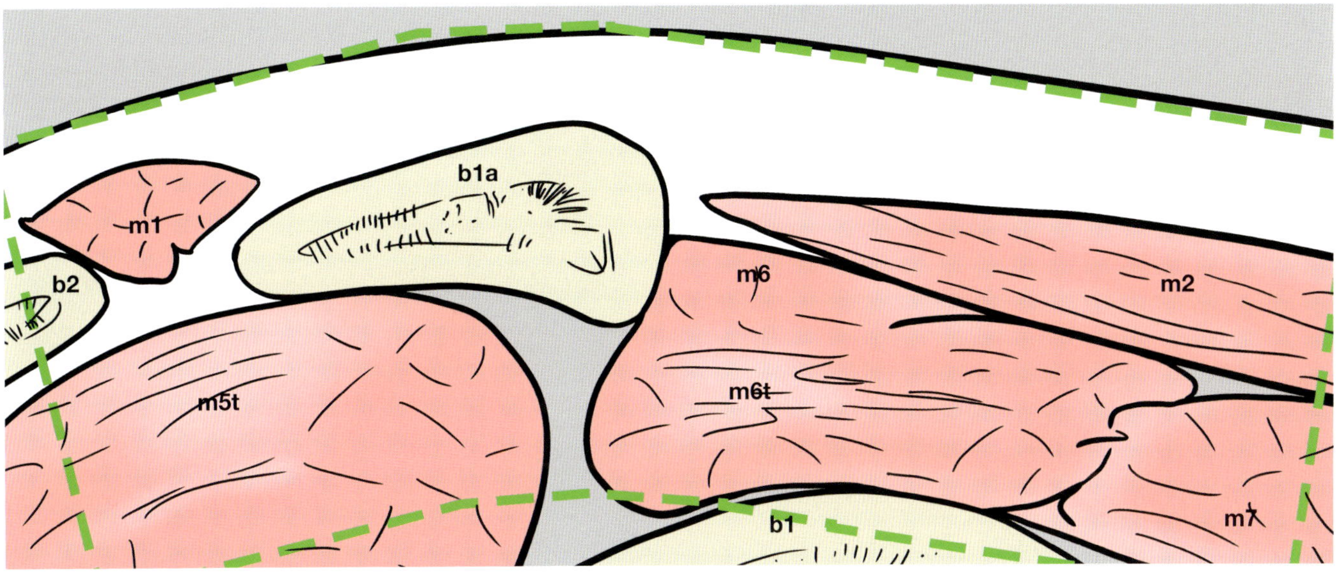

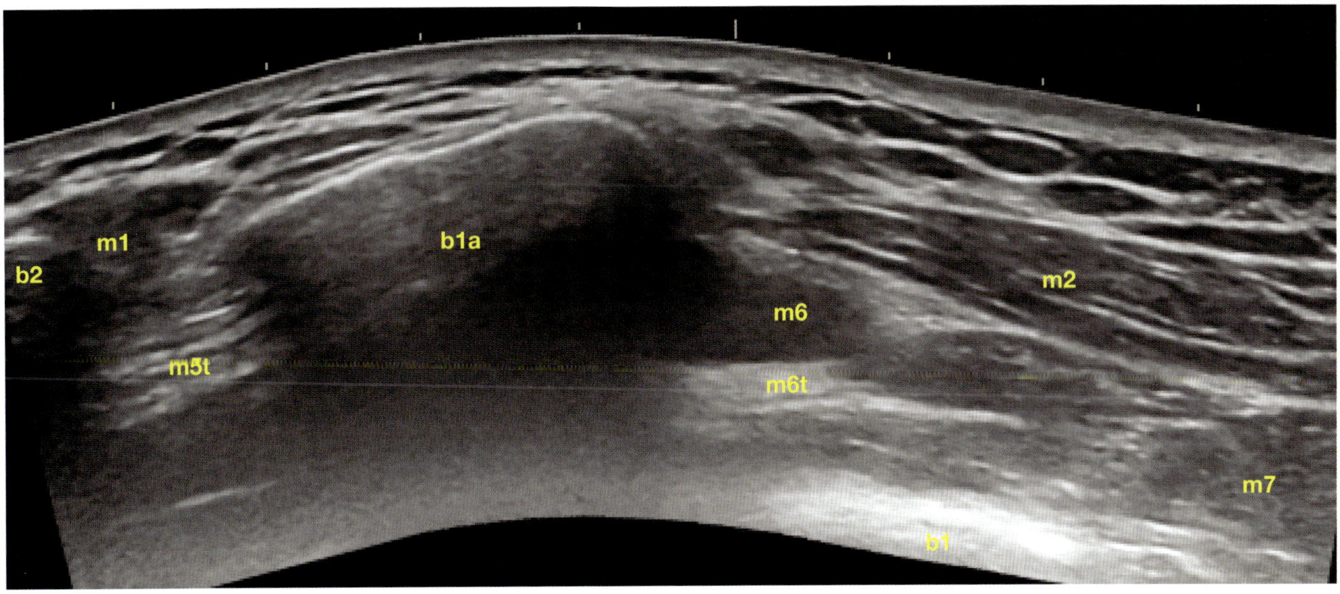

- m1：僧帽筋
- m2：三角筋
- m5t：棘上筋腱
- m6：棘下筋
- m6t：棘下筋腱
- m7：小円筋
- b1：肩甲骨
- b1a：肩峰
- b2：鎖骨
- 写真の左方向：頭側
- 写真の右方向：尾側

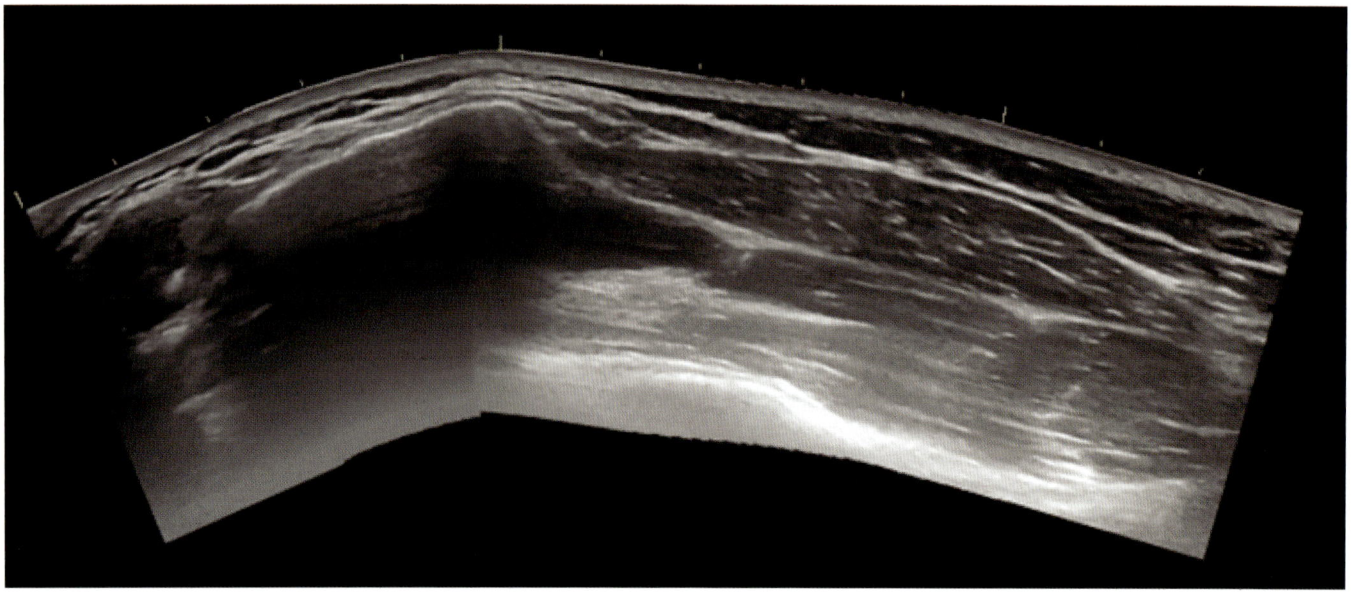

1.11: 肩甲骨最外側部（矢状断）

この画像の左側には肩鎖関節が映っており，その下層に棘上筋の腱性部が見える．画像中央から右寄り，三角筋の下層には，腱性組織を含む棘下筋がはっきりと映っている．棘下筋の右（尾側）には小円筋が見える．上腕三頭筋長頭の長軸方向の断面が画像右下隅，小円筋の下層に映っている．

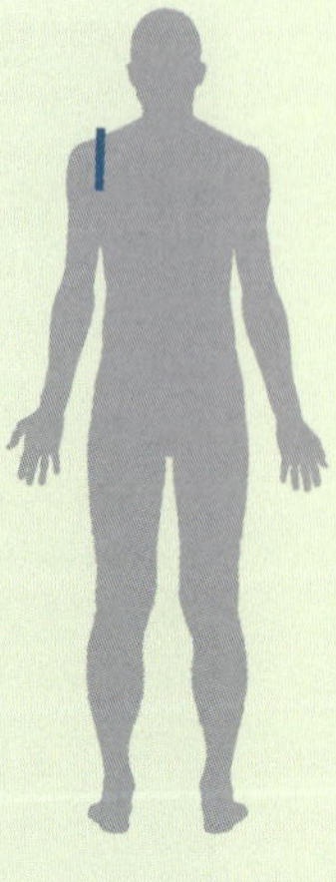

肩甲骨最外側部（矢状断）

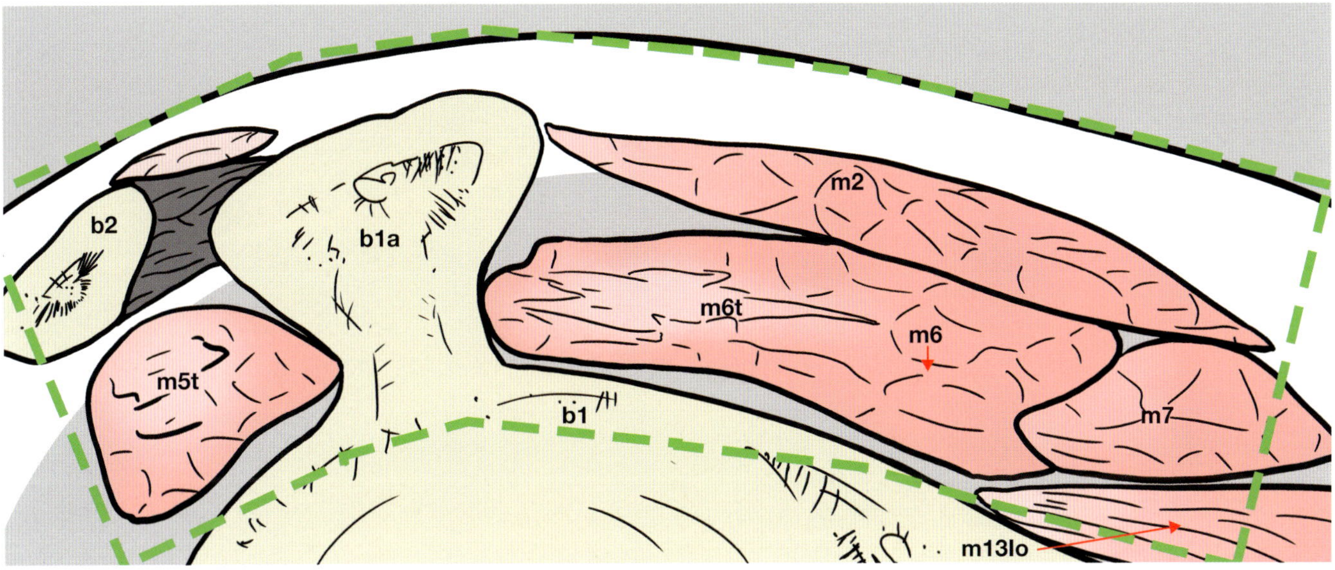

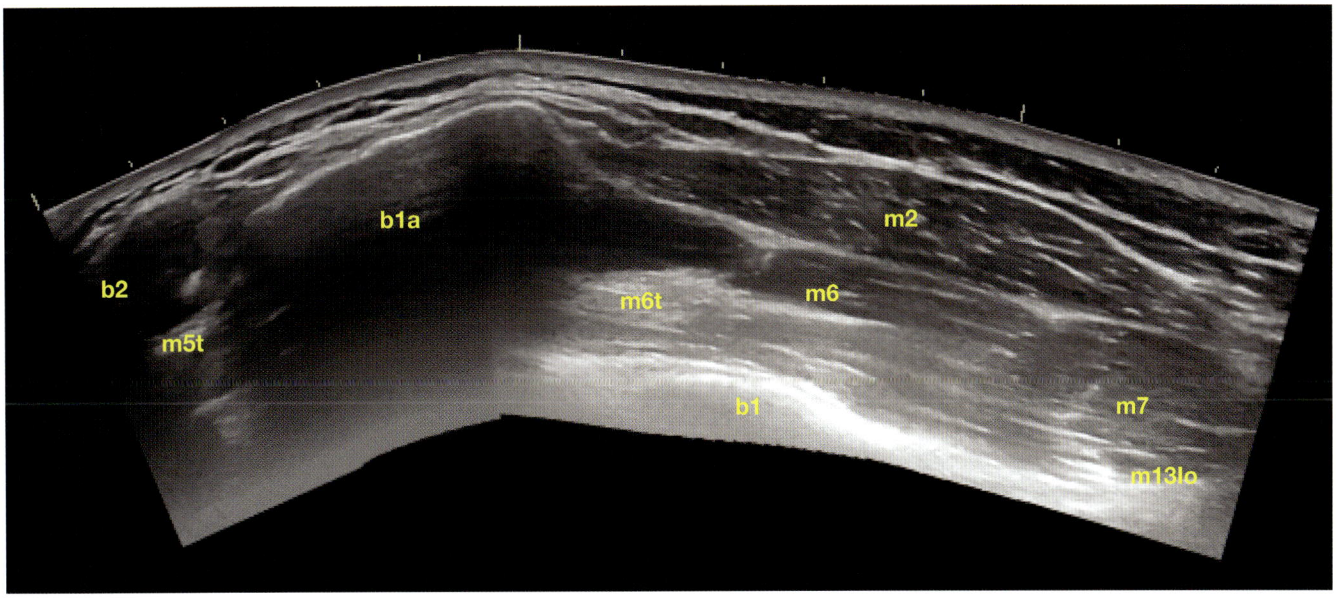

- m2：三角筋
- m5t：棘上筋腱
- m6：棘下筋
- m6t：棘下筋腱
- m7：小円筋
- m13lo：上腕三頭筋長頭
- b1：肩甲骨
- b1a：肩峰
- b2：鎖骨
- 写真の左方向：頭側
- 写真の右方向：尾側

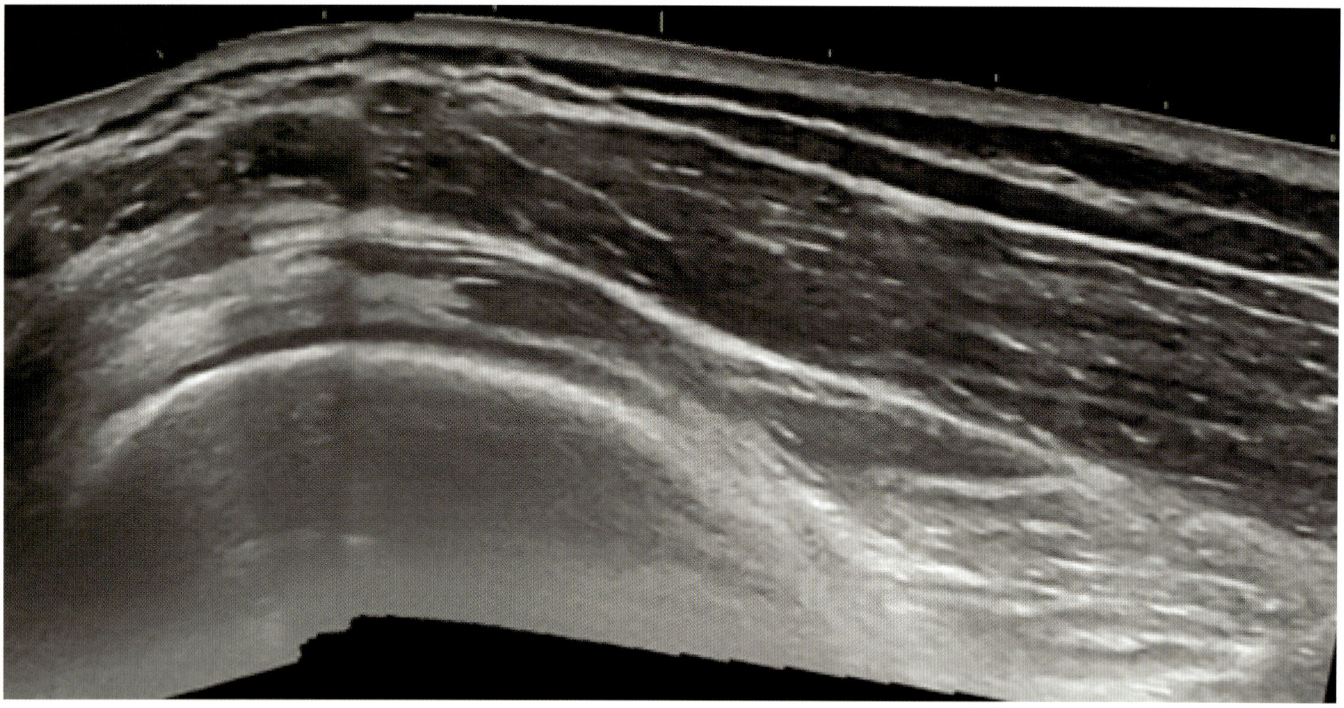

1.12: 腱板後部（矢状断）

この画像には上腕骨頭が大きく映っている．上腕骨頭のすぐ上には棘上筋の終末線維が見える．棘上筋線維は棘下筋遠位部の線維と交じり合いながら，腱板の上外側部を形成する．ここで大切なことは，棘上筋線維が超音波プローブと垂直方向に走っているのに対して，棘下筋線維がプローブに対して斜めに走行している点である．三角筋は画像左側（頭側）では棘上筋腱を，右側（尾側）では棘下筋と小円筋を覆うように描出されている．腱板のすぐ下には上腕骨頭の関節面が見える．

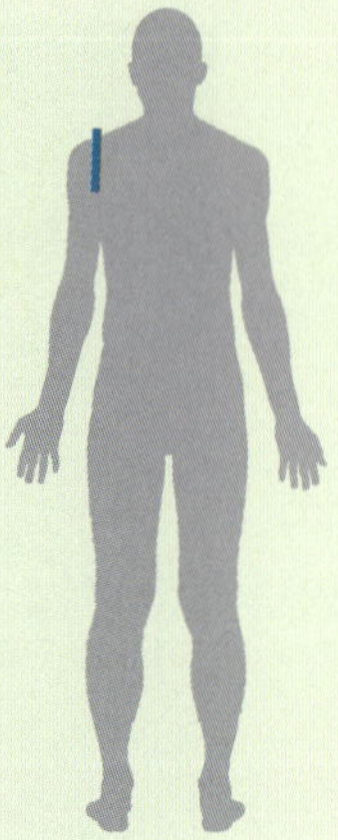

腱板後部（矢状断）

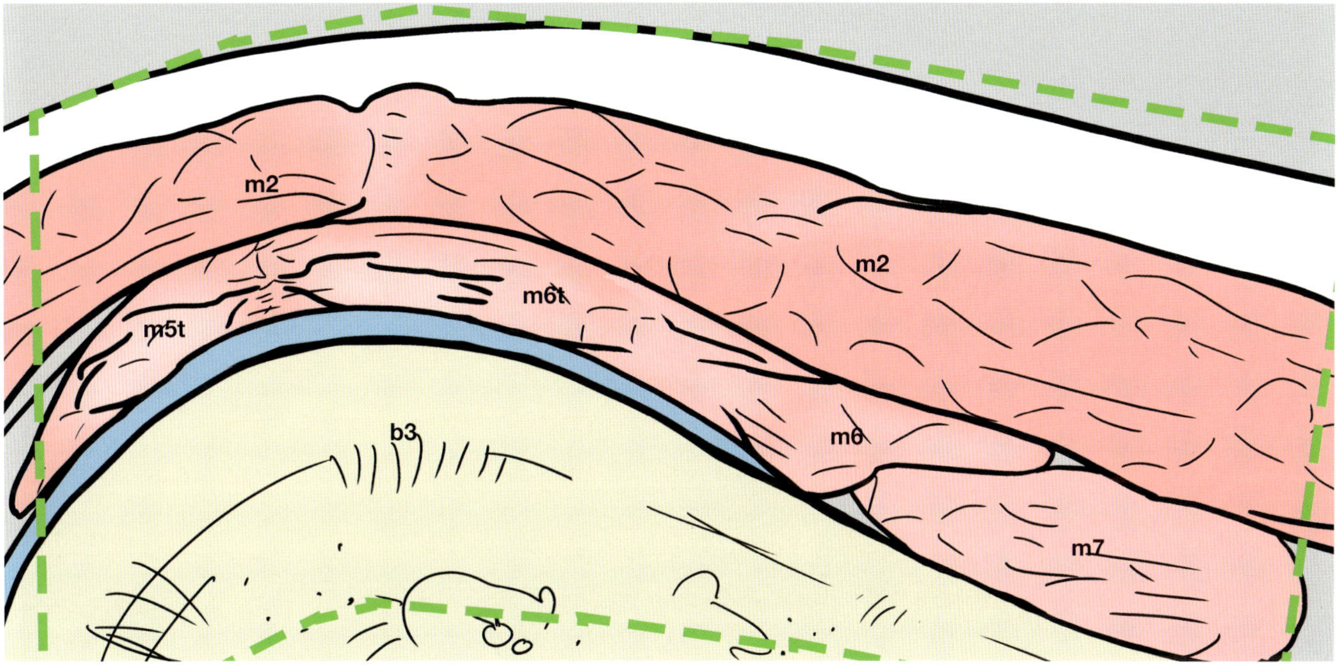

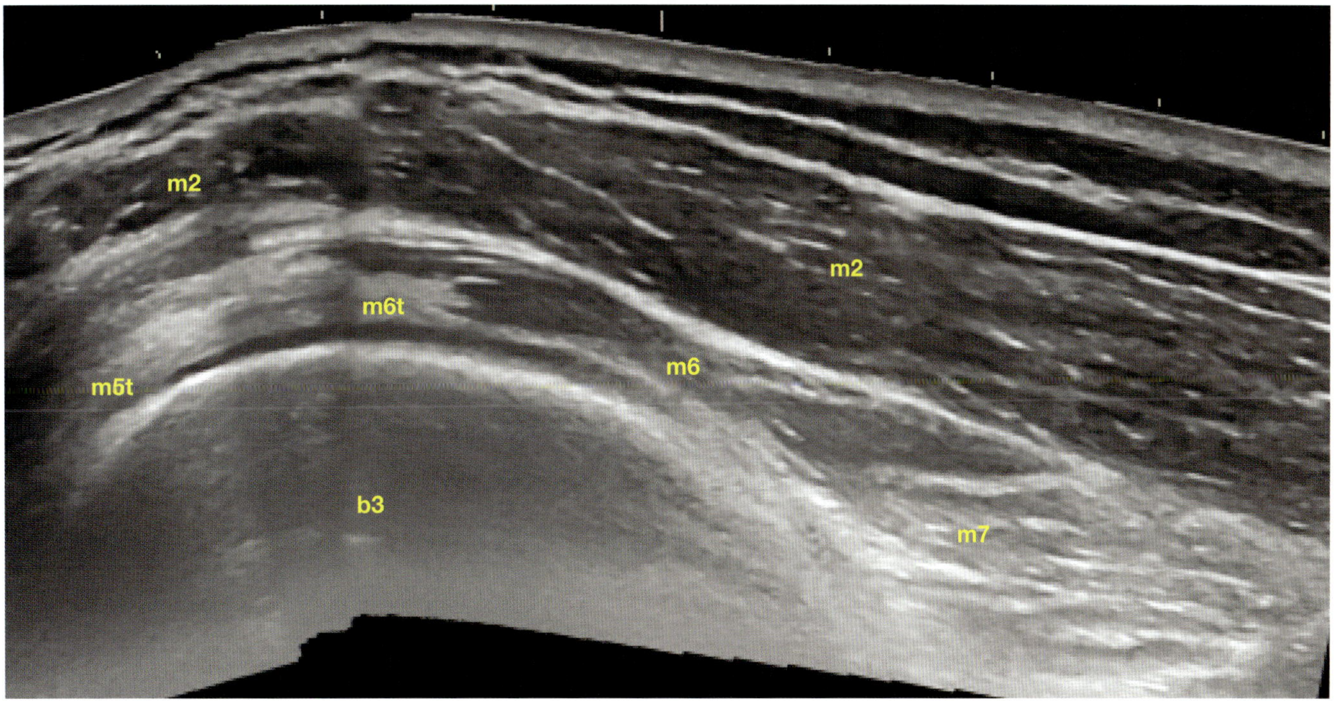

- m2：三角筋
- m5t：棘上筋腱
- m6：棘下筋
- m6t：棘下筋腱
- m7：小円筋
- b3：上腕骨
- 写真の左方向：頭側
- 写真の右方向：尾側

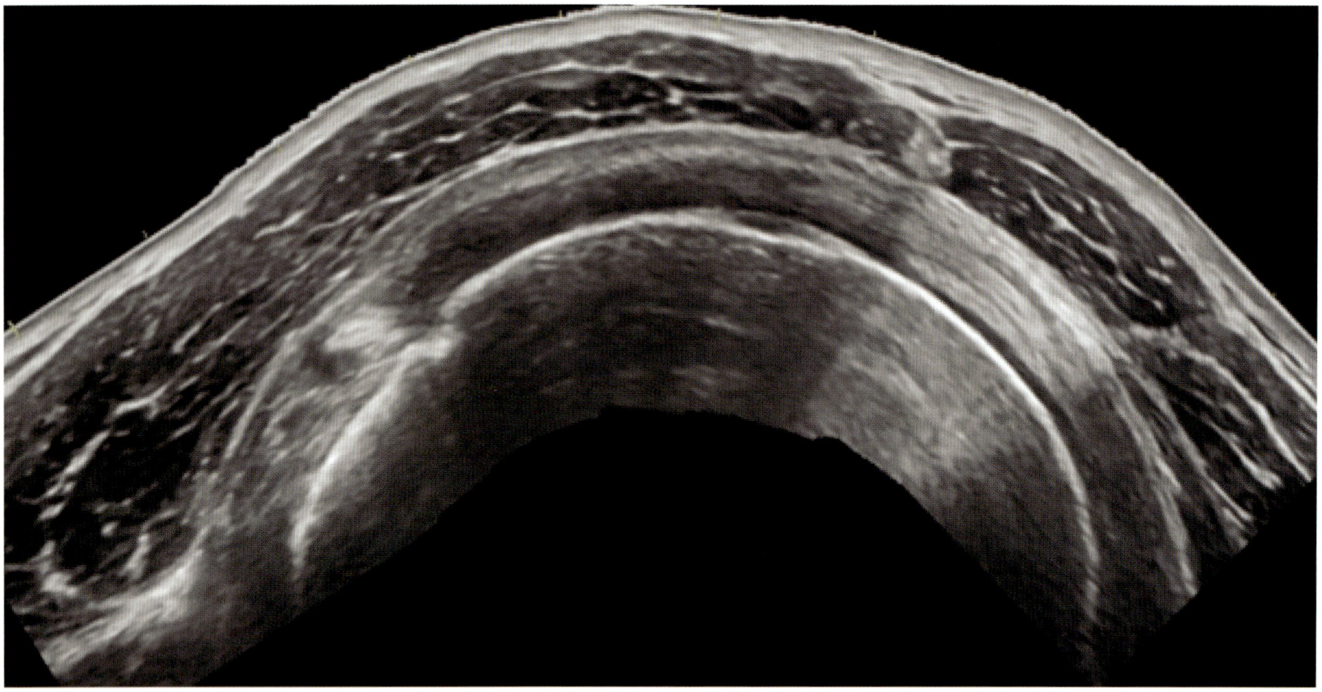

1.13: 腱板を構成する腱

この画像には，腱板の前方から後方にいたる全体像が映っている．画像左側（前方）には小結節へ停止しようとしている肩甲下筋腱が見える．肩甲下筋腱のすぐ右上（外側）には上腕二頭筋長頭腱が走っている．画像中央，上腕二頭筋長頭腱の右上（外側）には棘上筋腱が見える．棘上筋腱は上腕骨に沿って右（後方）へ向かいながら棘下筋腱と交じり合うことで，網目構造を形成する．腱板全体を覆っているのが三角筋の前面と後面である．三角筋と棘上筋との間には肩峰下滑液包が映っている．

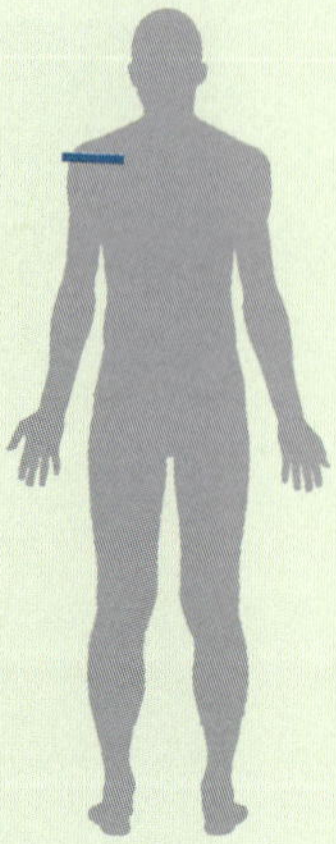

腱板を構成する腱

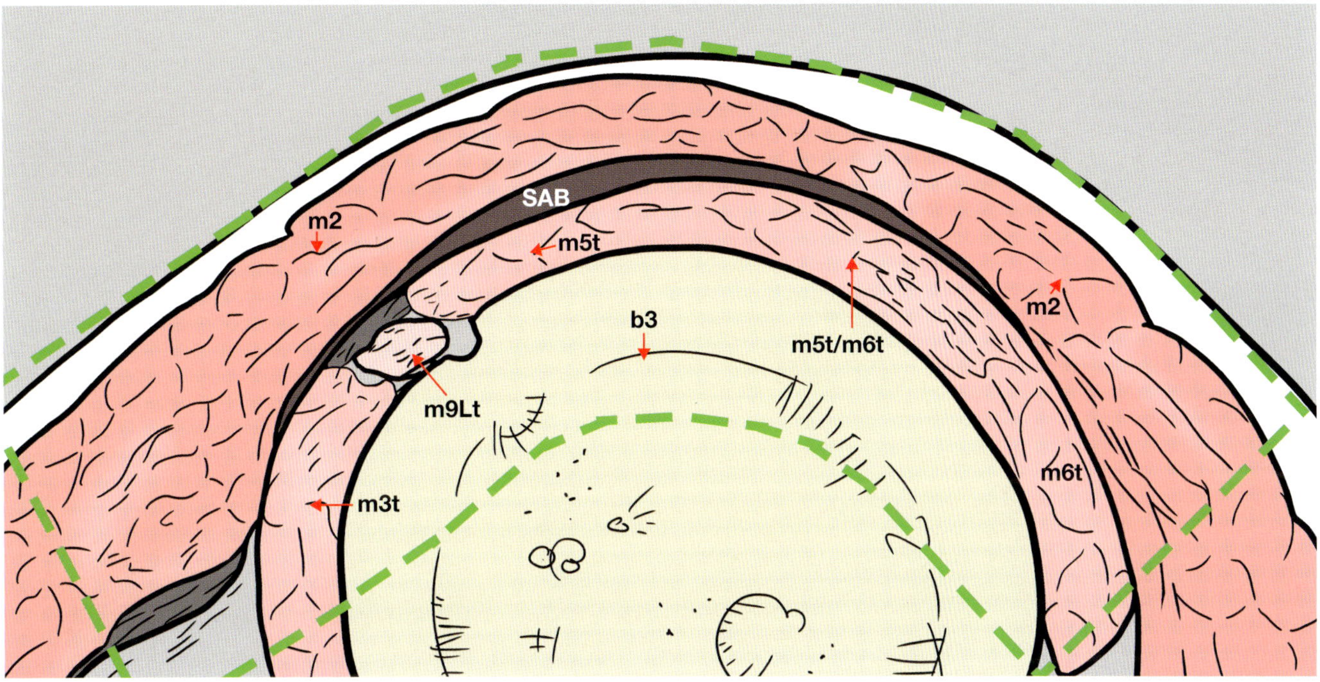

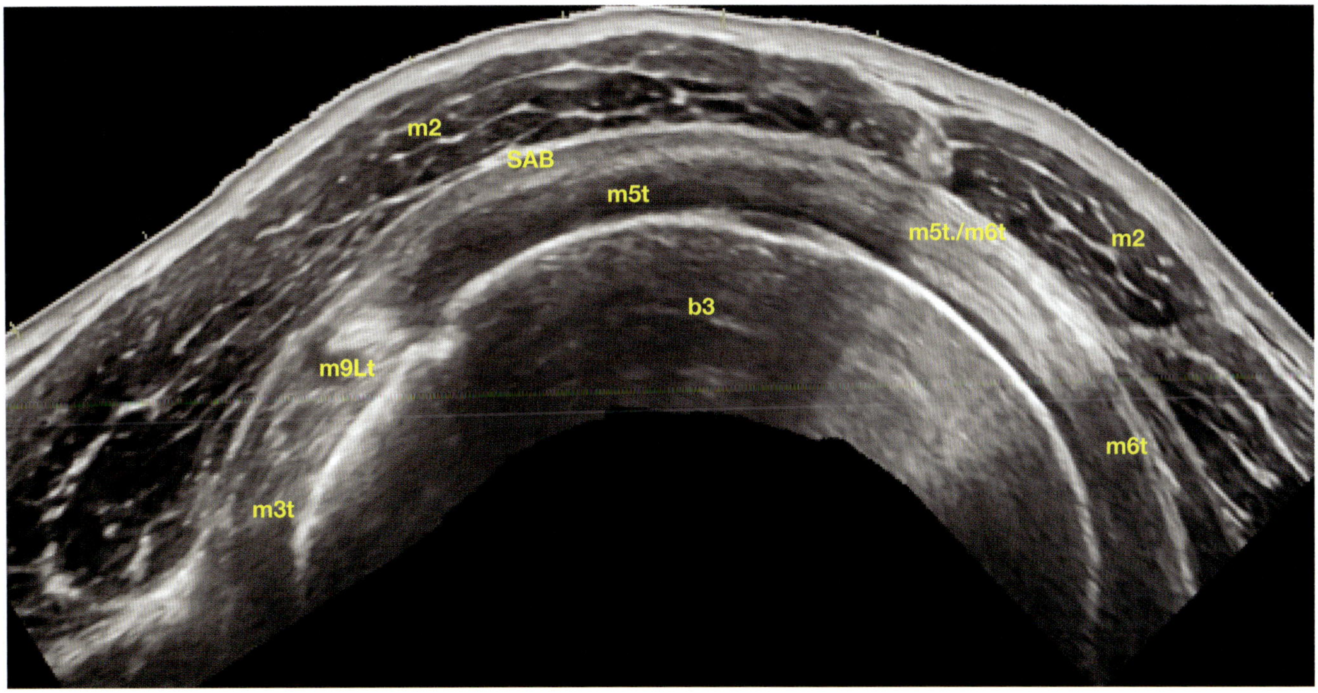

- m2：三角筋
- m3t：肩甲下筋腱
- m5t：棘上筋腱
- m6t：棘下筋腱
- m9Lt：上腕二頭筋長頭腱
- SAB：肩峰下滑液包
- b3：上腕骨
- 写真の左方向：前方
- 写真の右方向：後方

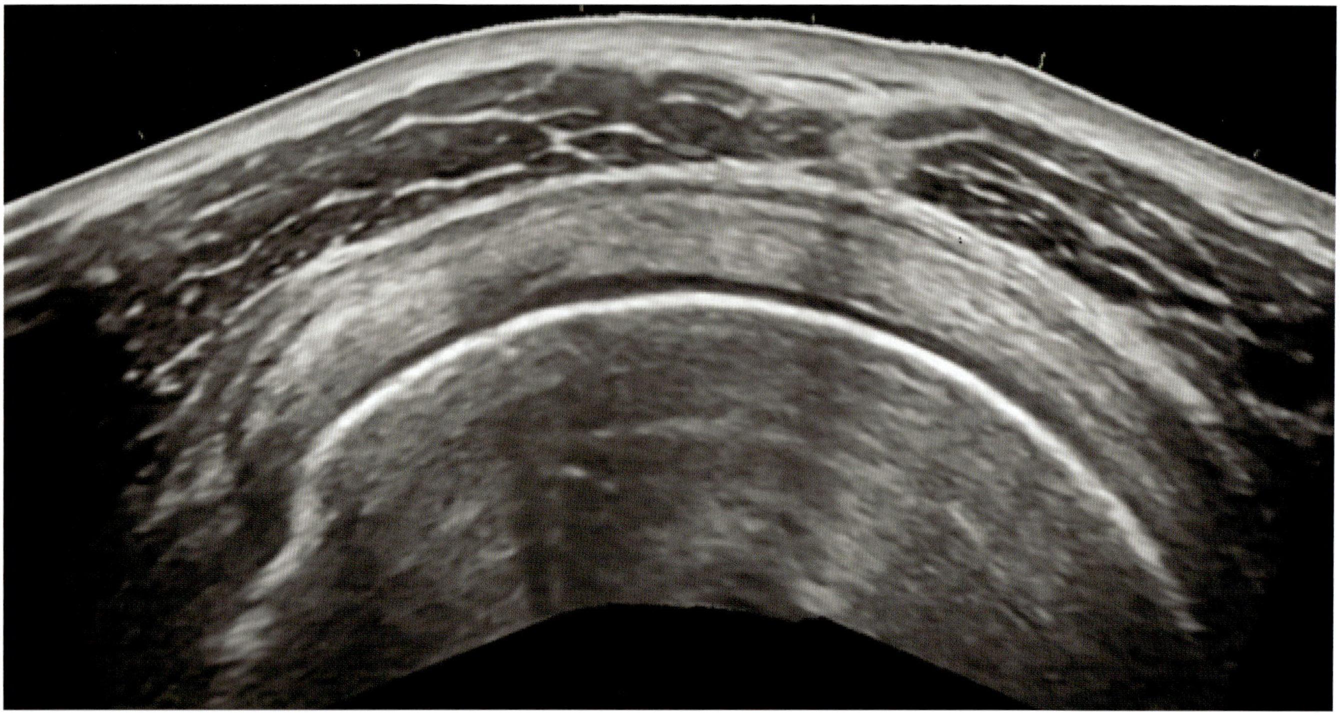

1.14: 棘上筋腱/棘下筋腱

この画像では，棘上筋腱と棘下筋腱とが交じり合う様子が描出されている．2つの腱はともに上腕骨頭を越えて大結節に停止する．上腕骨頭の関節面は2つの腱の下層に見える．肩峰下滑液包はこれらの腱の上，三角筋の下に映っている．画像左端には，上腕二頭筋長頭腱が見えている．

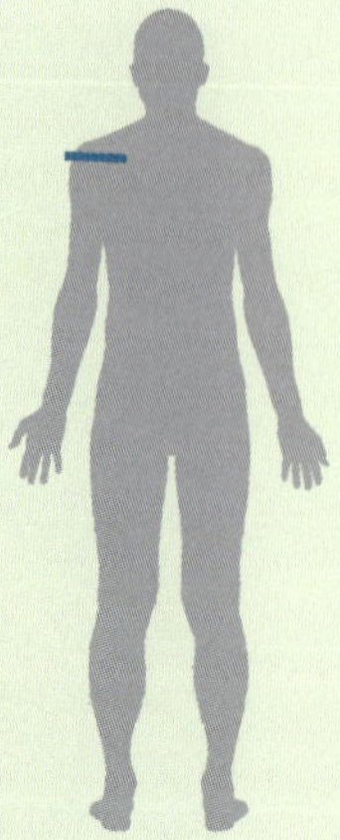

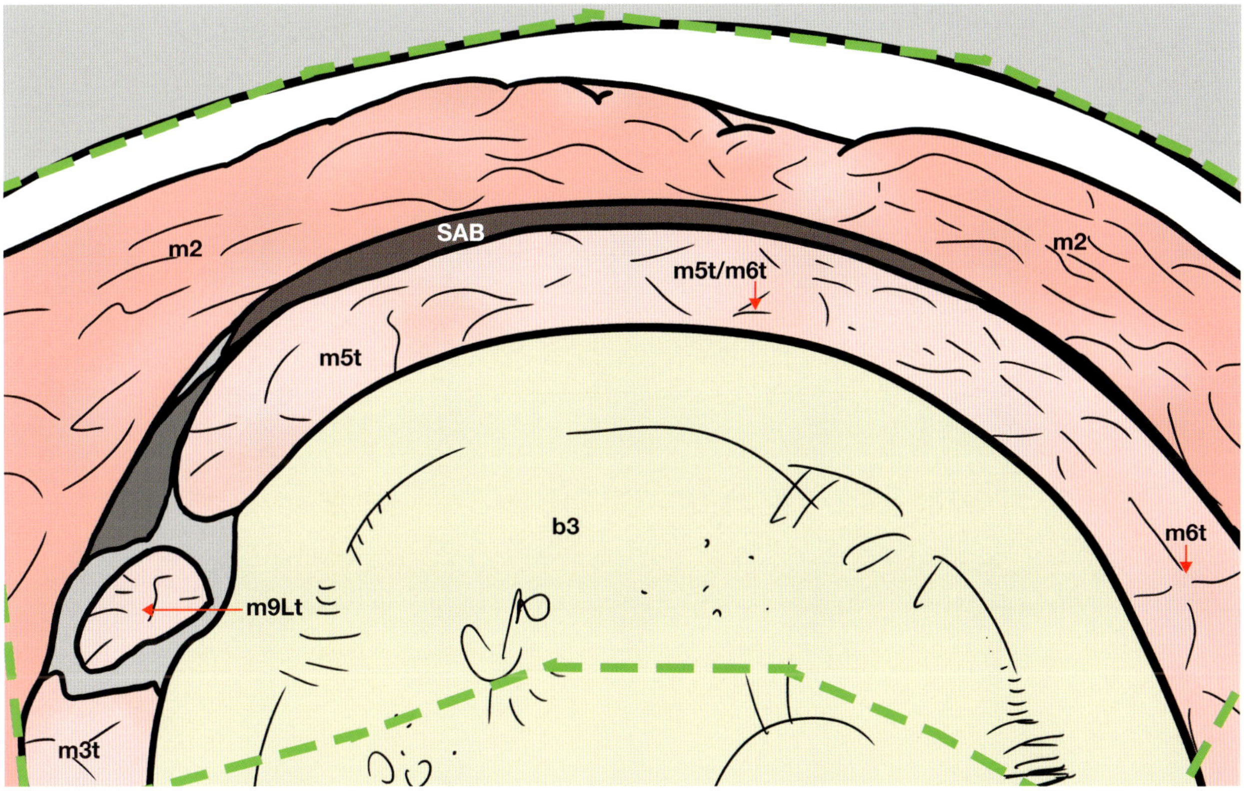

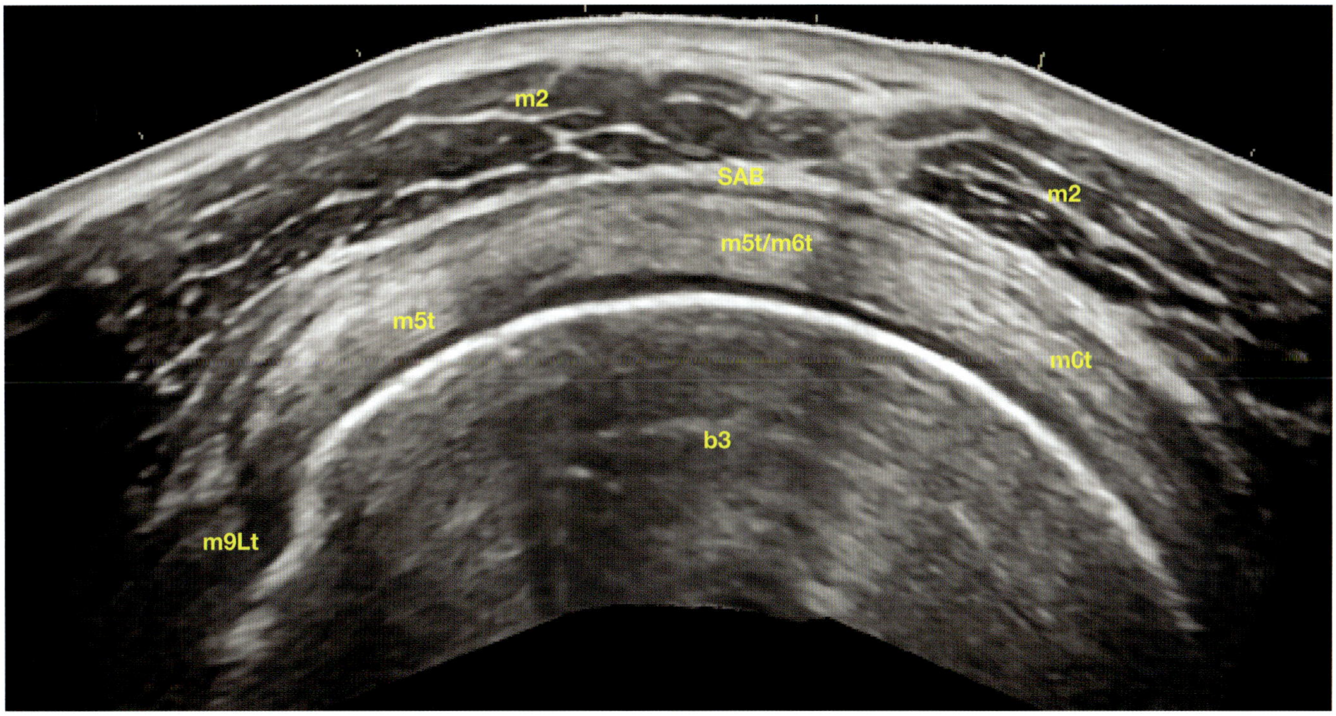

- m2：三角筋
- m5t：棘上筋腱
- m6t：棘下筋腱
- m9Lt：上腕二頭筋長頭腱
- SAB：肩峰下滑液包
- b3：上腕骨
- 写真の左方向：前方
- 写真の右方向：後方

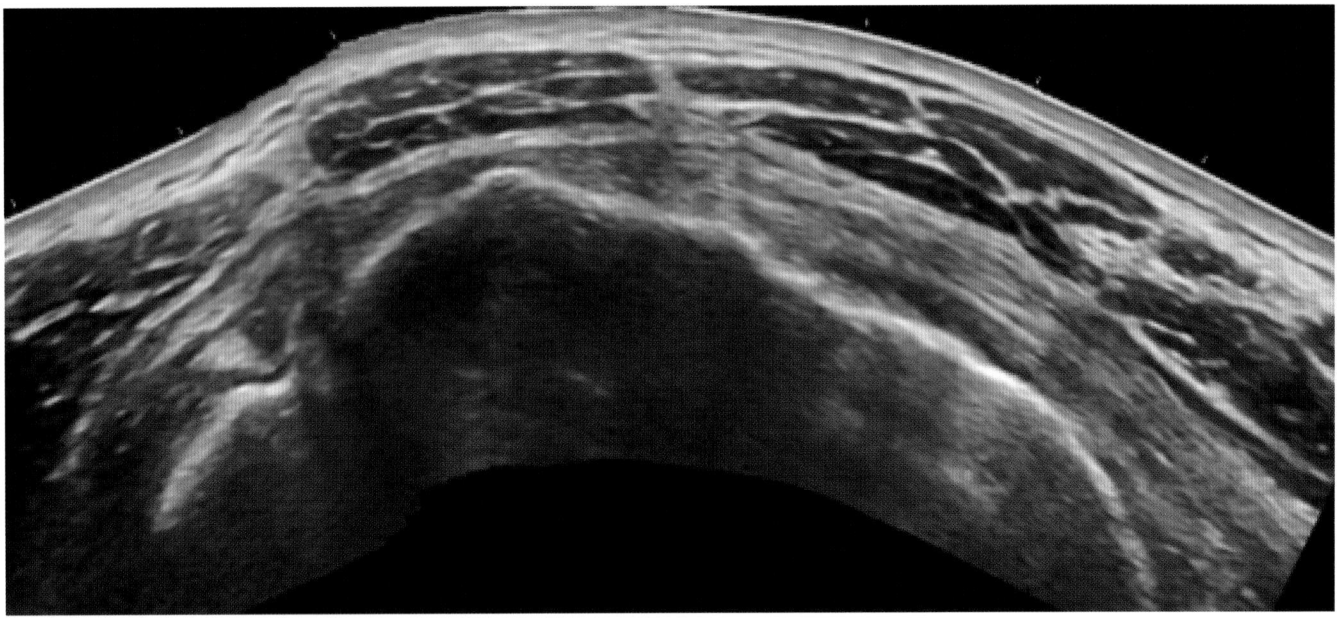

1.15: 大結節面

この画像は，棘上筋の最遠位部の短軸断面を描出している．棘上筋腱は上腕骨大結節の上面と外側面に停止する．画像右から中央にかけて，棘下筋腱の長軸断面が見えていて，その筋線維は大結節の外側面へと向かう．画像左には肩甲下筋腱と上腕二頭筋長頭腱が見えている．

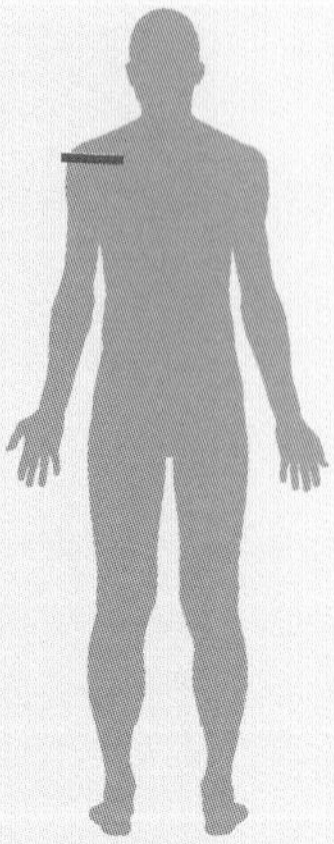

大結節面

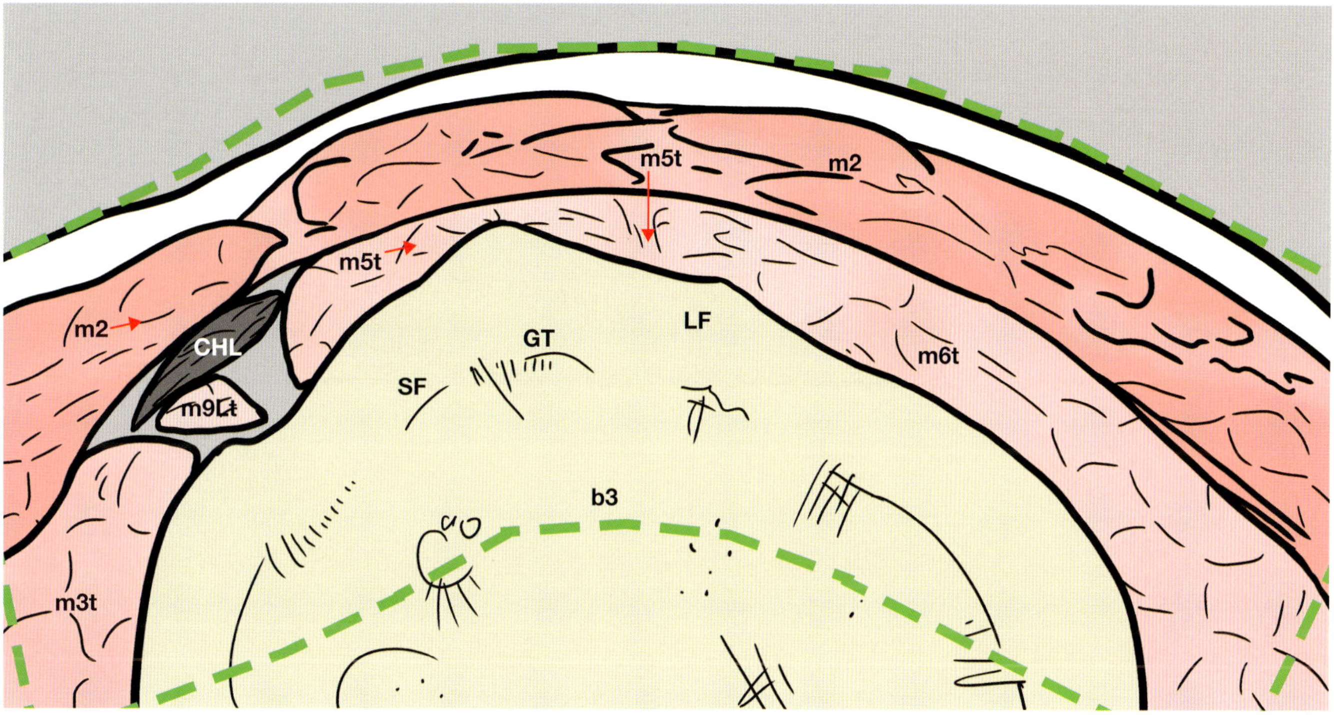

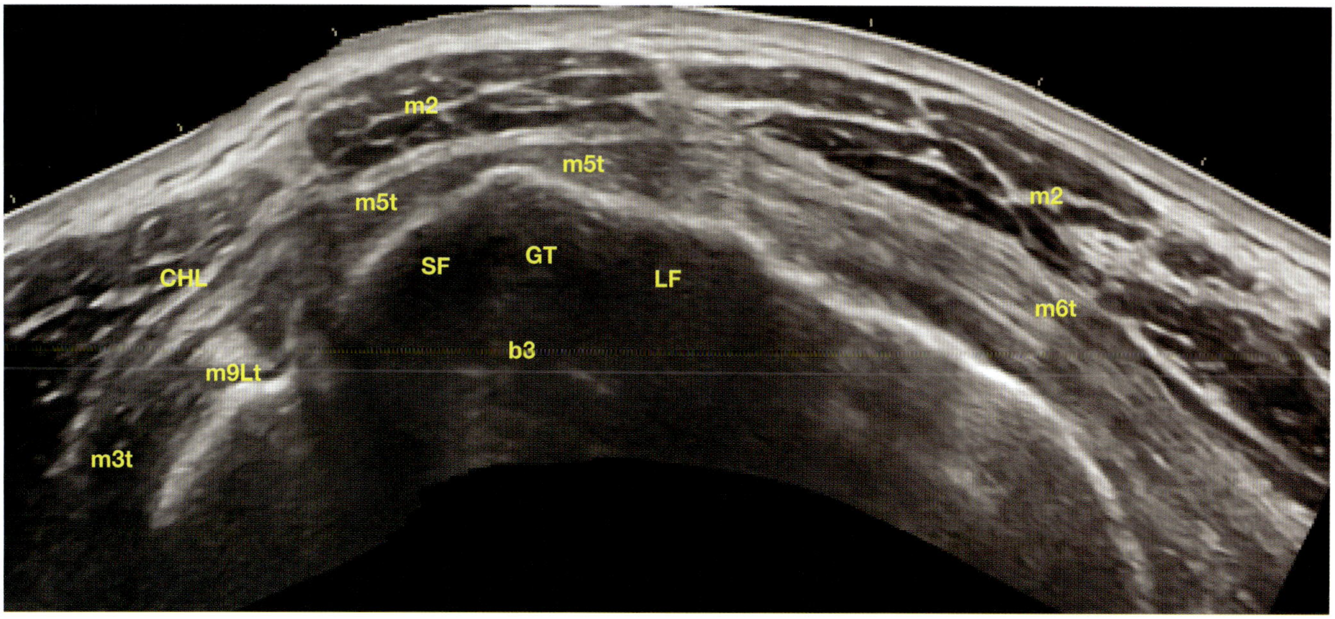

- m2：三角筋
- m3t：肩甲下筋腱
- m5t：棘上筋腱
- m6t：棘下筋腱
- m9Lt：上腕二頭筋長頭腱
- b3：上腕骨
- GT：大結節
- SF：上関節窩
- LF：外側関節窩
- CHL：烏口上腕靱帯
- 写真の左方向：前方
- 写真の右方向：後方

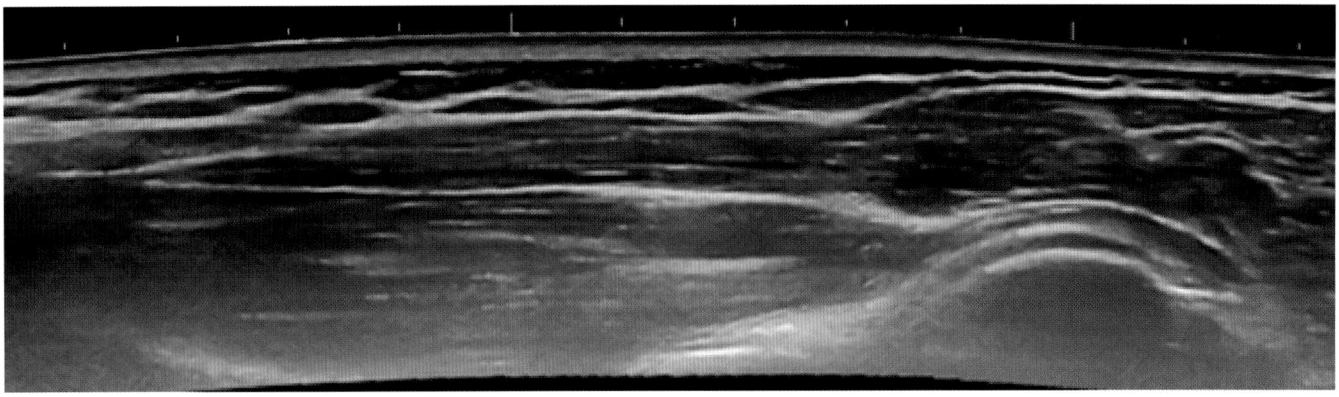

画像1.16から1.20は，腱板を構成する筋を長軸方向（筋線維方向）に描出したものである．これらの筋は大結節もしくは小結節に停止する．

1.16: 棘下筋

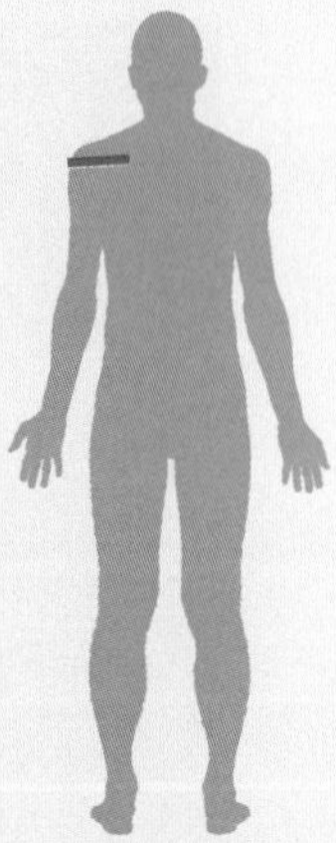

この画像では，棘下筋が僧帽筋と三角筋の下層を右（内側）から左（外側）へと走行し，上腕骨大結節に停止する様子が描出されている．さらに肩甲関節窩と肩甲関節唇が，棘下筋の下層に，上腕骨頭と隣接するように見えている．

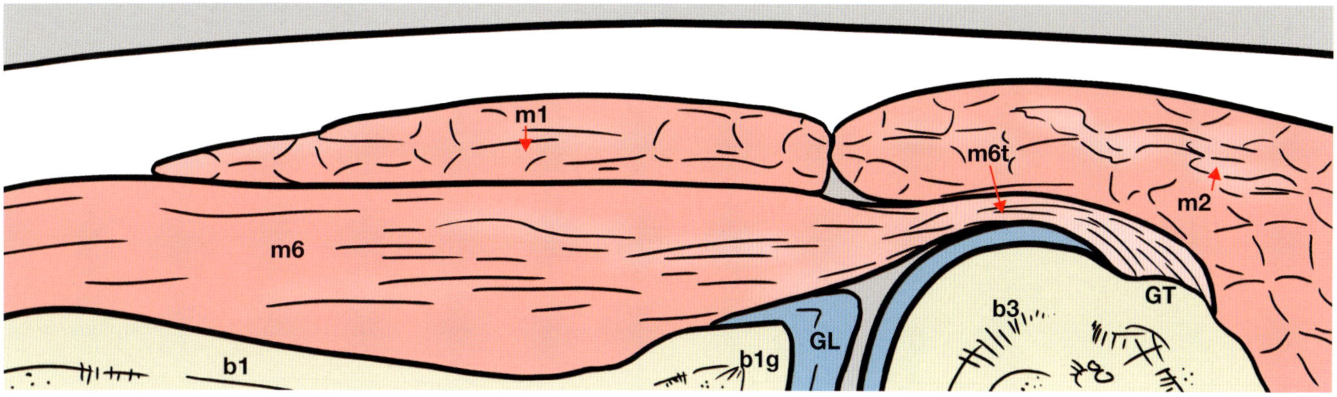

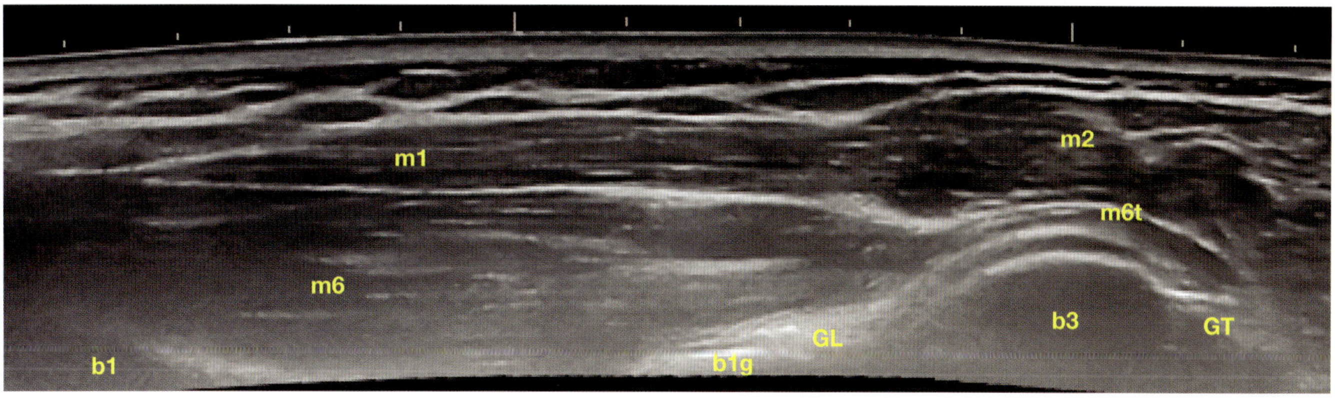

- m1：僧帽筋
- m2：三角筋
- m6：棘下筋
- m6t：棘下筋腱
- b1：肩甲骨
- b1g：肩甲関節窩
- b3：上腕骨
- GL：肩甲関節唇
- GT：大結節
- 写真の左方向：内側
- 写真の右方向：外側

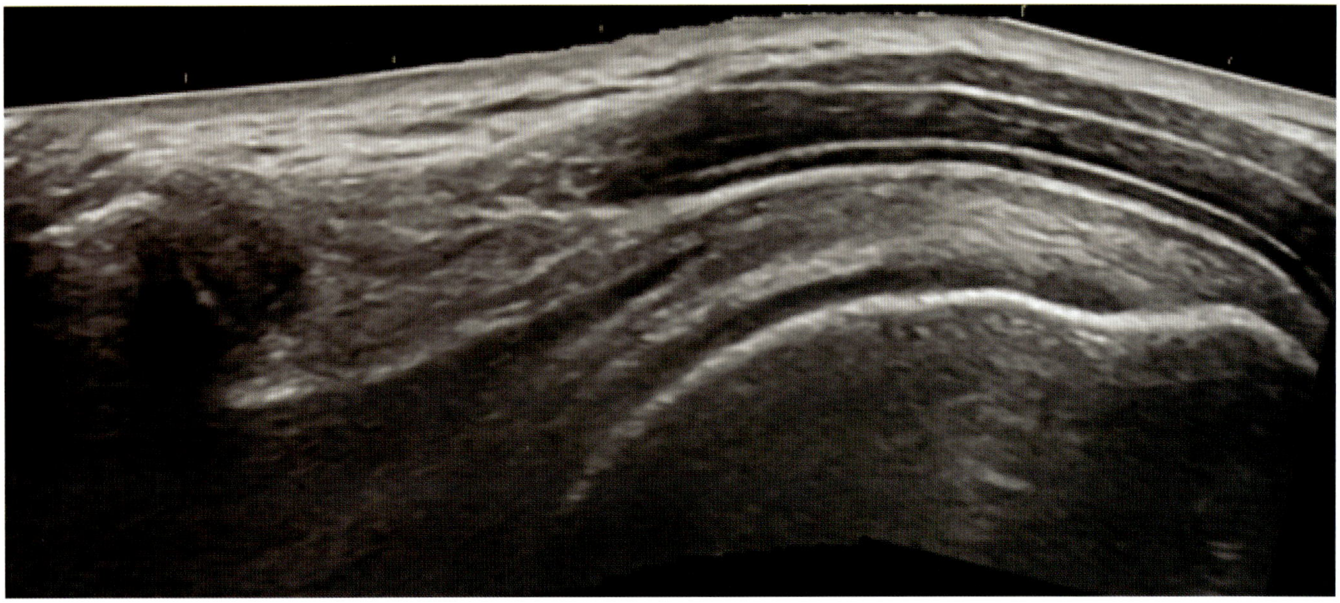

1.17: 棘上筋

この画像は，停止部である大結節へ向かう棘上筋の筋腱移行部を映し出している．画像左隅には肩峰が見える．棘上筋はこの肩峰の下から顔を出し，上腕骨頭を覆うように走行して，大結節に停止する．画像中央には上腕骨頭の関節面が見える．棘上筋腱の上面を覆っているのは三角筋で，三角筋と棘上筋腱との間には肩峰下滑液包が存在する．

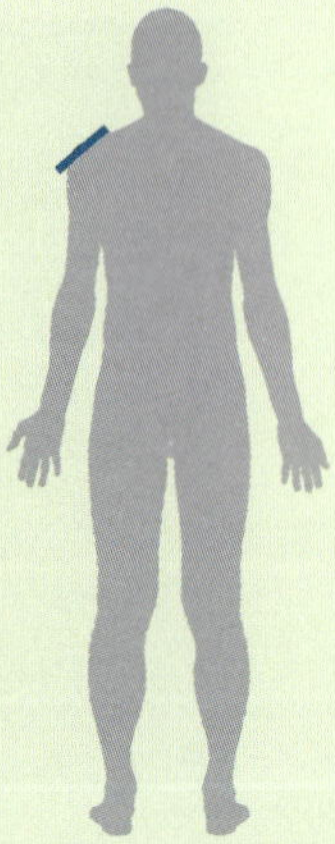

棘上筋

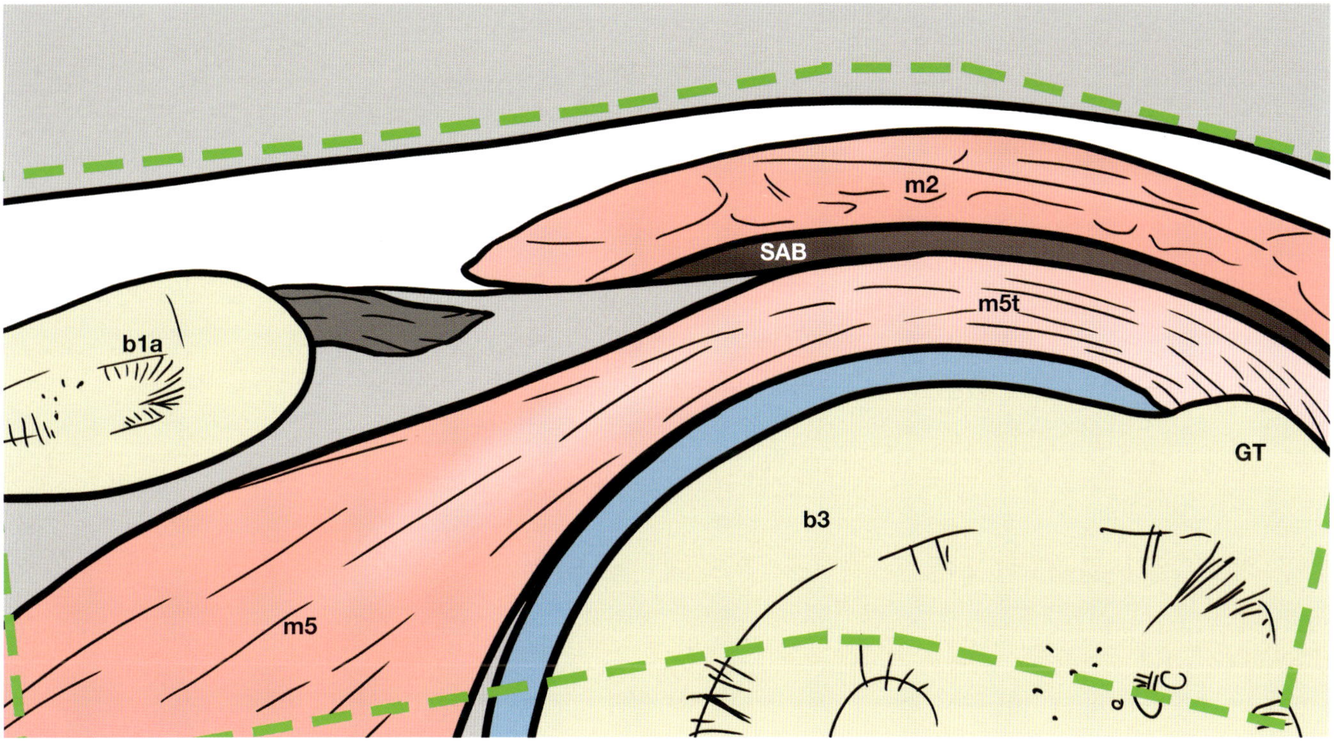

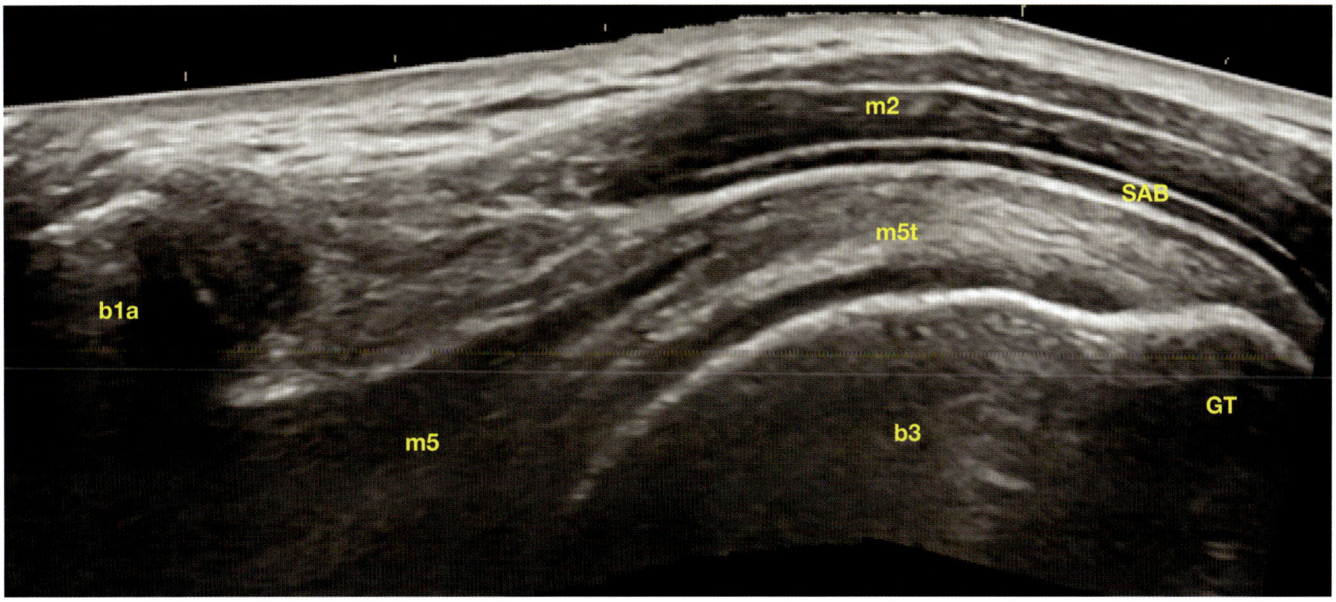

- m2：三角筋
- m5：棘上筋
- m5t：棘上筋腱
- SAB：肩峰下滑液包
- b1a：肩峰
- b3：上腕骨
- GT：大結節
- 写真の左方向：内側
- 写真の右方向：外側

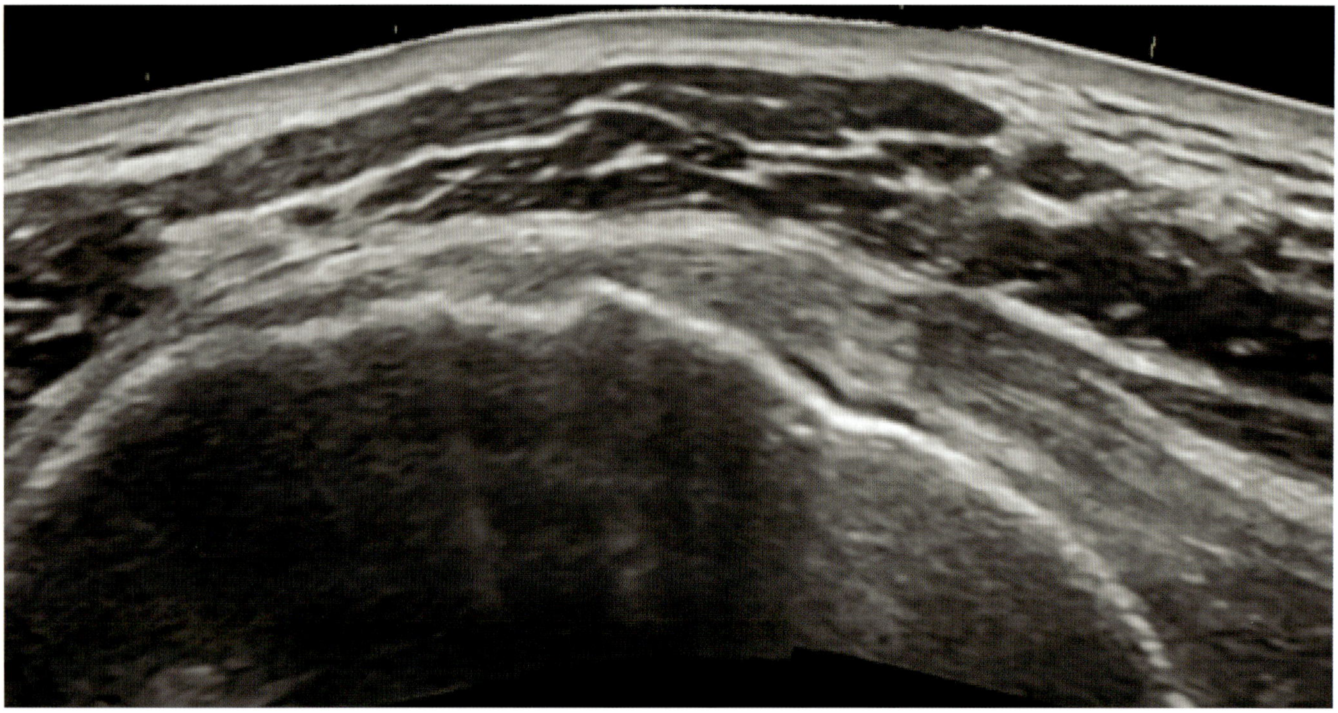

1.18: 棘下筋付着部

この画像は，棘下筋の大結節への停止部を描出している．画像右には棘下筋の筋腱移行部が，中央には棘下筋腱の大結節への付着部が見える．棘下筋の上を覆っているのは三角筋である．

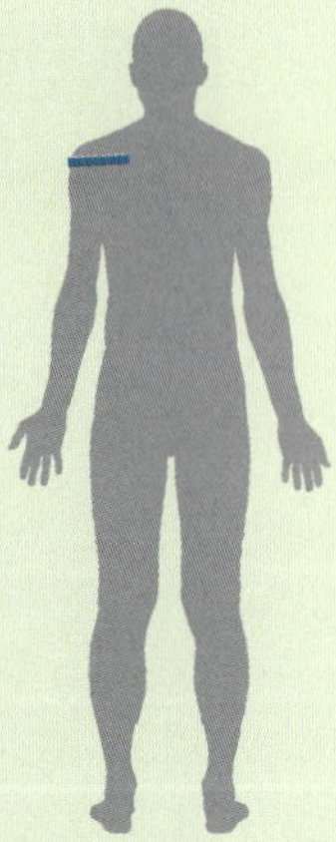

棘下筋付着部

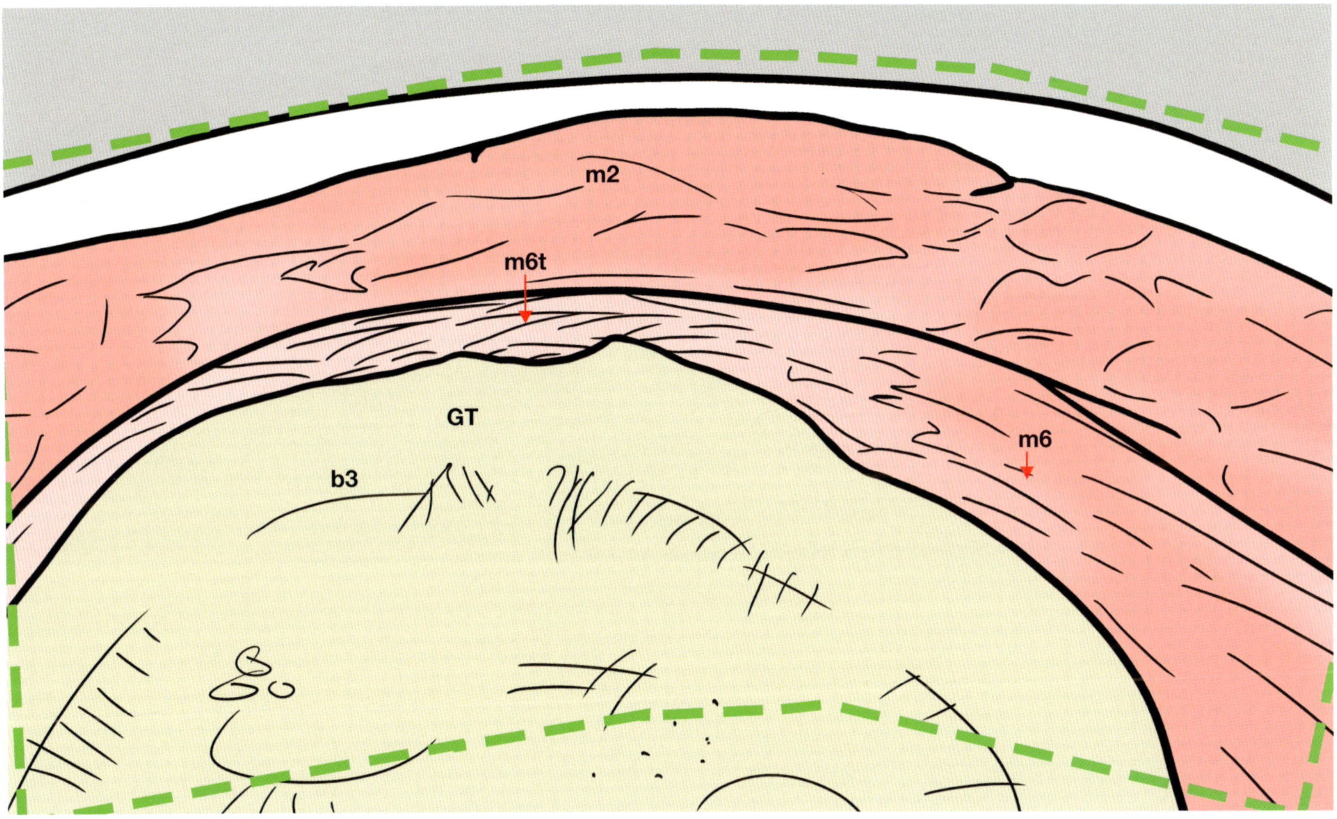

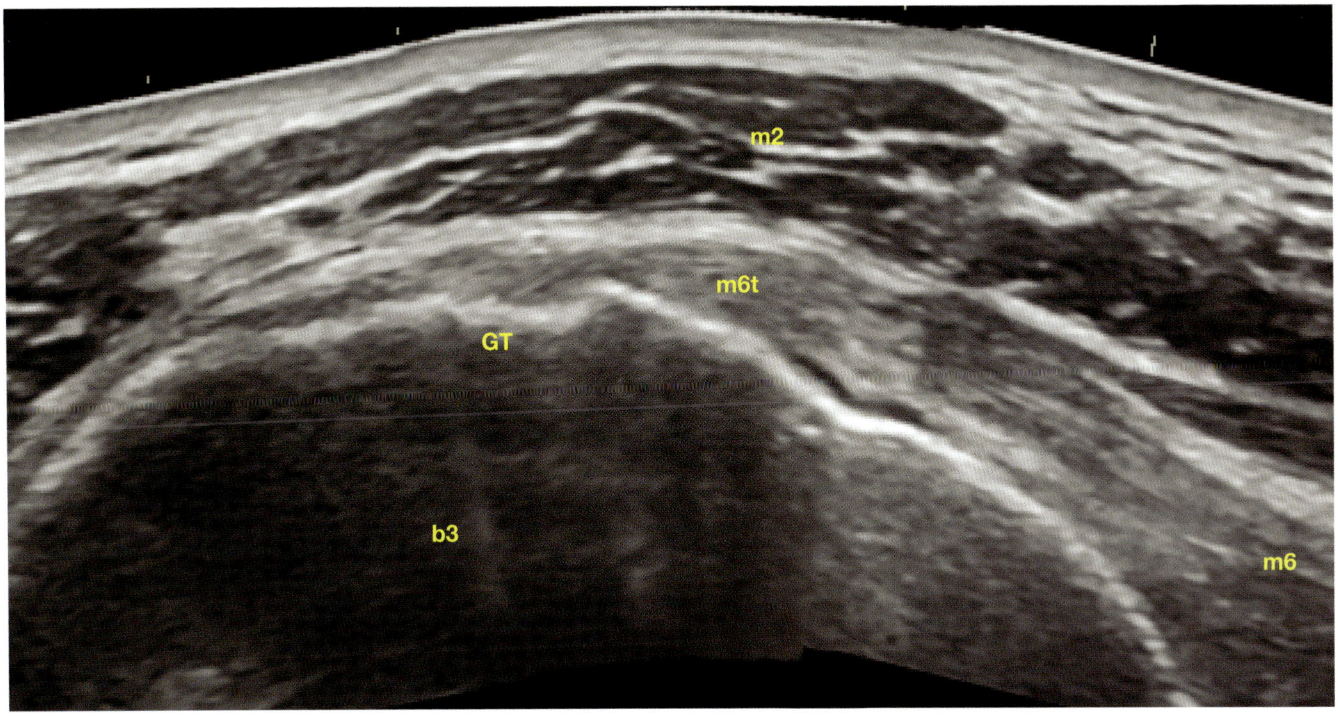

- m2：三角筋
- m6：棘下筋
- m6t：棘下筋腱
- b3：上腕骨
- GT：大結節
- 写真の左方向：外側
- 写真の右方向：内側

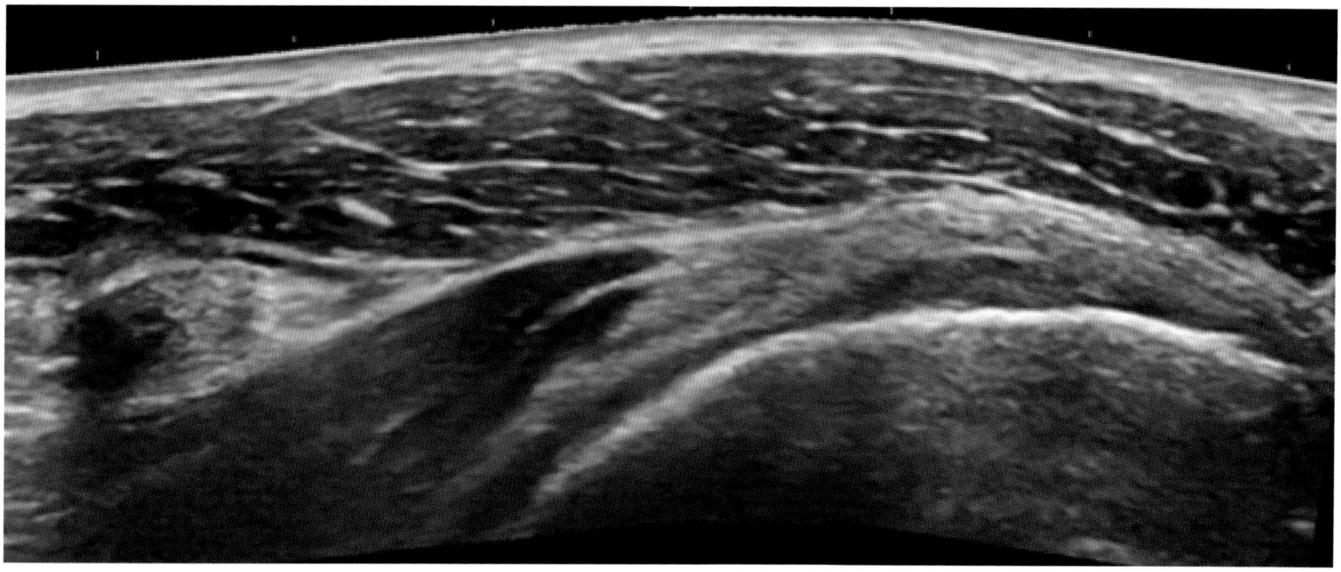

1.19: 肩甲下筋

この画像には肩甲下筋の筋腱移行部が映っている．肩甲下筋は上腕骨頭を横切って，小結節に停止する．肩甲下筋のすぐ左（内側）には，烏口腕筋と上腕二頭筋短頭腱からなる共同腱が烏口突起に付着しているのが見える．三角筋は，画像全体を横切るように肩甲下筋を覆っている．

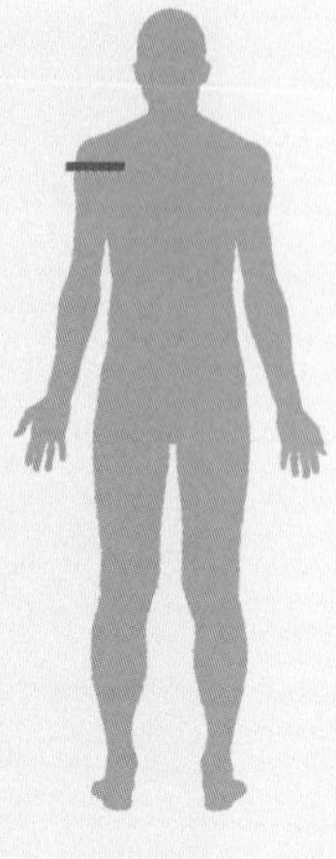

肩甲下筋

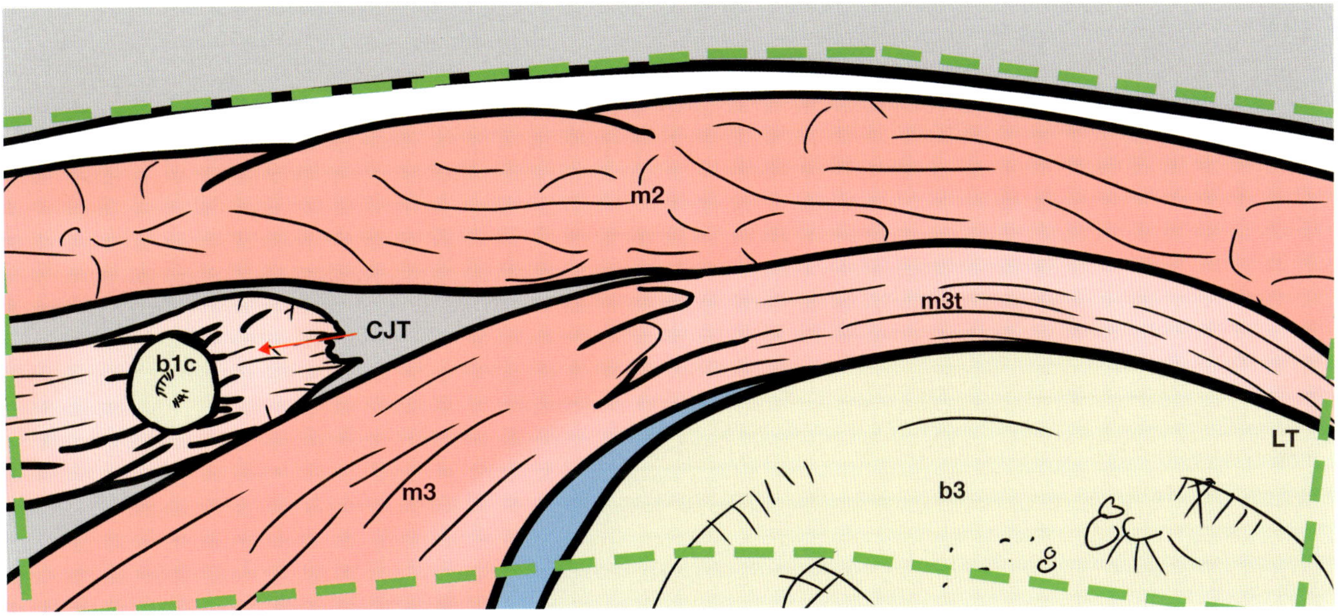

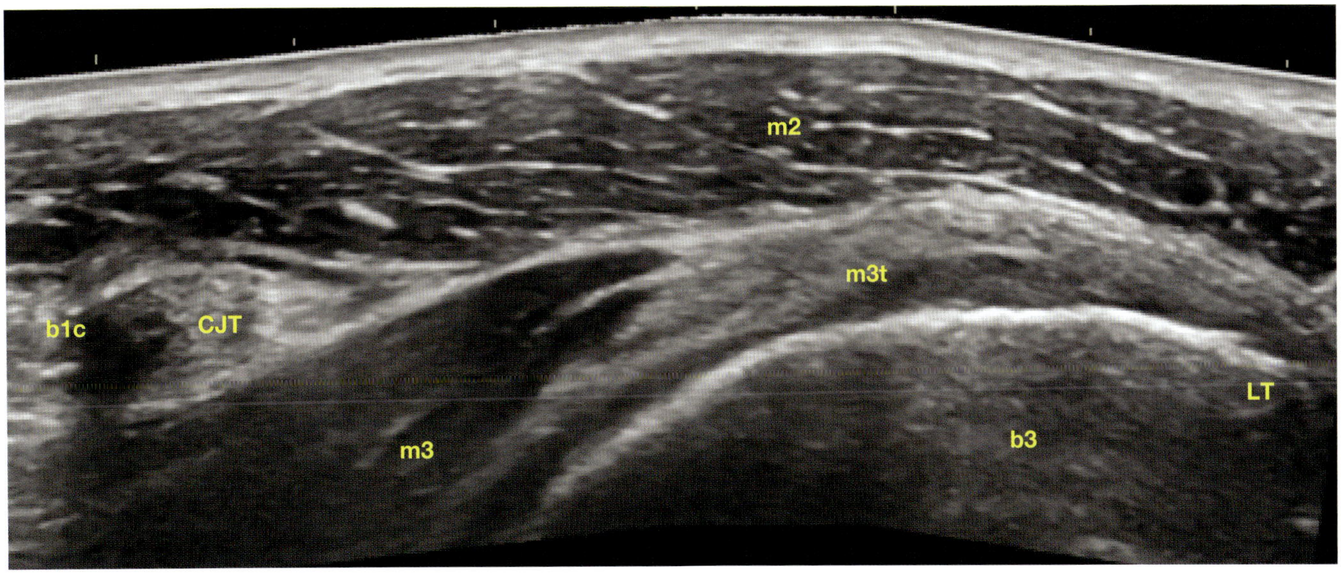

- m2：三角筋
- m3：肩甲下筋
- m3t：肩甲下筋腱
- CJT：共同腱（烏口腕筋/上腕二頭筋短頭腱）
- b3：上腕骨
- b1c：烏口突起
- LT：小結節
- 写真の左方向：内側
- 写真の右方向：外側

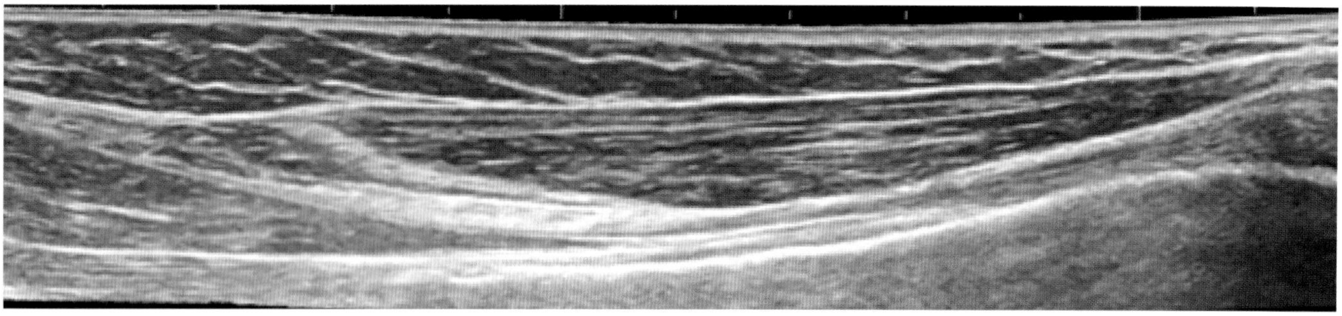

1.20: 上腕二頭筋長頭

この画像は，上腕二頭筋長頭腱の最近位部から筋性部までの全長を描出している．上腕二頭筋長頭腱を覆っているのが三角筋で，画像中央左寄りには大胸筋腱が見え，上腕二頭筋長頭腱と交差している．大胸筋腱の下層では，上腕二頭筋が腱性部から筋性部へと移行し，上腕へ向かっている．

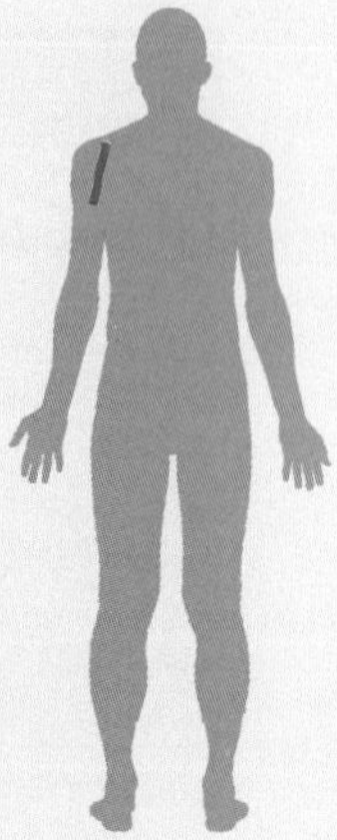

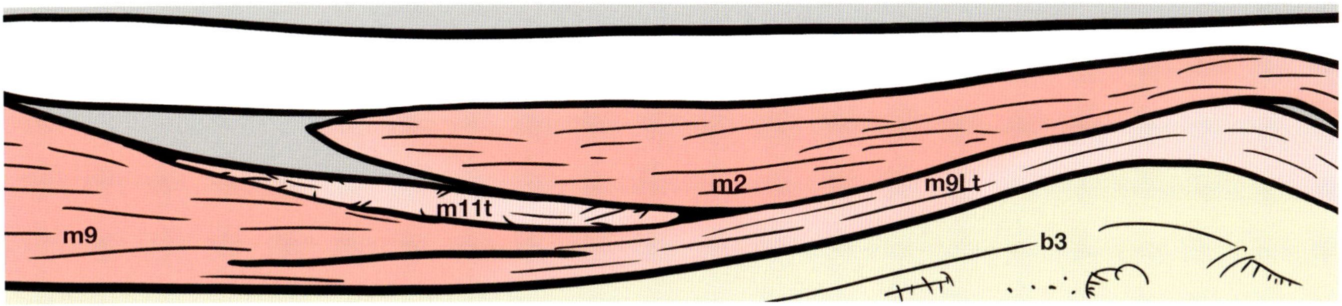

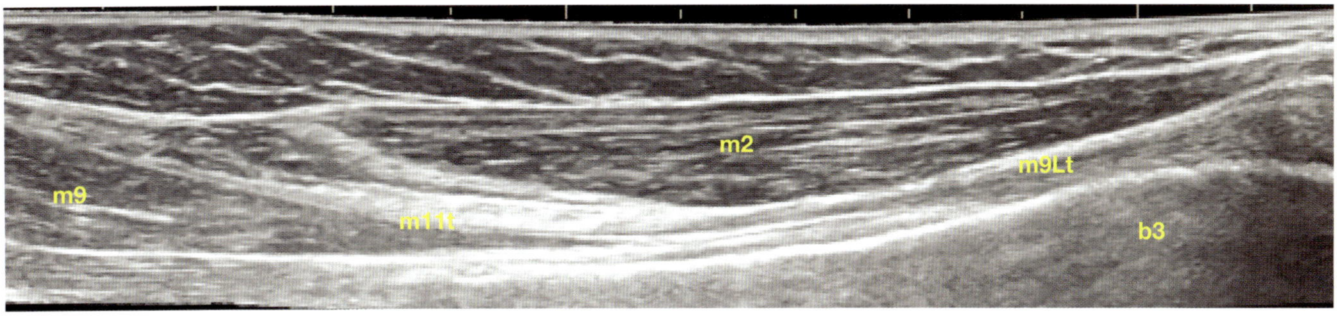

- m2：二角筋
- m9：上腕二頭筋
- m9Lt：上腕二頭筋長頭腱
- m11t：大胸筋腱
- b3：上腕骨
- 写真の左方向：尾側
- 写真の右方向：頭側

CHAPTER 2

上腕

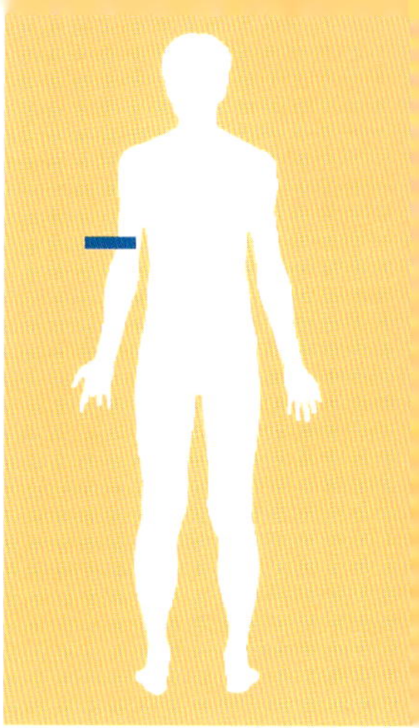

上腕には前方と後方の2つの筋区画がある．これらは筋間中隔によって隔てられている．前方筋区画には上腕二頭筋，烏口腕筋，上腕筋の3つの筋が含まれる．これら前方筋区画の筋群を支配する主たる運動神経は筋皮神経である．

前方筋区画を観察する際には，被検者を仰臥位に寝かせ，検査したい腕を検査台に載せたうえで，検者は被検者と同じ側に座るとよい．上腕はやや外旋・外転位とし，体幹から離しておく．検者は被検者と向き合うように座り，超音波装置を検査台の横，検者のすぐ前に置いておく．

後方筋区画には上腕三頭筋が含まれる．この筋は3つの頭を持つ．長頭は3つのうちで最も近位部，肩甲骨の関節窩下結節に起始を持つ．外側頭は長頭の外側，上腕骨の後縁に起始を持つ．内側頭の起始は上腕骨のさらに遠位である．

上腕の後方筋区画を観察するには，被検者を検者の前に背中を向けて座らせて，手を検査台に置いてもらう．肘はやや屈曲，肩はわずかに伸展させる．被検者には腕の力をできるだけ抜くように指示しておく．これは被検者が疲れずに，居心地よい状態で検査に臨んでもらうためである．検査は近位部から始め，プローブを上腕後面に沿って遠位へと移動させる．

前方筋区画

後方筋区画

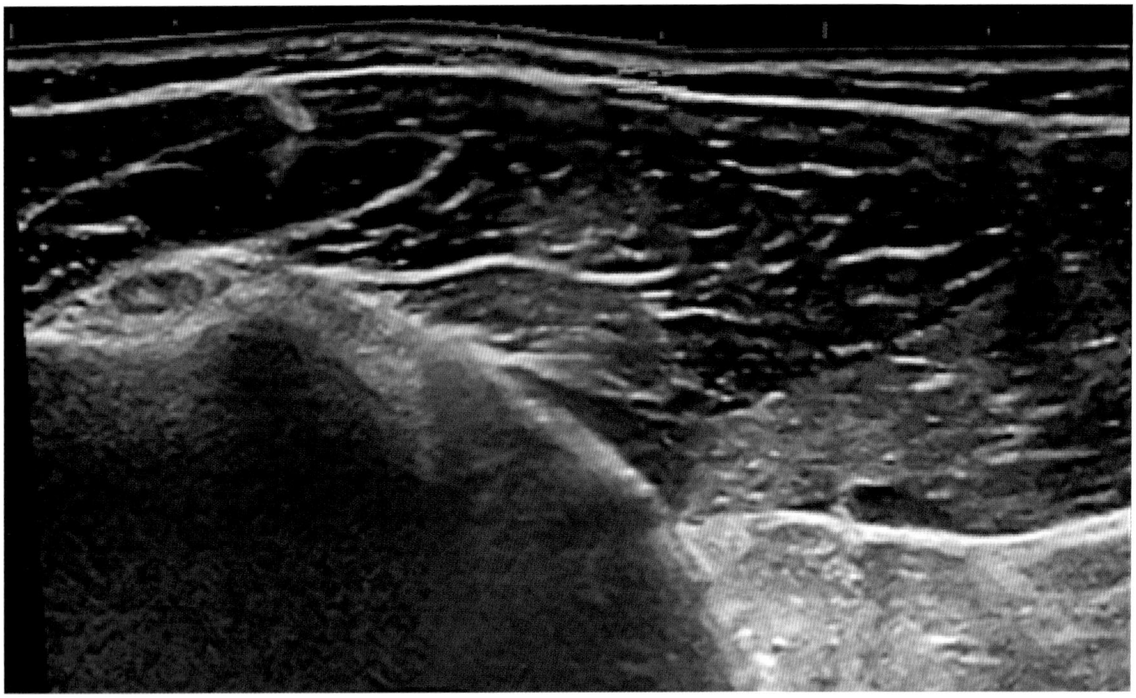

2.1: 上腕二頭筋腱

この画像は上腕近位部の横断面で，画像の横幅を広くとってある．肩関節から遠位へと下降する上腕二頭筋長頭腱と短頭腱が描出されている．長頭の起始は肩甲関節窩のへりにある．この画像では，長頭が上腕骨頭のすぐ遠位にある結節間溝を走っている様子がわかる．短頭は肩関節の内側にある烏口突起にその起始を持ち，小結節に停止する肩甲下筋のすぐ右（内側）に見えている．烏口腕筋は上腕二頭筋短頭のすぐ下から起こり，短頭といっしょに遠位へと走行する．烏口腕筋は画像右下隅を占めている．筋皮神経は烏口腕筋を貫き，前方筋区画の正中に向かって横走する．この画像では，筋皮神経は烏口腕筋の上に見えているが，この後，その筋層へ入っていく．

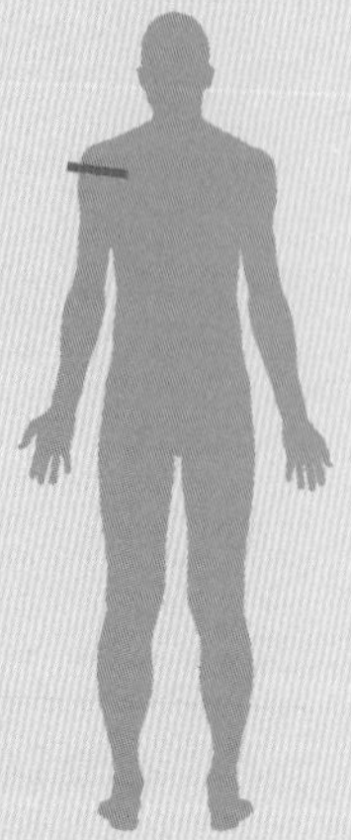

上腕二頭筋腱

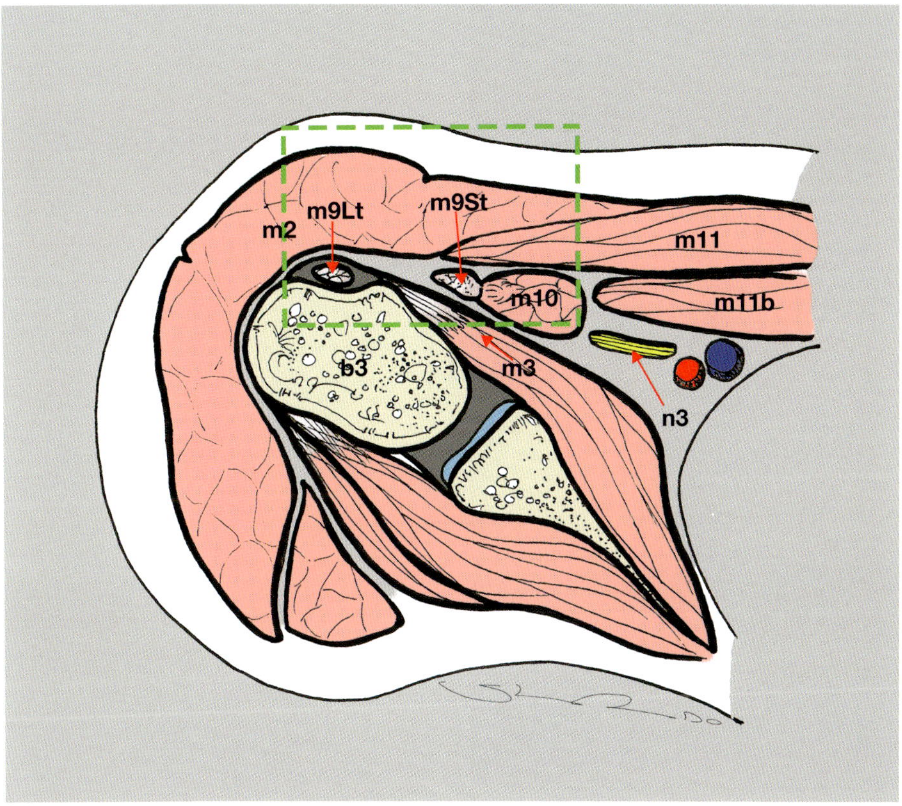

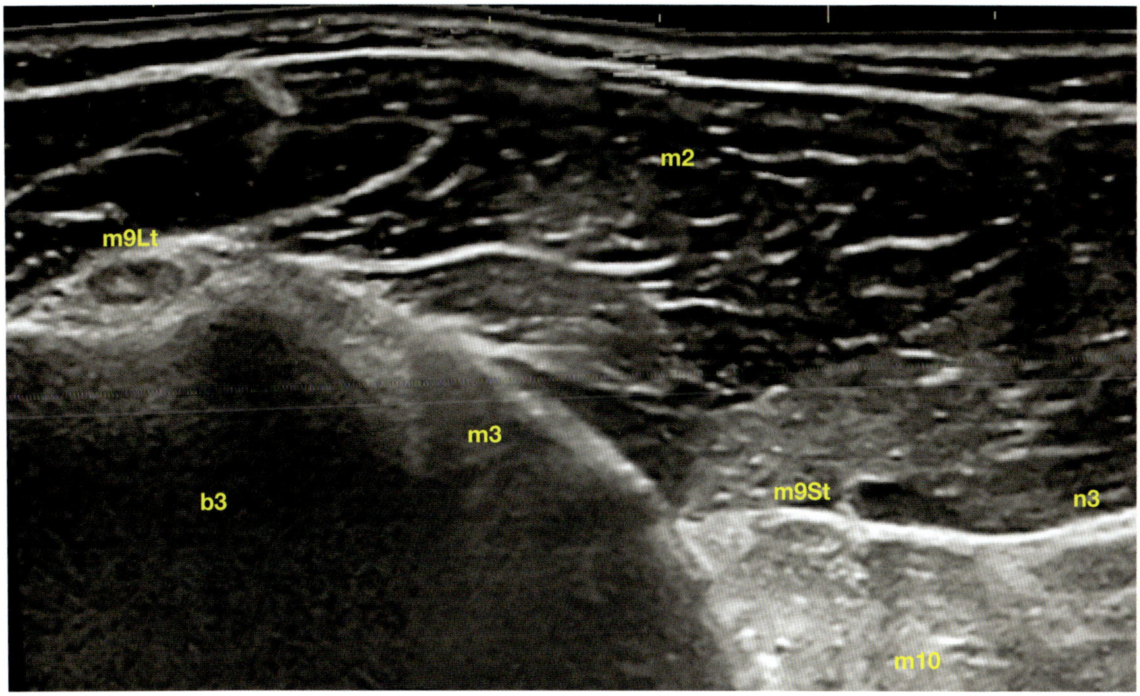

- m2：三角筋
- m3：肩甲下筋
- m9Lt：上腕二頭筋長頭腱
- m9St：上腕二頭筋短頭腱
- m10：烏口腕筋
- m11：大胸筋
- m11b：小胸筋
- b3：上腕骨
- n3：筋皮神経
- 写真の左方向：外側
- 写真の右方向：内側

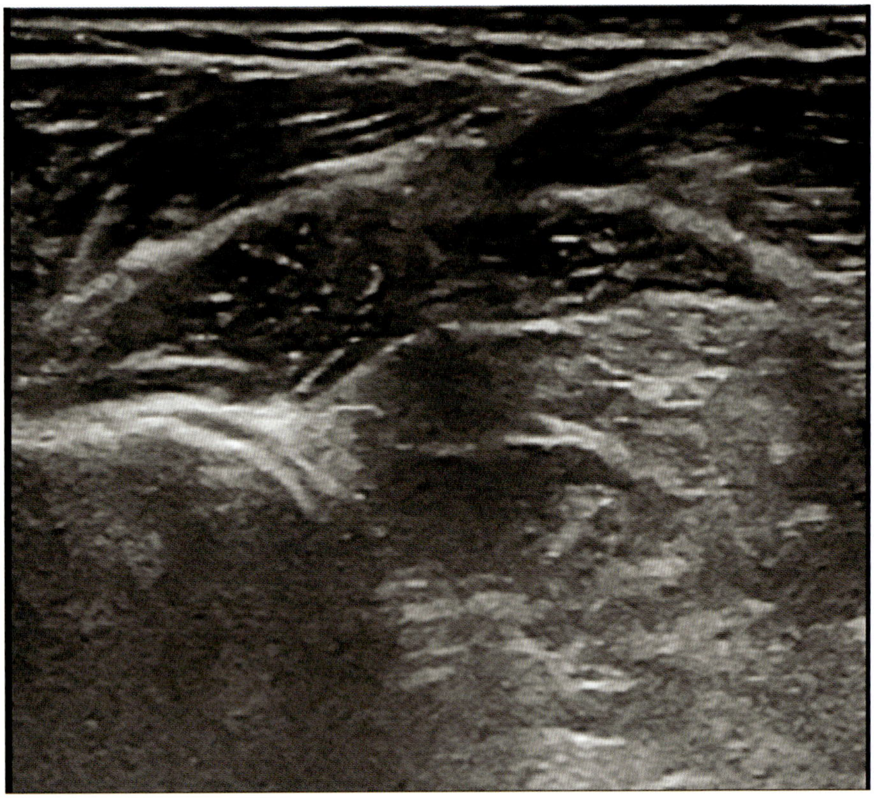

2.2: 上腕二頭筋

この画像には，次第に太くなりつつある上腕二頭筋の長頭と短頭が描出されている．これらは画像中央，大胸筋の下層に見える．大胸筋はその筋性部が画像右に，腱性部が左に映っている．この画像は，肩前面と上腕とを分ける際に，指標として用いられる画像である．筋皮神経は遠位へと向かい，画像の下方右半分に映っている烏口腕筋のなかに入っていく．一方，上腕骨が画像左下隅に見える．三角筋前方線維の終末部が左上隅に映っている．

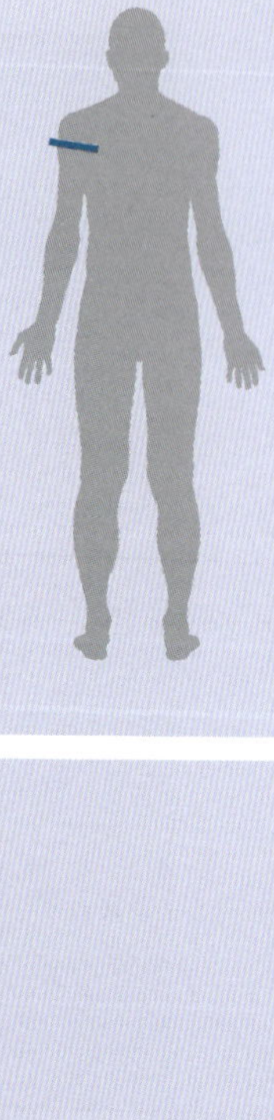

上腕二頭筋

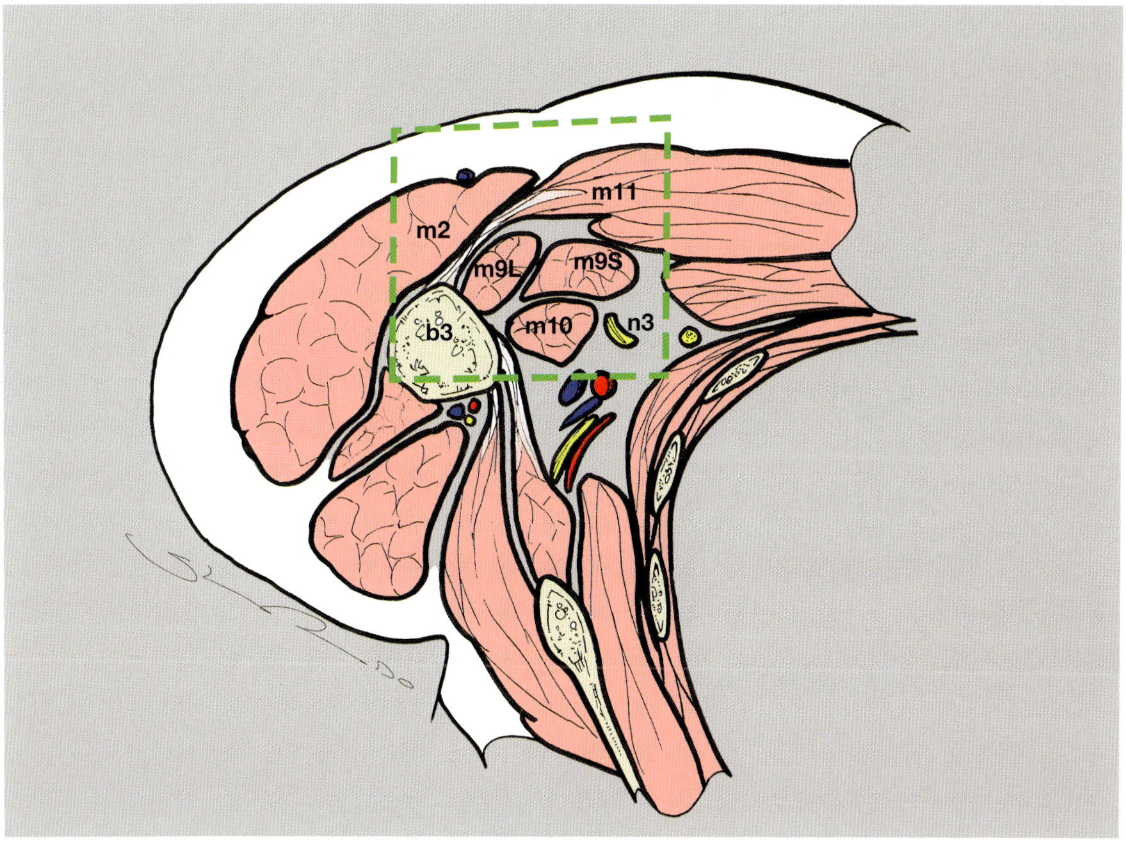

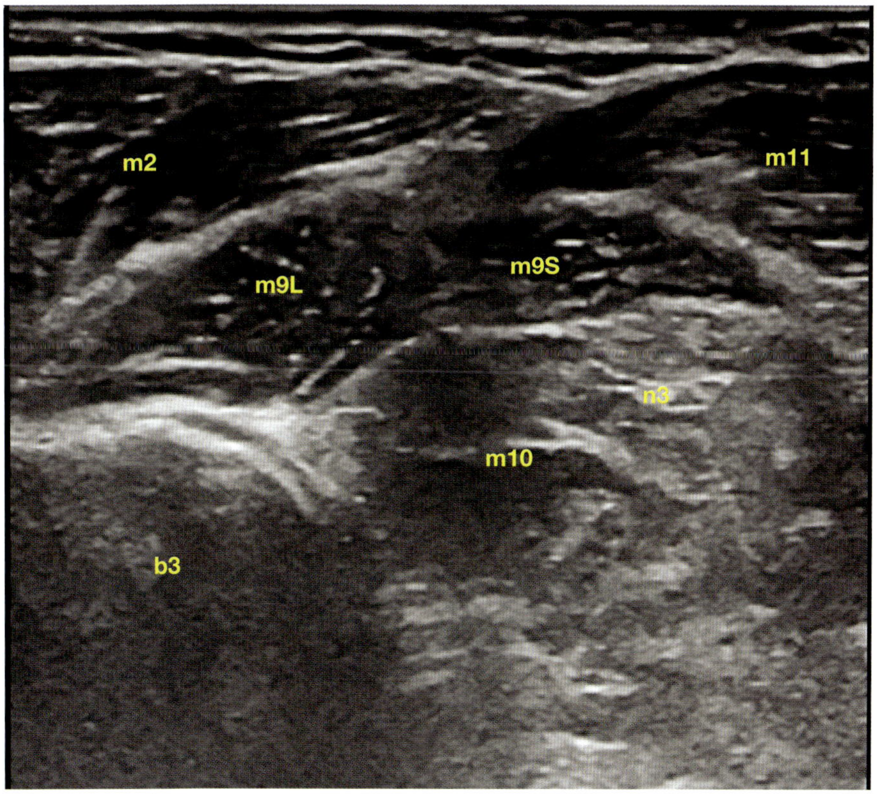

- m2：三角筋
- m9L：上腕二頭筋長頭
- m9S：上腕二頭筋短頭
- m10：烏口腕筋
- m11：大胸筋
- b3：上腕骨
- n3：筋皮神経
- 写真の左方向：外側
- 写真の右方向：内側

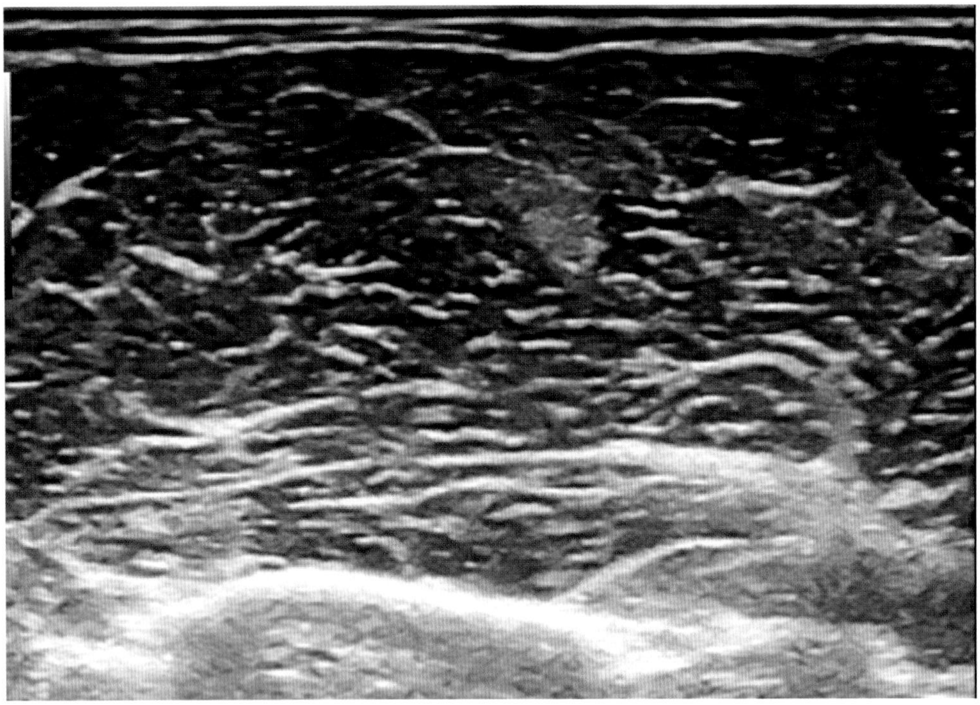

2.3: 上腕筋起始部

この画像は上腕二頭筋の筋腹を描出している．このレベルでは上腕二頭筋は十分な太さとなっていて，長頭と短頭の区別はもはやつかず，ひとつの塊として画像の上2/3に映っている．画像の下1/3では，上腕筋がその起始部である上腕骨から起こりつつある様子が見える．一方，烏口腕筋は上腕筋のすぐ脇で上腕骨に停止している．筋皮神経は，画像の中央付近で，上腕二頭筋と上腕筋との間を横走している．画像右下隅には上腕動脈が映っている．

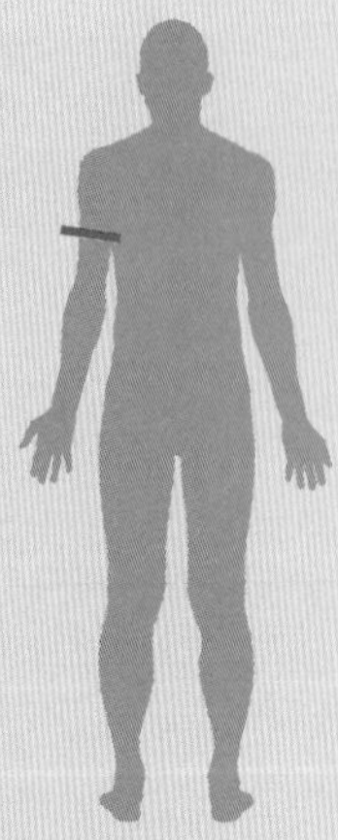

上腕筋起始部

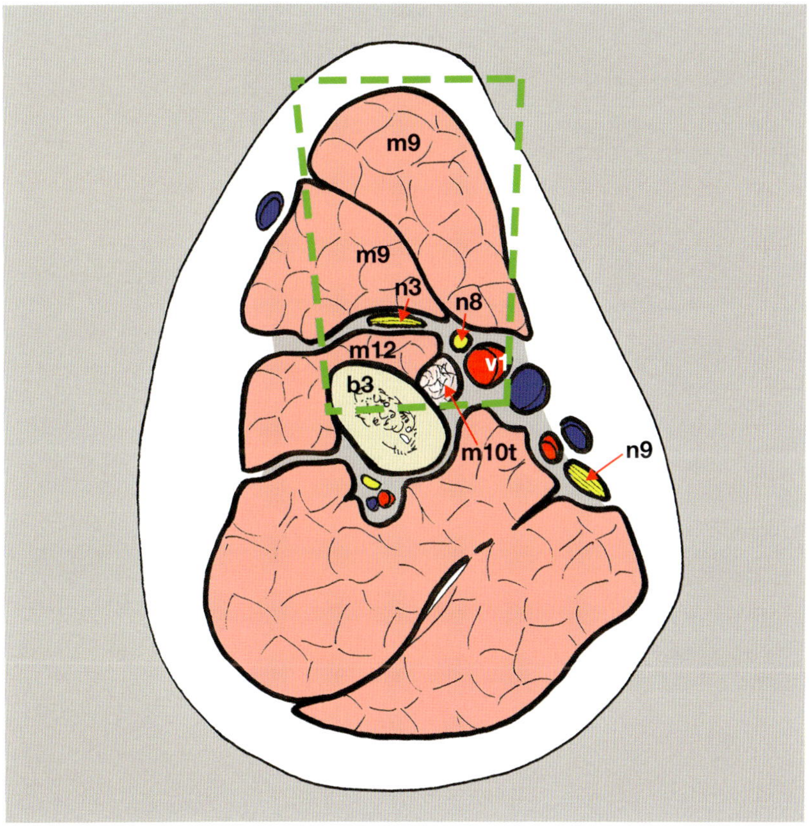

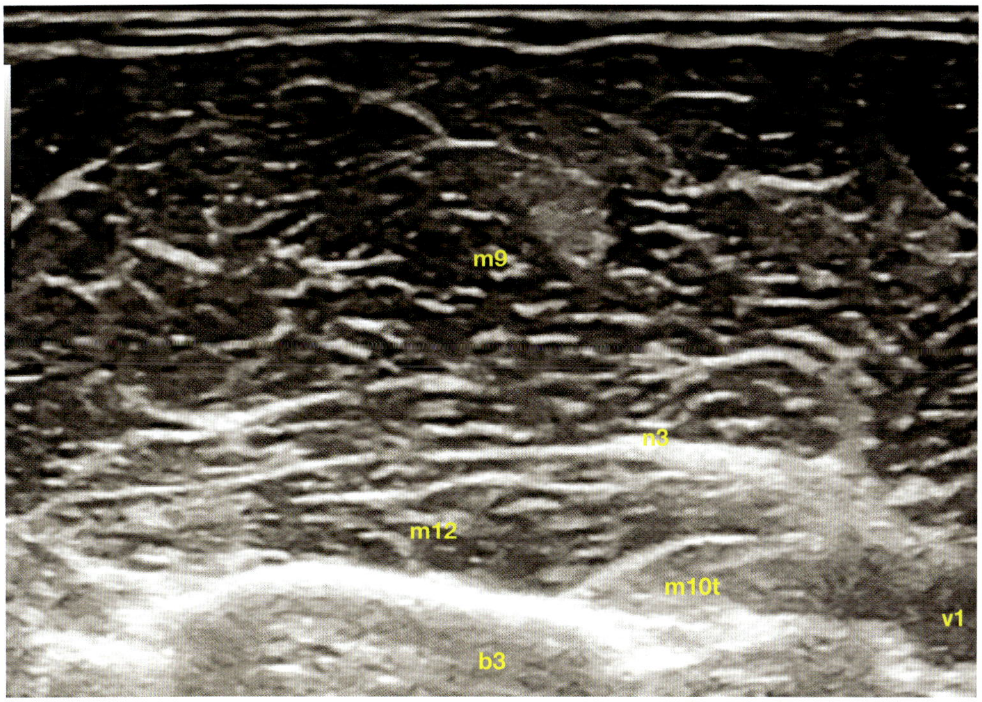

- m9：上腕二頭筋
- m10t：烏口腕筋腱
- m12：上腕筋
- b3：上腕骨
- v1 ：上腕動脈
- n3：筋皮神経
- n8：正中神経
- n9：尺骨神経
- 写真の左方向：外側
- 写真の右方向：内側

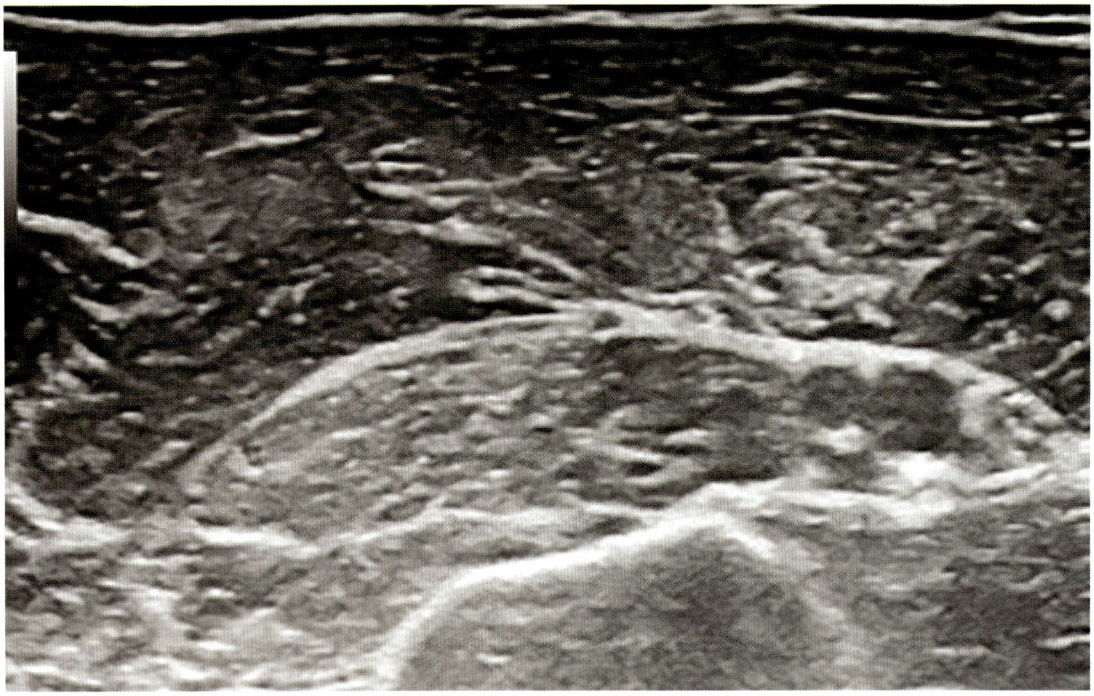

2.4: 上腕中央部

この画像の大部分を占めているのは上腕二頭筋と上腕筋である．上腕二頭筋はまだ十分に太いが，これより遠位では次第に細くなっていく．一方，上腕筋はその筋腹を増していく．筋皮神経は画像中央，これら2つの筋の間に見えている．正中神経は上腕動脈の右（内側）にあり，これより遠位でもしばらく上腕動脈と並走する．画像右下に見えるのが内側筋間中隔で，前後の筋区画を隔てている．後方筋区画に含まれる上腕三頭筋長頭が画像右下隅に映っている．

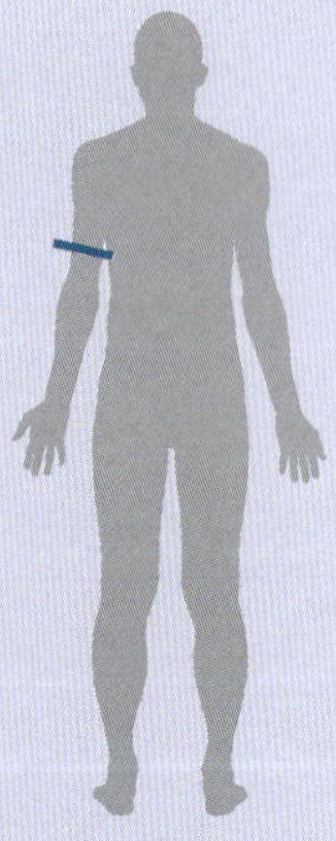

上腕中央部

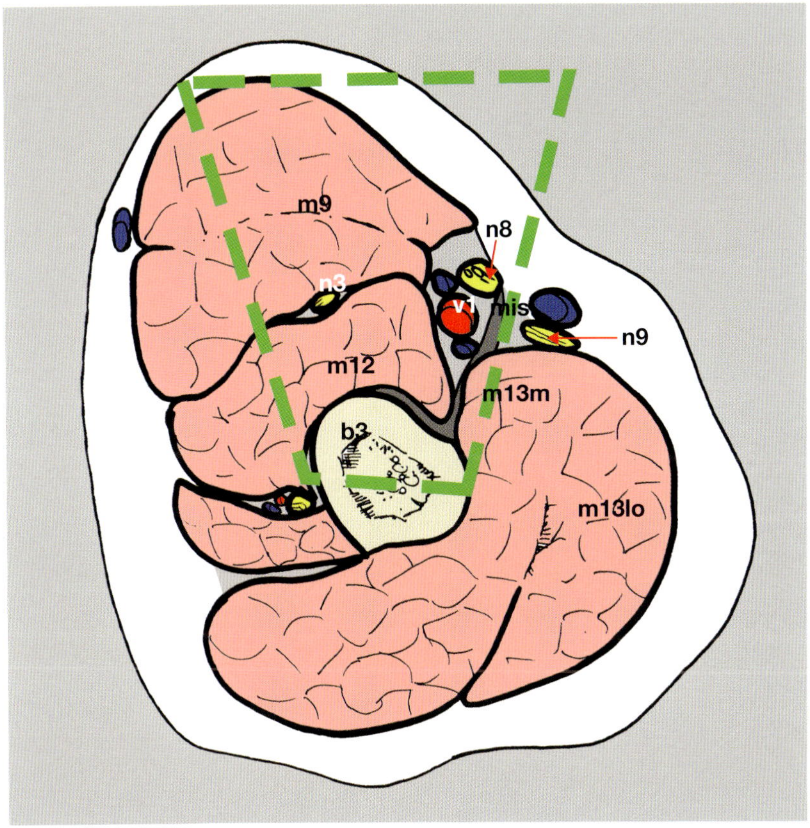

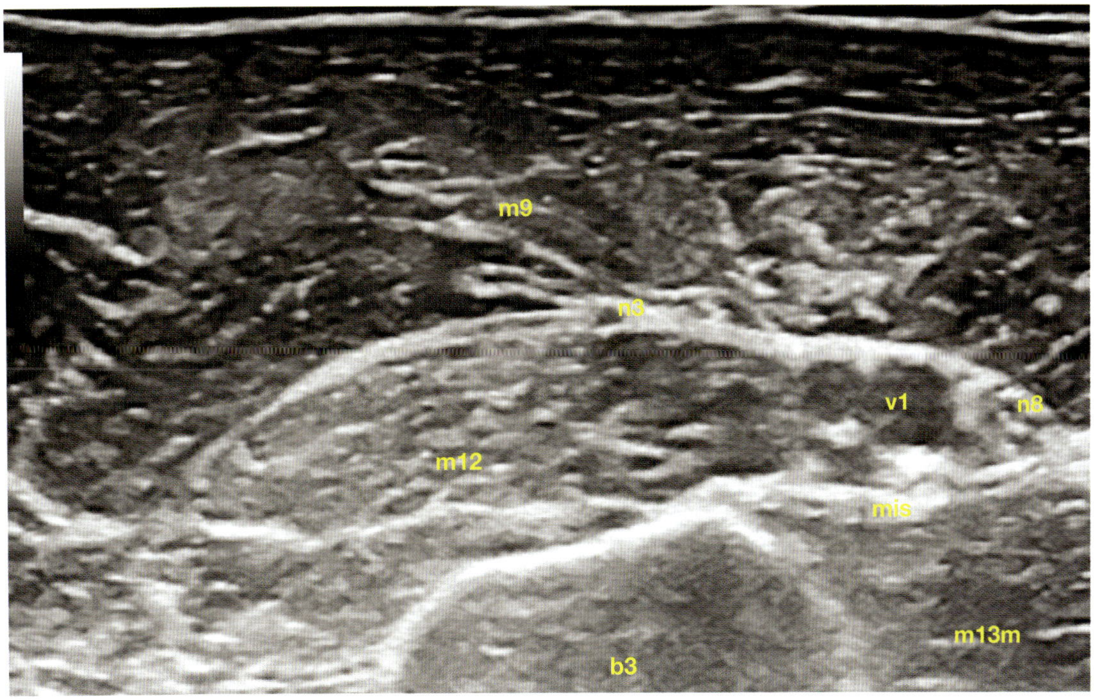

- m9：上腕二頭筋
- m12：上腕筋
- m13lo：上腕三頭筋長頭
- m13m：上腕三頭筋内側頭
- mis：内側筋間中隔
- b3：上腕骨
- v1：上腕動脈
- n3：筋皮神経
- n8：正中神経
- n9：尺骨神経
- 写真の左方向：外側
- 写真の右方向：内側

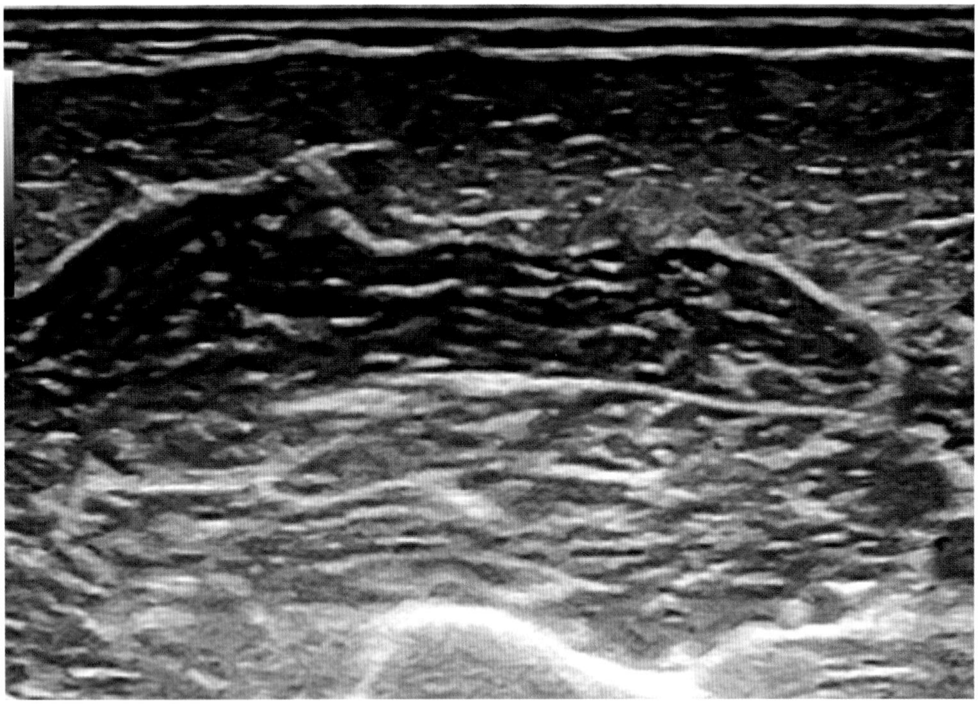

2.5: 上腕二頭筋と上腕筋

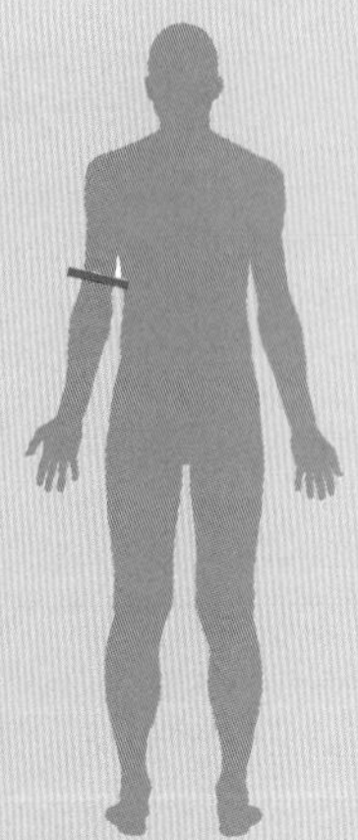

この画像には，細くなりつつある上腕二頭筋と，まだ十分な太さを保っている上腕筋が映っている．筋皮神経は画像中央，これら2つの筋の間に見えている．正中神経は右下方に見える上腕動脈のさらに右（内側）を走行するため，この画像には映っていない．内側筋間中隔が画像右下，上腕三頭筋内側頭の上に見えている．

上腕二頭筋と上腕筋

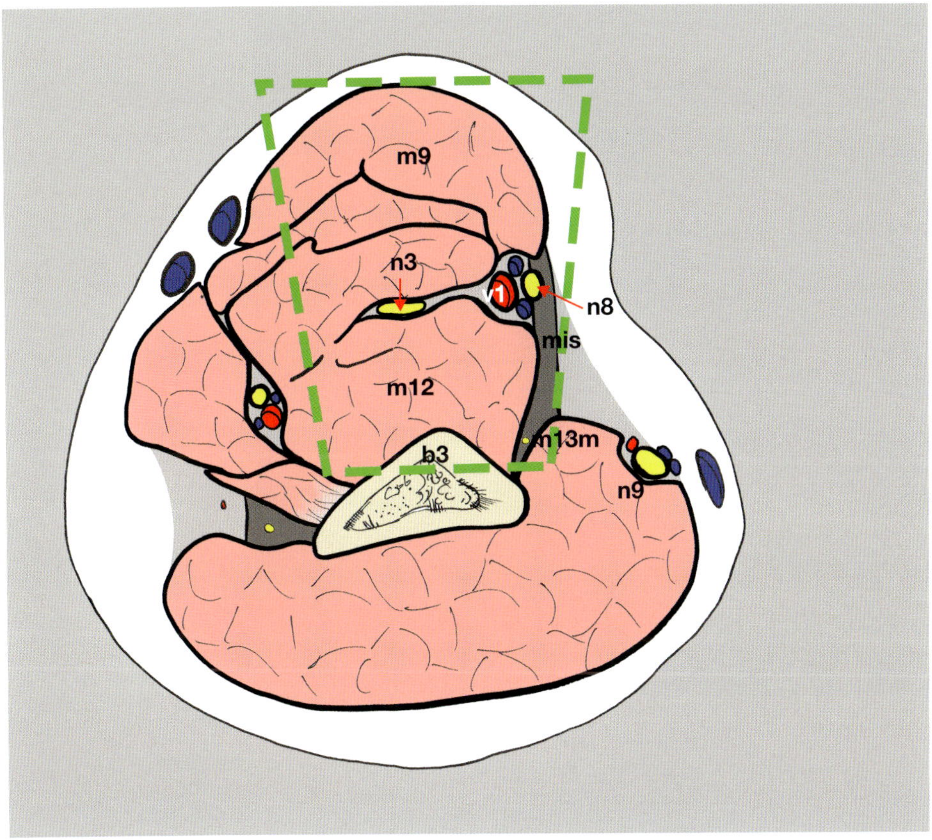

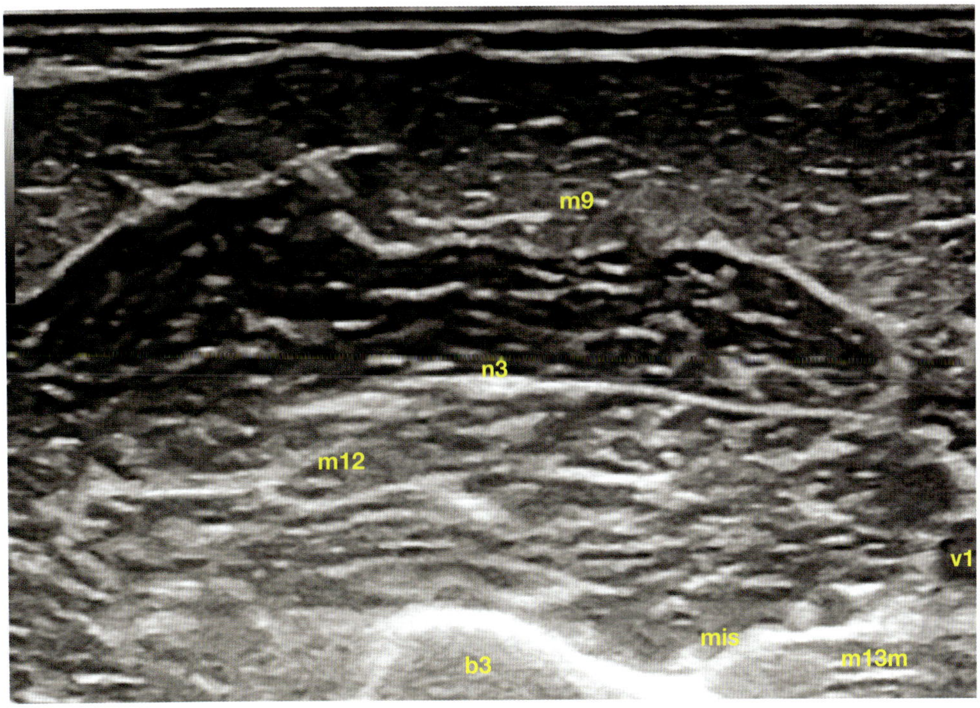

- m9：上腕二頭筋
- m12：上腕筋
- m13m：上腕三頭筋内側頭
- mis：内側筋間中隔
- b3：上腕骨
- v1：上腕動脈
- n3：筋皮神経
- n8：正中神経
- n9：尺骨神経
- 写真の左方向：外側
- 写真の右方向：内側

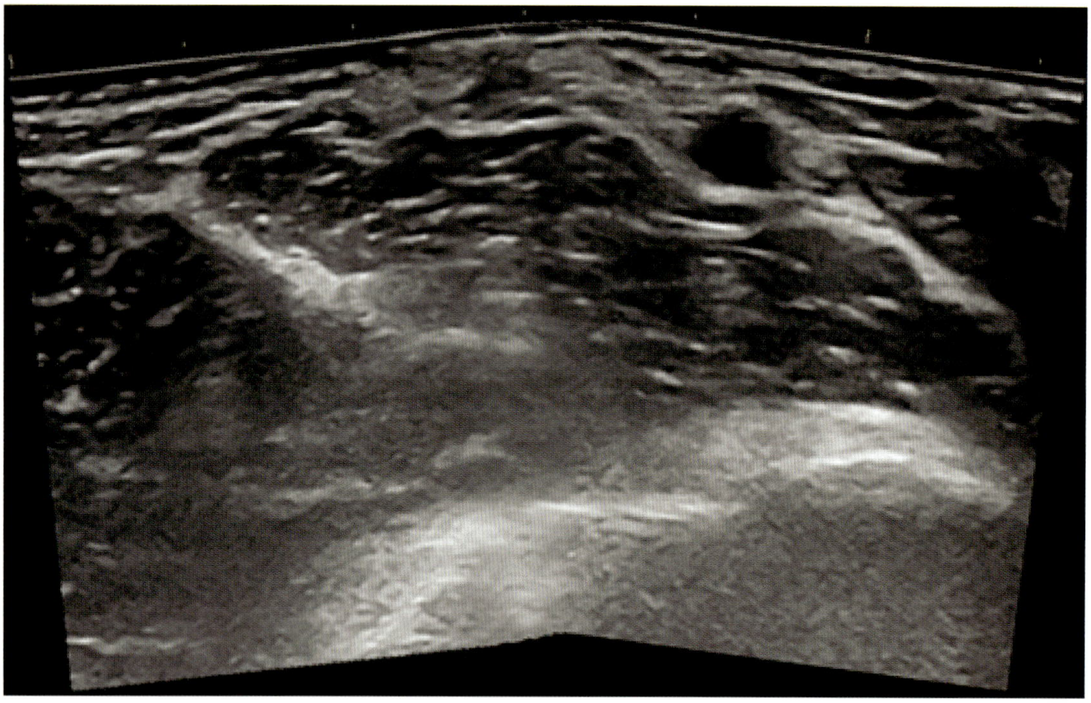

2.6: 上腕遠位部

これは上腕遠位部から肘近位部にかけての画像である．筋・骨の構造がこれまでの画像に比べて大きく変化していることが見て取れる．上腕二頭筋は細くなり，ほぼ腱性組織となっている．上腕筋も細くなり始めている．腕橈骨筋はこの画像の左側に映っていて，これに沿うように橈骨神経が，腕橈骨筋と上腕筋との間を走行する．画像右上に見える円回内筋は徐々にその太さを増しつつあり，それに接するように正中神経が走っている．上腕骨は横に広がって，内上顆と外上顆を形成しつつある．

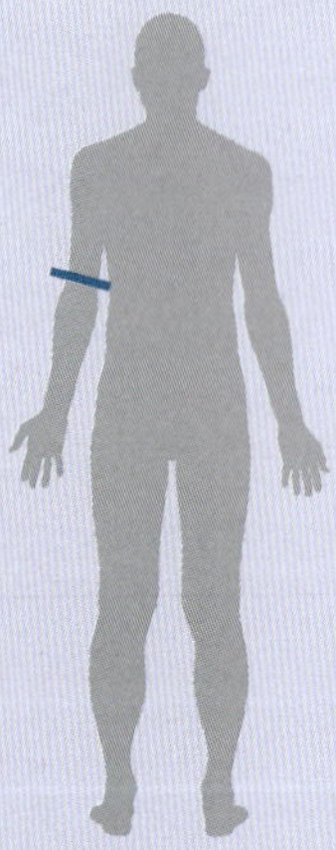

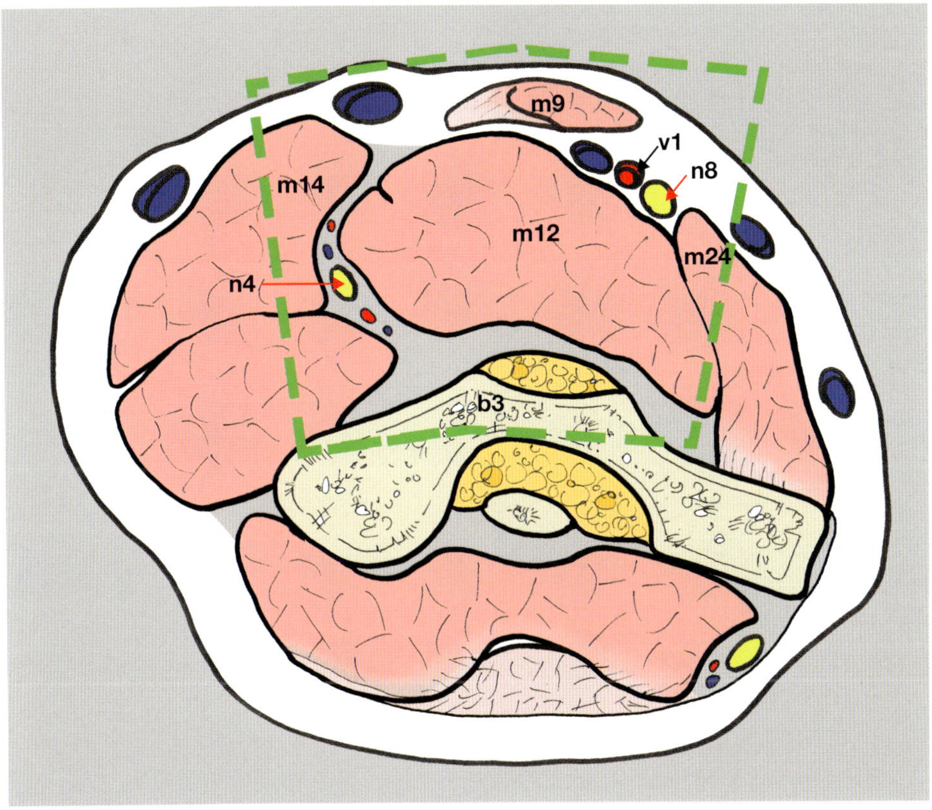

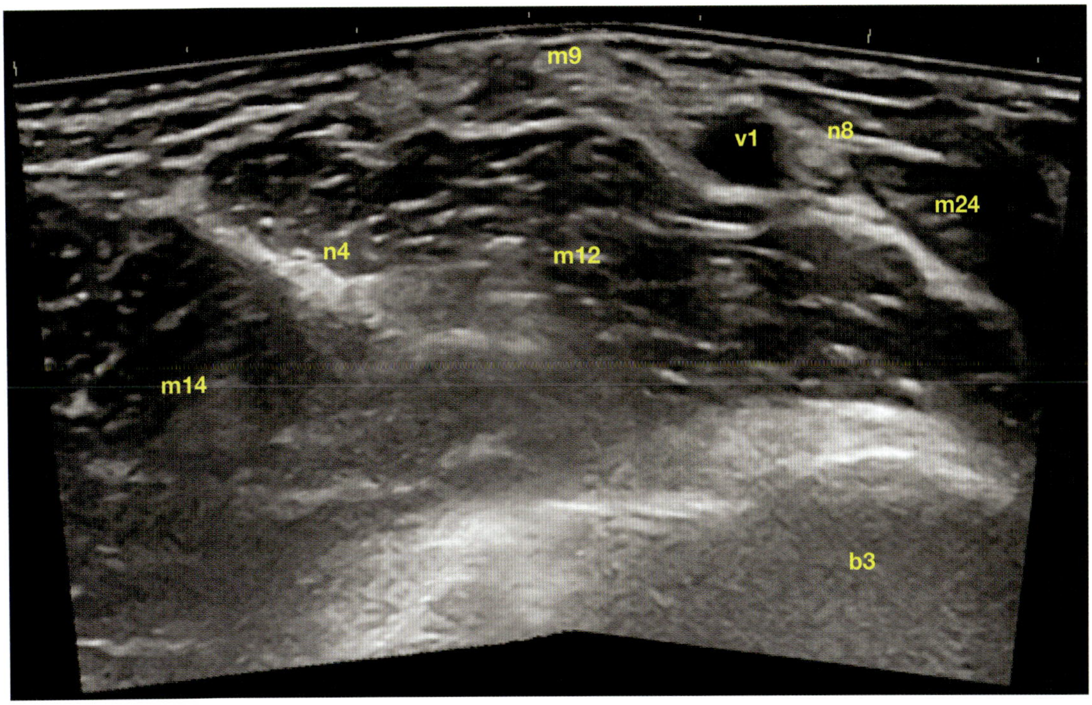

- m9：上腕二頭筋
- m12：上腕筋
- m14：腕橈骨筋
- m24：円回内筋

- b3：上腕骨
- v1：上腕動脈
- n4：橈骨神経
- n8：正中神経

- 写真の左方向：外側
- 写真の右方向：内側

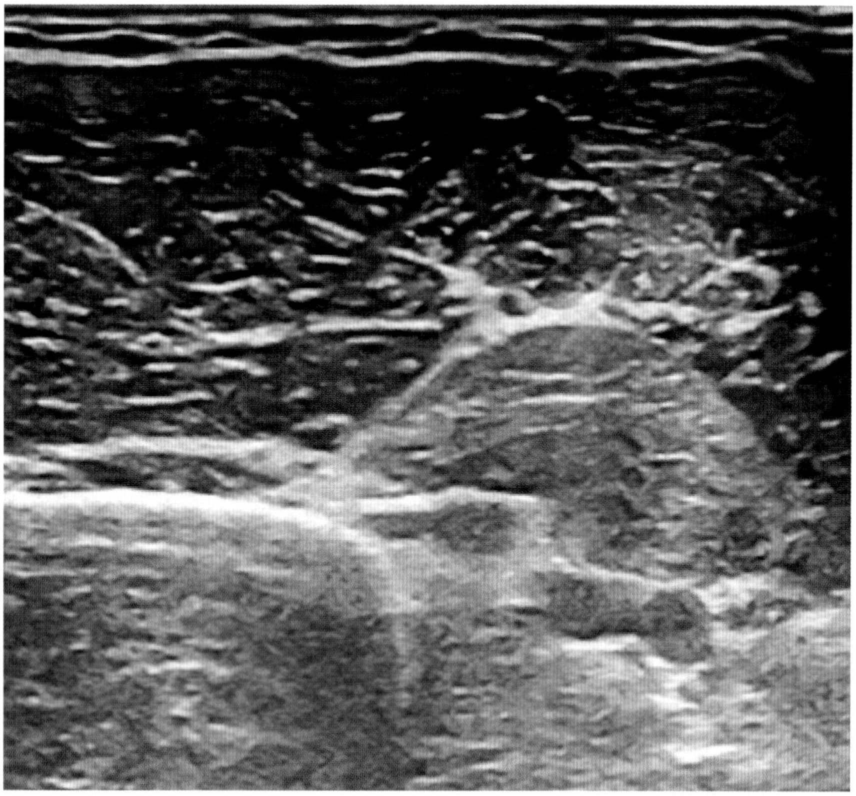

画像2.7から2.9は，上腕を走る神経血管束に焦点を当てている．厳密にいえば，これは第3の筋区画と呼ぶべきものである．というのも，この神経血管束は腋窩から出てくる際に，前後の筋区画を境界する内側上腕筋間中隔に分け入るからである．神経血管束が遠位に向かうにつれ，正中神経は前方筋区画のなかを上腕動脈の内側に沿って内下方へとその位置を変え，最終的に肘の前方窩に到達する．一方，尺骨神経は遠位に進むにつれて後方へ向かい後方筋区画へ入る．さらに上腕三頭筋の内側頭に沿いながら，上腕骨内上顆の後方で肘頭の前方にある尺骨神経溝に入っていく．

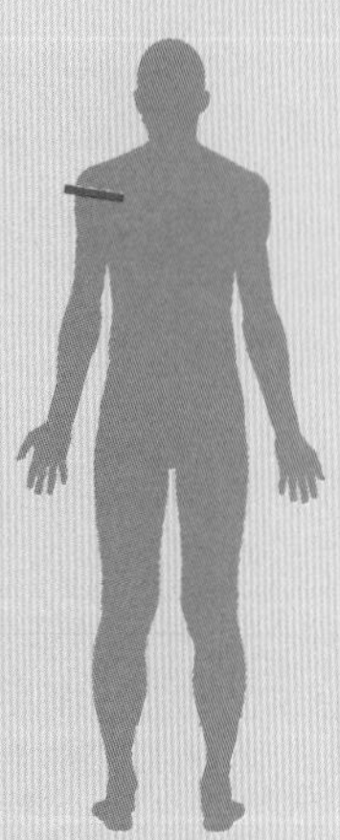

2.7: 神経血管束（近位部）

この画像は，上腕近位1/3の内側部の横断像である．烏口腕筋は次第に細くなりながら，その停止部へ向かっている．一方，上腕筋はまさにその起始部である上腕骨から起きつつある．筋皮神経は烏口腕筋から左（外側）へと離れていき，遠位部で上腕二頭筋と上腕筋の筋膜間に入っていく．画像の右下隅には，神経血管束が見えるが，上腕近位1/3のレベルでは，上腕動静脈，正中神経，尺骨神経がこの束に含まれる．上腕動脈の右（内側）には正中神経が，右下（後内側）には尺骨神経が走っている．上腕三頭筋の内側頭と長頭が，この神経血管束の下（後方）の後方筋区画のなかに見え，尺骨神経はこの後方筋区画に入ろうとしている．

神経血管束（近位部）

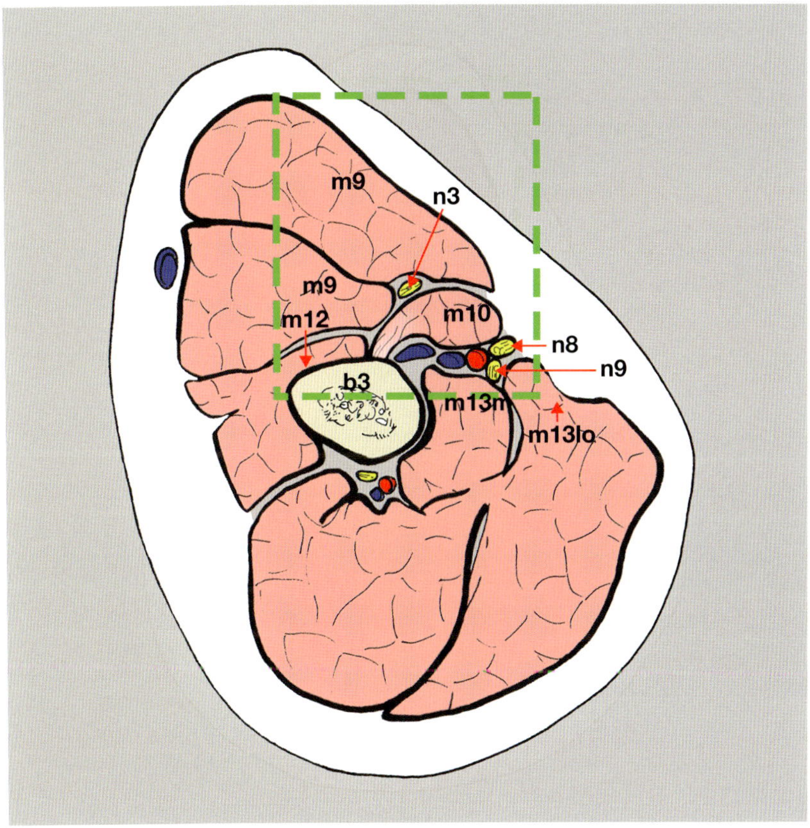

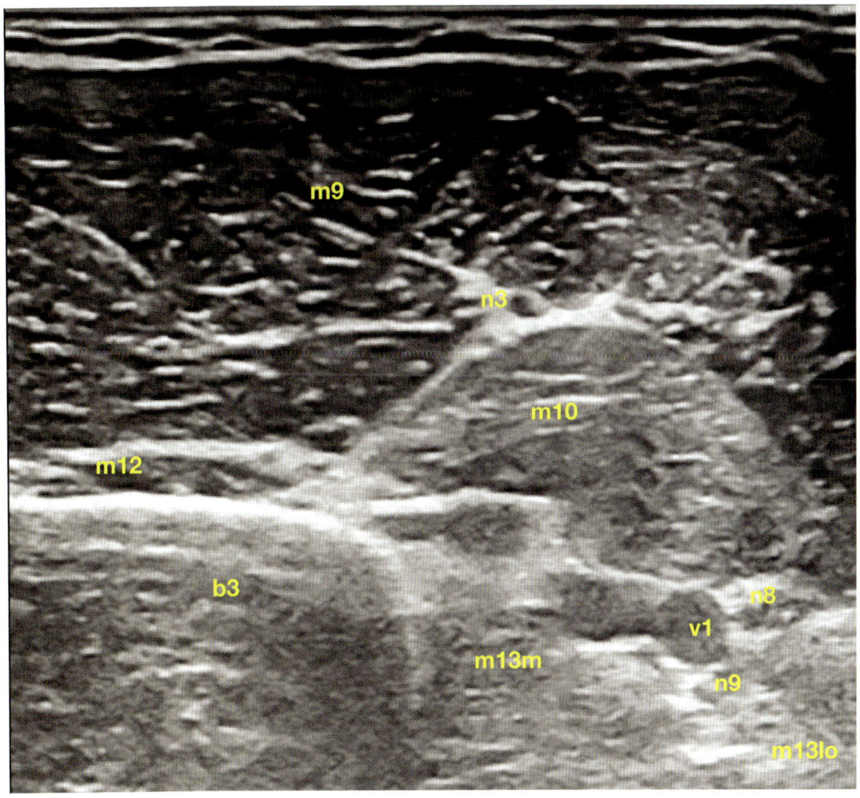

- m9：上腕二頭筋
- m10：烏口腕筋
- m12：上腕筋
- m13lo：上腕三頭筋長頭
- m13m：上腕三頭筋内側頭
- b3：上腕骨
- v1：上腕動脈
- n3：筋皮神経
- n8：正中神経
- n9：尺骨神経
- 写真の左方向：外側
- 写真の右方向：内側

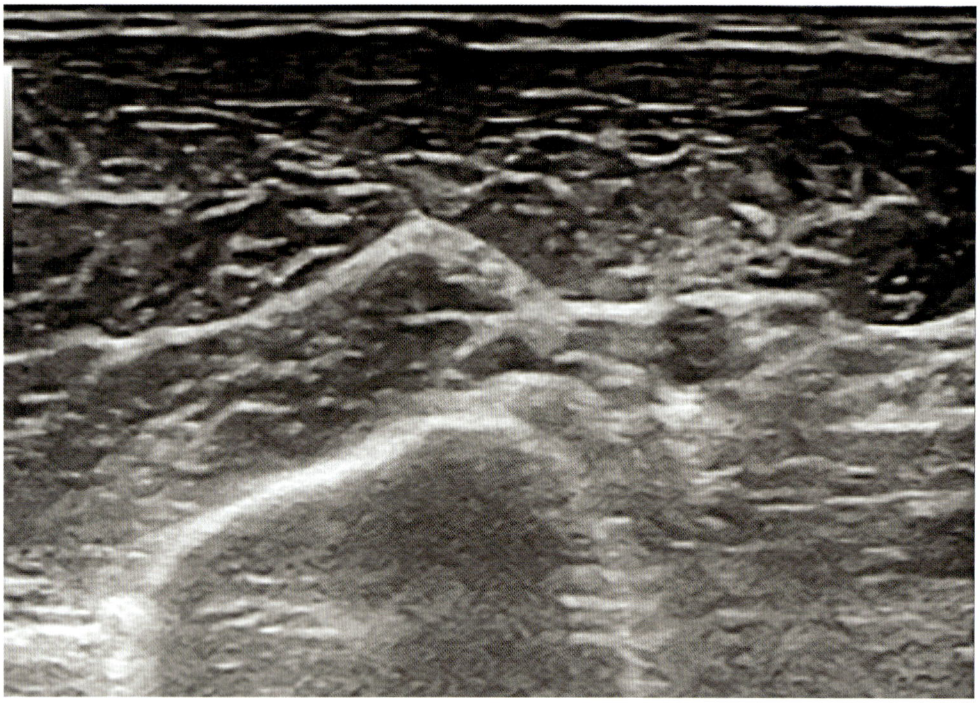

2.8: 神経血管束（上腕中央部）

これは烏口腕筋の停止部レベル，上腕のほぼ中央レベルの画像である．上腕筋と上腕二頭筋はその太さを増しつつあり，筋皮神経がこれら2つの筋間を外側へと向かっている．画像の中央右寄りには神経血管束が見え，そのなかに上腕動脈がはっきりと映っている．正中神経はこの上腕動脈の上に接しているように見えるが，これはアーチファクトで，立体的にやや彎曲した構造を持つ上腕を平面に投影するためにそう見えるのである．画像右（後内方）に見える尺骨神経は上腕三頭筋の長頭に沿って走行している．上腕三頭筋の長頭と内側頭は画像右下に映っている．

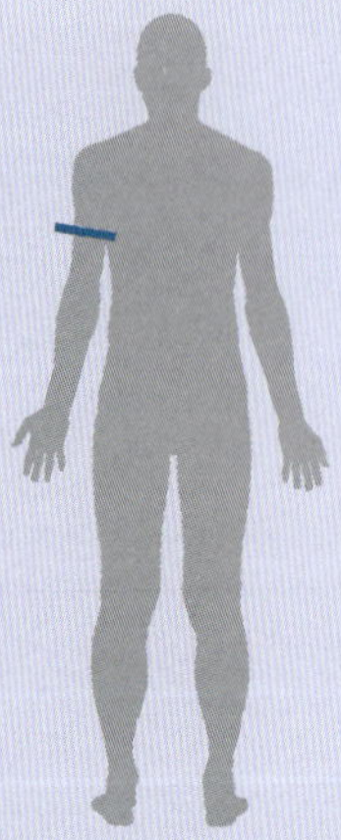

神経血管束（上腕中央部）

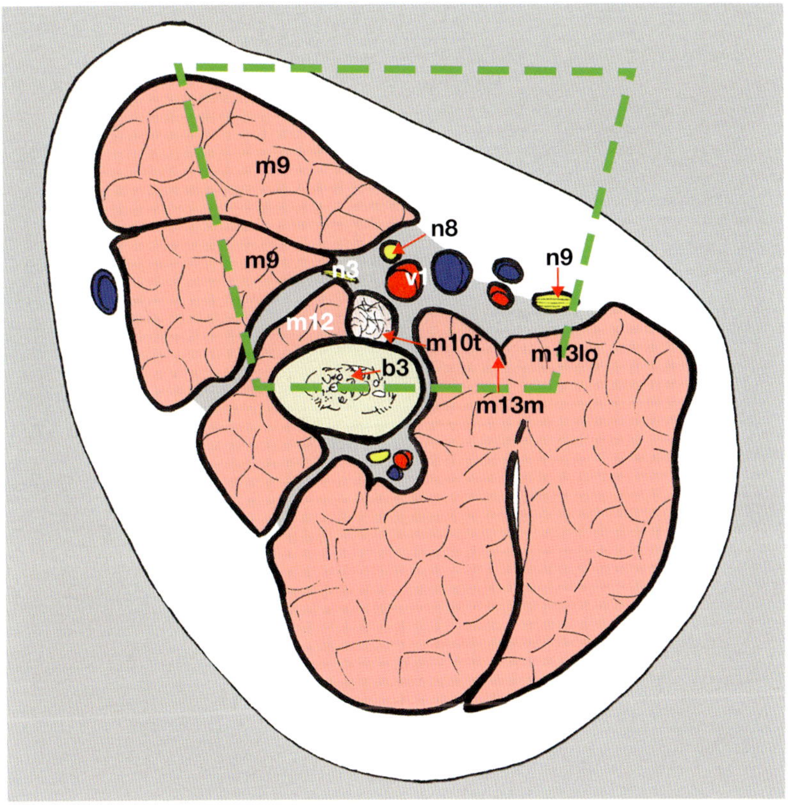

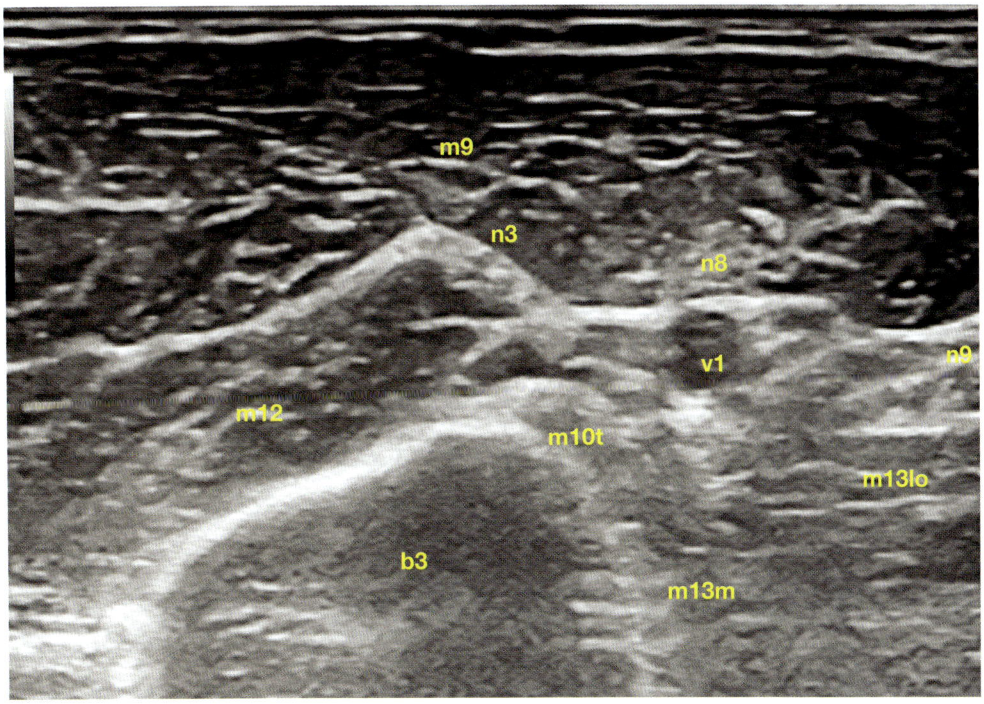

- m9：上腕二頭筋
- m10t：烏口腕筋腱
- m12：上腕筋
- m13lo：上腕三頭筋長頭
- m13m：上腕三頭筋内側頭
- b3：上腕骨
- v1：上腕動脈
- n3：筋皮神経
- n8：正中神経
- n9：尺骨神経
- 写真の左方向：前内方
- 写真の右方向：後内方

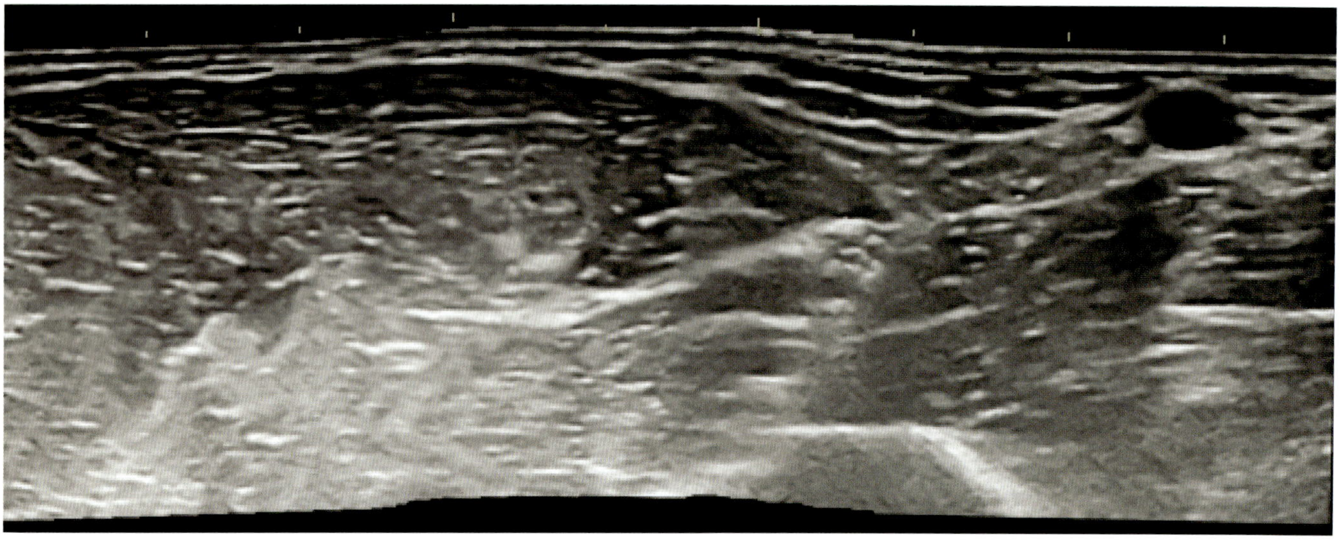

2.9: 神経血管束（遠位部）

これは，画像の横幅を広くとって，上腕遠位部のほぼ半周を描出した画像である．画像右上ぎりぎりに映っている尺骨神経は，上腕三頭筋長頭・内側頭の前内方に位置している．上尺骨側副動脈が尺骨神経の隣りを走行している．画像中央に見える正中神経は，上腕動脈に隣接して見える．上腕二頭筋，筋皮神経，上腕筋はこのレベルでは上腕前方を占めており，画像の左側に描出されている．

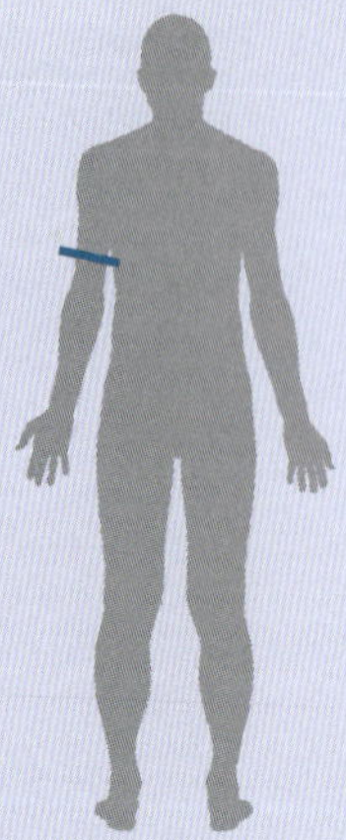

神経血管束（遠位部）

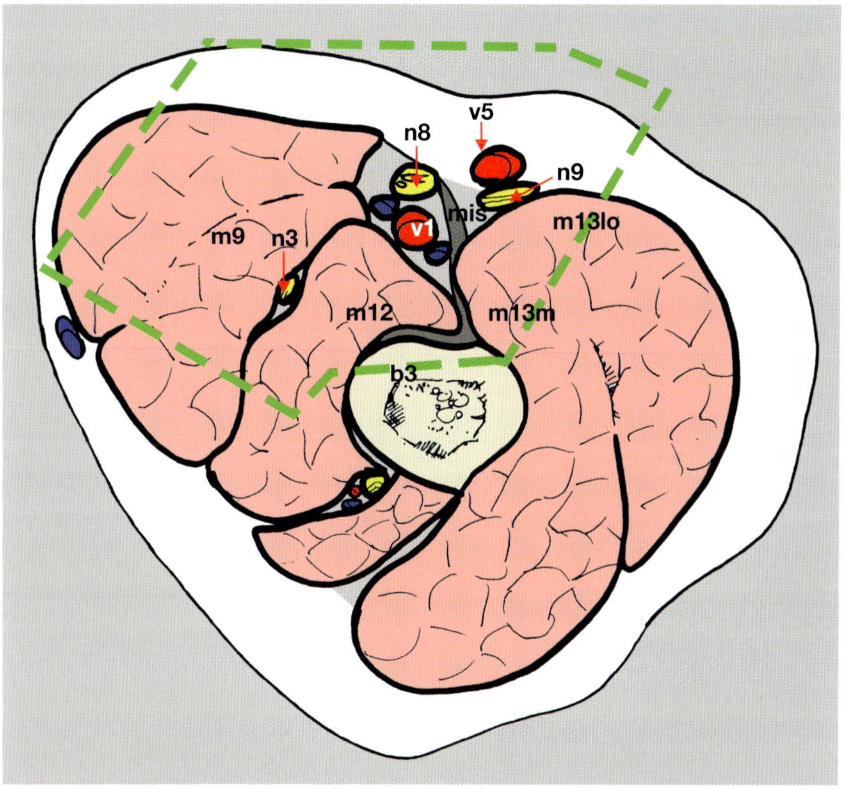

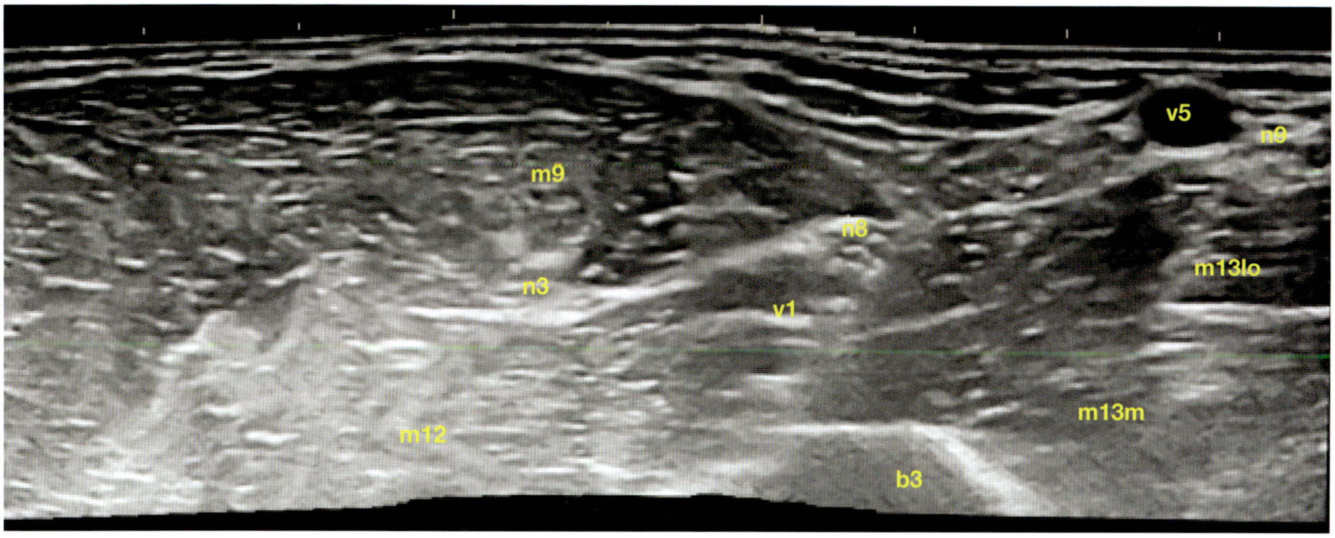

- m9：上腕二頭筋
- m12：上腕筋
- m13lo：上腕三頭筋長頭
- m13m：上腕三頭筋内側頭
- mis：内側筋間中隔
- b3：上腕骨
- v1：上腕動脈
- v5：上尺骨側副動脈
- n3：筋皮神経
- n8：正中神経
- n9：尺骨神経
- 写真の左方向：外側
- 写真の右方向：内側

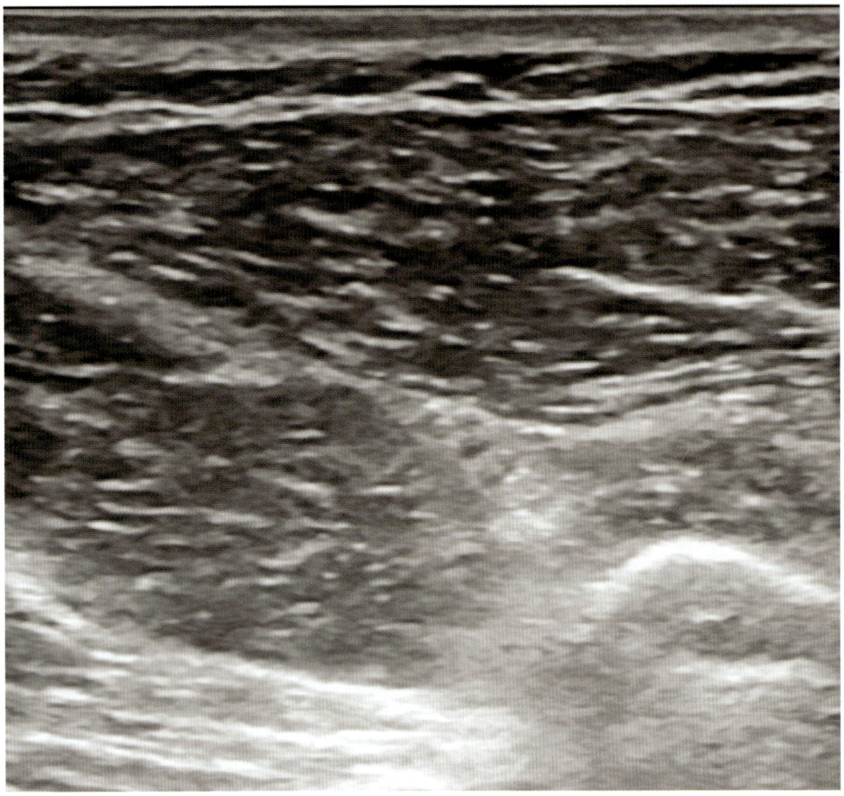

2.10: 上腕三頭筋起始部

この画像には，次第に太さを増しつつある上腕三頭筋の長頭が映っている．その起始部は肩甲上腕関節の関節下粗面，小円筋付着部のすぐ外側にある．小円筋は大円筋の上部を走行し，上腕骨の近位後面に停止している．上腕三頭筋長頭の右（外側）に見える上腕骨後面は，上腕三頭筋外側頭の起始部である．腋窩神経と上腕回旋動脈が三頭筋長頭と外側頭との間に見えている．三角筋の終末線維は上腕三頭筋外側頭の起始部の右（外側）にある．橈骨神経は上腕の後内側部から後方筋区画へ入り，この後，三頭筋外側頭の下層を通過して，上腕骨の螺旋溝に入っていく．この螺旋溝のすぐ遠位，橈骨神経の内側に上腕三頭筋内側頭の起始部がある．

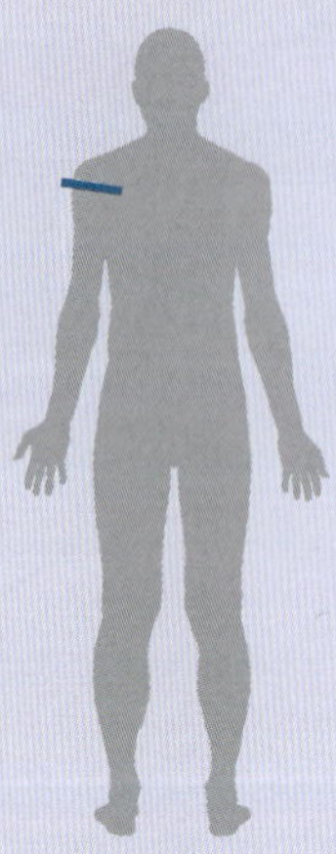

上腕三頭筋起始部

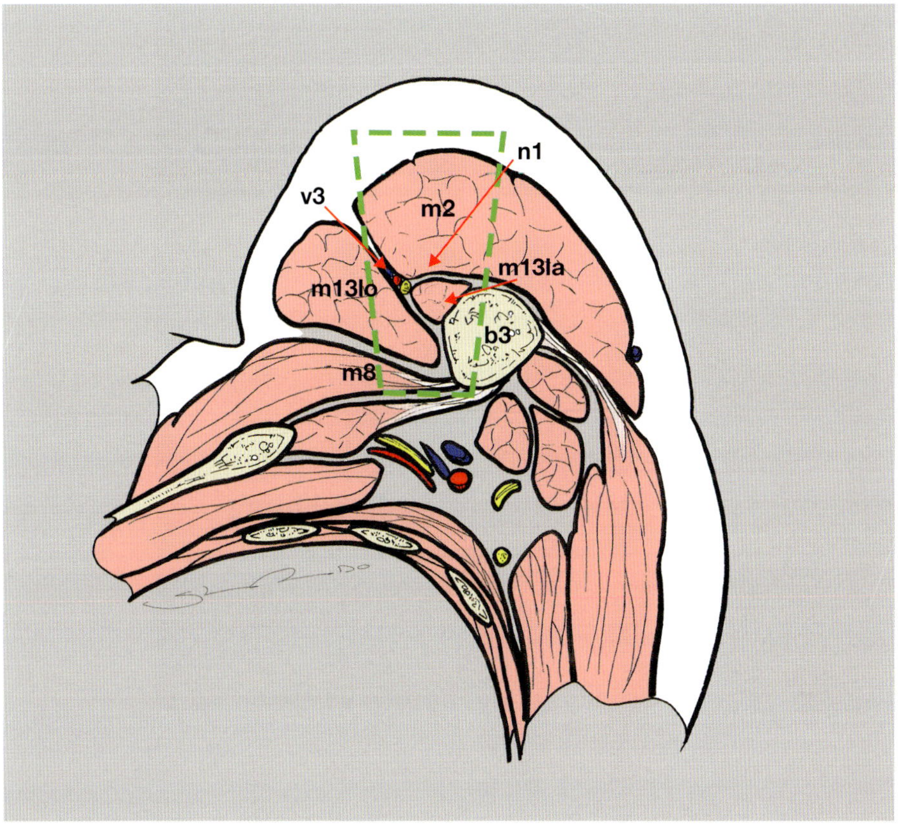

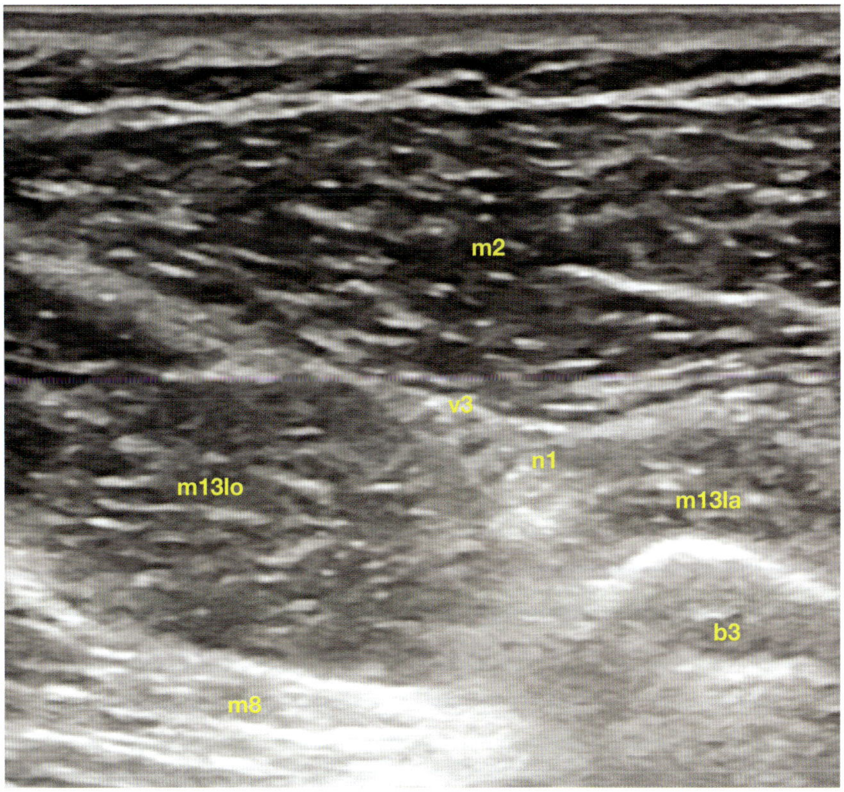

- m2：三角筋
- m8：大円筋
- m13la：上腕三頭筋外側頭
- m13lo：上腕三頭筋長頭
- b3：上腕骨
- v3：上腕回旋動脈
- n1：腋窩神経
- 写真の左方向：内側
- 写真の右方向：外側

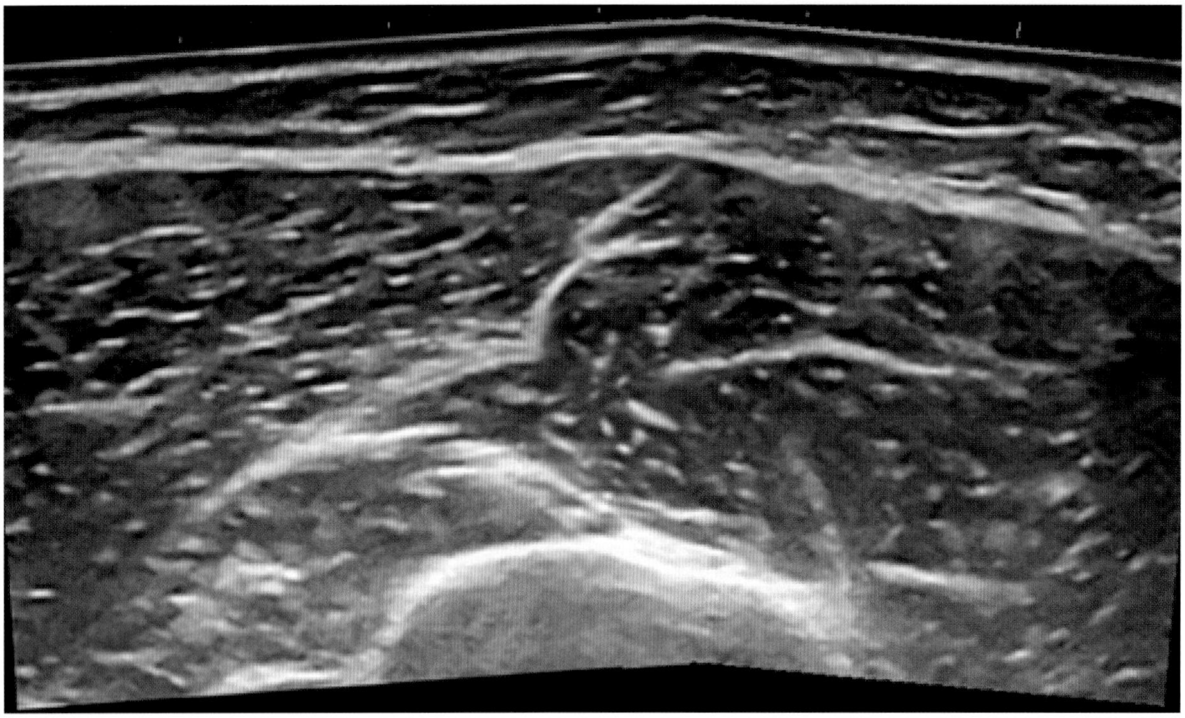

2.11: 螺旋溝

これは上腕骨後面中央部の画像である．上腕三頭筋の内側頭，外側頭，長頭がすべて描出されている．橈骨神経は上腕骨の螺旋溝のなかを右（外側）へ向かう．この橈骨神経を追うように上腕深動脈が左（内側）から右（外側）へと走行する．上腕三頭筋腱膜は長頭と外側頭との境界を形成している．

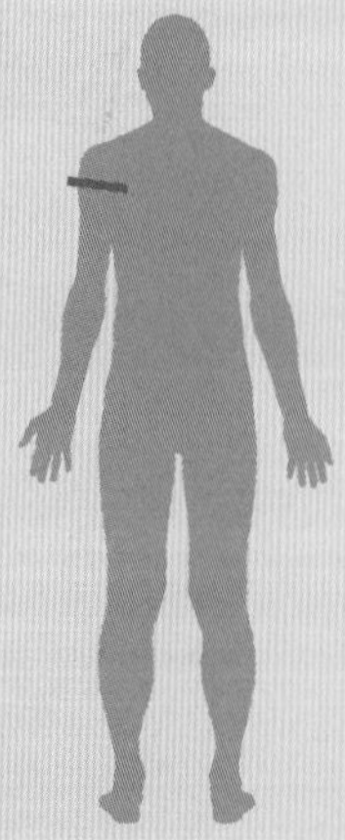

螺旋溝

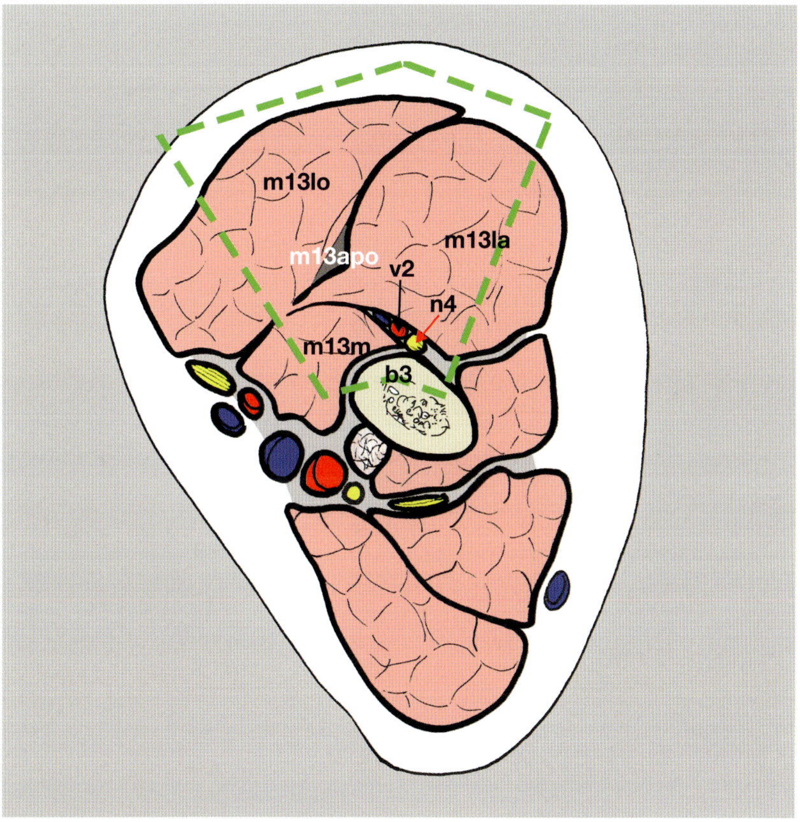

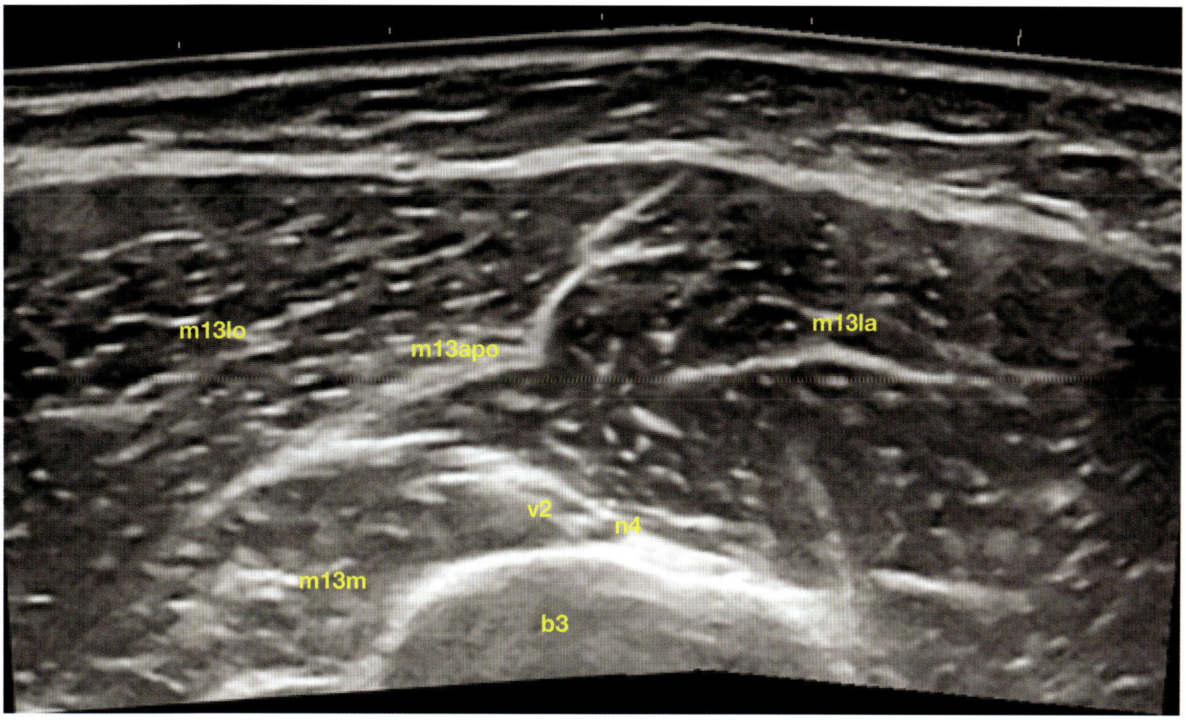

- m13apo：上腕三頭筋腱膜
- m13la：上腕三頭筋外側頭
- m13lo：上腕三頭筋長頭
- m13m：上腕三頭筋内側頭
- b3：上腕骨
- v2：上腕深動脈
- n4：橈骨神経
- 写真の左方向：内側
- 写真の右方向：外側

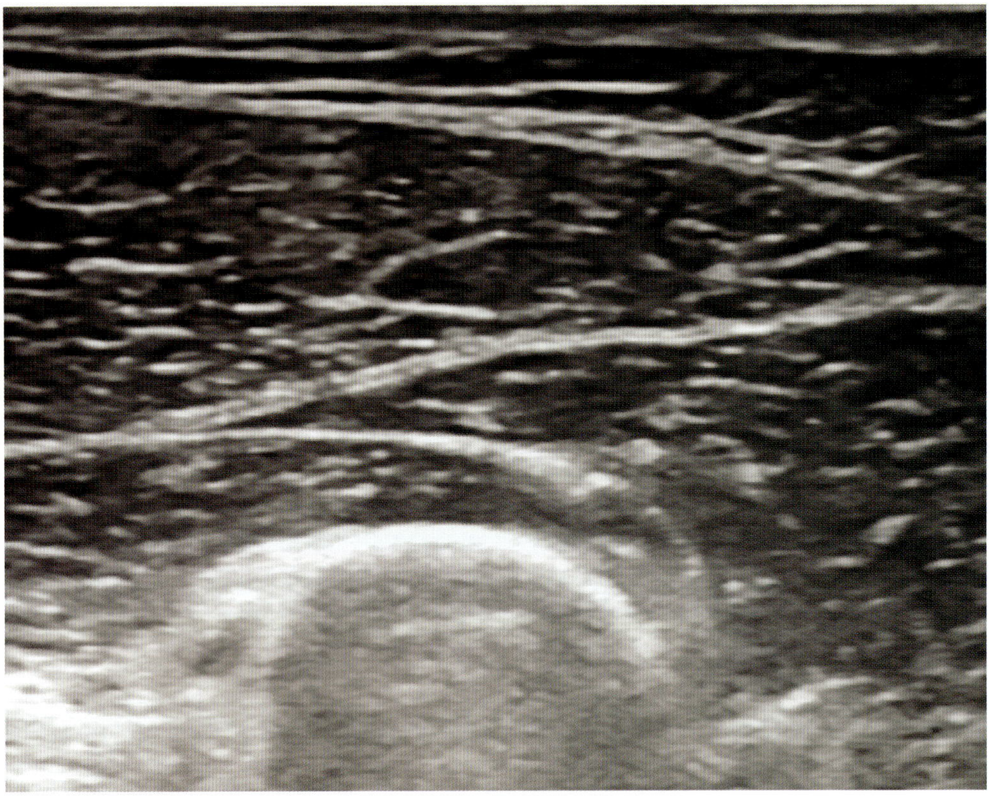

2.12: 上腕三頭筋共通腱膜

この画像には，上腕三頭筋の腱膜が，長頭と外側頭の筋腹の間に形成される様子が映っている．内側頭の筋腹は，まだこの腱膜から離れた位置にある．橈骨神経はすでに右（外側）へ移動し，今度は右上（前外側）へとその走行を変え始める．

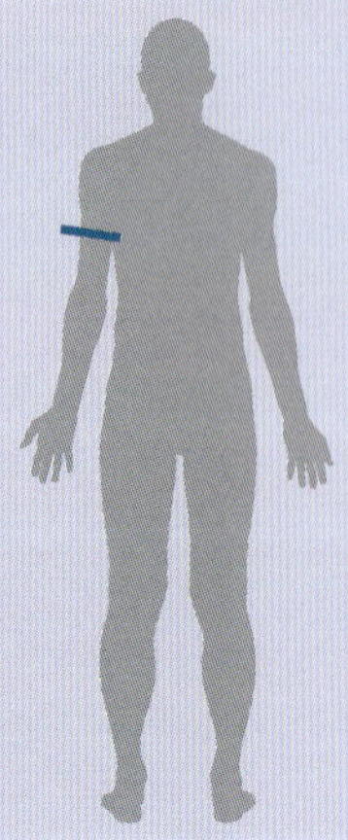

上腕三頭筋共通腱膜

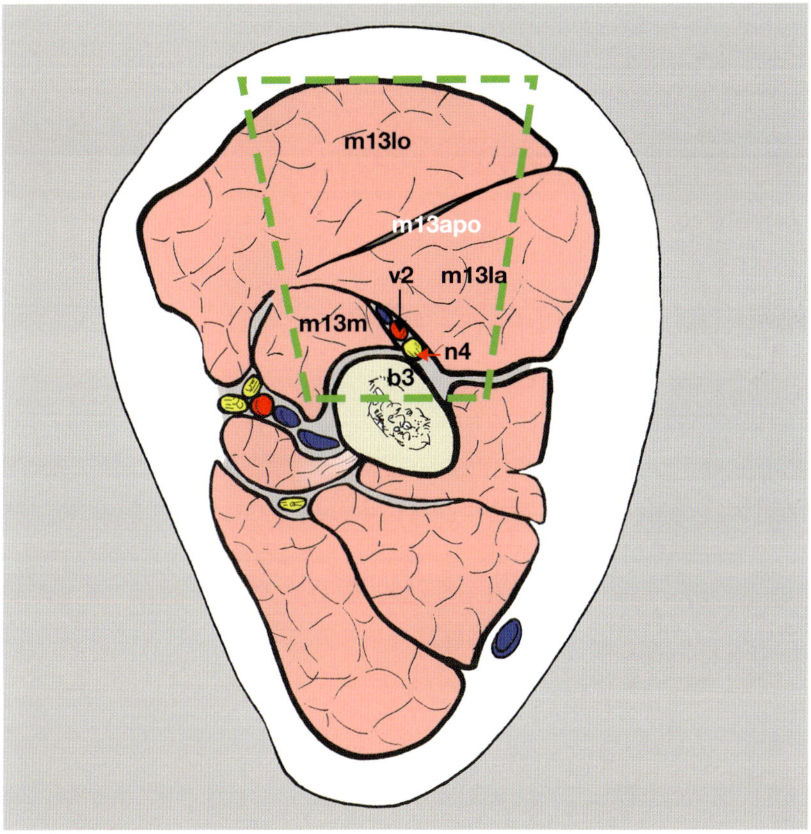

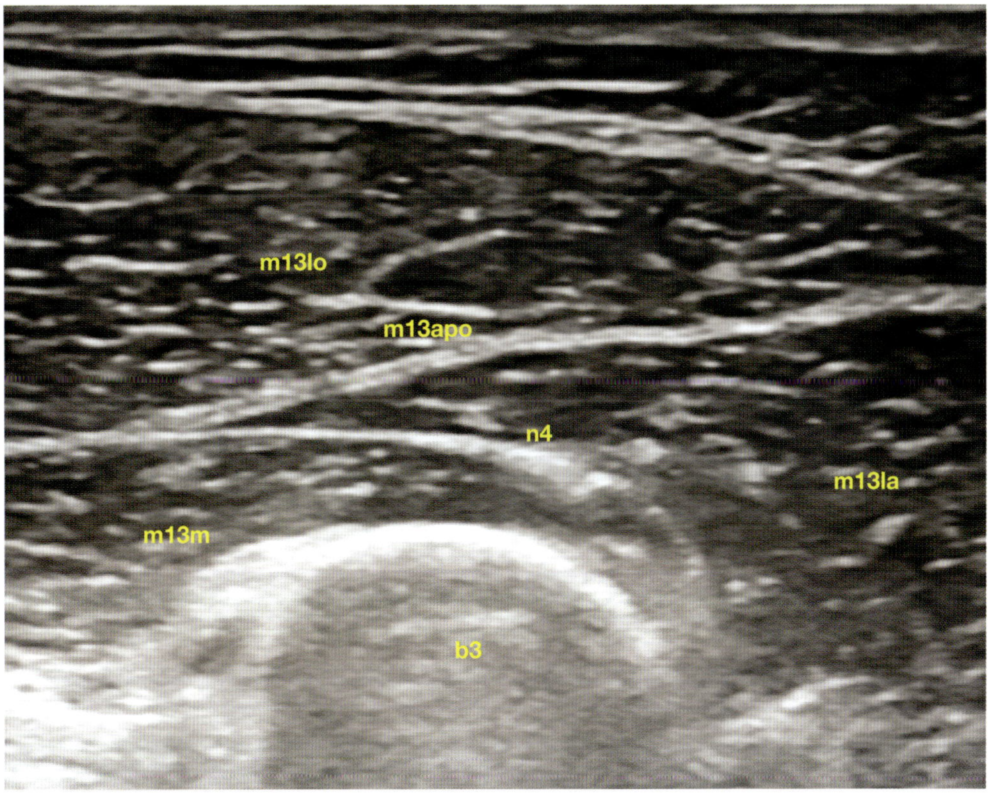

- m13apo：上腕三頭筋腱膜
- m13la：上腕三頭筋外側頭
- m13lo：上腕三頭筋長頭
- m13m：上腕三頭筋内側頭
- b3：上腕骨
- v2：上腕深動脈
- n4：橈骨神経
- 写真の左方向：内側
- 写真の右方向：外側

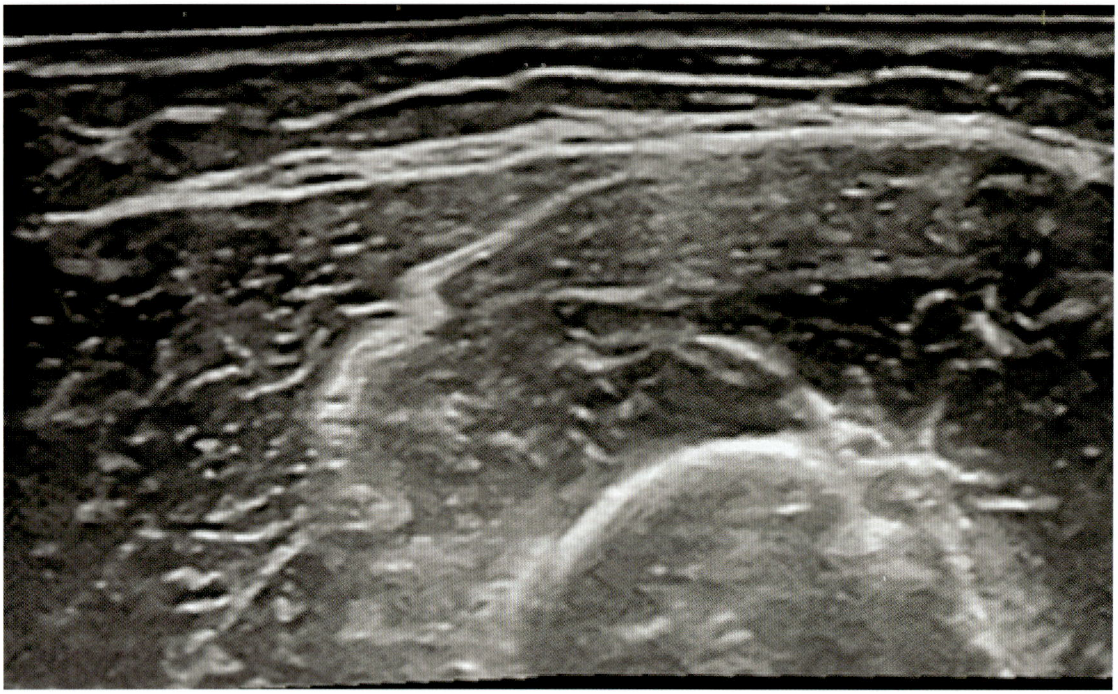

2.13: 橈骨神経と上腕深動脈

この画像では，これまで外側に見えていた橈骨神経が上腕三頭筋外側頭の前方（画像では下側），後方筋区画の前縁に描出されている．上腕深動脈もこれに並走している．橈骨神経と上腕深動脈の前外側（画像右下）では上腕筋が見えている．

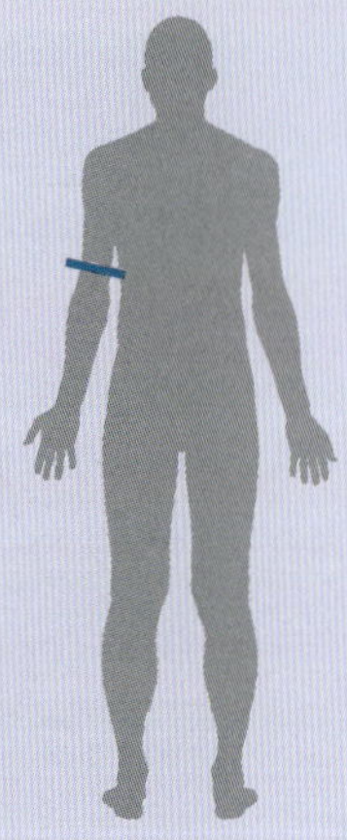

橈骨神経と上腕深動脈

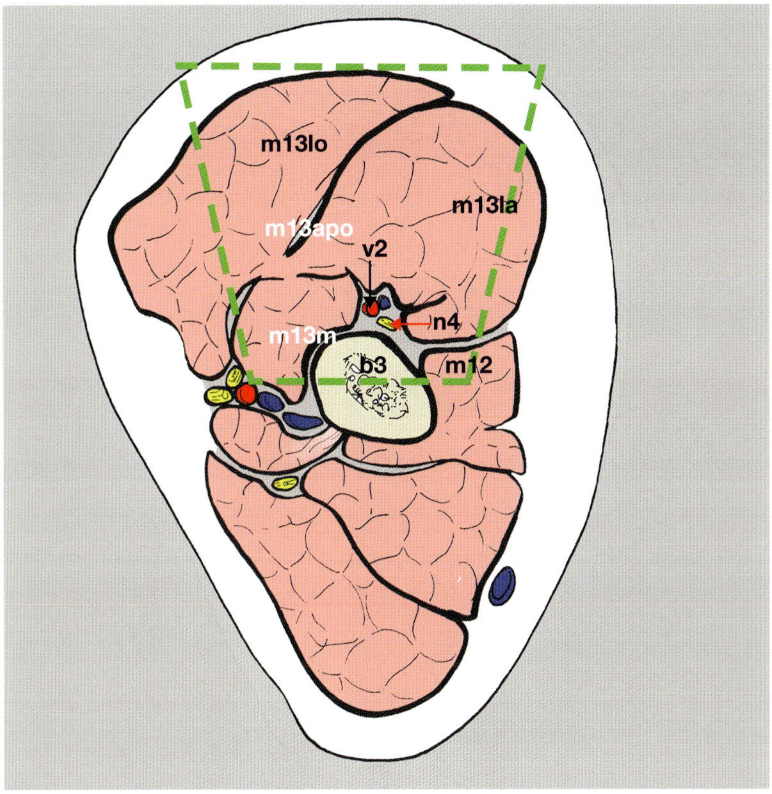

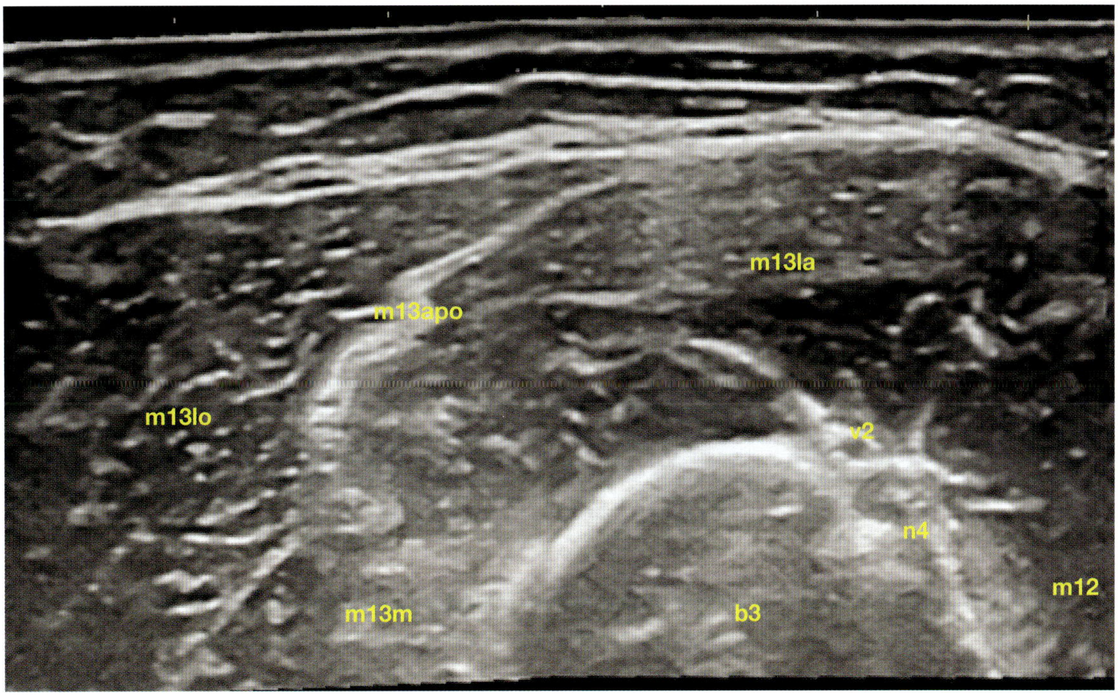

- m12：上腕筋
- m13apo：上腕三頭筋腱膜
- m13la：上腕三頭筋外側頭
- m13lo：上腕三頭筋長頭
- m13m：上腕三頭筋内側頭
- b3：上腕骨
- v2：上腕深動脈
- n4：橈骨神経
- 写真の左方向：内側
- 写真の右方向：外側

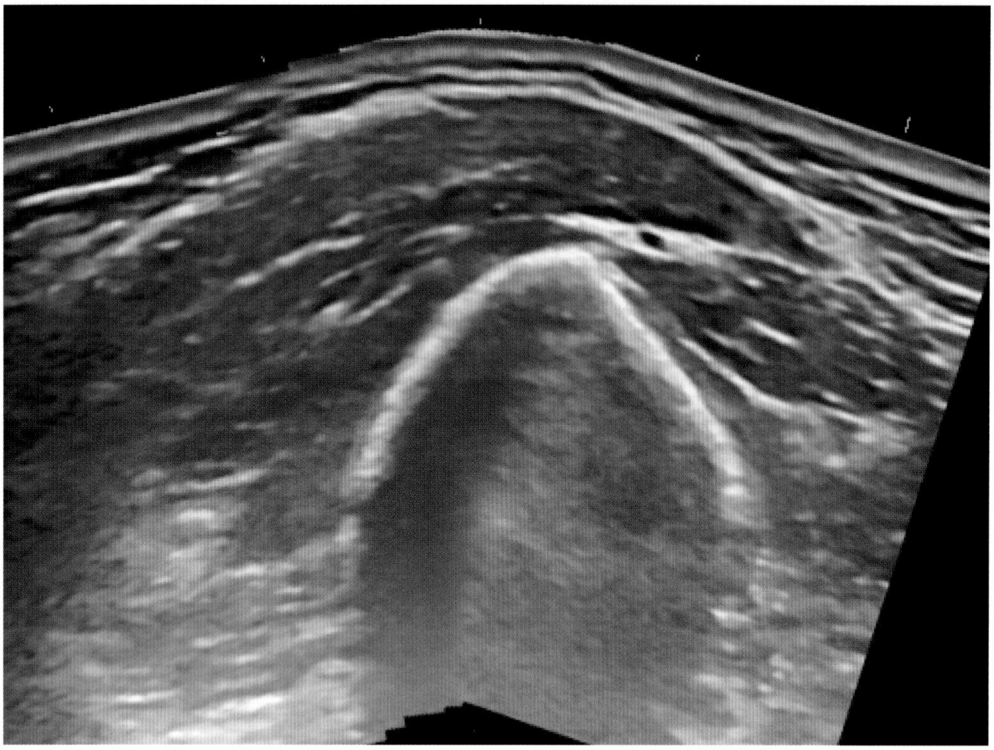

2.14: 顆上隆起

この画像は，上腕骨の顆上隆起のレベルの横断面像である．腕橈骨筋はすでに十分発達している．橈骨神経は腕橈骨筋の前方（画像では下側），上腕筋の後外側（画像では右上）に位置している．

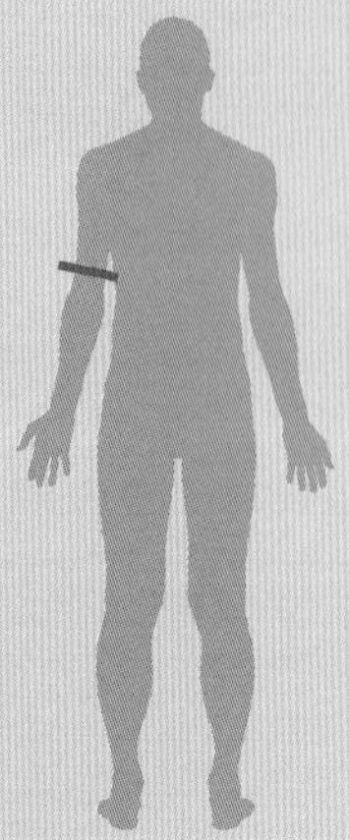

顆上隆起

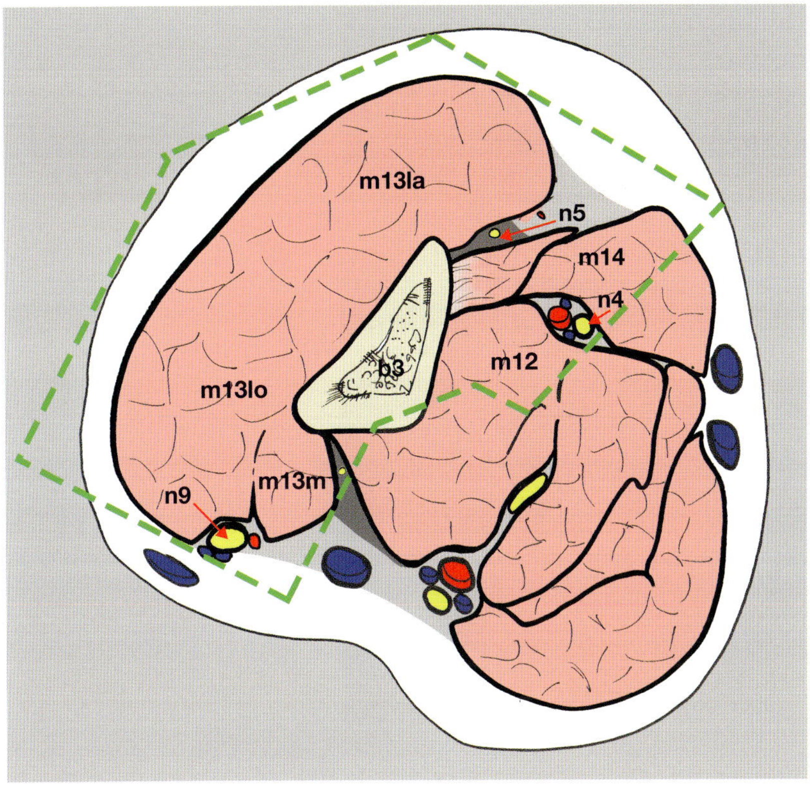

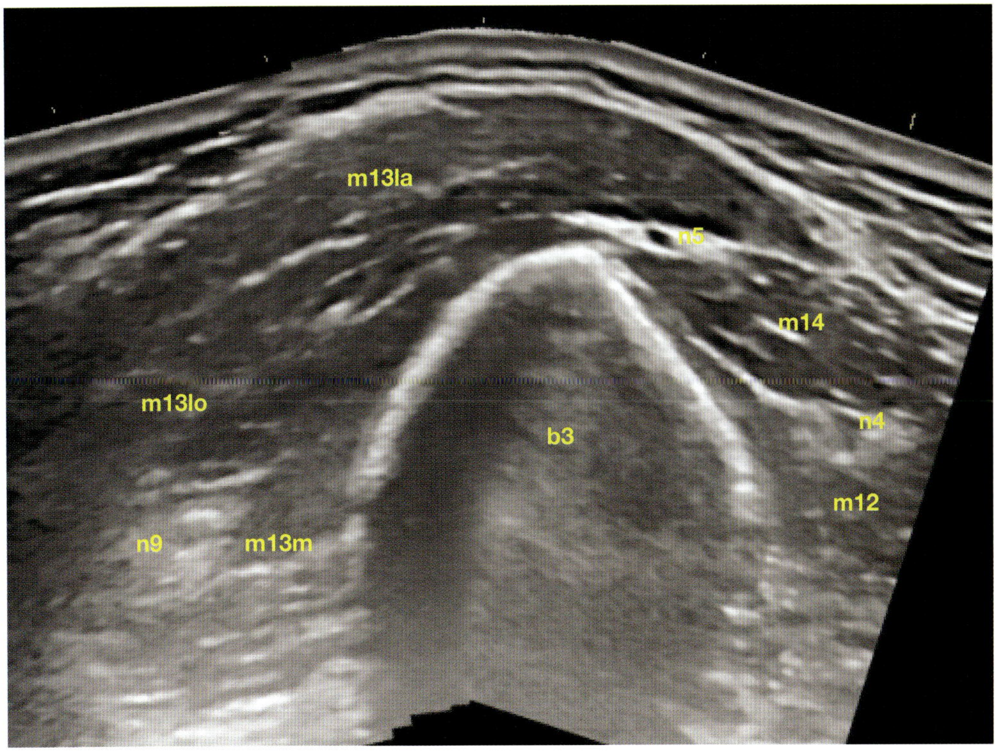

- m12：上腕筋
- m13la：上腕三頭筋外側頭
- m13lo：上腕三頭筋長頭
- m13m：上腕三頭筋内側頭
- m14：腕橈骨筋
- b3：上腕骨
- n4：橈骨神経
- n5：後前腕皮神経
- n9：尺骨神経
- 写真の左方向：内側
- 写真の右方向：外側

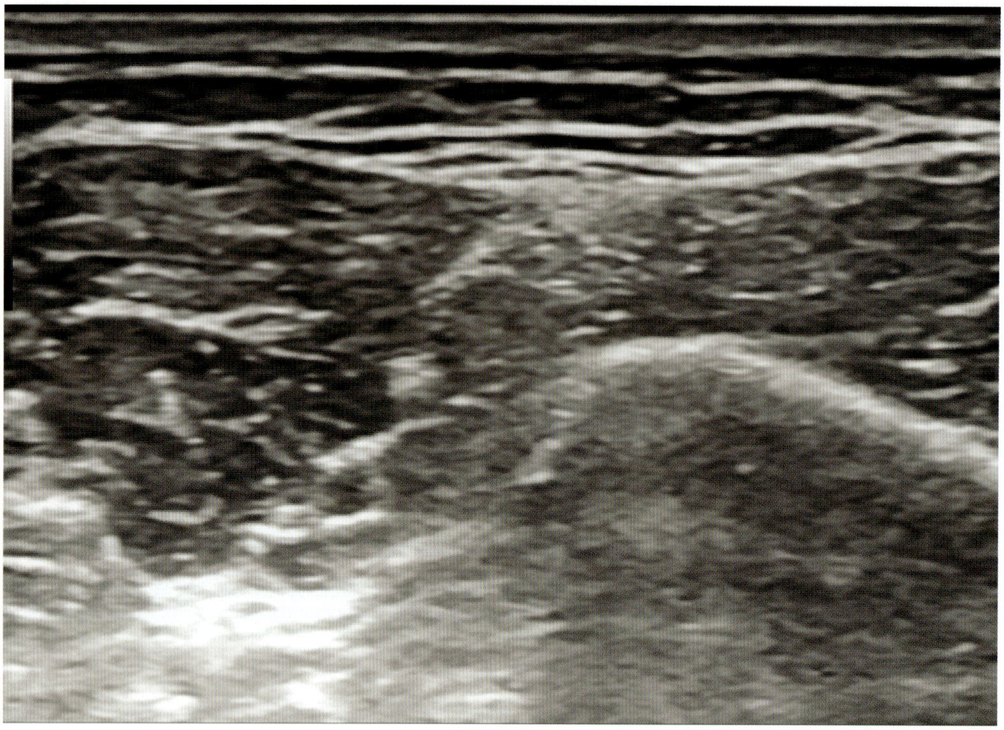

2.15: 上腕三頭筋遠位部

この画像には，上腕三頭筋がその表層部分で厚い腱性組織に移行している様子が描出されている．尺骨神経は上腕三頭筋の長頭と内側頭の間にあり，画像の左（内側）に見えている．

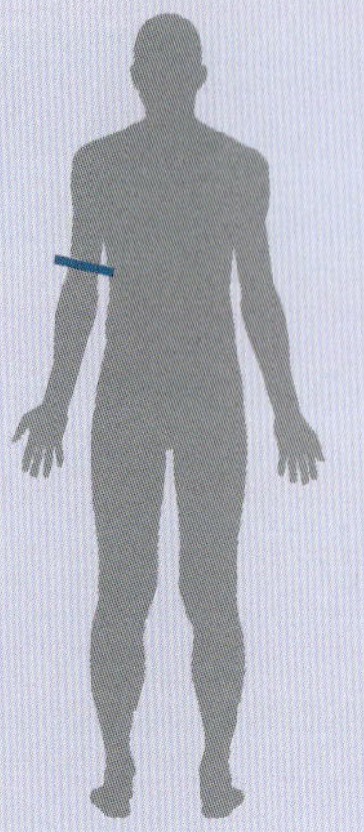

上腕三頭筋遠位部

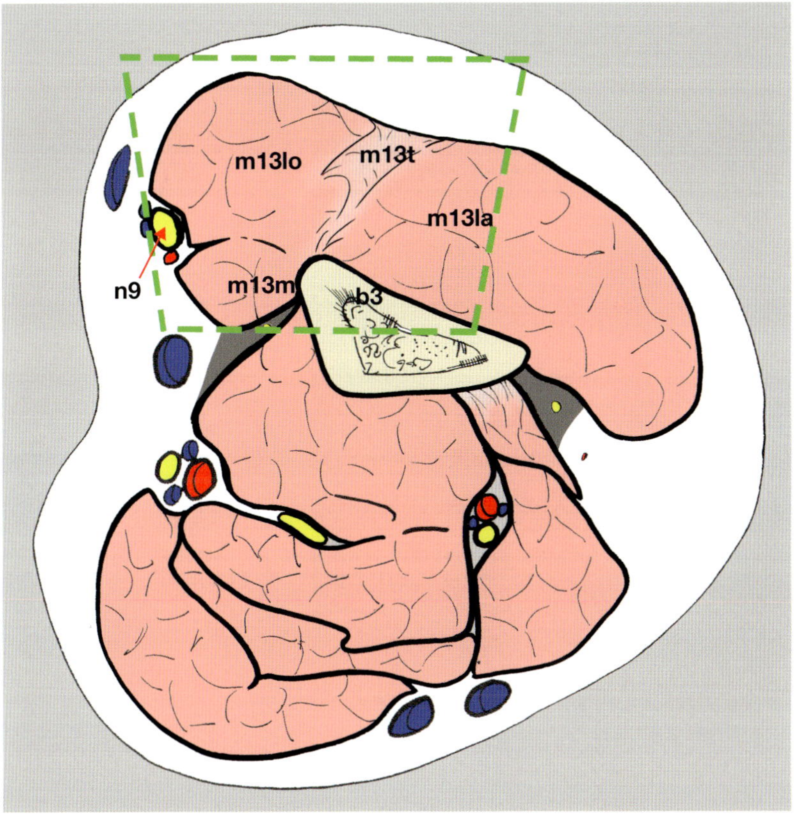

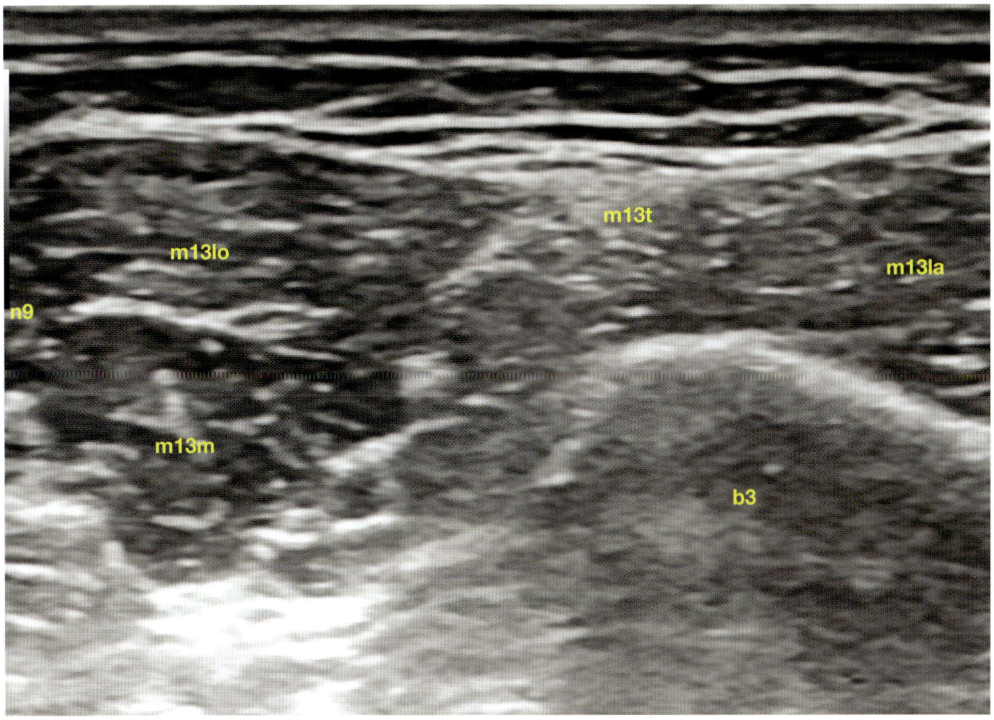

- m13la：上腕三頭筋外側頭
- m13lo：上腕三頭筋長頭
- m13m：上腕三頭筋内側頭
- m13t：上腕三頭筋腱
- b3：上腕骨
- n9：尺骨神経
- 写真の左方向：内側
- 写真の右方向：外側

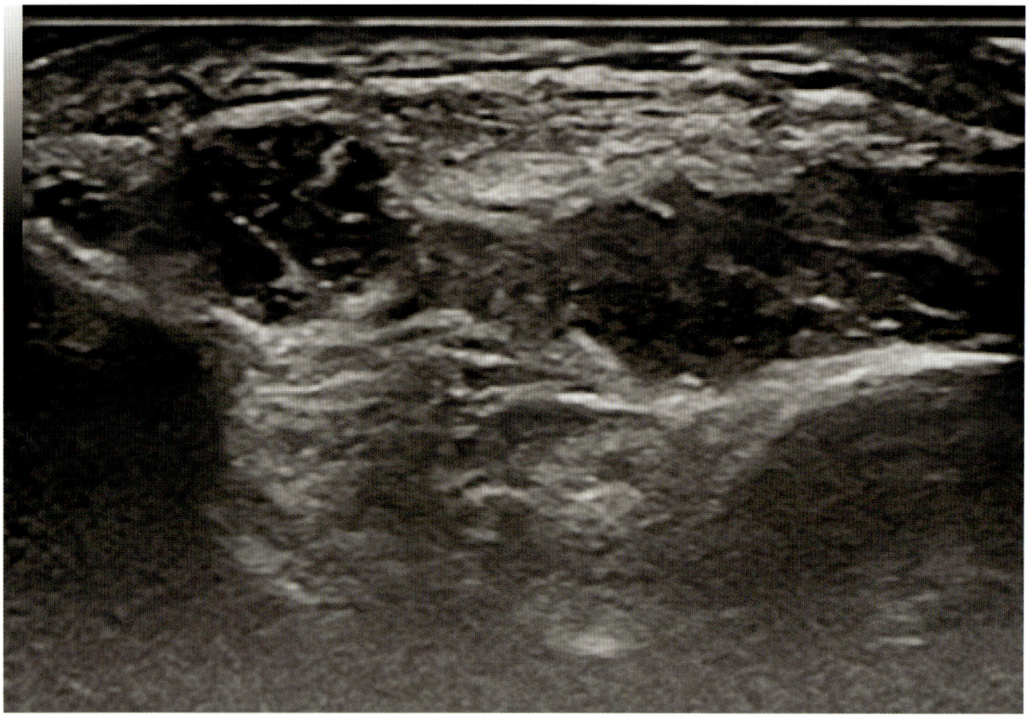

2.16: 肘頭窩

これは肘頭窩のレベルの画像で，上腕三頭筋は筋性部と腱性部に分かれて肘頭に停止しつつある．上腕三頭筋の下層には，肘関節後方脂肪体が見えている．肘を屈曲すれば，これより少し遠位部に上腕骨後方の関節面が見えてくる．内上顆と外上顆は前方組織と後方組織を境界している．尺骨神経が上腕三頭筋内側頭の内側に沿って走行する様子が描出されている．

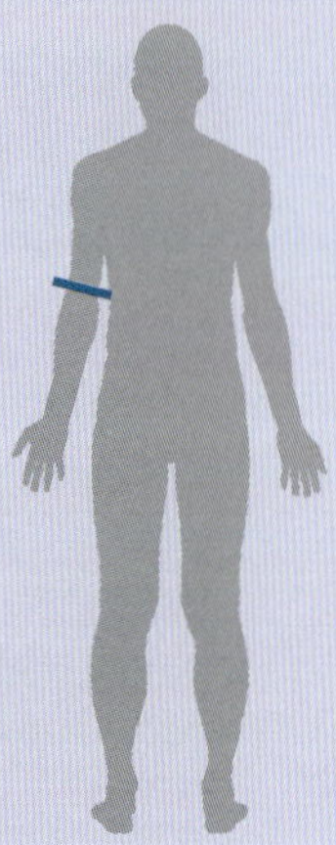

肘頭窩

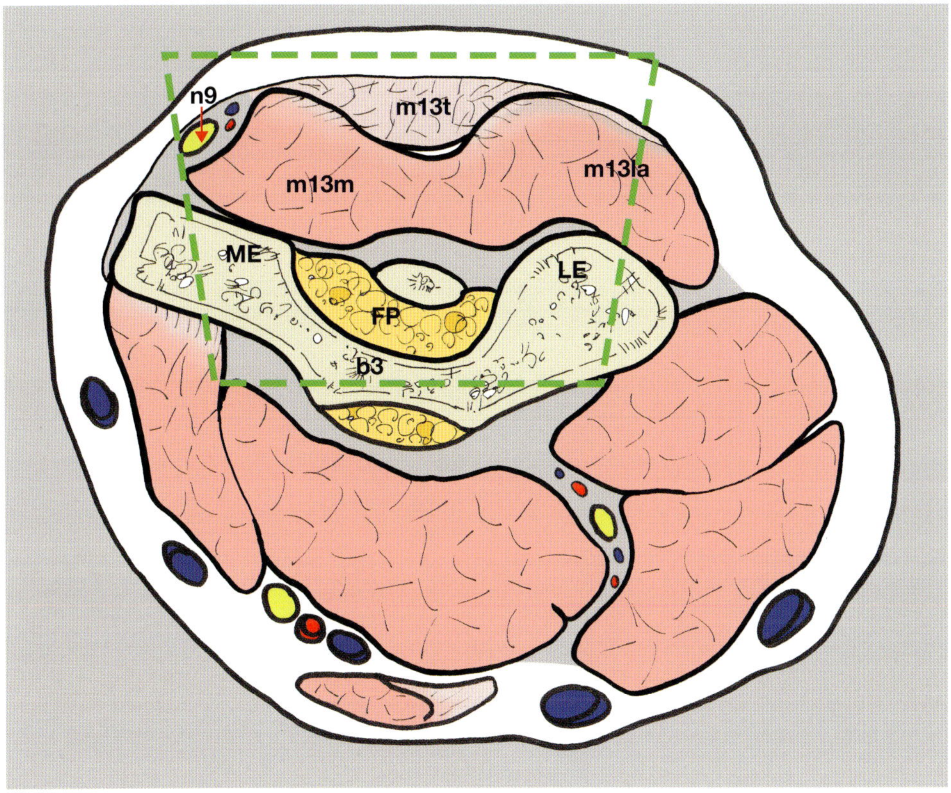

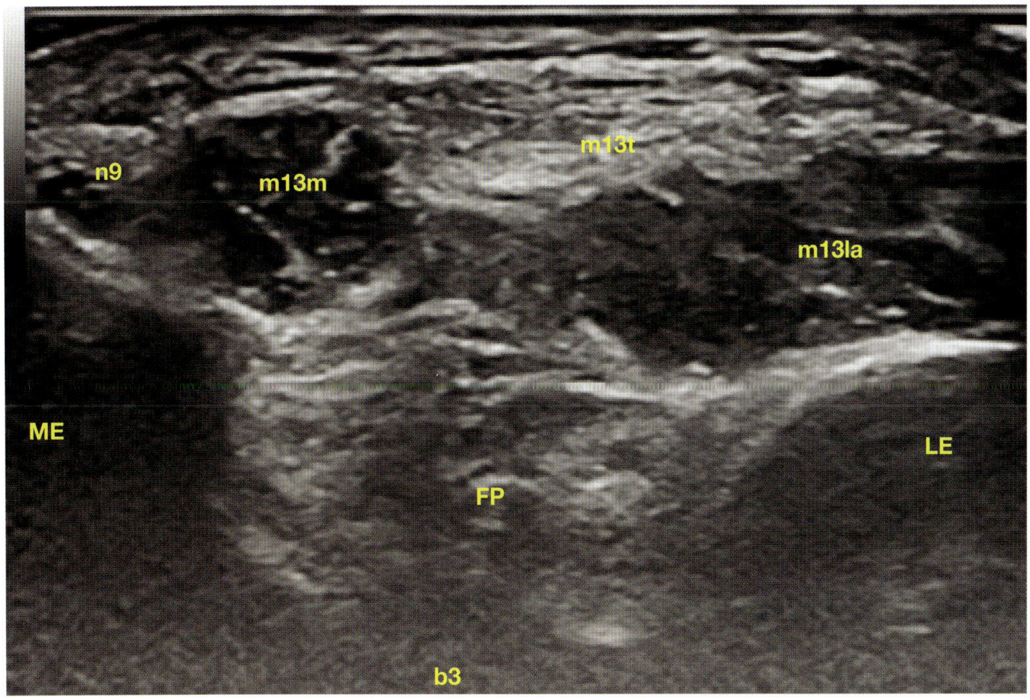

- m13la：上腕三頭筋外側頭
- m13m：上腕三頭筋内側頭
- m13t：上腕三頭筋腱
- b3：上腕骨
- ME：内上顆
- LE：外上顆
- FP：脂肪体
- n9：尺骨神経
- 写真の左方向：内側
- 写真の右方向：外側

CHAPTER 3

肘

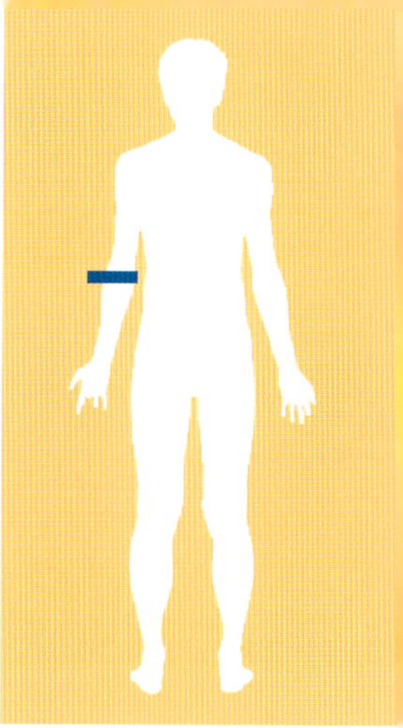

肘関節の前面には多くの筋・神経が存在する一方で，後面には筋骨格組織はほとんどない．肘を観察するうえで重要な断面像は，前方に4つ，後方に3つある．

肘の前面を的確に観察するには，被検者を検査台の反対側に検者と対面するように座らせ，その腕を伸ばして検査台の上に載せる．肘を伸展，肩を屈曲させるので，被検者の手は検者の手前にくる．肘の観察は上腕に引き続いて行うことができる．

肘の後面を的確に観察するには，被検者を検査台に後ろ向きに座らせて，肩を伸展位，肘を屈曲位にする．前腕を回外位，手関節を伸展位にして手を後方の座面につかせる．この肢位をとることで，肘頭は後方関節面の遠位へ移動する．

肘前面

肘後面

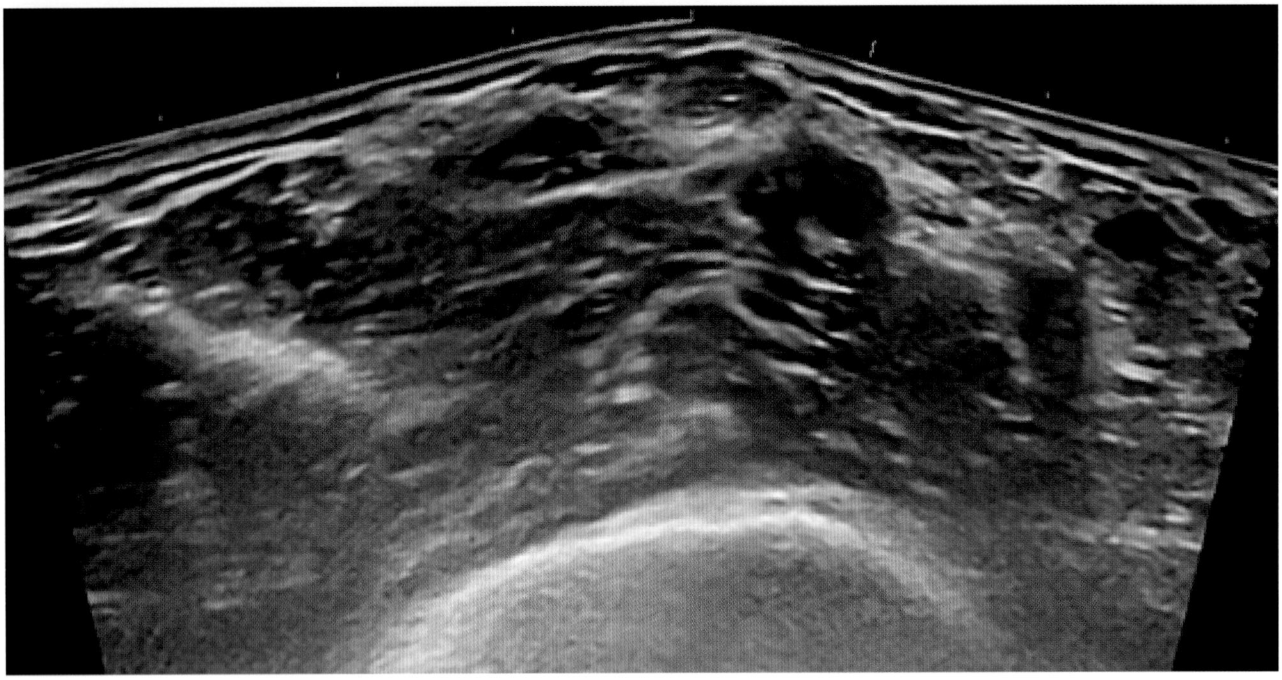

3.1: 上腕遠位部

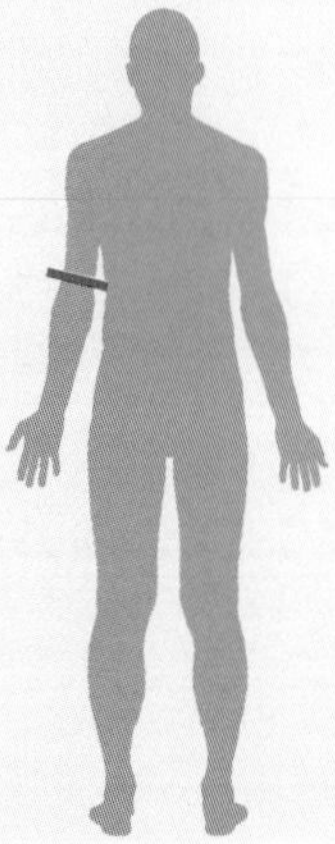

この画像は上腕遠位部を描出したものである．上腕骨は画像下方（深部）に見えている．上腕骨の前方にあるのが上腕筋で，2つの筋性部とその間にある腱性部の3つに分かれている．上腕筋の上に映っているのが上腕二頭筋で，その遠位部は次第に細くなり，腱組織へと移行する．正中神経と上腕動脈は上腕二頭筋の右側に，橈骨神経と腕橈骨筋は左（外側）に見える．

上腕遠位部

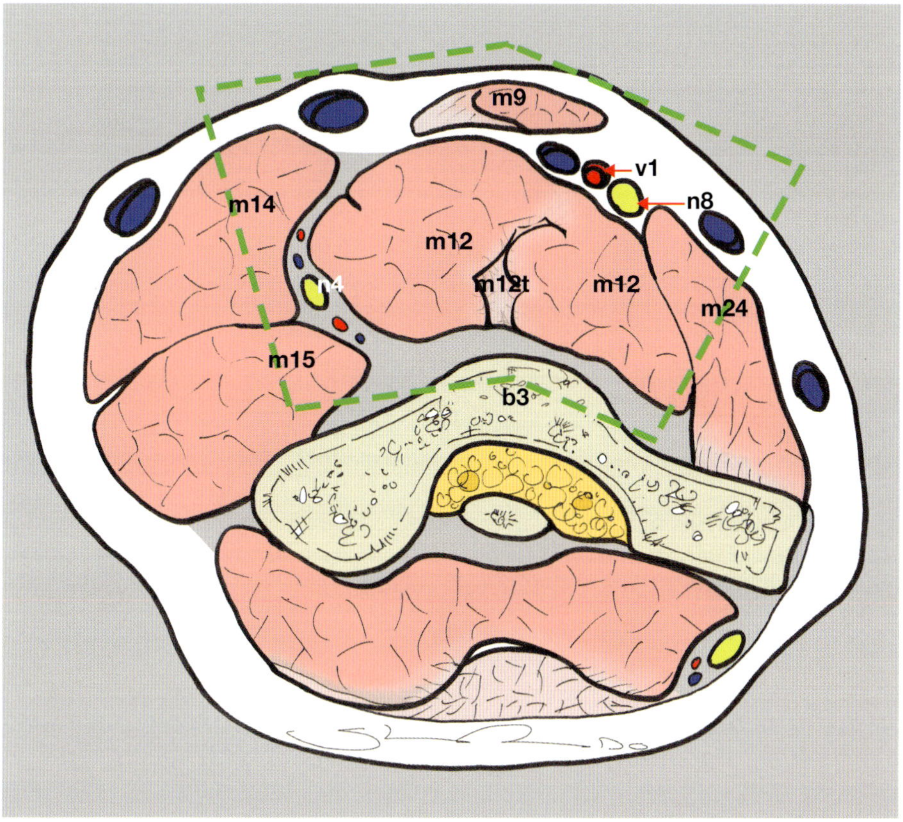

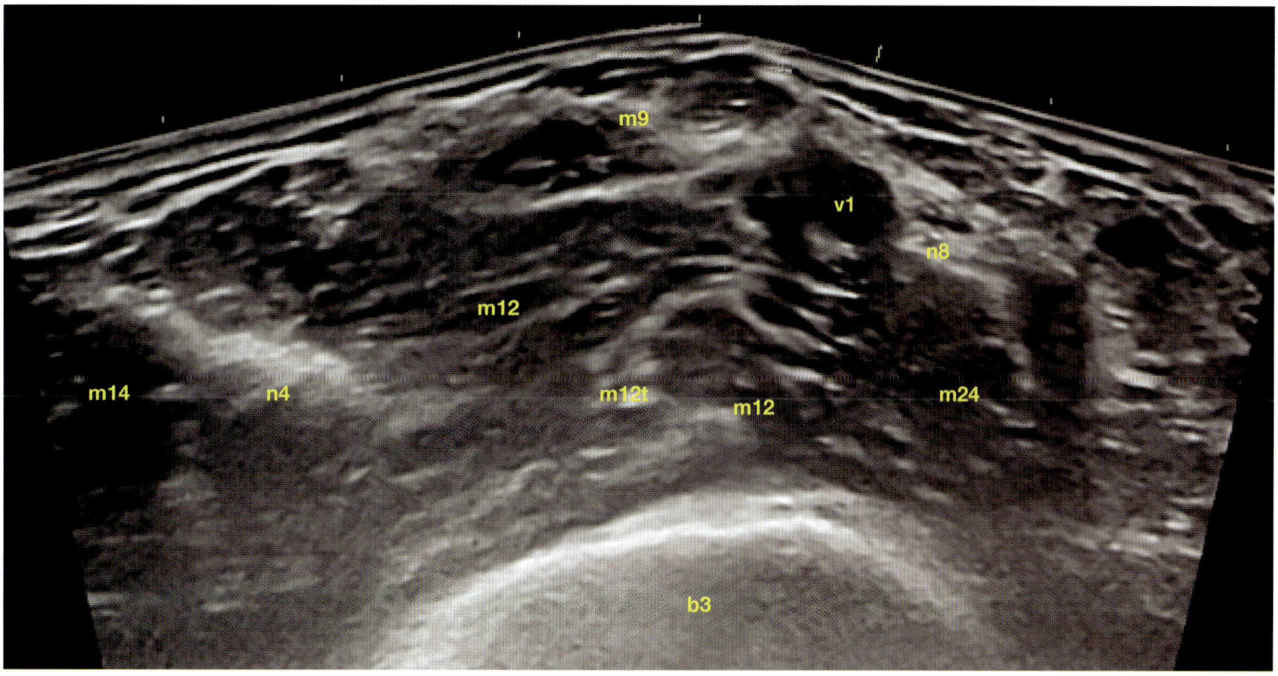

- m9：上腕二頭筋
- m12：上腕筋
- m12t：上腕筋腱
- m14：腕橈骨筋
- m15：長橈側手根伸筋
- m24：円回内筋
- b3：上腕骨
- v1：上腕動脈
- n4：橈骨神経
- n8：正中神経
- 写真の左方向：外側
- 写真の右方向：内側

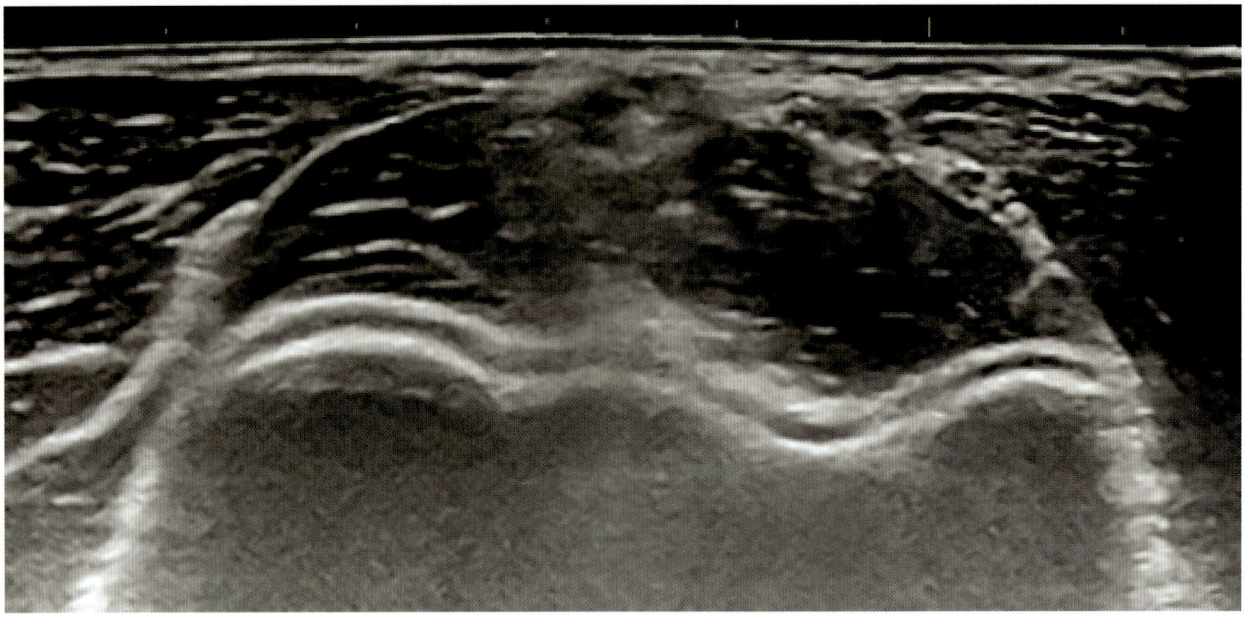

3.2: 肘関節面

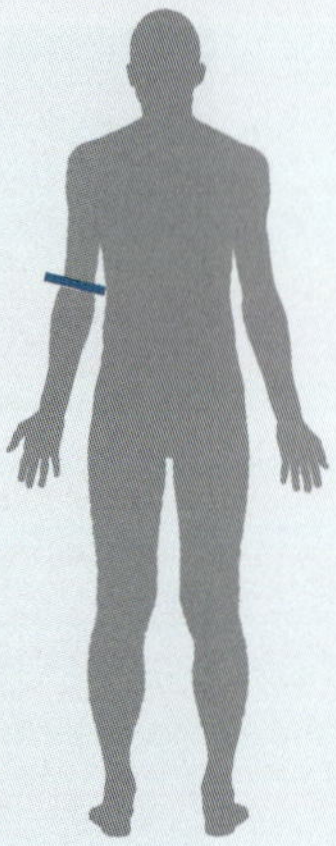

これは肘の関節面レベルでの横断面像である．画像には，上腕筋群の終末部と，前腕の腹側・内側・外側の筋群の起始部が映っている．また画像3.1と同様に，何本かの神経も見えている．ただこの画像には，上腕骨遠位部を覆う関節軟骨が波線として描出されているので，よりわかりやすいものとなっている．波線は浅く広がった"W"の字にも似ている．この画像は超音波で肘を観察するうえで，基準となる画像である．

肘関節面

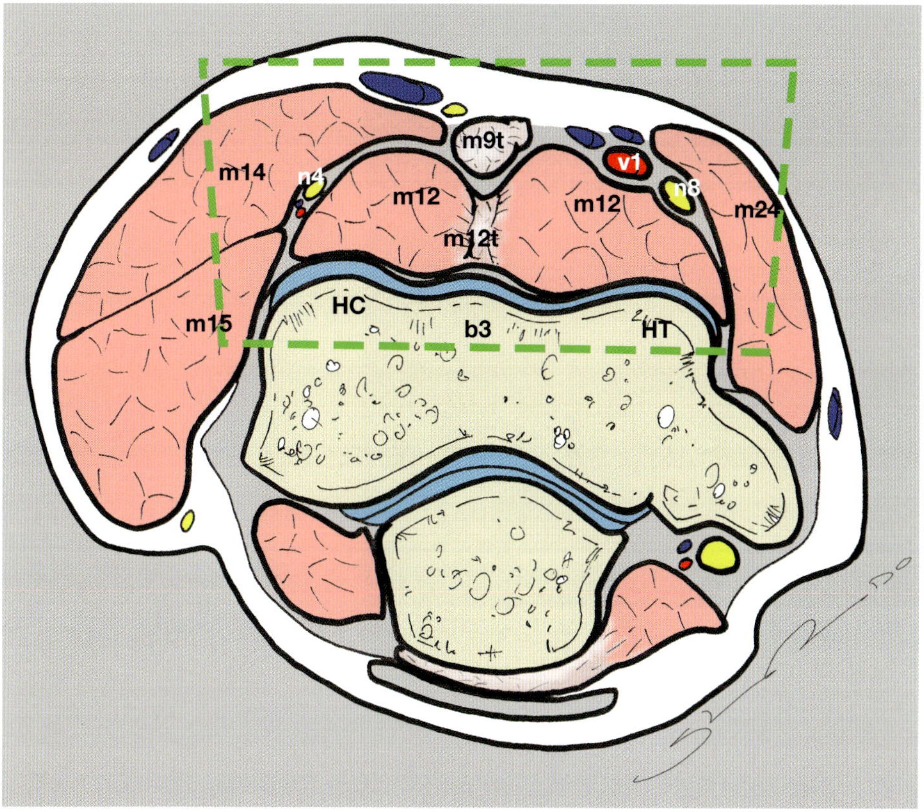

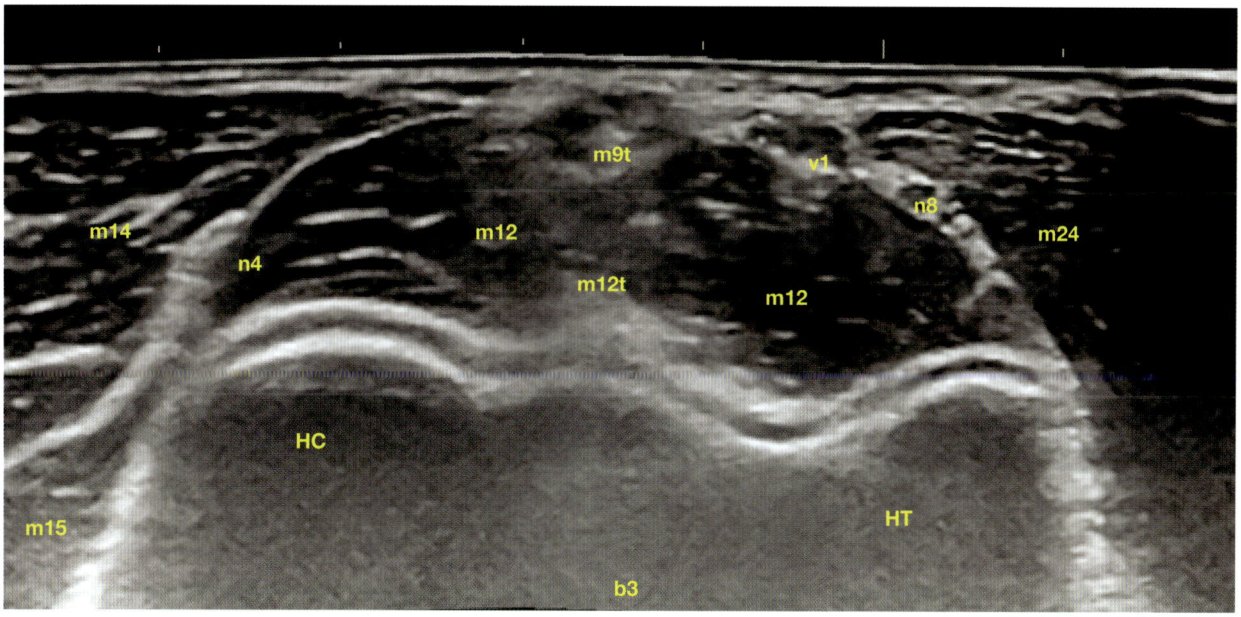

- m9t：上腕二頭筋腱
- m12：上腕筋
- m12t：上腕筋腱
- m14：腕橈骨筋
- m15：長橈側手根伸筋
- m24：円回内筋
- b3：上腕骨
- HC：上腕骨小頭
- HT：上腕骨滑車
- v1：上腕動脈
- n4：橈骨神経
- n8：正中神経
- 写真の左方向：外側
- 写真の右方向：内側

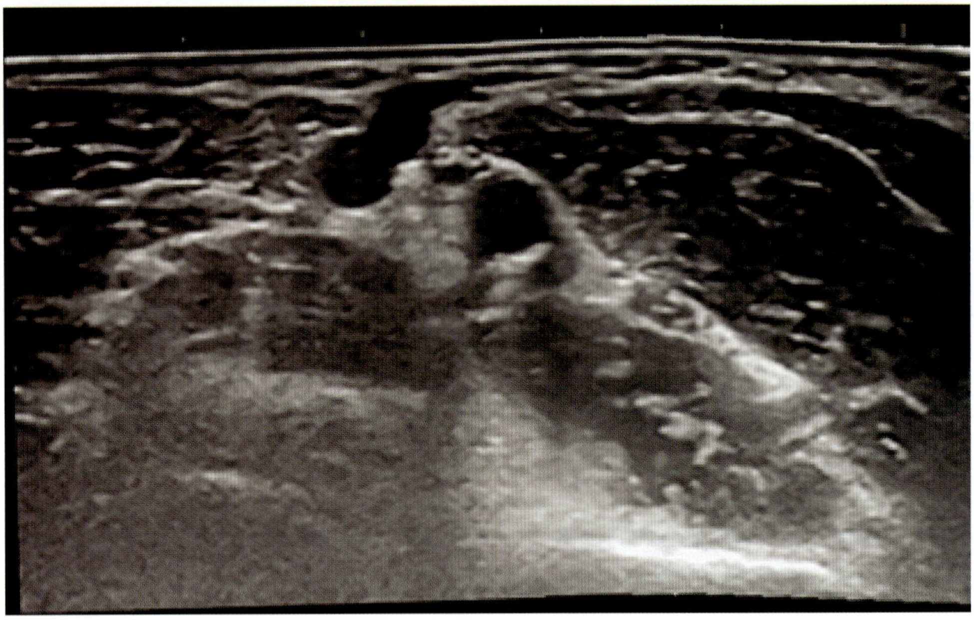

3.3: 前腕近位部

この画像には円回内筋が映っており，すでに上腕筋遠位部とその腱膜を合わせた太さより太く見える．正中神経は，上腕二頭筋腱と上腕動脈を伴いながら，前腕近位部の深層へと向かっていく．橈側手根屈筋が画像右（内側）に，長橈側手根伸筋が画像左（外側）に見える．

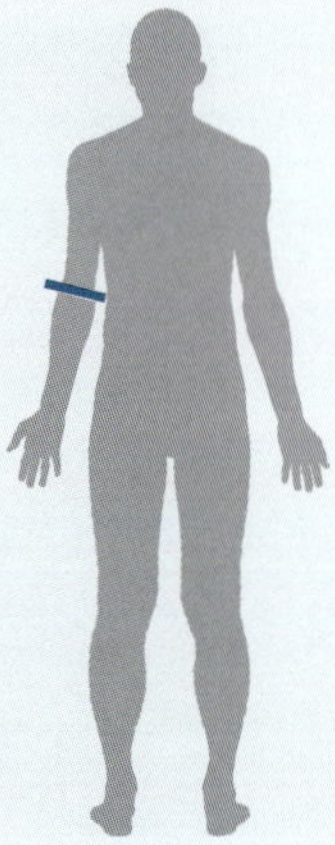

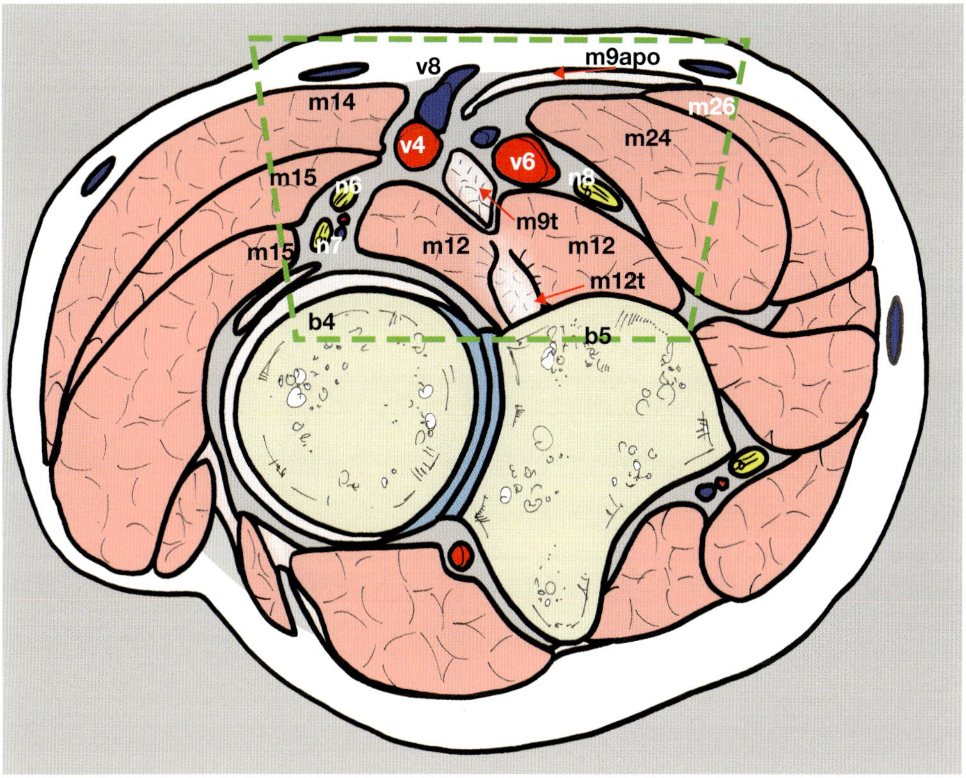

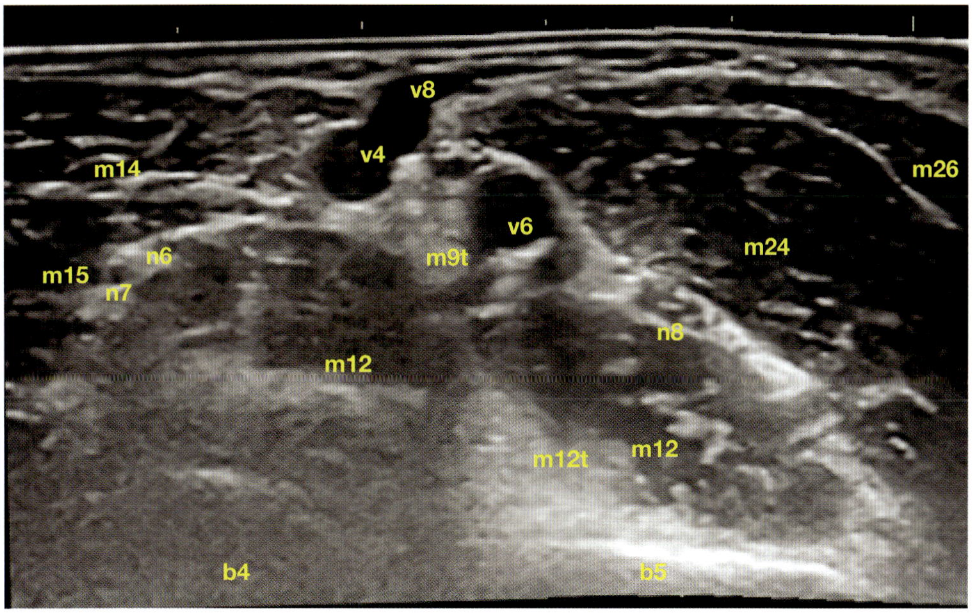

- m9apo：上腕二頭筋腱膜
- m9t：上腕二頭筋腱
- m12：上腕筋
- m12t：上腕筋腱
- m14：腕橈骨筋
- m15：長橈側手根伸筋
- m24：円回内筋
- m26：橈側手根屈筋
- b4：橈骨
- b5：尺骨
- v4：橈骨動脈
- v6：尺骨動脈
- v8：橈側皮静脈
- n6：橈骨神経浅枝
- n7：橈骨神経深枝
- n8：正中神経
- 写真の左方向：外側
- 写真の右方向：内側

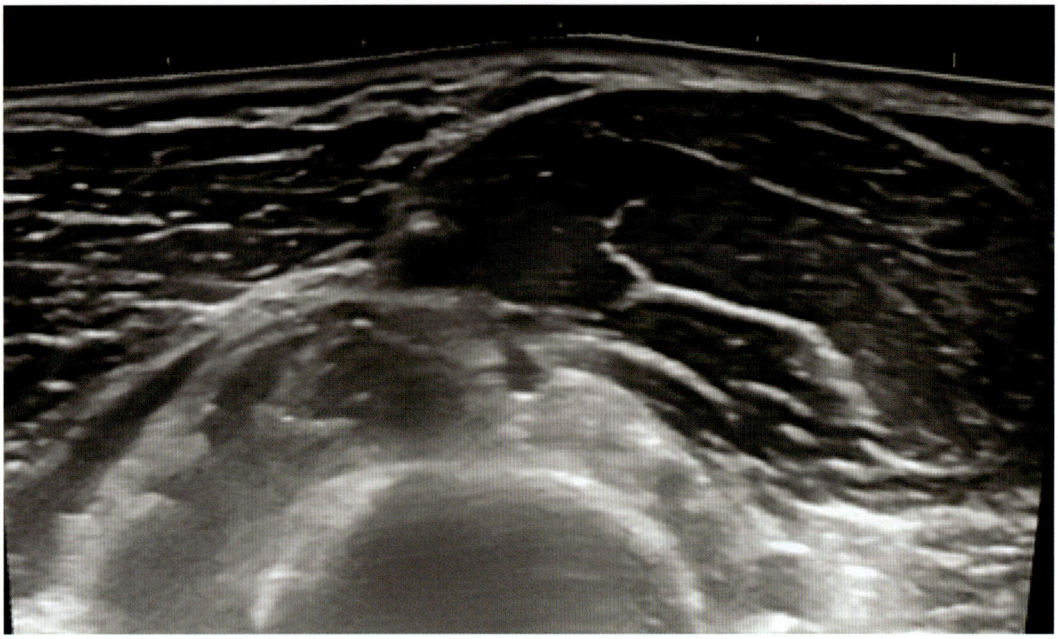

3.4: 回外筋部

この画像には，橈骨頭，その上を走る橈骨神経（浅枝，深枝），さらには回外筋の近位部が映っている．上腕二頭筋腱と正中神経が深層を走る一方で，画像中央で大きな部分を占めているのが円回内筋である．腕橈骨筋もまたこの画像でより大きく映っている．橈骨神経はこのレベルで橈骨神経浅枝と橈骨神経深枝とに分岐しており，腕橈骨筋と円回内筋の間を走行する．橈骨神経深枝は回外筋を通過した時点で，後骨間神経と呼ばれるようになる．

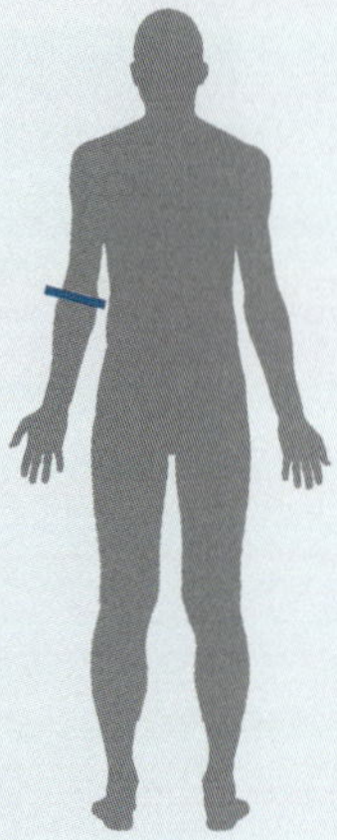

回外筋部

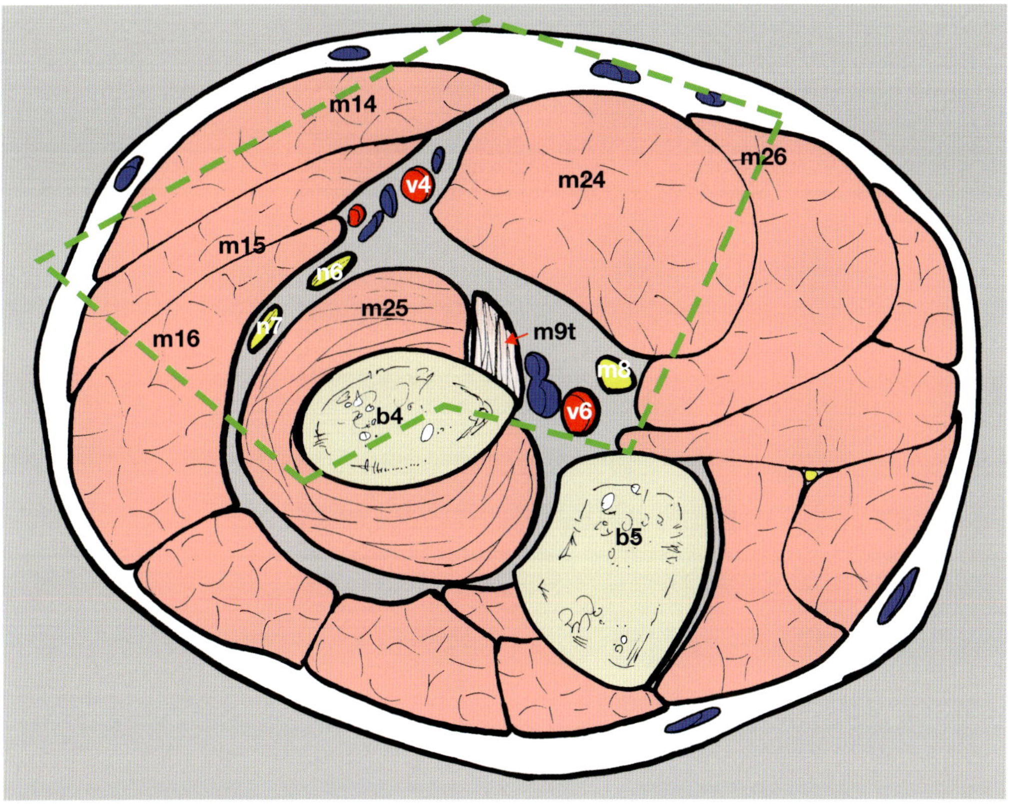

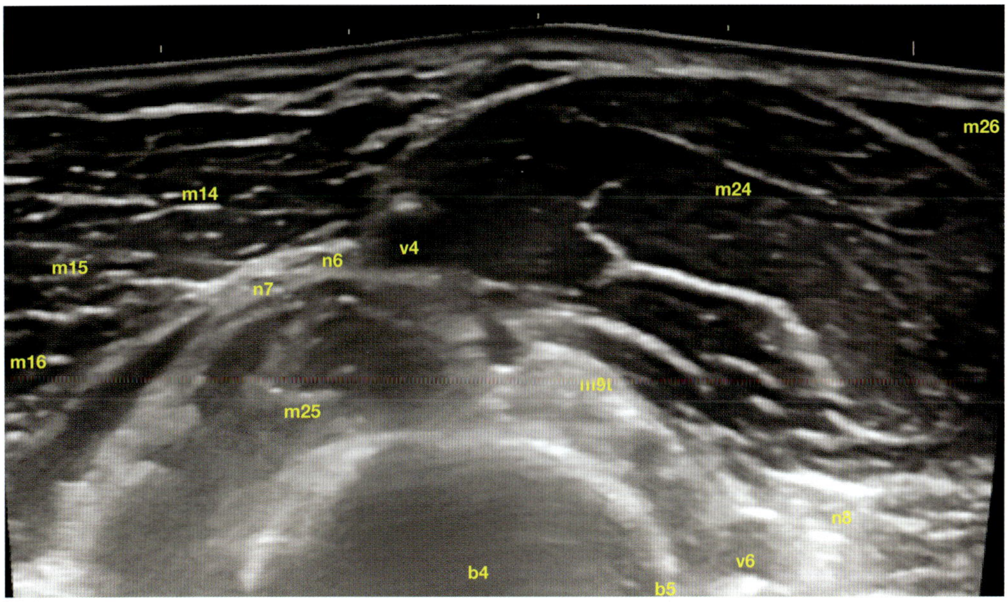

- m9t：上腕二頭筋腱
- m14：腕橈骨筋
- m15：長橈側手根伸筋
- m16：短橈側手根伸筋
- m24：円回内筋
- m25：回外筋
- m26：橈側手根屈筋
- b4：橈骨
- b5：尺骨
- v4：橈骨動脈
- v6：尺骨動脈
- n6：橈骨神経浅枝
- n7：橈骨神経深枝
- n8：正中神経
- 写真の左方向：外側
- 写真の右方向：内側

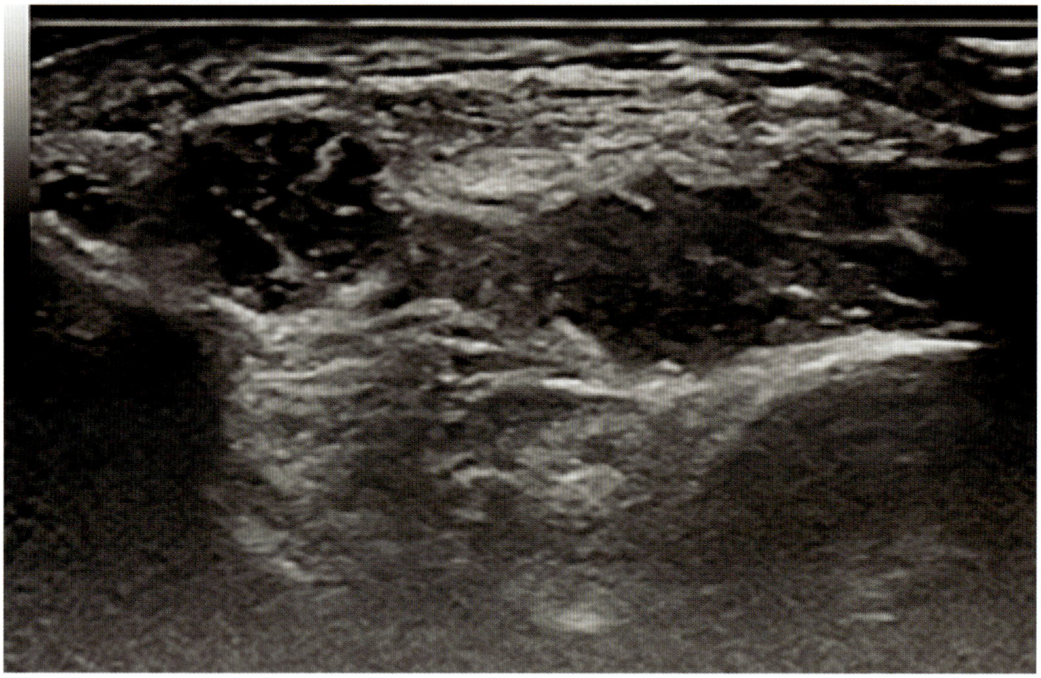

3.5: 上腕三頭筋遠位部と脂肪体

この画像には，上腕三頭筋の筋性部の終末と腱性部の起始部が映っている．さらに肘関節後方の脂肪体が，上腕骨遠位の内上顆と外上顆の間に見える．尺骨神経は画像左端（内側）にあり，上腕三頭筋内側頭と接しながら，上腕骨の尺骨神経溝へ向かう．

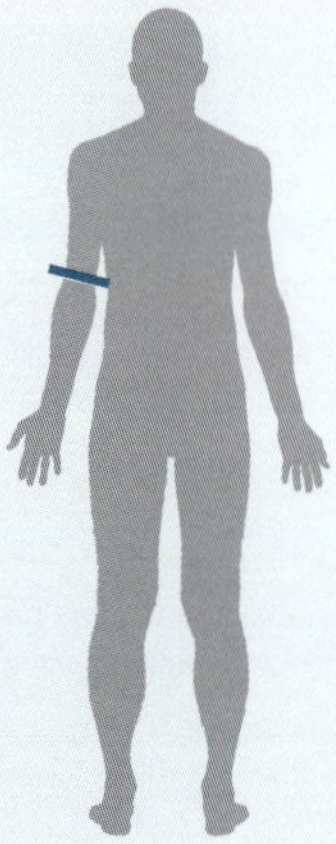

上腕三頭筋遠位部と脂肪体

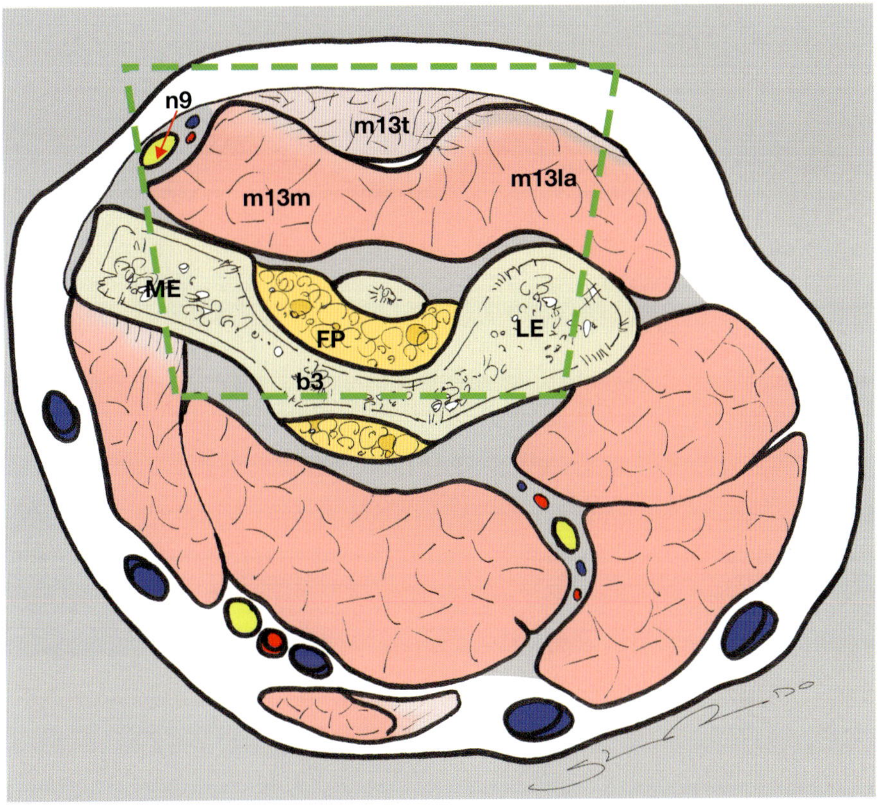

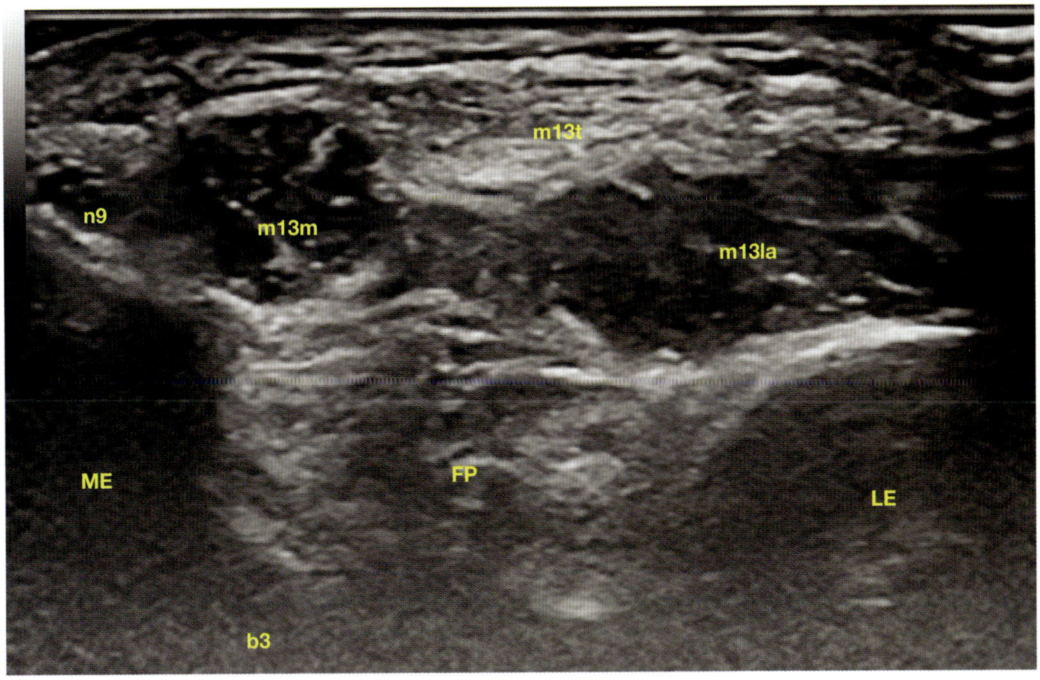

- m13la：上腕三頭筋外側頭
- m13m：上腕三頭筋内側頭
- m13t：上腕三頭筋腱
- b3：上腕骨
- ME：上腕骨内上顆
- LE：上腕骨外上顆
- FP：脂肪体
- n9：尺骨神経
- 写真の左方向：内側
- 写真の右方向：外側

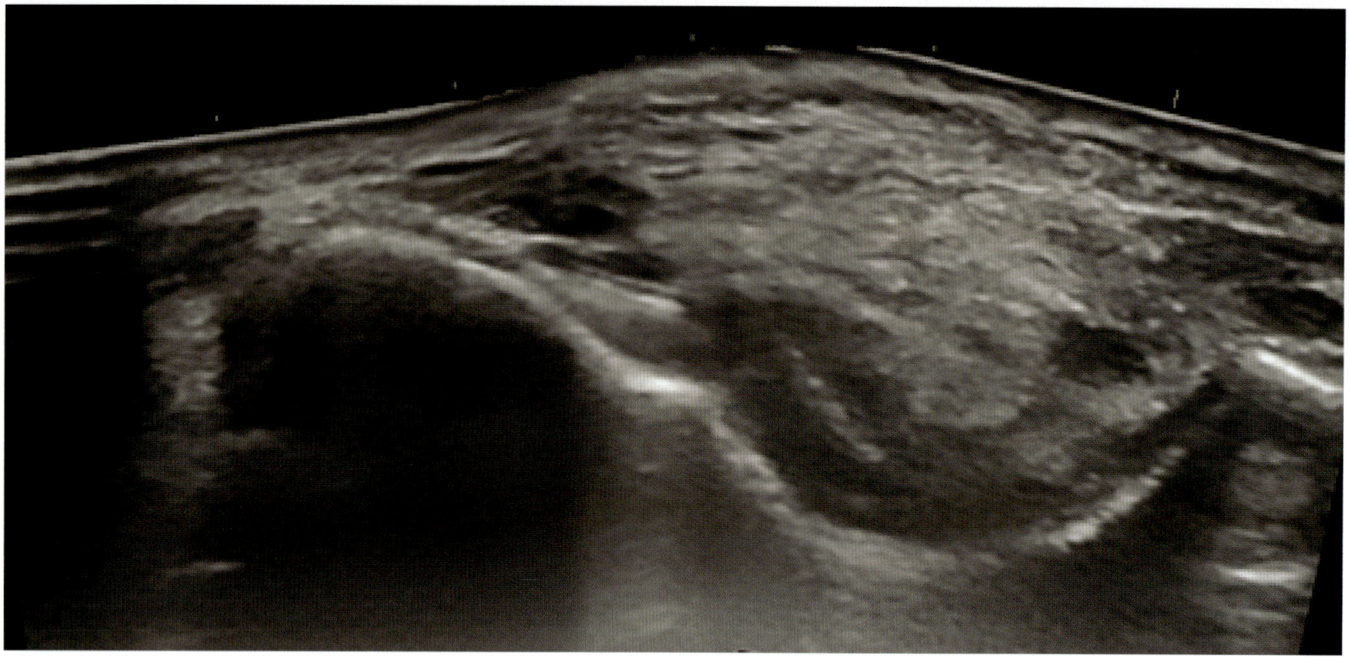

3.6: 後方関節面

この画像は肘のやや遠位部を描出している．肘後方の関節面がはっきり見え，その背面に上腕三頭筋腱がのっている．脂肪体と上腕三頭筋内側頭はこの画像にもまだ映っており，これより遠位に向かうにつれ尺骨神経溝と尺骨神経を覆うようになる．

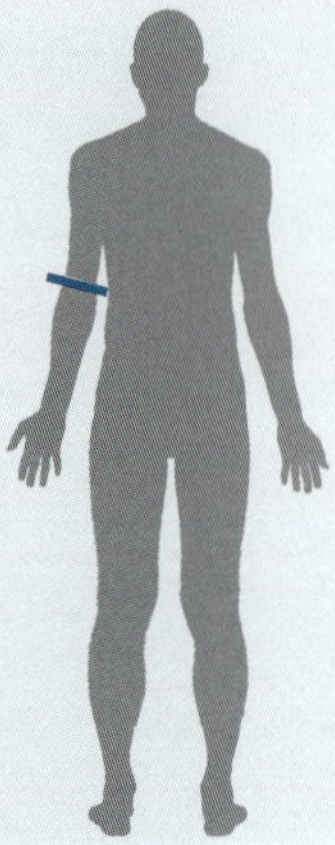

後方関節面

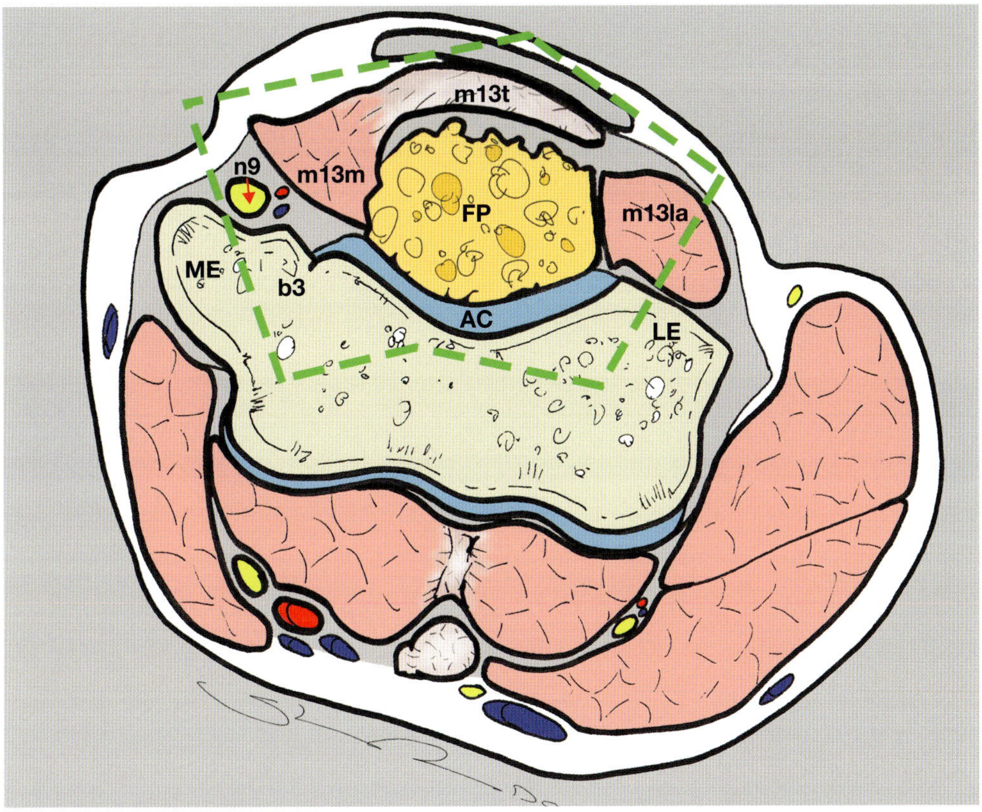

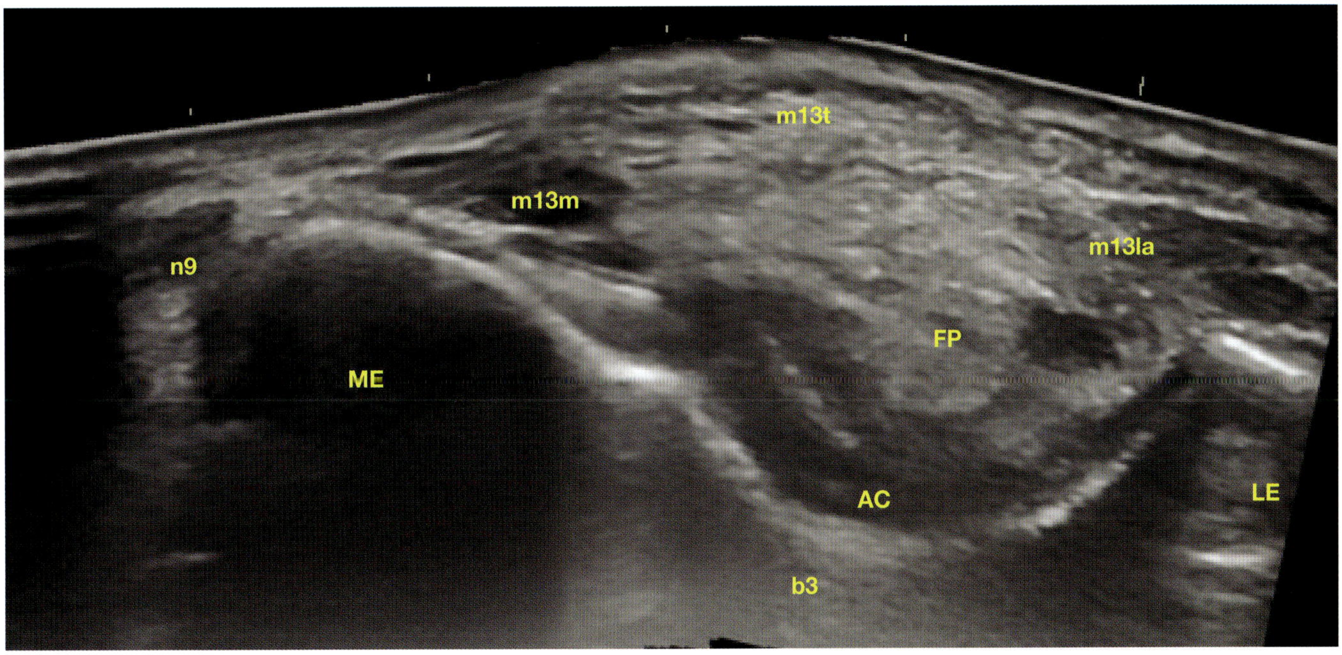

- m13la：上腕三頭筋外側頭
- m13m：上腕三頭筋内側頭
- m13t：上腕三頭筋腱
- b3：上腕骨
- ME：上腕骨内上顆
- LE：上腕骨外上顆
- FP：脂肪体
- AC：関節軟骨
- n9：尺骨神経
- 写真の左方向：内側
- 写真の右方向：外側

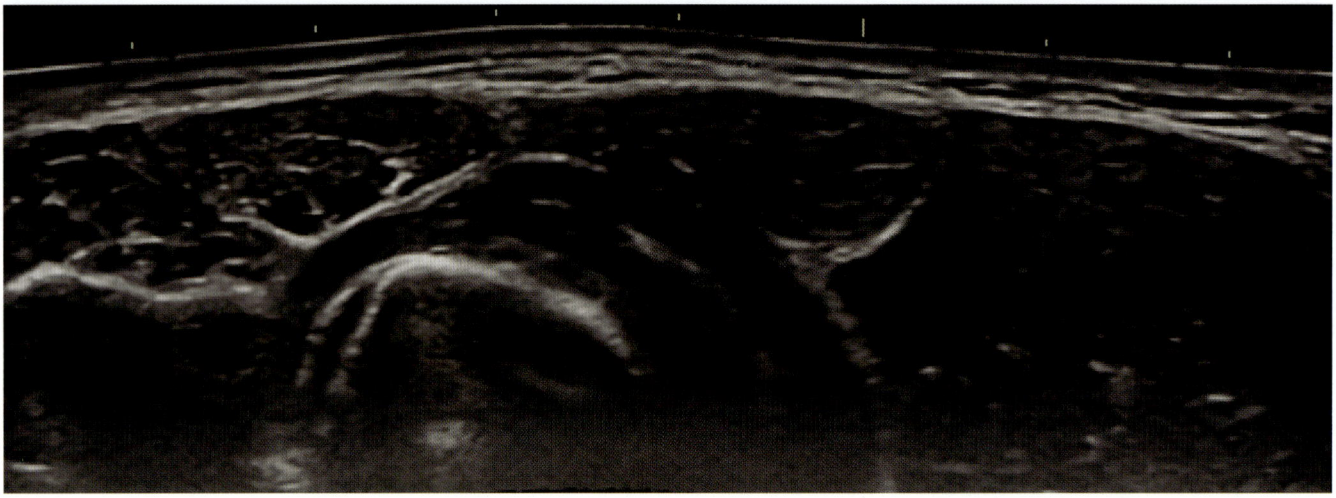

3.7: 橈骨頭

この画像は肘後面を，橈骨頭とそれを取り囲む回外筋のレベルで観察したものである．尺骨は橈骨頭に隣接しており，これら2つの骨の間には上腕二頭筋腱の遠位部が顔をのぞかせている．画像の上側（後方）には，内側より肘筋，尺側手根伸筋，総指伸筋，短橈側手根伸筋の近位部が横並びに映っている．肘を伸展位，前腕を回内位にして肘後面を観察すれば，極めて容易にこの画像を得ることができる．

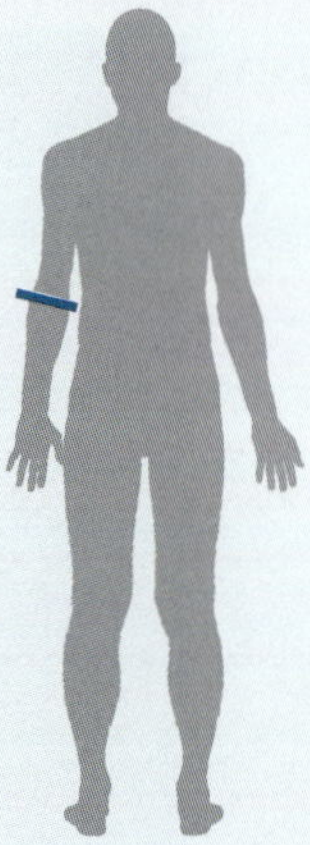

橈骨頭

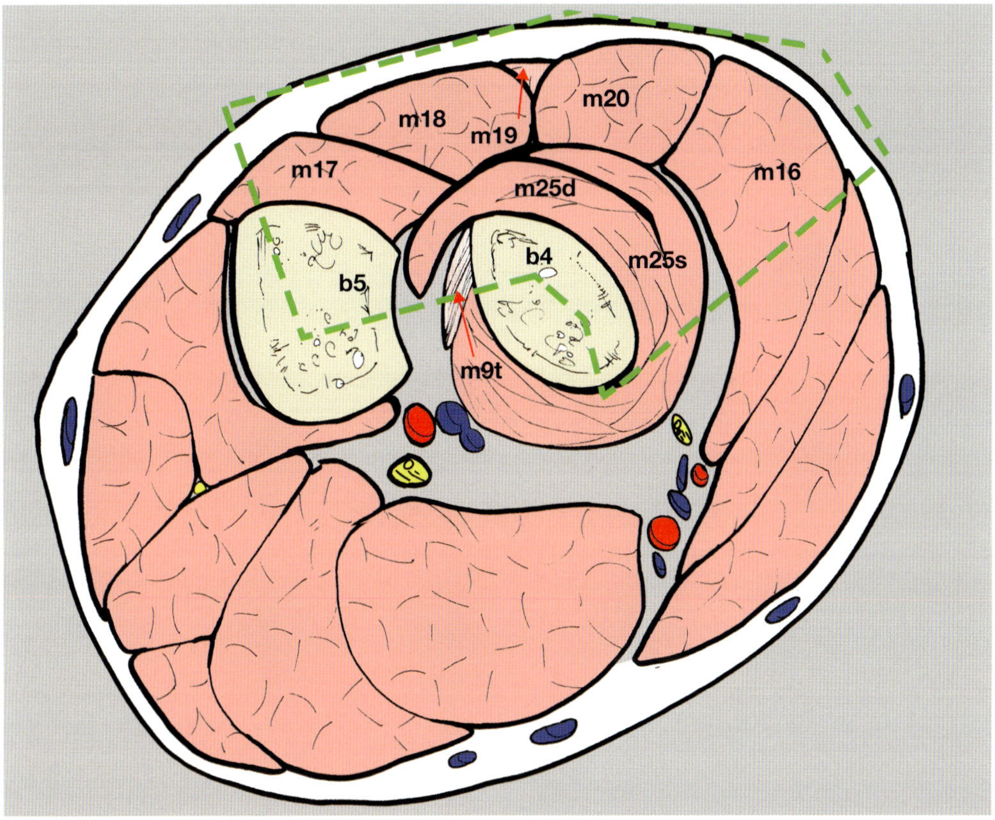

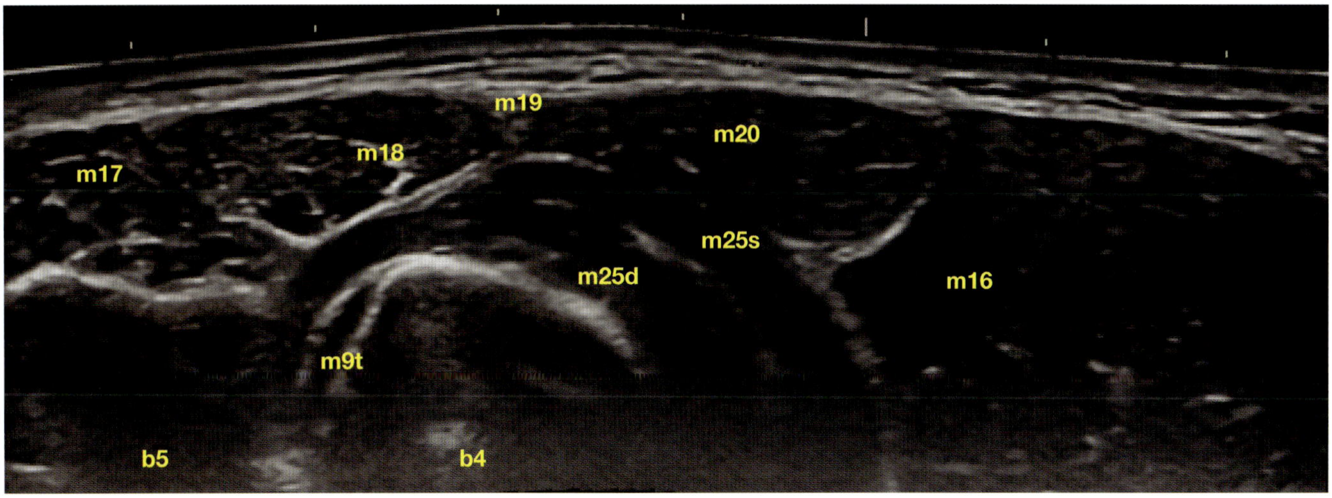

- m9t：上腕二頭筋腱
- m16：短橈側手根伸筋
- m17：肘筋
- m18：尺側手根伸筋
- m19：小指伸筋
- m20：総指伸筋
- m25d：回外筋深頭
- m25s：回外筋浅頭
- b4：橈骨
- b5：尺骨
- 写真の左方向：内側
- 写真の右方向：外側

CHAPTER 4

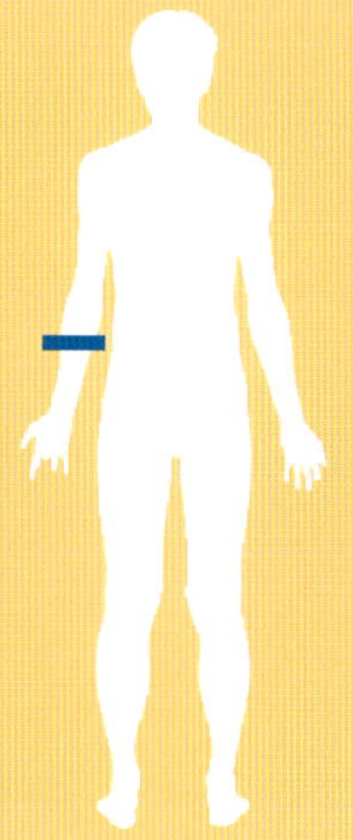

前腕

前腕部，とりわけ前腕の腹側部には多くの筋骨格組織が密に存在している．本章で示す断面像は，前腕の解剖を理解し，認識するために極めて重要なものである．

前腕の超音波検査は遠位部から近位に向かって行っても，逆に近位部から遠位方向へ行ってもどちらでもよい．遠位から近位へ観察すれば，前腕の腱を手掛かりにして，近位部にその起始がある筋を同定することができる．前腕背側の筋群を観察するときには，この方法が推奨される．前腕腹側を観察する場合にも，遠位部から腱を追っていけば近位部でその筋を同定することができる．また，神経や血管を手掛かりに，この領域の組織を同定することもできる．前腕を的確に観察するには，検者は被検者の正面に座り，被検者の腕を伸展させ検査台に載せる．前腕の腹側を観察する際には肘と手関節を回外位に，前腕背側を観察するときには回内位とする．

肘のすぐ遠位の前腕腹側には，橈骨神経，正中神経，尺骨神経が走行する．これら3つの神経は，橈骨・尺骨動脈と共に，この部の解剖を理解するための目印になる．プローブを遠位へ動かすと，深部筋区画と浅部筋区画が明瞭に見えてくる．これらは薄い筋間中隔，正中神経，尺骨神経，尺骨動脈によって境界されている．

前腕背側の観察は橈骨のリスター結節から開始し，近位へと進める．リスター結節は手関節背側部を観察する場合にも出発点になる．このレベルでは，伸筋腱の6つの区画をすべて観察することができる．プローブを近位方向に動かしていくと，2つの筋区画がはっきりしてくる．深部筋区画と浅部筋区画である．

前腕背側には特筆すべき特徴がいくつかある．まず，腕橈骨筋，長・短橈側手根伸筋が手関節の橈側面に停止している点である．前腕を回外位にして，遠位から近位方向へ検査を進めていくと，これらの筋が画像を横切る様子が見える．2つ目の特徴は，第1腱区画の腱と筋性終末部が，第2腱区画の腱と交叉するという点である．この腱交叉は検査を開始して早々に描出される．そして最後の特徴は，いくつかの筋肉ではその起始部が，伸筋群の主たる起始部である上腕骨外上顆より遠位にあるという点である．

前腕腹側

前腕背面

訳者註：モバイル・ワッド（mobile wad）とは，共同して働く前腕の3つの筋（腕橈骨筋，長・短橈側手根伸筋）のことである．

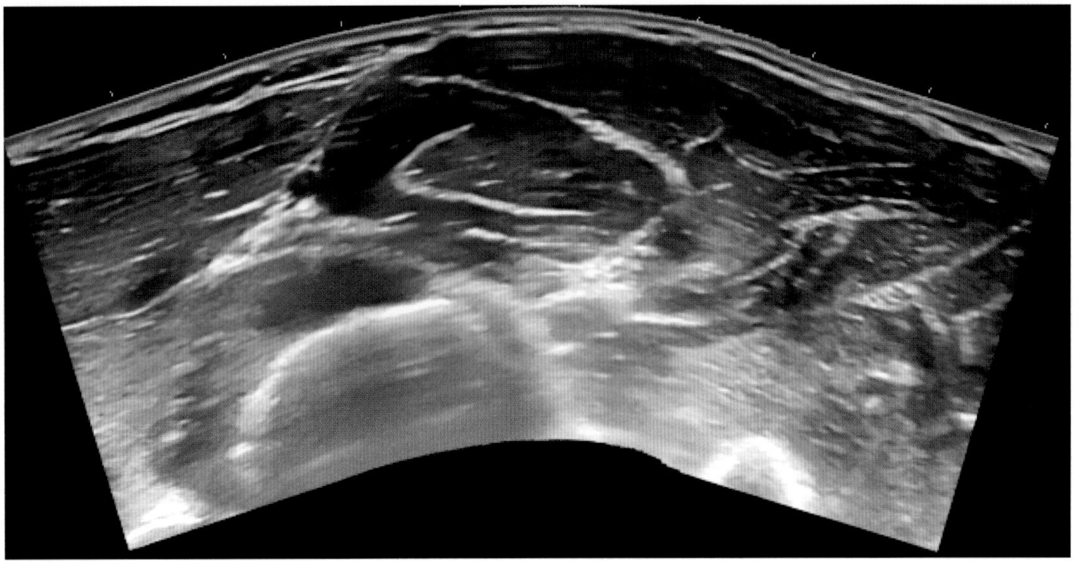

4.1: モバイル・ワッドと屈筋群

この画像には近位屈筋群のすべてが含まれている．腕橈骨筋，長・短橈側手根伸筋からなるモバイル・ワッドも画像左（橈側）に見える．画像の大半を占めているのは屈筋群である．それぞれの筋を分けている筋膜も帯状に映っている．尺骨動脈の深部には長母指屈筋の起始部が，すぐ左には浅指屈筋の橈側起始部が見える．この画像では，橈骨神経は浅枝と深枝に分かれており，深枝は回外筋の上を，浅枝は円回内筋と腕橈骨筋の間を走行する．正中神経は画像中央に見え，上下をそれぞれ円回内筋と長母指屈筋に挟まれて走行している．画像右（尺側），尺側手根屈筋の隣りには尺骨神経が見える．上腕動脈はこの画像より近位で，すでに橈骨動脈と尺骨動脈に分岐している．橈骨動脈は橈骨神経浅枝と並んで，腕橈骨筋と円回内筋の間を走行する．尺骨動脈は前腕中央部から尺側へと走行を変え，最終的に尺骨神経と並走しながら前腕を遠位へと向かう．

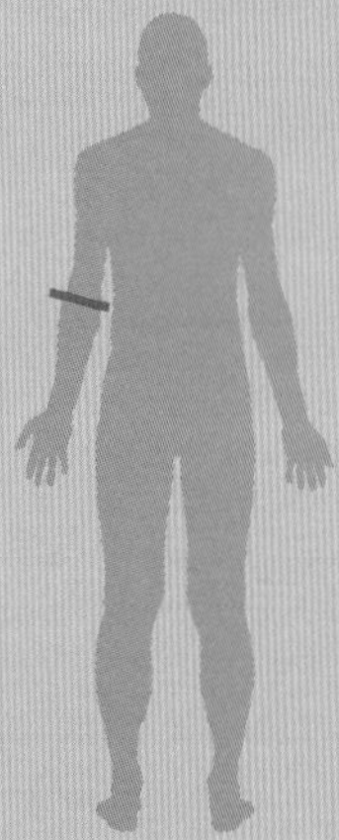

モバイル・ワッドと屈筋群

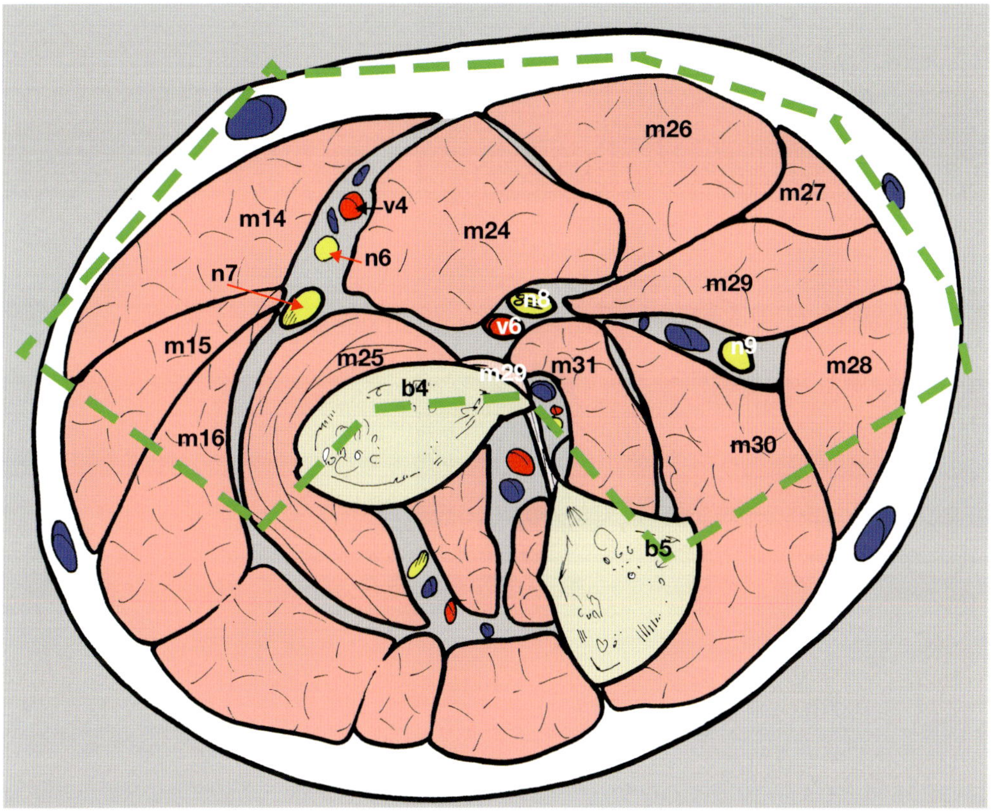

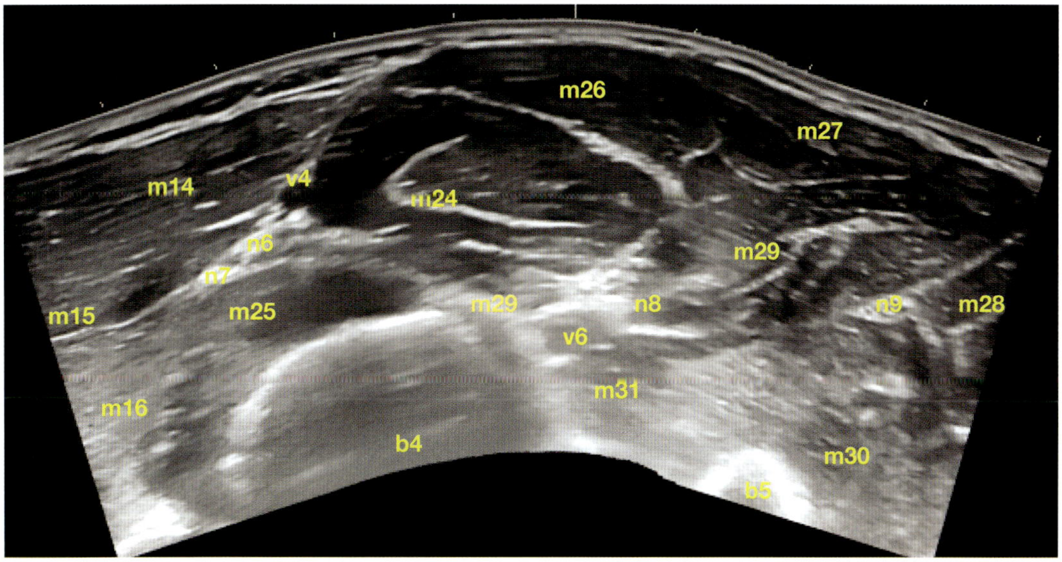

- m14：腕橈骨筋
- m15：長橈側手根伸筋
- m16：短橈側手根伸筋
- m24：円回内筋
- m25：回外筋
- m26：橈側手根屈筋
- m27：長掌筋
- m28：尺側手根屈筋
- m29：浅指屈筋
- m30：深指屈筋
- m31：長母指屈筋
- b4：橈骨
- b5：尺骨
- v4：橈骨動脈
- v6：尺骨動脈
- n6：橈骨神経浅枝
- n7：橈骨神経深枝
- n8：正中神経
- n9：尺骨神経
- 写真の左方向：外側（橈側）
- 写真の右方向：内側（尺側）

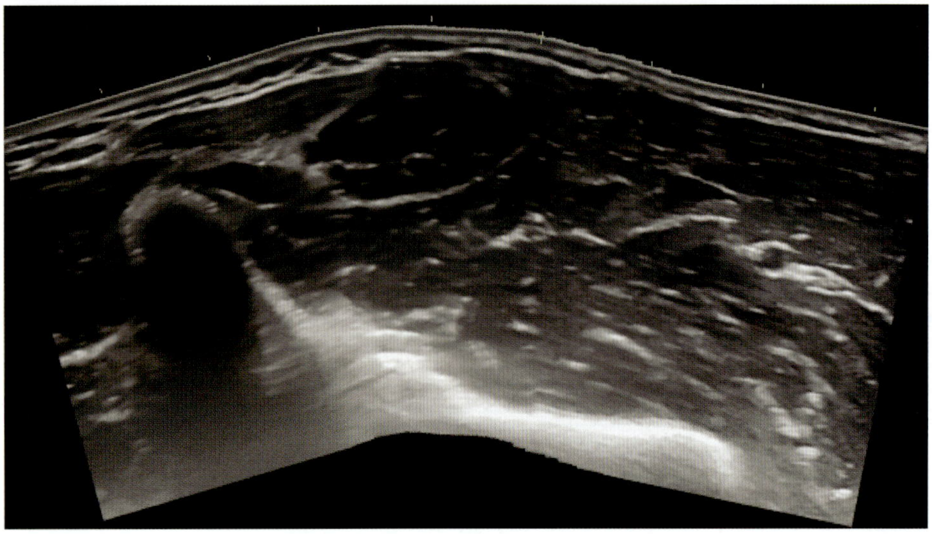

4.2: 浅層および深層の屈筋群

この画像は尺骨神経に並走する尺骨動脈を描出している．正中神経はまだ画像中央に見えている．横屈筋中隔が正中神経と尺骨神経との間に形成されつつある．橈骨神経は橈骨神経浅枝と橈骨神経深枝（後骨間神経）とに分岐している．円回内筋はその停止部に近づくにつれて細くなっていくが，回外筋はもはやこの画像には映っていない．モバイル・ワッドの筋群も腱性部に移行しつつある．橈側起始部から起こった浅指屈筋は，その筋腹を増している．長掌筋の筋腹はすでに細くなり，腱組織になりつつある．画像中央の下方に見える骨間膜と接するように，前骨間神経と前骨間動脈が映っている．

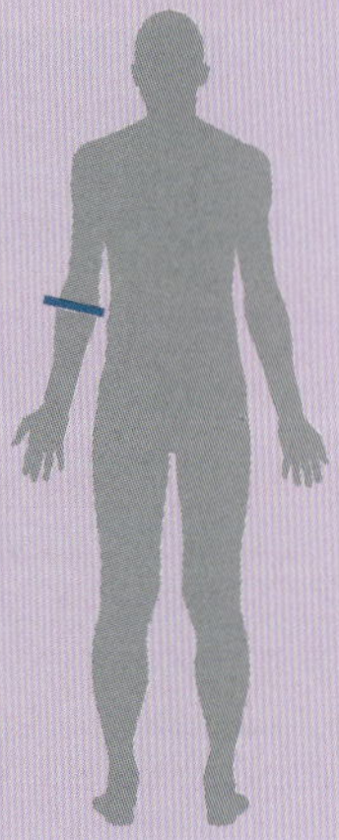

浅層および深層の屈筋群

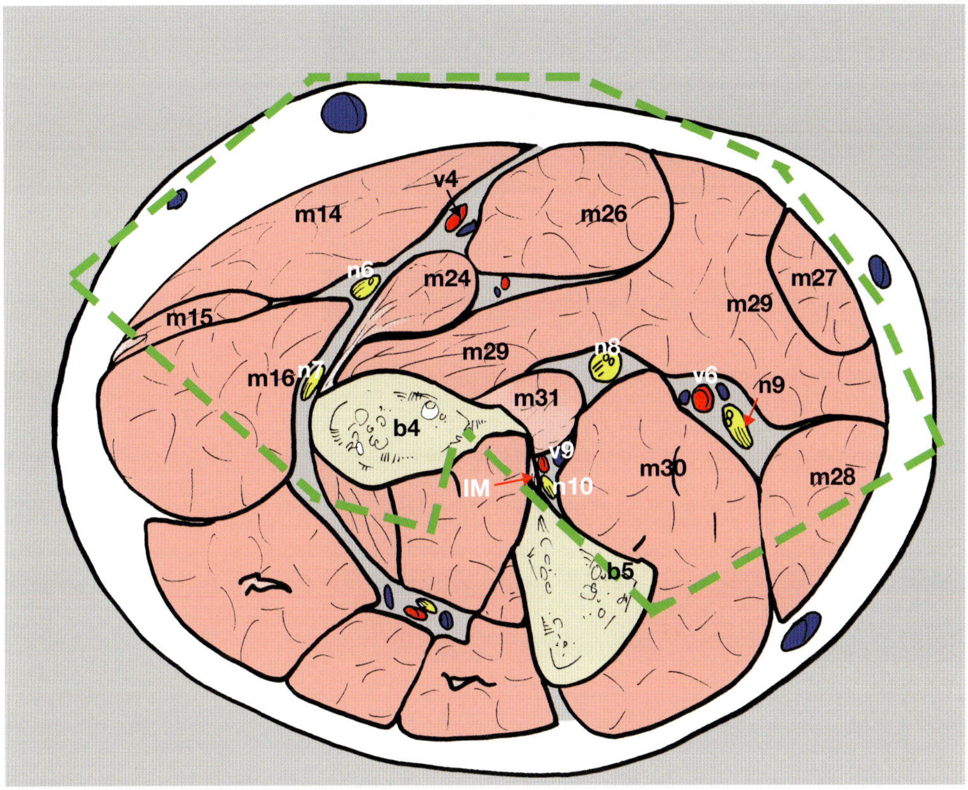

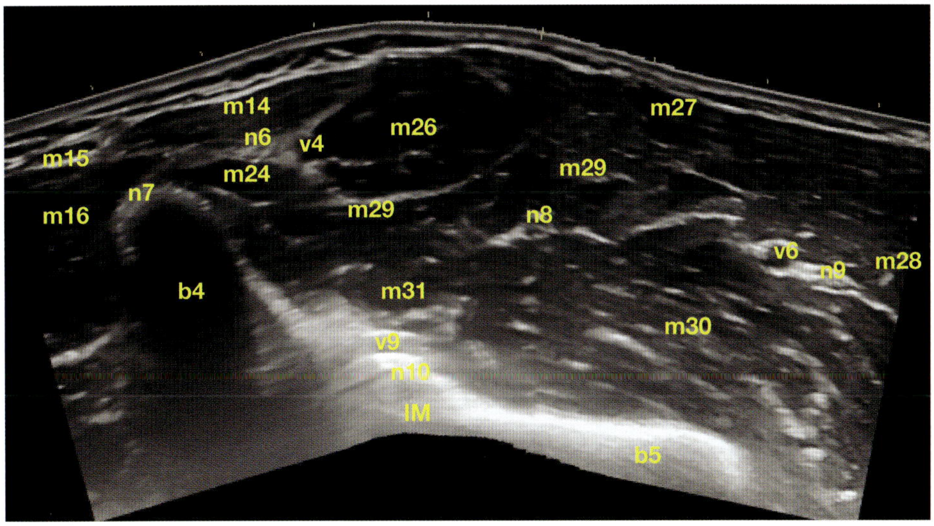

- m14：腕橈骨筋
- m15：長橈側手根伸筋
- m16：短橈側手根伸筋
- m24：円回内筋
- m26：橈側手根屈筋
- m27：長掌筋
- m28：尺側手根屈筋
- m29：浅指屈筋
- m30：深指屈筋
- m31：長母指屈筋
- b4：橈骨
- b5：尺骨
- v4：橈骨動脈
- v6：尺骨動脈
- v9：前骨間動脈
- IM：骨間膜
- n6：橈骨神経浅枝
- n7：橈骨神経深枝（後骨間神経）
- n8：正中神経
- n9：尺骨神経
- n10：前骨間神経
- 写真の左方向：外側（橈側）
- 写真の右方向：内側（尺側）

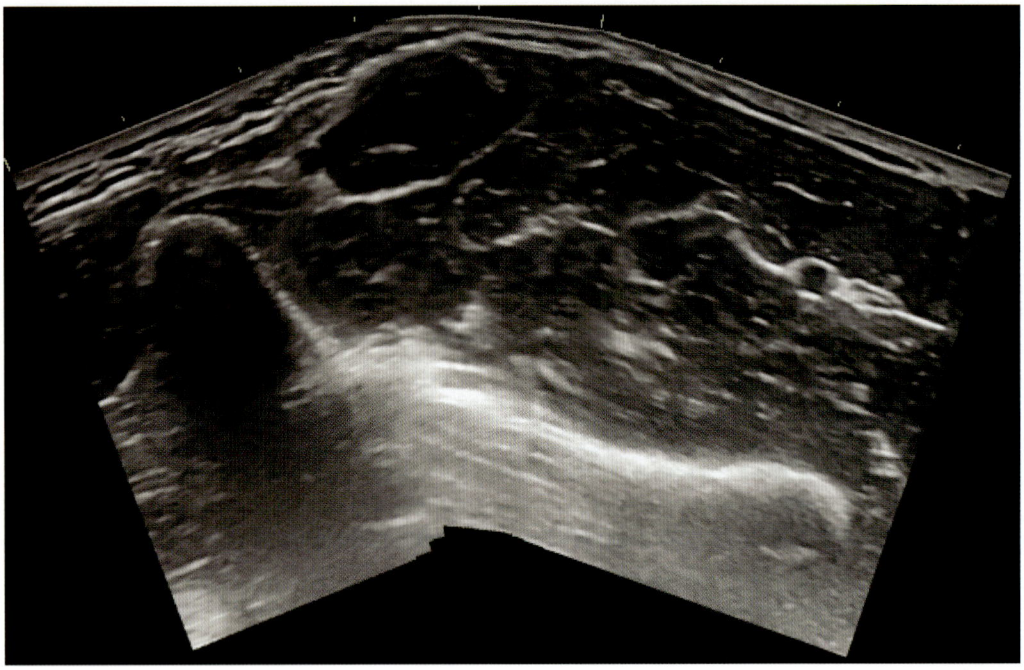

4.3: 前腕中間部

この画像は前腕中央部の断面像である．横屈筋中隔は，浅層屈筋群と深層屈筋群との間に，より鮮明に描出されている．横屈筋中隔と同一線上に，正中神経と尺骨神経が見える．画像下側（深部）に見える骨間膜が尺骨と橈骨を連結している．前骨間神経は画像中央，長母指屈筋と深指屈筋との間に見えている．浅指屈筋は十分にその筋腹を広げているが，モバイル・ワッドの筋群は退縮して腱組織に移行しつつある．

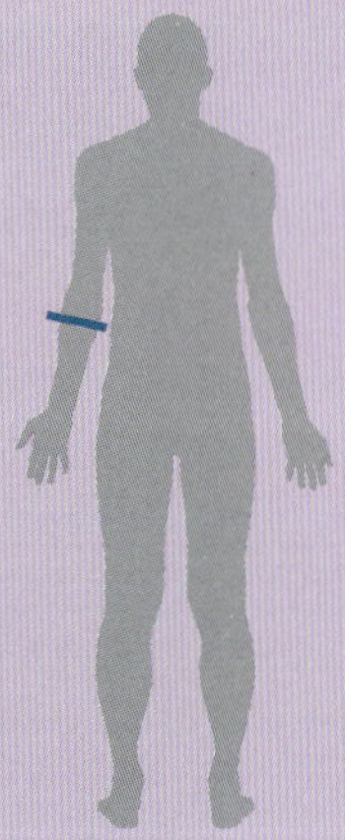

前腕中間部

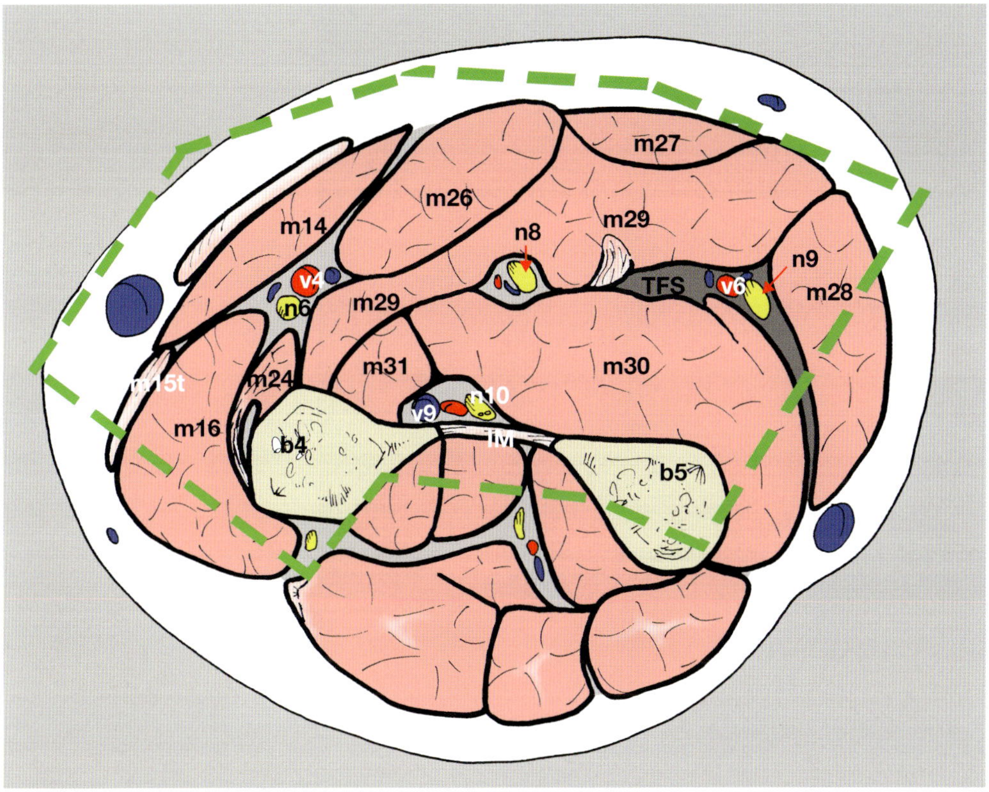

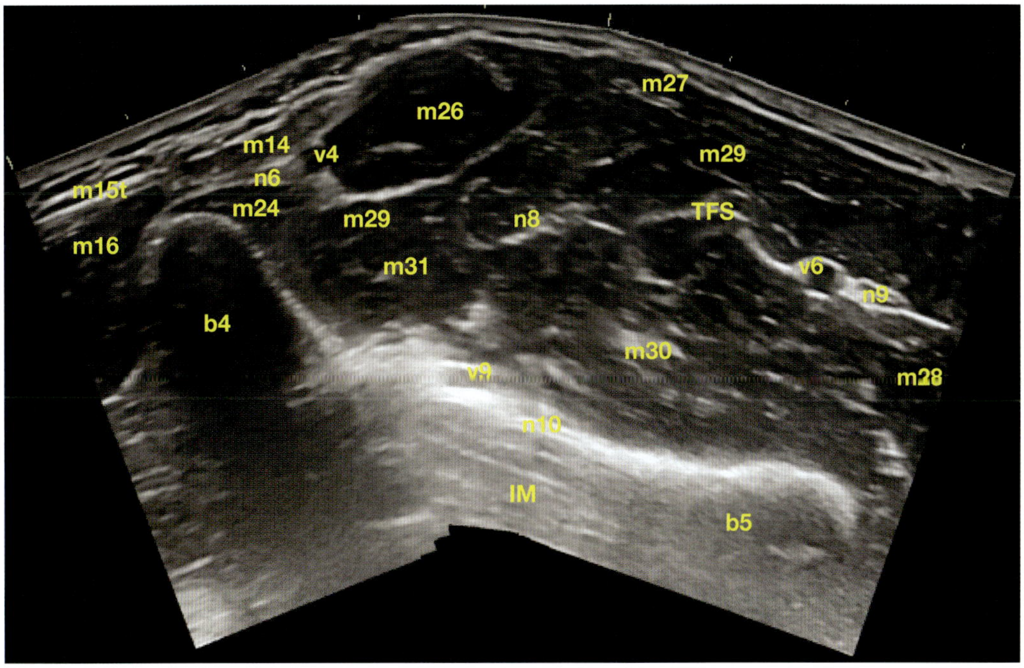

- m30：深指屈筋
- m31：長母指屈筋
- TFS：横屈筋中隔
- b4：橈骨
- b5：尺骨
- v4：橈骨動脈
- v6：尺骨動脈
- v9：前骨間動脈
- IM：骨間膜
- n6：橈骨神経浅枝
- n8：正中神経
- n9：尺骨神経
- n10：前骨間神経
- 写真の左方向：外側（橈側）
- 写真の右方向：内側（尺側）

- m14：腕橈骨筋
- m15t：長橈側手根伸筋腱
- m16：短橈側手根伸筋
- m24：円回内筋
- m26：橈側手根屈筋
- m27：長掌筋
- m28：尺側手根屈筋
- m29：浅指屈筋

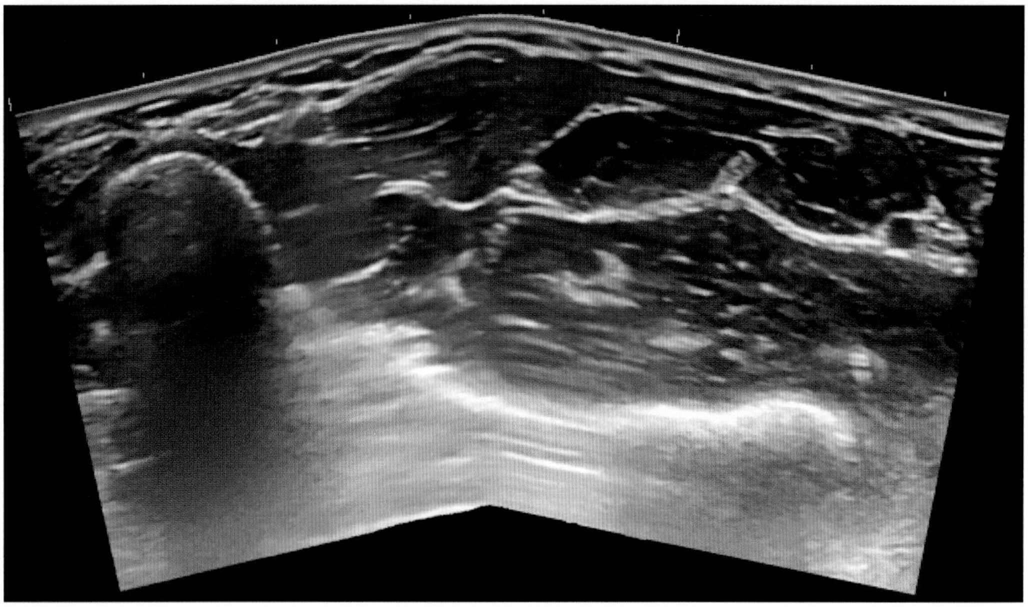

4.4: 横屈筋中隔

この画像には，横屈筋中隔がとても明瞭に描き出されている．画像上側（浅層）の屈筋群は腱組織に移行しつつある．浅指屈筋の4つの筋腹もそれぞれが区別できるようになっている．橈側手根屈筋は細くなり，そのすぐ右（尺側）にある長掌筋は，もはや完全に腱となっている．前骨間神経と前骨間動脈はかすかではあるが，まだこの画像でも確認できる．モバイル・ワッドの筋群はもはや腱として映っているだけである．手関節部背側にある第1伸筋区画を通過する長母指外転筋が短橈側手根伸筋腱の下方に見える．橈骨神経浅枝は2つに分枝しており，モバイル・ワッドの腱間を走行している．

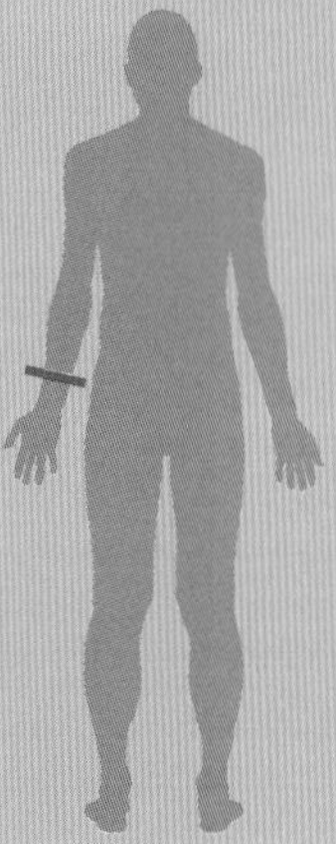

横屈筋中隔

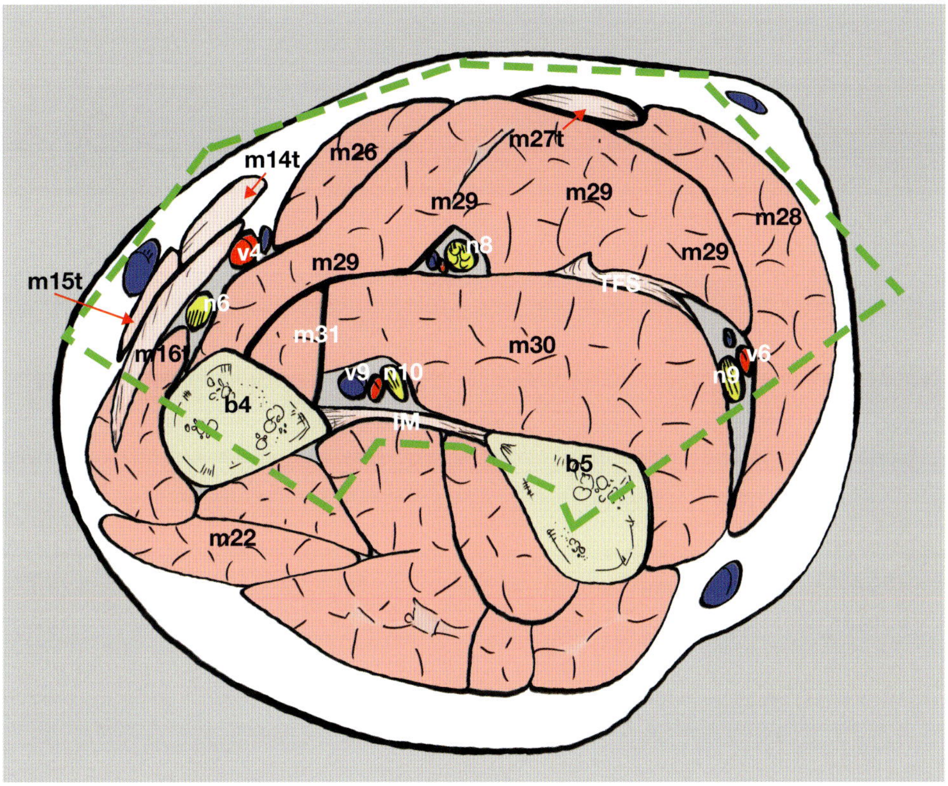

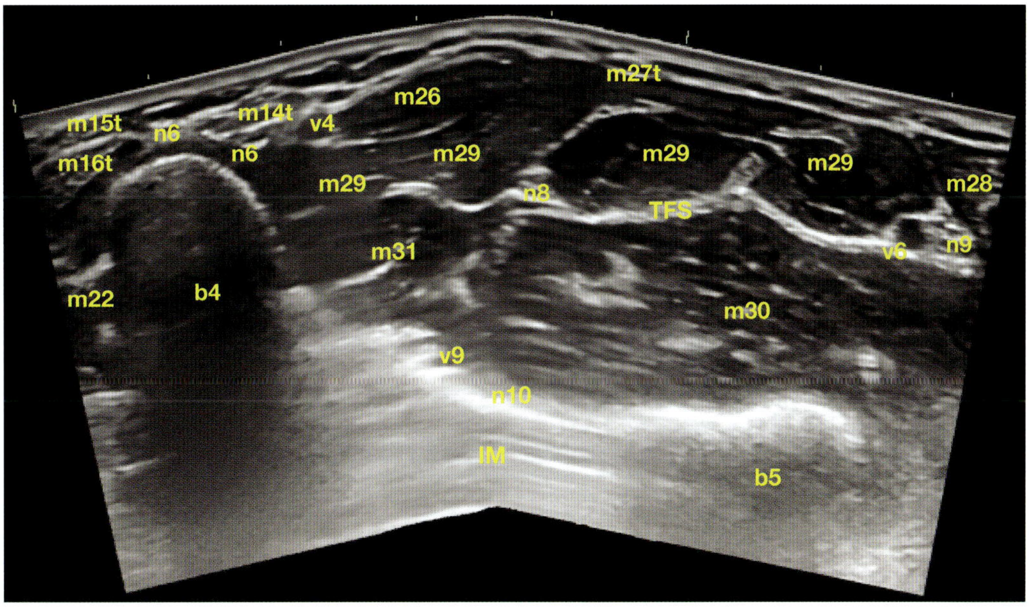

- n8：正中神経
- n9：尺骨神経
- n10：前骨間神経
- 写真の左方向：外側（橈側）
- 写真の右方向：内側（尺側）

- m14t：腕橈骨筋腱
- m15t：長橈側手根伸筋腱
- m16t：短橈側手根伸筋腱
- m22：長母指外転筋
- m26：橈側手根屈筋
- m27t：長掌筋腱
- m28：尺側手根屈筋
- m29：浅指屈筋
- m30：深指屈筋
- m31：長母指屈筋
- TFS：横屈筋中隔
- b4：橈骨
- b5：尺骨
- v4：橈骨動脈
- v6：尺骨動脈
- v9：前骨間動脈
- IM：骨間膜
- n6：橈骨神経浅枝

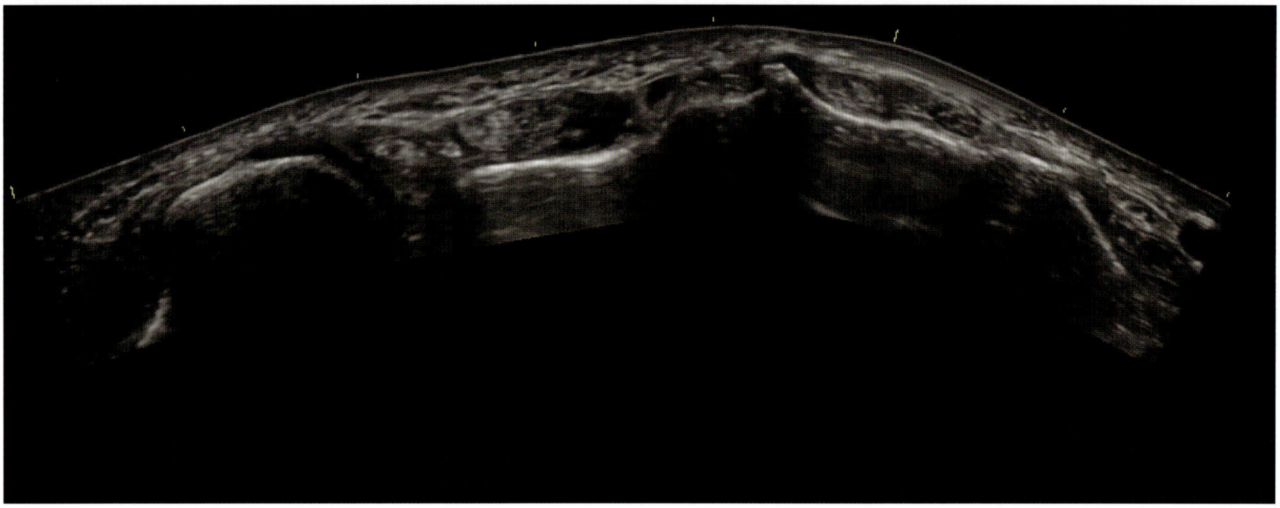

4.5: 伸筋筋区画

これは，リスター結節から近位方向にプローブを動かしたときに得られる画像である．6つの伸筋区画すべてが描出されている．画像左側が尺側，右側が橈側である．伸筋支帯が伸筋区画を覆っている．小指伸筋腱は遠位橈尺関節の背側に見える．固有示指伸筋腱は長母指伸筋腱のすぐ左（尺側）にあり，第4伸筋区画内を走行している．尺骨神経背側枝が，小指伸筋の右（尺側）寄りの伸筋支帯の表層に見える．橈骨神経浅枝（知覚枝）はすでに内側枝と外側枝に分岐している．はっきりとは見えないが，画像の最も右寄りに見える血管は橈側皮静脈の下流の脈管のようである．この近くに橈骨動脈があるのだが，より深部（腹側）に位置しているので，この画像には映っていない．

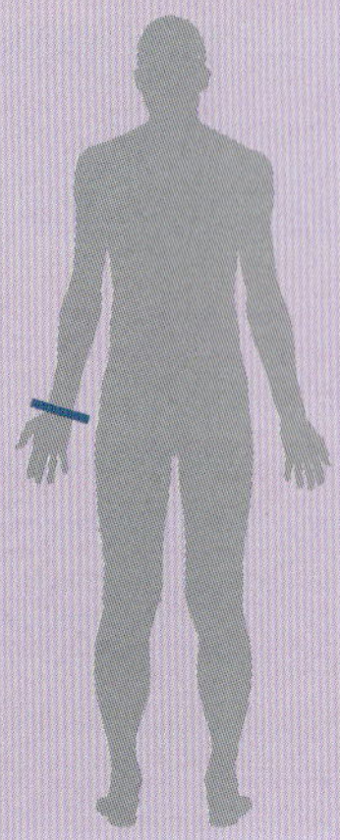

伸筋筋区画

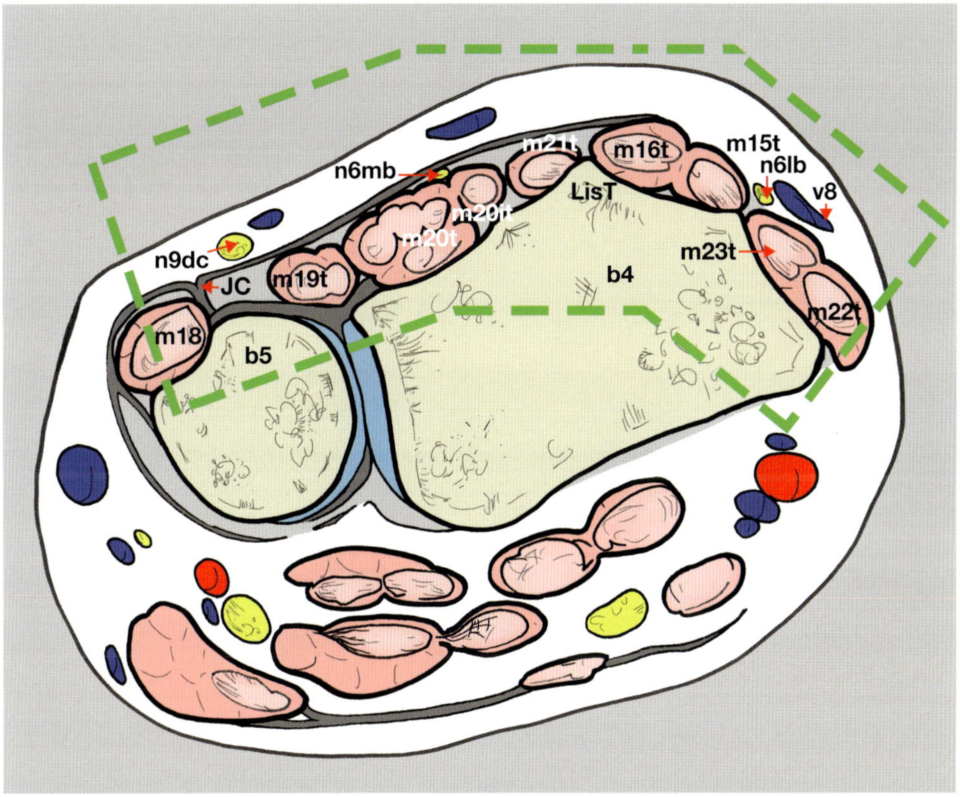

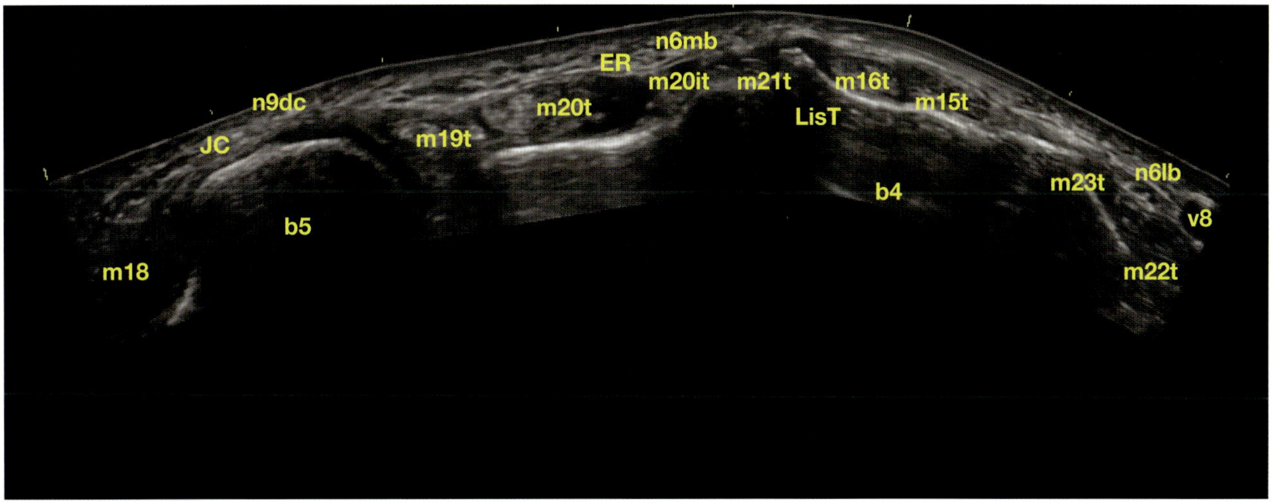

- m15t：長橈側手根伸筋腱
- m16t：短橈側手根伸筋腱
- m18：尺側手根伸筋
- m19t：小指伸筋腱
- m20t：総指伸筋腱
- m20it：固有示指伸筋腱
- m21t：長母指伸筋腱
- m22t：長母指外転筋腱
- m23t：短母指伸筋腱
- b4：橈骨
- b5：尺骨
- LisT：リスター結節
- v8：橈側皮静脈
- ER：伸筋支帯
- JC：関節包
- n6lb：橈骨神経浅枝外側枝
- n6mb：橈骨神経浅枝内側枝
- n9dc：尺骨神経背側枝
- 写真の左方向：内側（尺側）
- 写真の右方向：外側（橈側）

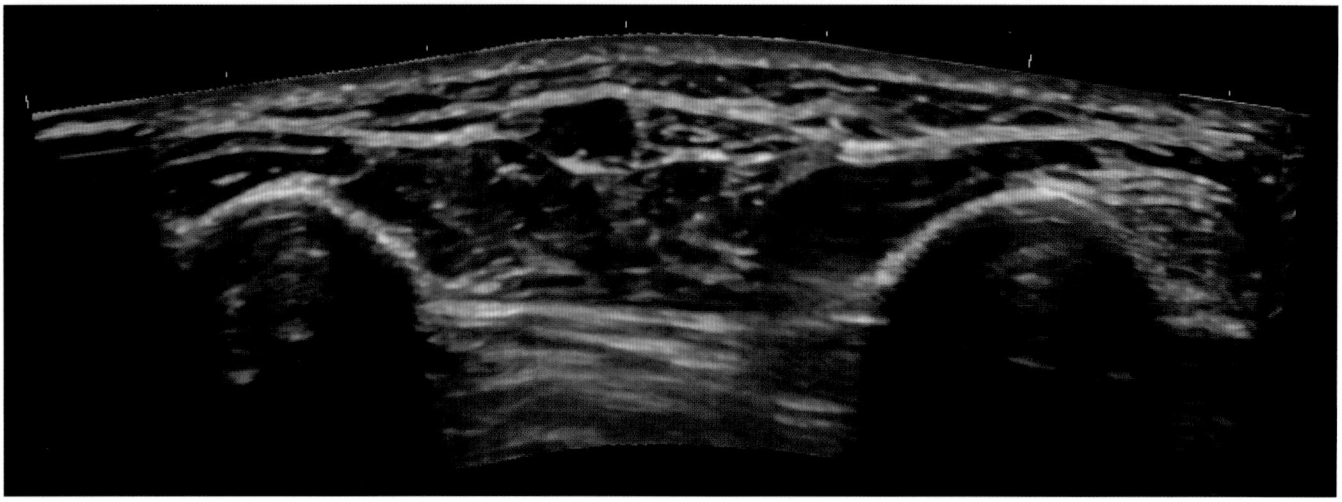

4.6: 骨間膜

この画像の右端（橈側）には，長・短橈側手根伸筋腱が橈骨遠位部に接するように映っている．第1伸筋区画の筋群（長母指外転筋・短母指伸筋）が背側へ移行しながら，第2伸筋区画の筋群（長・短橈側手根伸筋）を乗り越えようとしている．小指伸筋はこのレベルでは腱性組織として見える．橈骨神経浅枝と橈骨動脈はこの画像では同定できないが，典型的には画像右下隅に見えるはずである．画像中央下方には骨間膜が見えている．

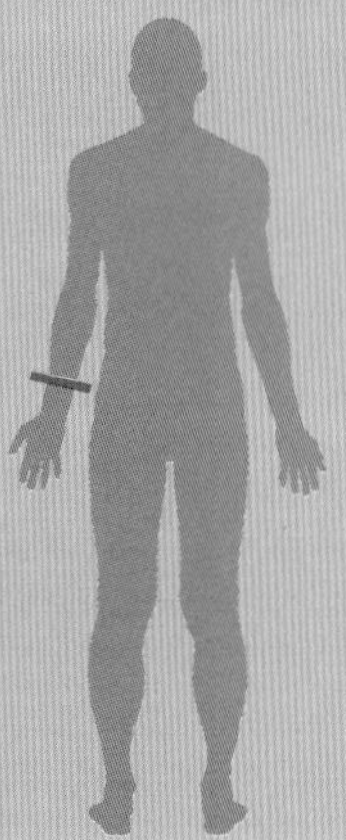

骨間膜

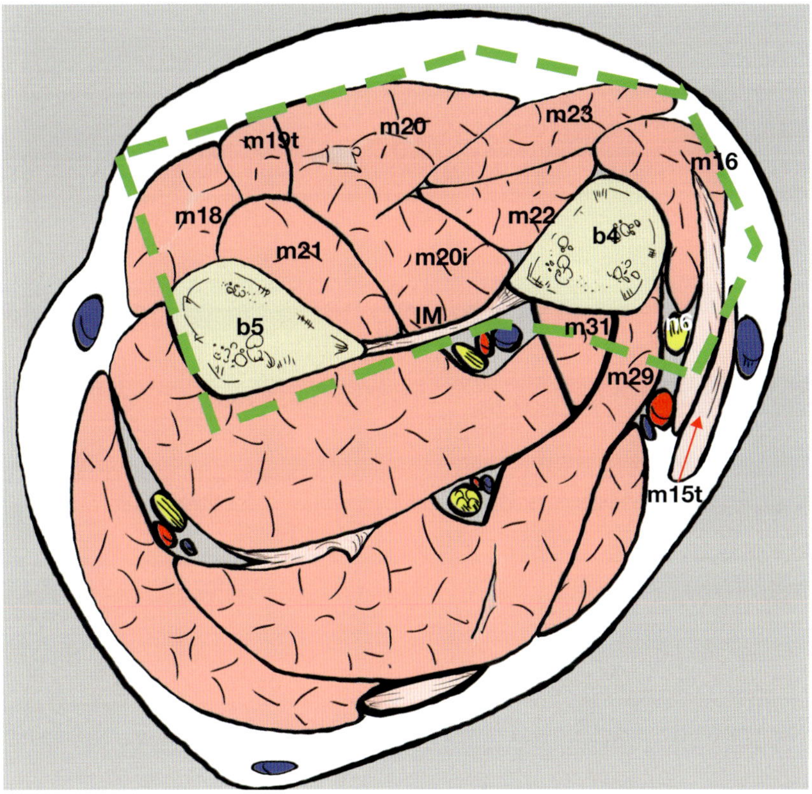

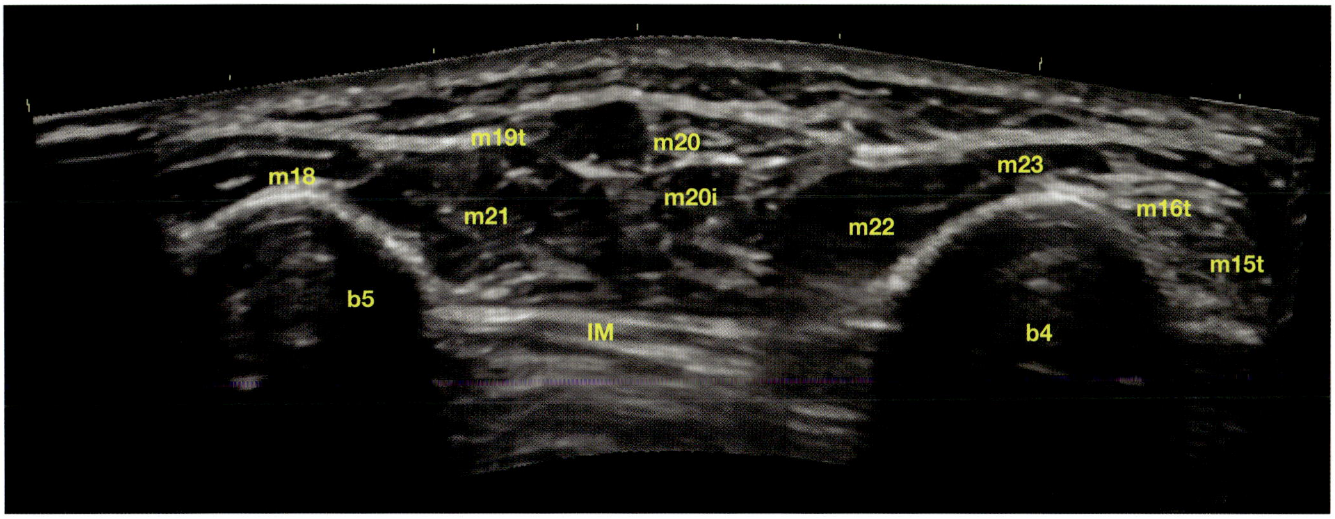

- m15t：長橈側手根伸筋腱
- m16t：短橈側手根伸筋腱
- m18：尺側手根伸筋
- m19t：小指伸筋腱
- m20：総指伸筋
- m20i：固有示指伸筋
- m21：長母指伸筋
- m22：長母指外転筋
- m23：短母指伸筋
- m29：浅指屈筋
- m31：長母指屈筋
- b4：橈骨
- b5：尺骨
- IM：骨間膜
- n6：橈骨神経浅枝
- 写真の左方向：内側（尺側）
- 写真の右方向：外側（橈側）

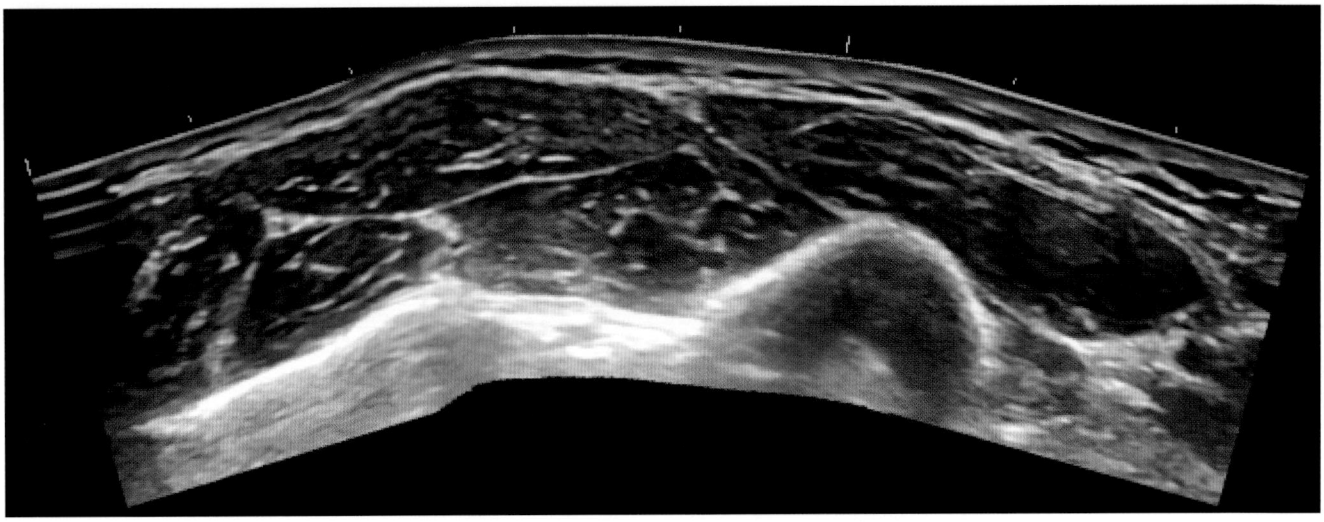

4.7: 伸筋群

この画像は腕橈骨筋を含めた伸筋群全体の筋腹を描出している．橈骨神経深枝（後骨間神経）が長母指伸筋と固有示指伸筋との間に見える．橈骨神経浅枝は画像右端（橈側）に映っており，橈骨動脈の左（尺側），短橈側手根伸筋筋腹の下層を走行している．画像右側には，前腕の腹側筋区画内にある長母指屈筋と浅指屈筋も見えている．

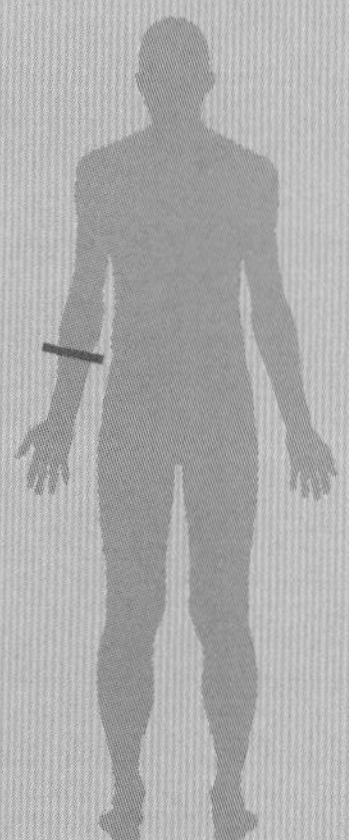

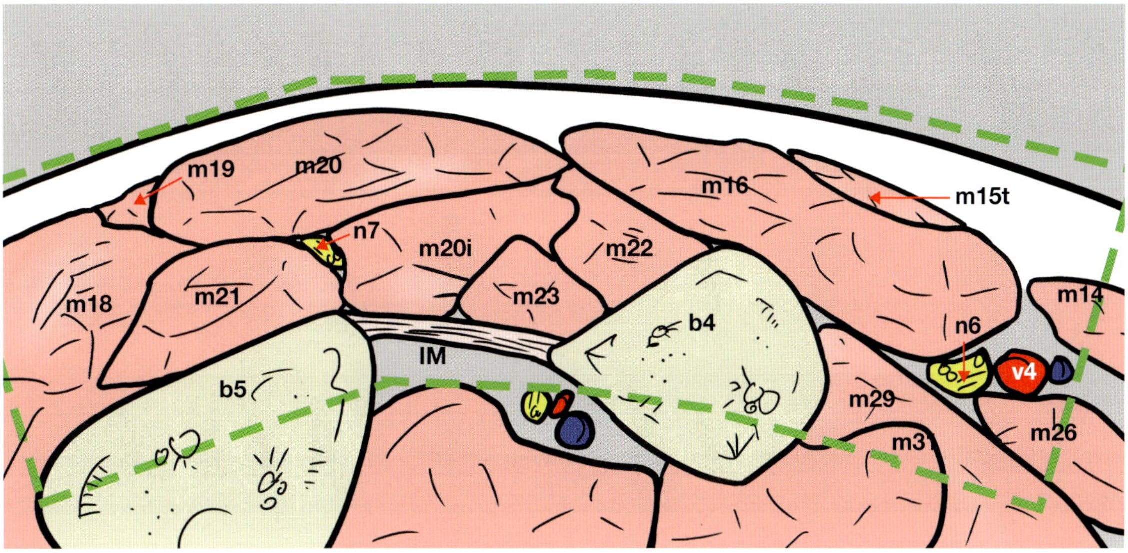

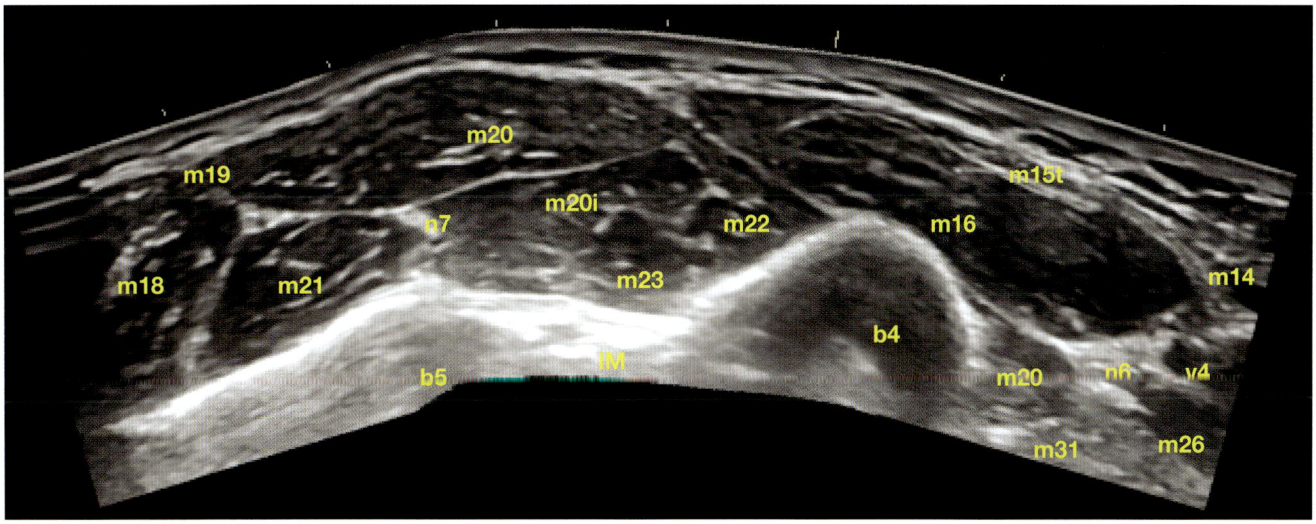

- m14：腕橈骨筋
- m15t：長橈側手根伸筋腱
- m16t：短橈側手根伸筋腱
- m18：尺側手根伸筋
- m19：小指伸筋
- m20：総指伸筋
- m20i：固有示指伸筋
- m21：長母指伸筋
- m22：長母指外転筋
- m23：短母指伸筋
- m26：橈側手根屈筋
- m29：浅指屈筋
- m31：長母指屈筋
- b4：橈骨
- b5：尺骨
- v4：橈骨動脈
- IM：骨間膜
- n6：橈骨神経浅枝
- n7：橈骨神経深枝（後骨間神経）
- 写真の左方向：内側（尺側）
- 写真の右方向：外側（橈側）

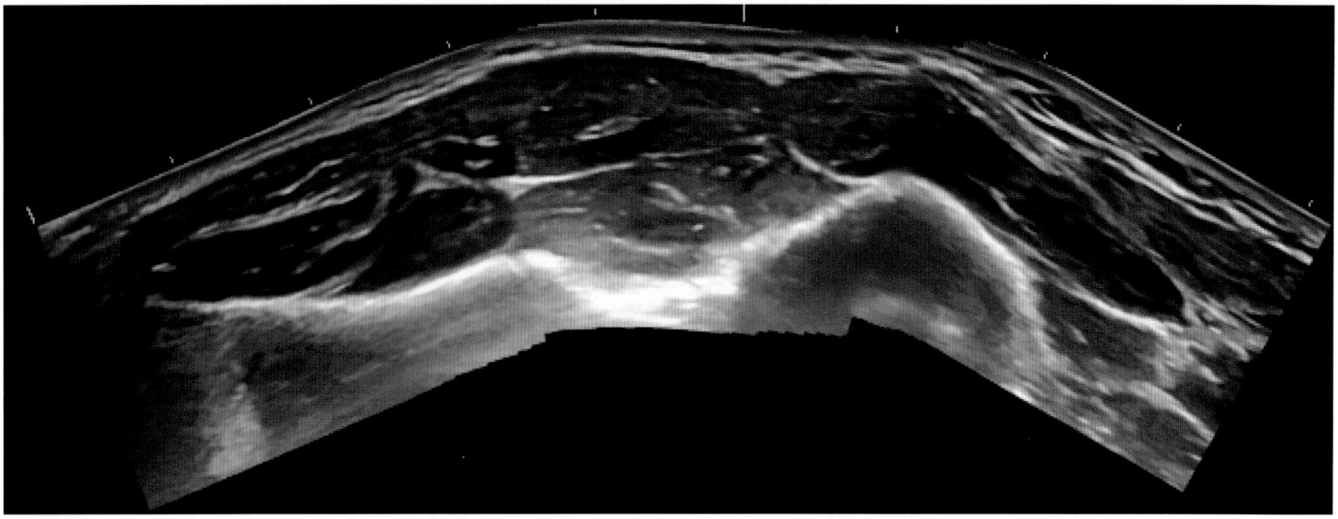

4.8: モバイル・ワッド

この画像は画像4.7とよく似ているが，固有示指伸筋の起始部より近位における横断面像である．モバイル・ワッドの筋群の太さが次第に増している．

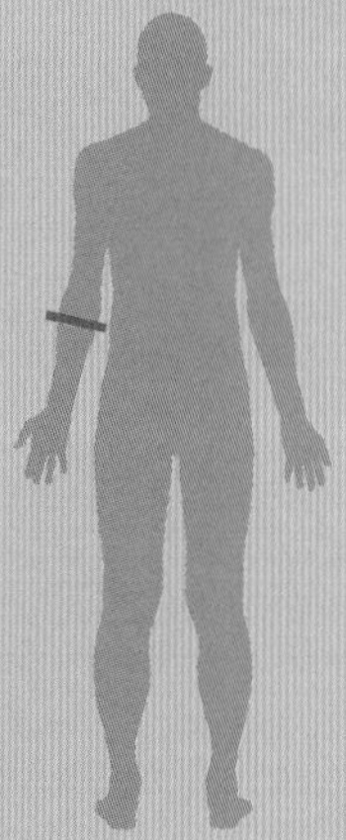

モバイル・ワッド

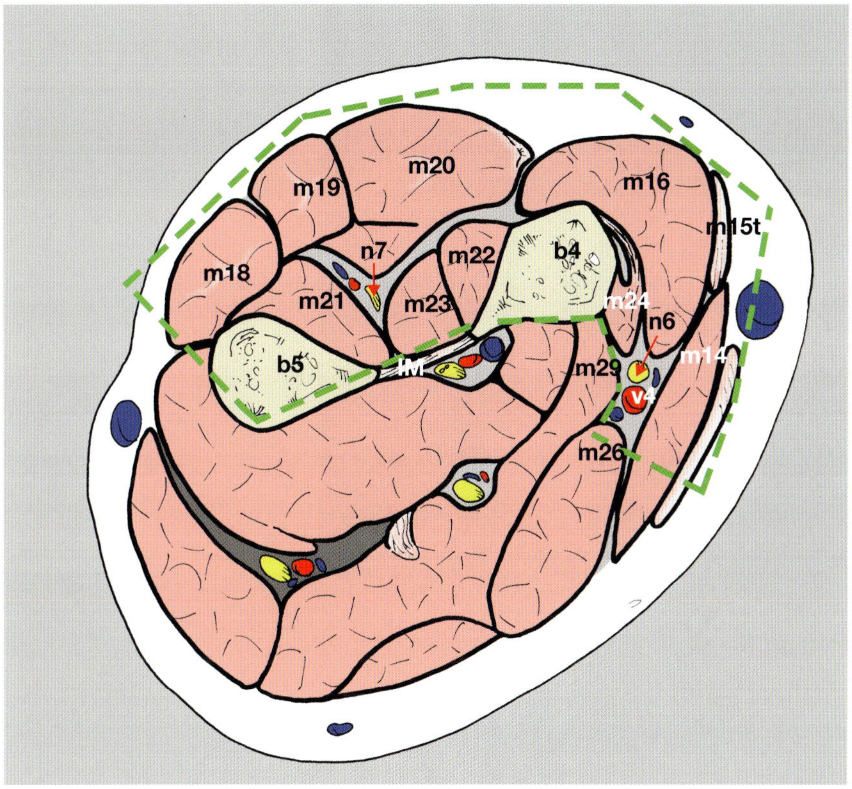

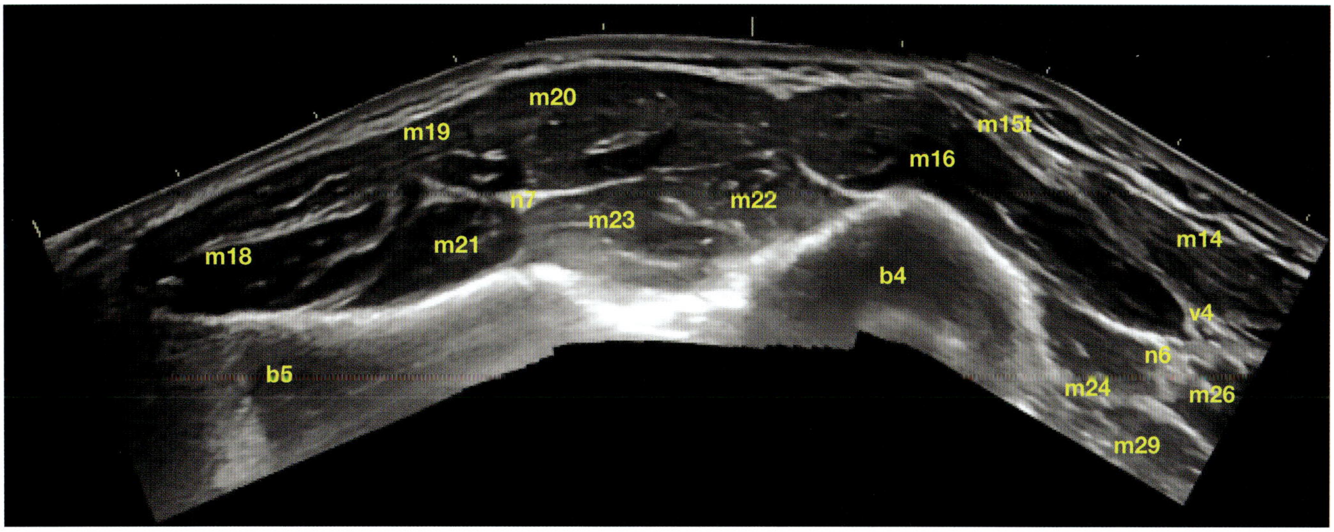

- m14：腕橈骨筋
- m15t：長橈側手根伸筋腱
- m16：短橈側手根伸筋
- m18：尺側手根伸筋
- m19：小指伸筋
- m20：総指伸筋
- m21：長母指伸筋
- m22：長母指外転筋
- m23：短母指伸筋
- m24：円回内筋
- m26：橈側手根屈筋
- m29：浅指屈筋
- b4：橈骨
- b5：尺骨
- v4：橈骨動脈
- IM：骨間膜
- n6：橈骨神経浅枝
- n7：橈骨神経深枝（後骨間神経）
- 写真の左方向：内側（尺側）
- 写真の右方向：外側（橈側）

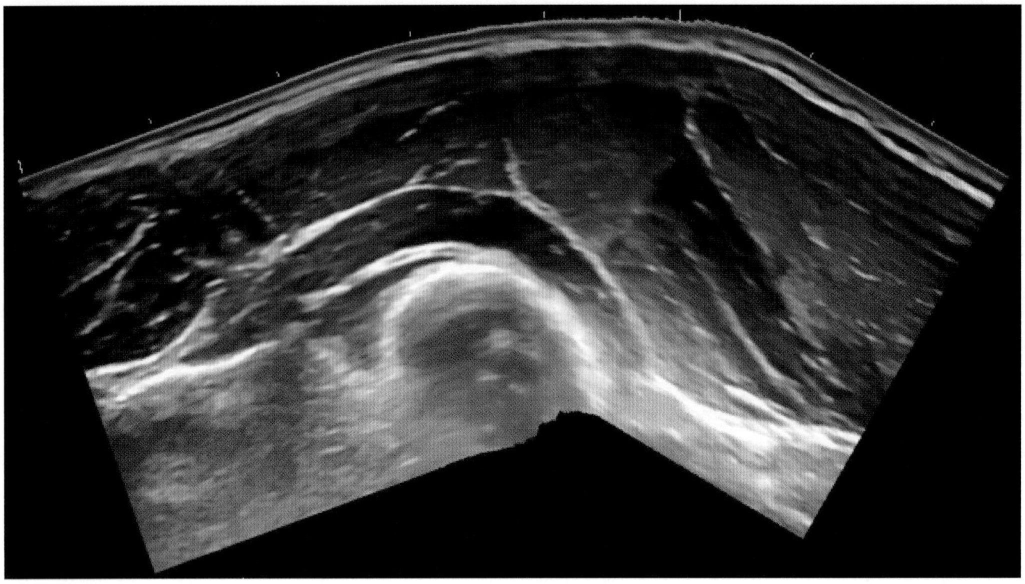

4.9: 回外筋と伸筋群

この画像は前腕近位部の横断面で，伸筋群とよく発達したモバイル・ワッドの筋腹を描出している．画像右下（前腕の橈腹側）には橈骨神経浅枝と橈骨動脈が映っている．これらはモバイル・ワッド筋群の下層で，橈側手根屈筋と円回内筋の直上を走行している．回外筋の浅頭と深頭が画像中央に見え，その間を橈骨神経深枝（後骨間神経）が走っている．尺骨と橈骨がとても接近して見えるのは，前腕を回内位にして観察しているためである．

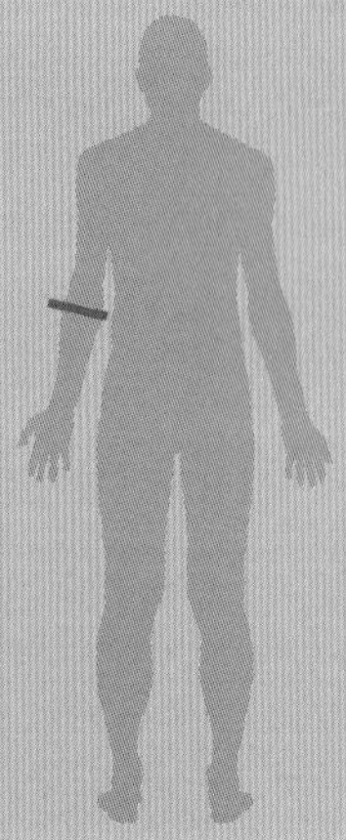

回外筋と伸筋群

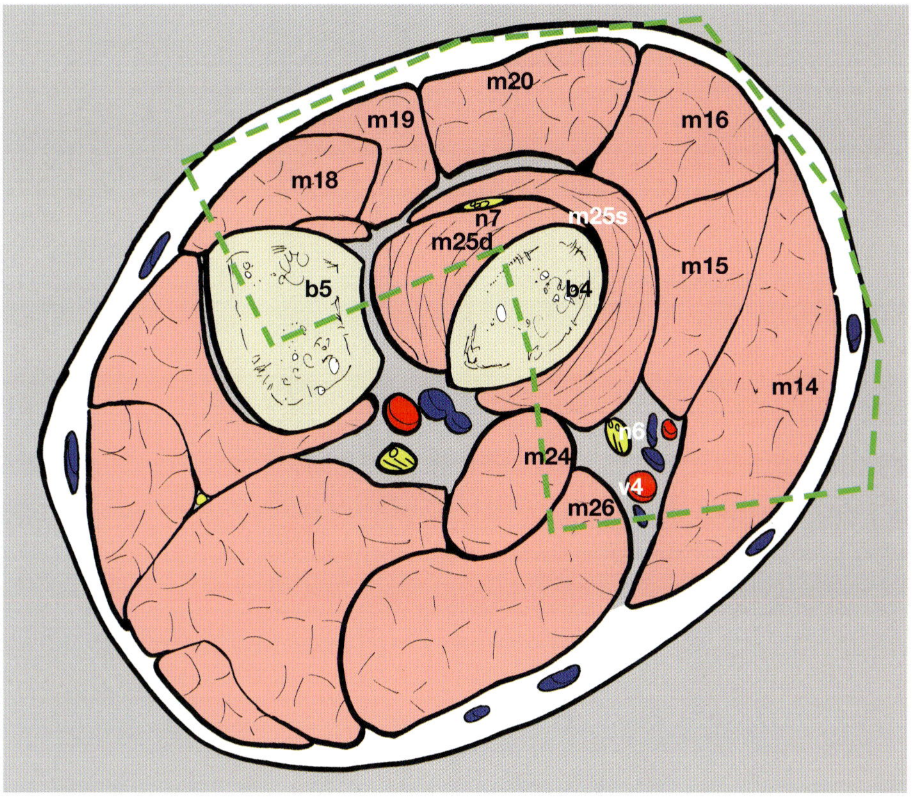

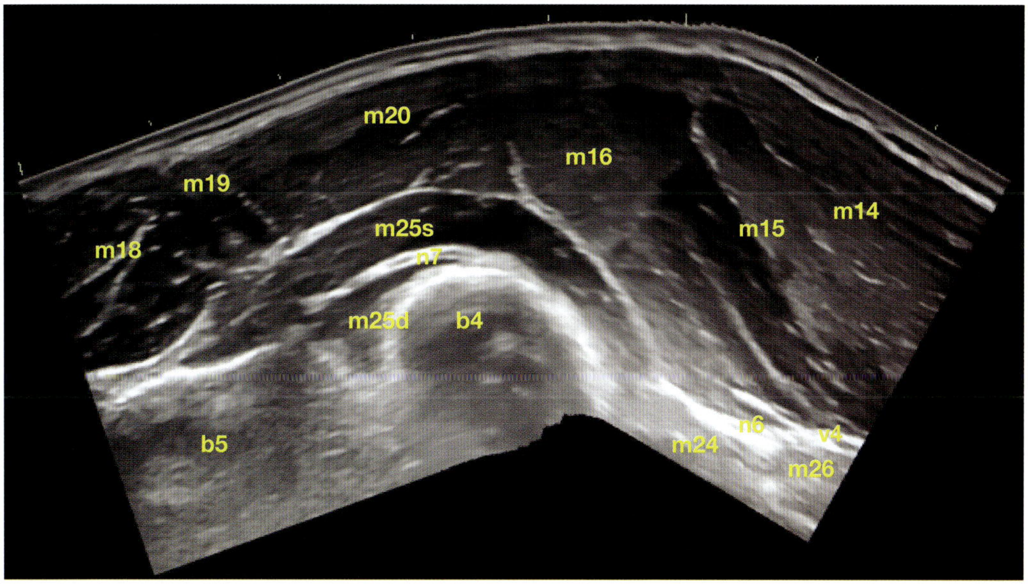

- m14：腕橈骨筋
- m15：長橈側手根伸筋
- m16：短橈側手根伸筋
- m18：尺側手根伸筋
- m19：小指伸筋
- m20：総指伸筋
- m24：円回内筋
- m25d：回外筋深頭
- m25s：回外筋浅頭
- m26：橈側手根屈筋
- b4：橈骨
- b5：尺骨
- v4：橈骨動脈
- n6：橈骨神経浅枝
- n7：橈骨神経深枝（後骨間神経）
- 写真の左方向：内側（尺側）
- 写真の右方向：外側（橈側）

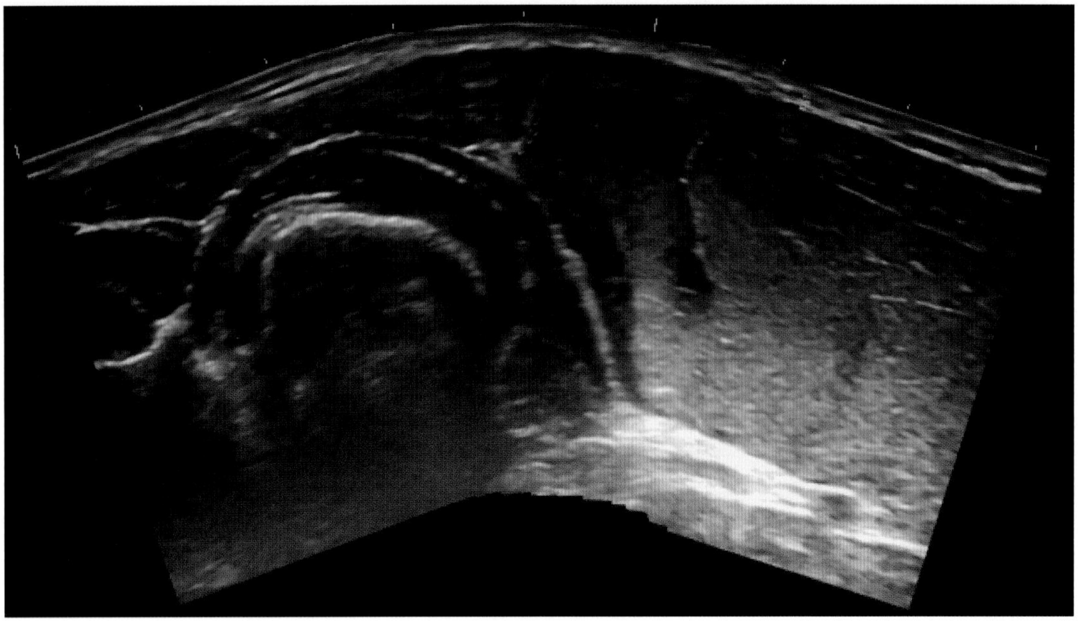

4.10: 上腕二頭筋停止部

この画像には，前腕伸筋群の最も近位部の様子が描出されている．小指伸筋はまさにその起始部が映っているが，他の伸筋群では，画像左端の肘筋を含めてその筋実質部が見えている．上腕二頭筋腱の橈骨への付着部が尺骨と橈骨の間に見える．モバイル・ワッドの筋腹は画像の右側（橈側）にまだ大きく残っており，この下層に橈骨動脈と橈骨神経が映っている．橈骨神経はこの画像のレベルで浅枝と深枝に分岐しているのかもしれない．

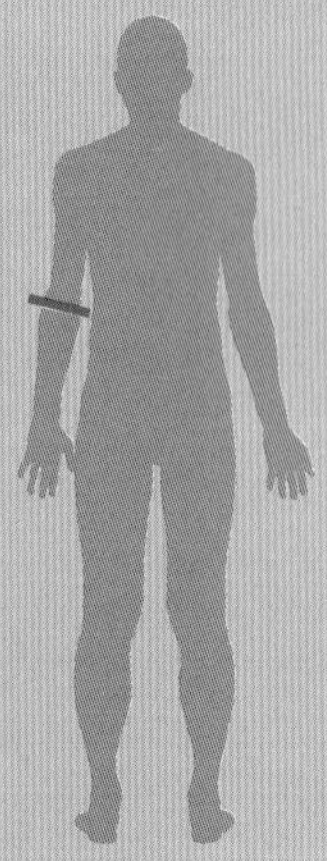

上腕二頭筋停止部

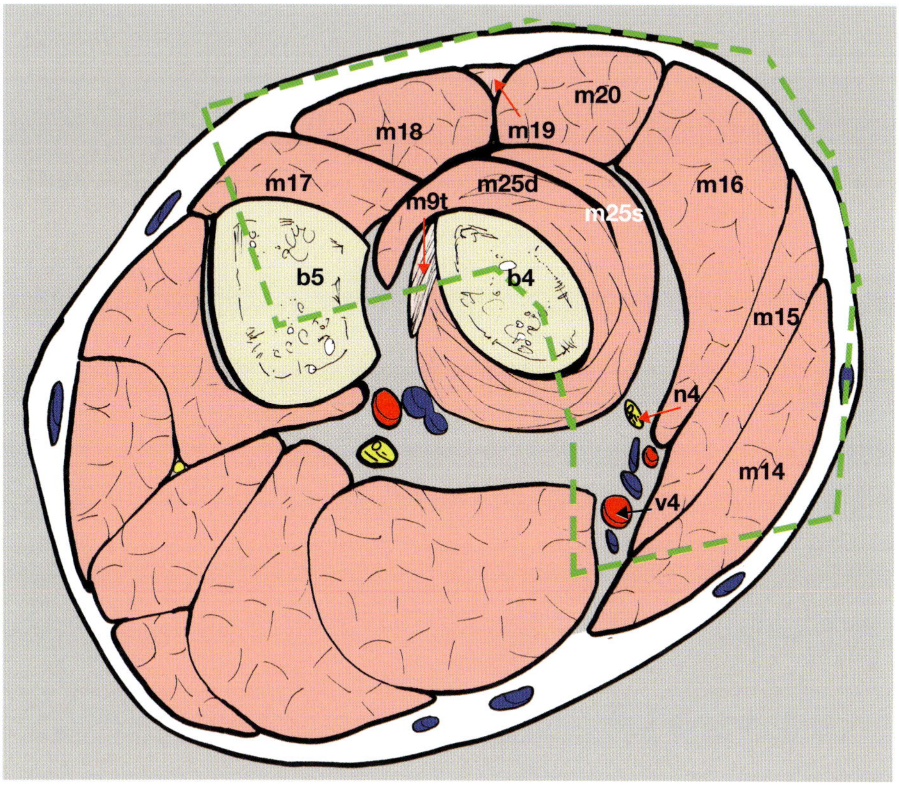

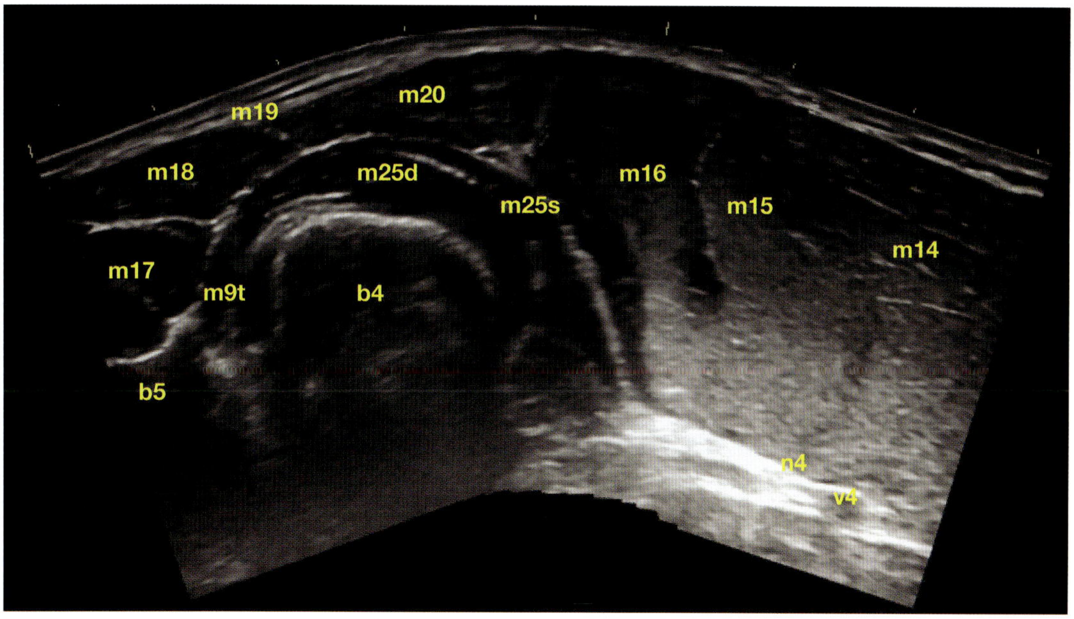

- m9t：上腕二頭筋腱
- m14：腕橈骨筋
- m15：長橈側手根伸筋
- m16：短橈側手根伸筋
- m17：肘筋
- m18：尺側手根伸筋
- m19：小指伸筋
- m20：総指伸筋
- m25d：回外筋深頭
- m25s：回外筋浅頭
- b4：橈骨
- b5：尺骨
- v4：橈骨動脈
- n4：橈骨神経
- 写真の左方向：内側（尺側）
- 写真の右方向：外側（橈側）

CHAPTER 5

手関節

手関節部の超音波検査を最も的確に行うためには，被検者を検者の反対側に座らせ，上肢を伸展させておく．手関節腹側面の観察は，前腕を回外位にして，手首を小さく丸めたタオルの上に置いて行う．一方，手関節背側面を観察する場合には，前腕を回内位にして，掌を丸めたタオルの上に置く．プローブは高周波のものを使用し，サイズは対象の大きさに合わせて25mm幅のもの，もしくは50mm幅のものにする．38mm幅のプローブがあれば最も取り扱いやすい．

正中神経と手根管は，手関節腹側の観察を行ううえで，中心的な意味合いを持っている．まず，遠位橈尺関節と舟状月状関節のレベルで，画像を描出する．その後，手根管へと正しくプローブを進めれば，手根管近位部，手根管遠位部（有鉤骨鉤のレベル），最後にそのすぐ遠位部の画像を描出することができる．これらの画像にはギヨン管も映っており，その内部には尺骨神経と尺骨動脈が走行する．ギヨン管がはっきりわかるのは豆状骨のレベルである．手根管近位部の尺側にプローブを当てれば，ギヨン管が手根管と平行に，その尺側を走っている様子を描出できる．

手関節腹側

手関節背側

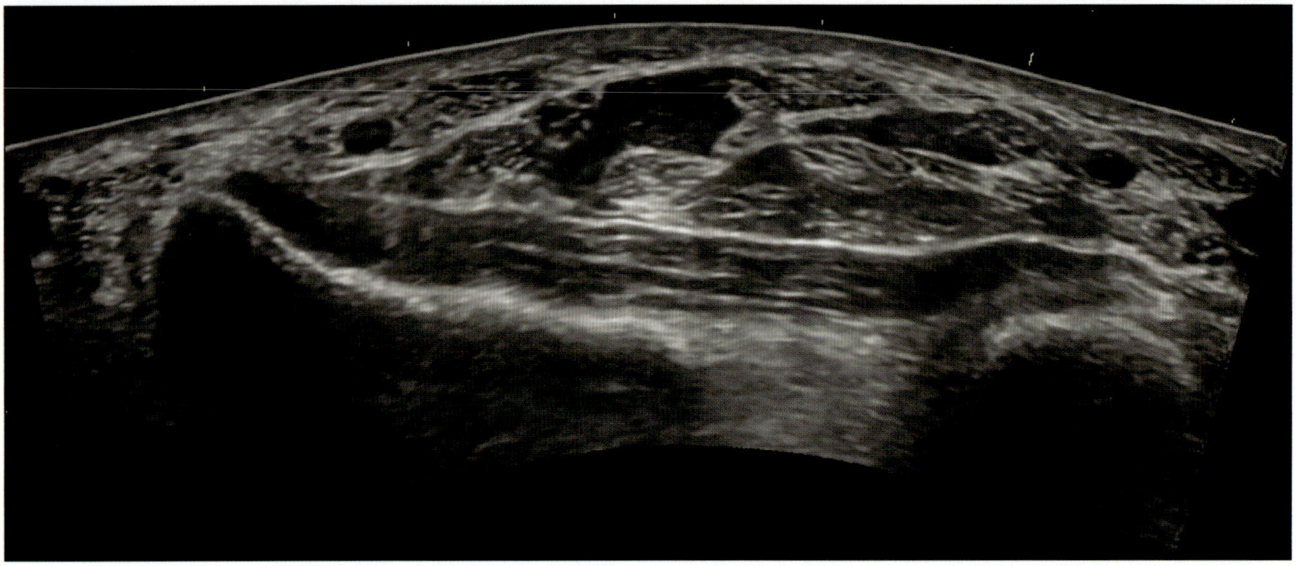

5.1: 方形回内筋

この画像は橈尺骨遠位部の横断面像である．画像中央部を占めているのが方形回内筋である．方形回内筋は，この画像に映っているすべての組織のなかで，唯一その長軸縦断面が描出されている筋肉である．その他すべての腱，神経，血管，骨といった組織では，その短軸横断面が映っている．正中神経は画像中央左（橈側）にあり，方形回内筋の上，橈側手根屈筋腱の下を走行している．長掌筋腱が画像中央の浅層に映っている．浅指屈筋と深指屈筋はすでにその筋腹を細めており，腱組織に移行している．
尺骨動脈は画像右（尺側）に，橈骨動脈は画像左に見える．尺骨神経は画像の右端，尺側手根屈筋の筋腱移行部の下方に映っている．また橈骨動脈の左には，内側枝と外側枝とに分岐した橈骨神経浅枝が見える．橈骨神経浅枝の外側枝の左には第1伸筋区画を走る2本の腱（長母指外転筋腱，短母指伸筋腱）が映っている．

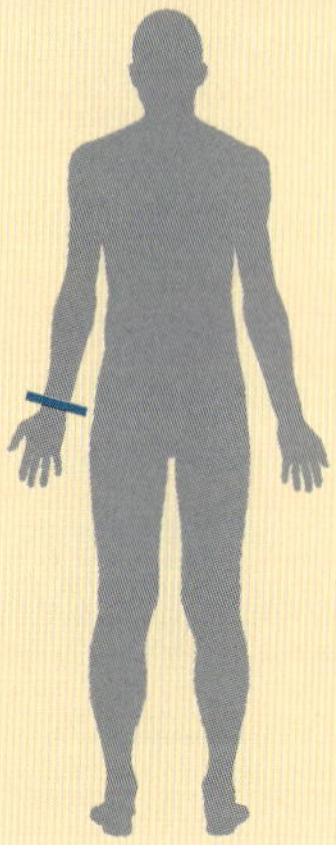

方形回内筋

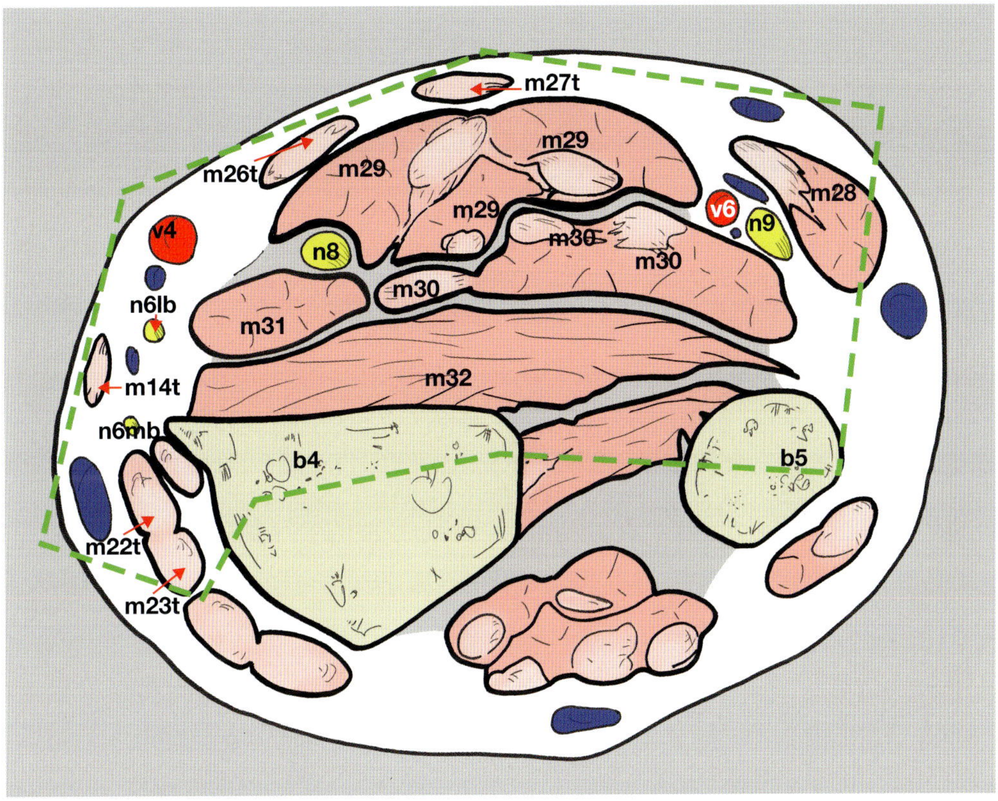

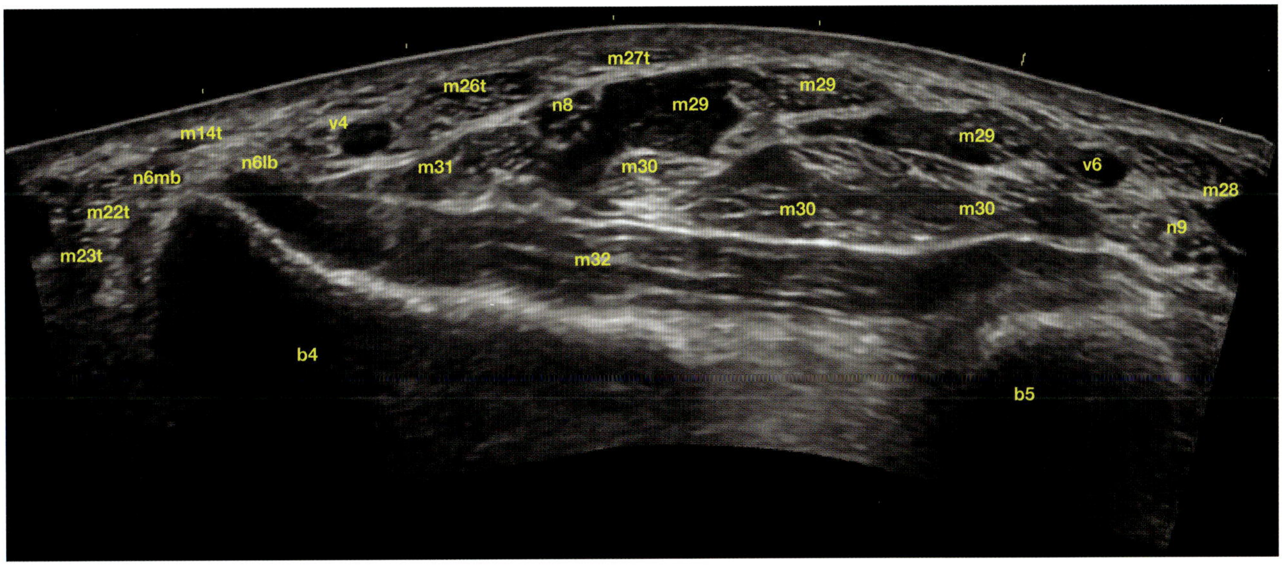

- m14t：腕橈骨筋腱
- m22t：長母指外転筋腱
- m23t：短母指伸筋腱
- m26t：橈側手根屈筋腱
- m27t：長掌筋腱
- m28：尺側手根屈筋
- m29：浅指屈筋
- m30：深指屈筋
- m31：長母指屈筋
- m32：方形回内筋
- b4：橈骨
- b5：尺骨
- v4：橈骨動脈
- v6：尺骨動脈
- n6lb：橈骨神経浅枝外側枝
- n6mb：橈骨神経浅枝内側枝
- n8：正中神経
- n9：尺骨神経
- 写真の左方向：橈側
- 写真の右方向：尺側

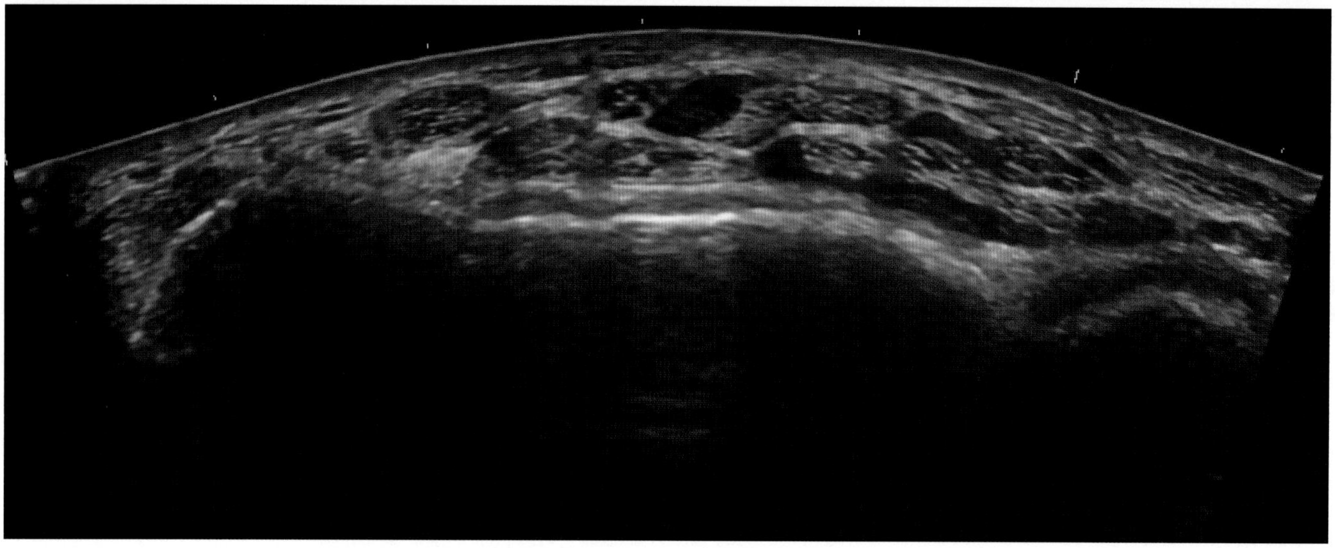

5.2: 橈尺関節

これは方形回内筋のすぐ遠位部の横断面像である．正中神経は橈側手根屈筋から離れて，尺側かつ浅層へと移動し，長掌筋腱に近づきつつある．このレベルでは浅指屈筋腱と深指屈筋腱が画像の広い部分を占めている．橈骨動脈と尺骨動脈はそれぞれ画像の両端に位置しており，尺骨動脈のすぐ右下（尺側）に尺骨神経が，橈骨動脈の左（橈側）に橈骨神経浅枝の2本の分枝が見える．第1伸筋区画（長母指外転筋腱，短母指伸筋腱）は橈骨神経浅枝の内側枝の下，外側枝の左に描出されている．橈側手根屈筋腱の左を走る腕橈骨筋腱は，この後，橈骨遠位部に停止する．尺側手根屈筋腱が尺骨動脈の上に見えている．

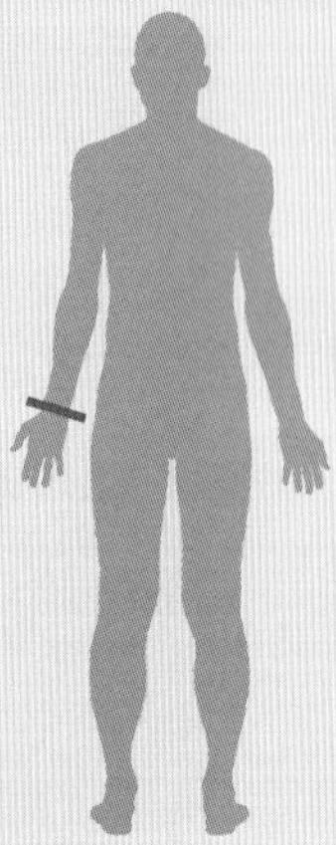

橈尺関節

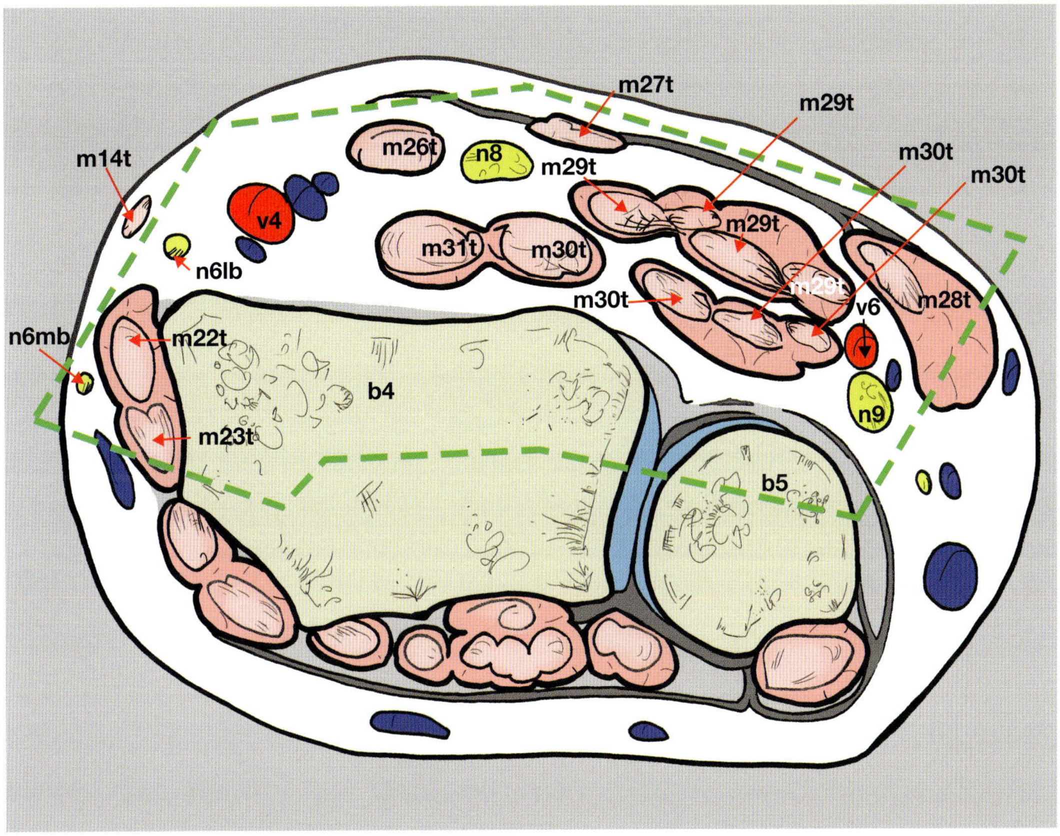

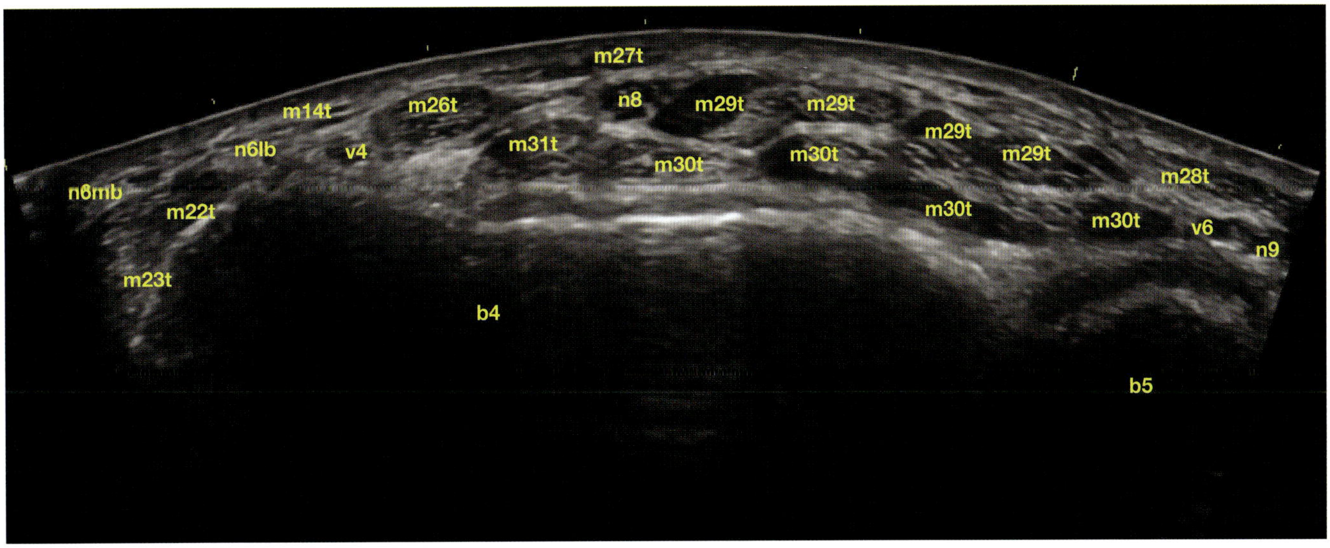

- m14t：腕橈骨筋腱
- m22t：長母指外転筋腱
- m23t：短母指伸筋腱
- m26t：橈側手根屈筋腱
- m27t：長掌筋腱
- m28t：尺側手根屈筋腱
- m29t：浅指屈筋腱
- m30t：深指屈筋腱
- m31t：長母指屈筋腱
- b4：橈骨
- b5：尺骨
- v4：橈骨動脈
- v6：尺骨動脈
- n6lb：橈骨神経浅枝外側枝
- n6mb：橈骨神経浅枝内側枝
- n8：正中神経
- n9：尺骨神経
- 写真の左方向：橈側
- 写真の右方向：尺側

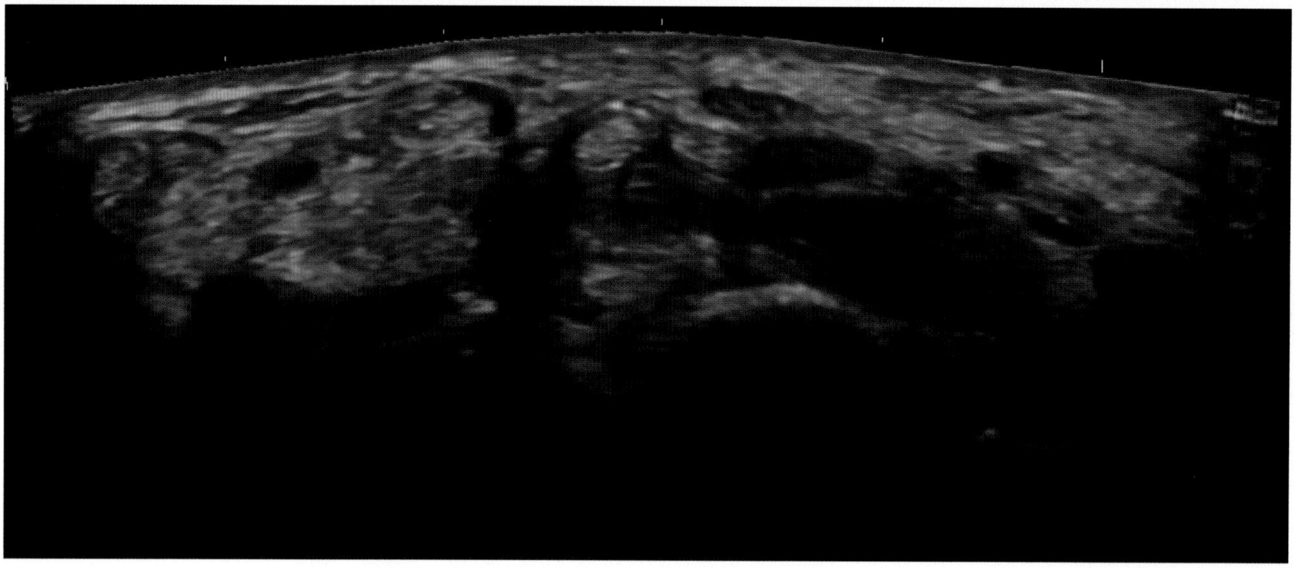

5.3: 舟状月状関節

この画像の下方には舟状月状関節が描出されている．舟状月状靱帯が2つの骨を連結する．正中神経は長掌筋腱の下を走行し，その左（橈側）には橈側手根屈筋腱が見える．このレベルでは，屈筋群は完全に腱組織となっている．尺骨神経と尺骨動脈は画像右（尺側），尺側手根屈筋腱の下層に映っている．橈骨動脈と橈骨神経浅枝の外側枝が画像左に，さらにその左には第1伸筋区画を走る腱（長母指外転筋腱，短母指伸筋腱）が見えている．

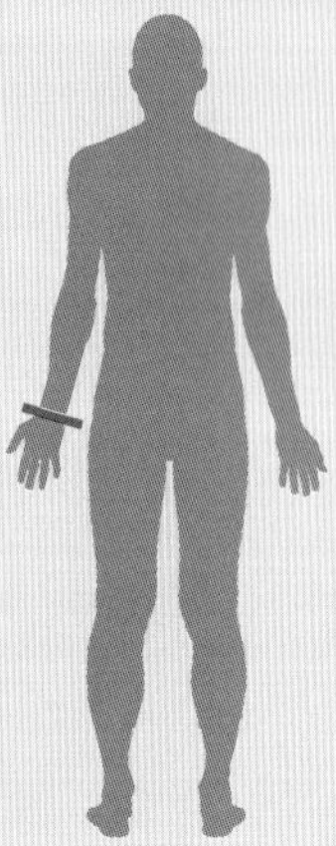

舟状月状関節

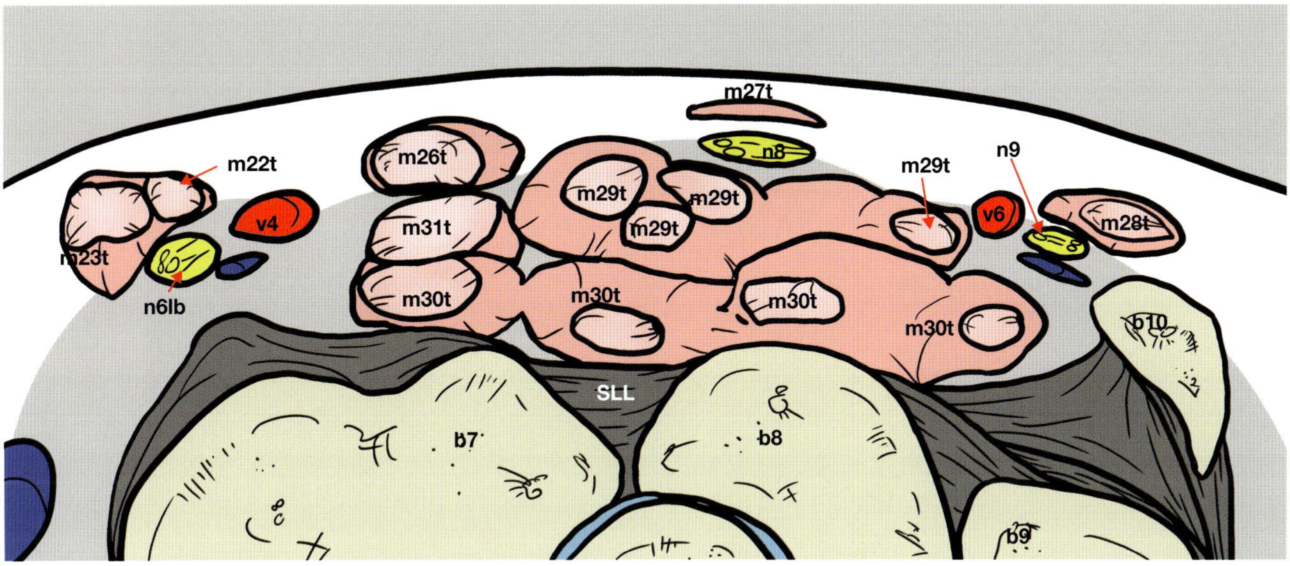

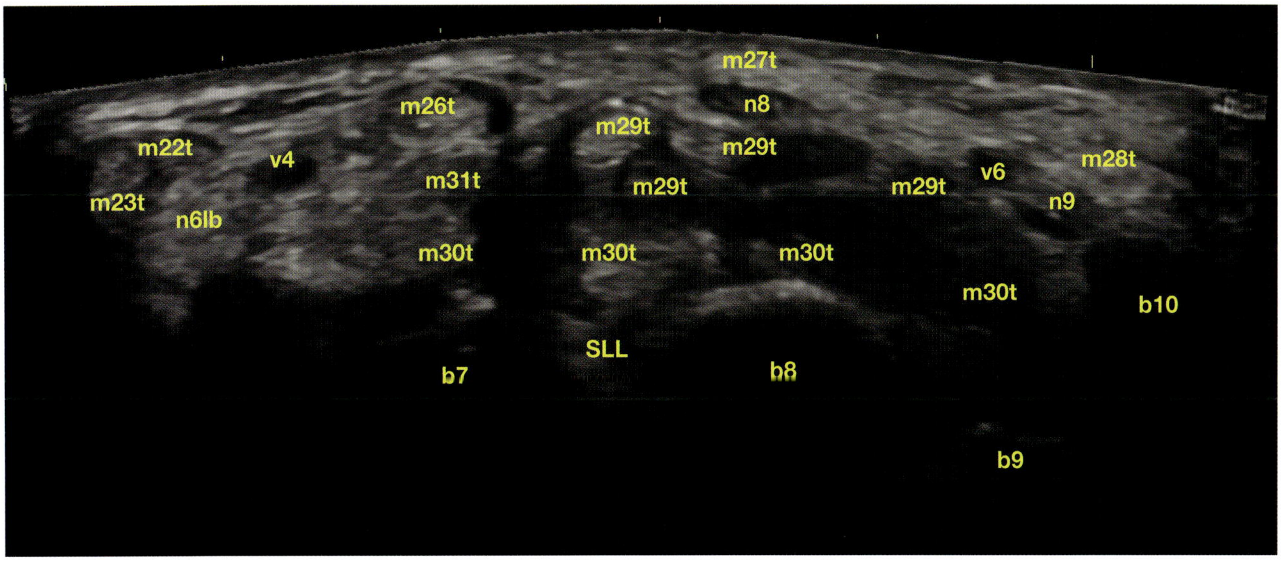

- m22t：長母指外転筋腱
- m23t：短母指伸筋腱
- m26t：橈側手根屈筋腱
- m27t：長掌筋腱
- m28t：尺側手根屈筋腱
- m29t：浅指屈筋腱
- m30t：深指屈筋腱
- m31t：長母指屈筋腱
- b7：舟状骨
- b8：月状骨
- b9：三角骨
- b10：豆状骨
- v4：橈骨動脈
- v6：尺骨動脈
- SLL：舟状月状靭帯
- n6lb：橈骨神経浅枝外側枝
- n8：正中神経
- n9：尺骨神経
- 写真の左方向：橈側
- 写真の右方向：尺側

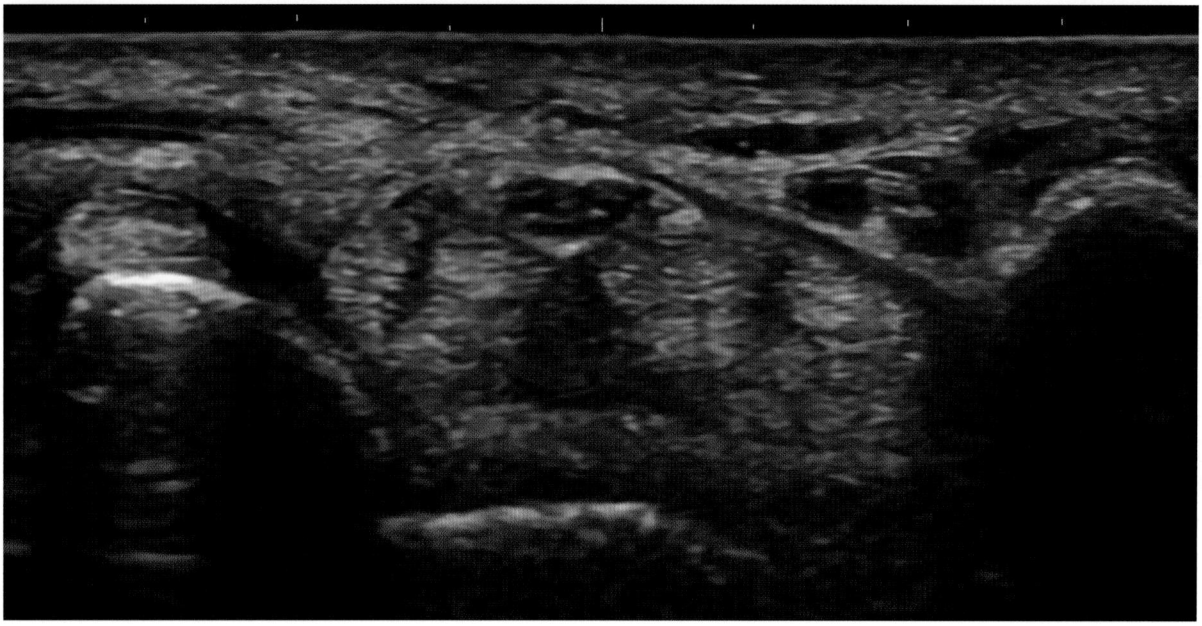

5.4: 手根管近位部

これは手根管の近位開口部の横断面像である．豆状骨が右（尺側）の壁を，舟状骨の遠位突起が左（橈側）の壁を形成する．横手根靱帯がアーチ状に手根管を覆っているのが見える．横手根靱帯の尺側部はギヨン管を覆う．浅指屈筋腱，深指屈筋腱，長母指屈筋腱は正中神経に沿って手根管内を走行している．尺骨神経は豆状骨と尺骨動脈の間に見える．画像の左側には，橈側手根屈筋腱が横手根靱帯と舟状骨の上に映っている．橈側手根屈筋のさらに表層を短母指外転筋が走行する．

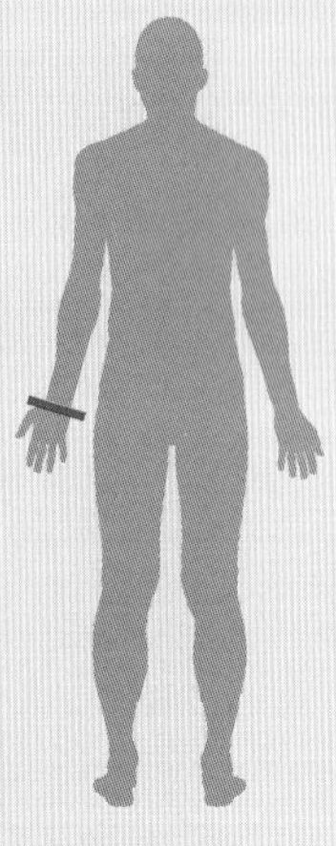

手根管近位部

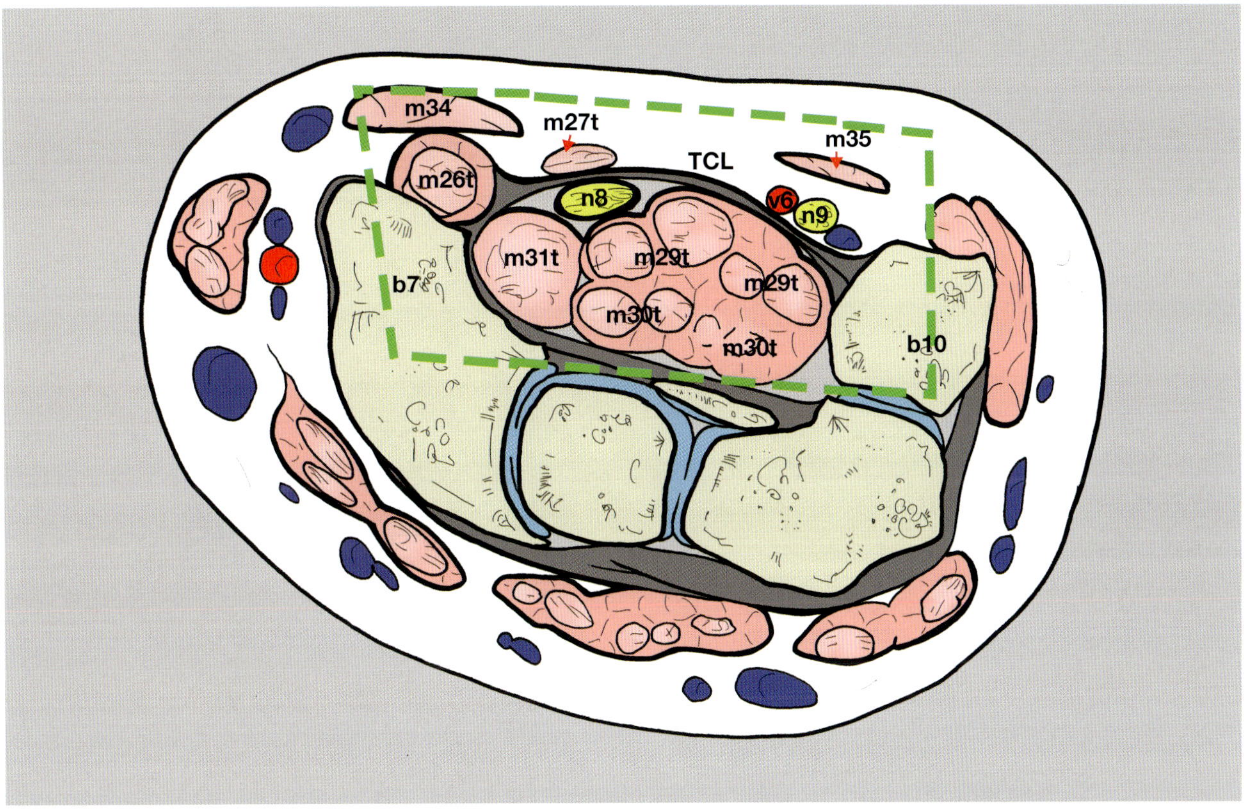

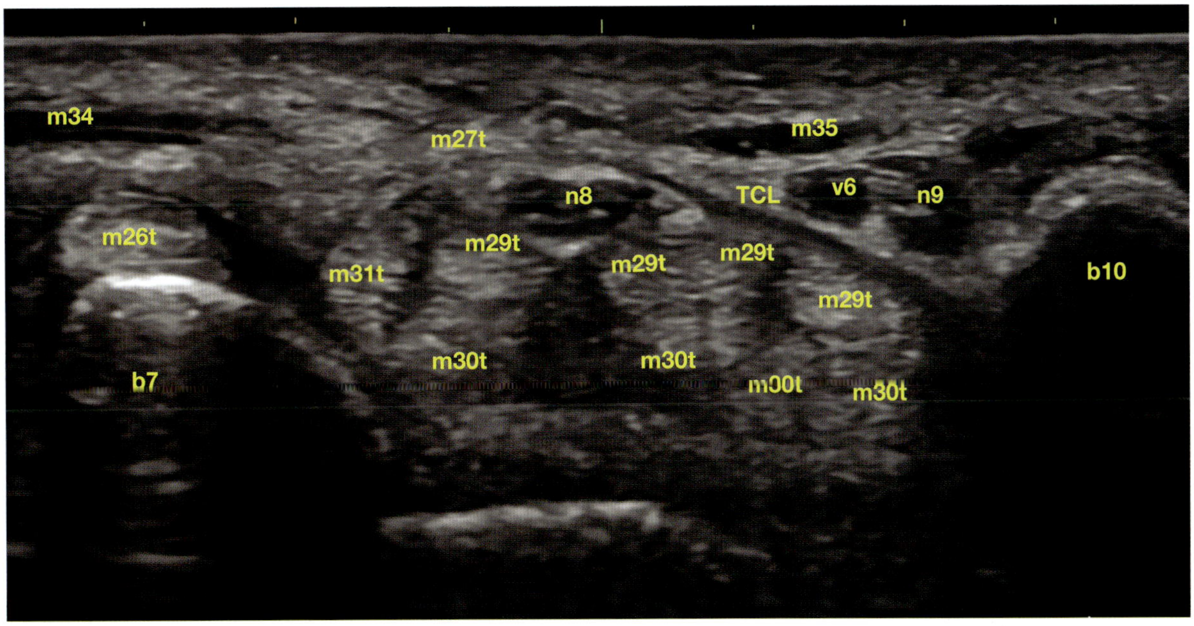

- m26t：橈側手根屈筋腱
- m27t：長掌筋腱
- m29t：浅指屈筋腱
- m30t：深指屈筋腱
- m31t：長母指屈筋腱
- m34：短母指外転筋
- m35：短掌筋
- b7：舟状骨
- b10：豆状骨
- v6：尺骨動脈
- TCL：横手根靱帯
- n8：正中神経
- n9：尺骨神経
- 写真の左方向：橈側
- 写真の右方向：尺側

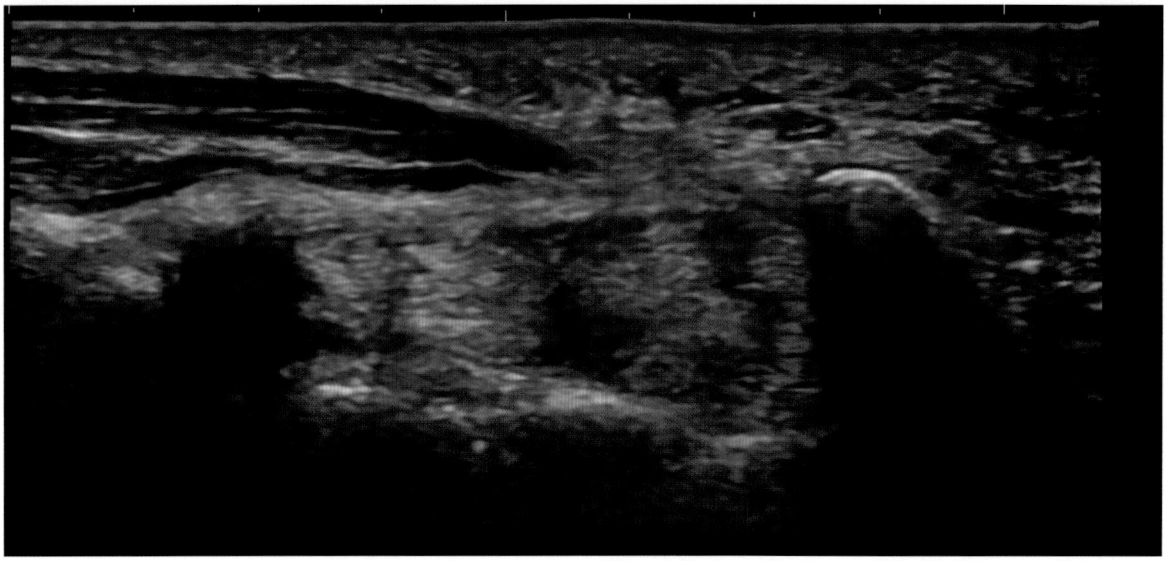

5.5: 横手根靱帯

この画像は遠位手根列のレベルでの手根管の横断面像である．有鉤骨鉤が手根管の右（尺側）の壁を，大菱形骨が左（橈側）の壁を形成している．手根管の底部は有頭骨と小菱形骨によって形成されている．横手根靱帯が手根管の上部を覆っているが，その厚さは近位部より明らかに厚い．正中神経と浅指屈筋腱，深指屈筋腱，長母指屈筋腱が横手根靱帯の下に見える．手根管の幅は，遠位部では近位部に比べて狭くなるが，その深さは深くなっている．母指球筋，特に短母指屈筋と短母指外転筋が橈側から横手根靱帯の上に張り出しているのが見える．尺骨神経はすでに浅枝と深枝とに分枝しているが，両者とも有鉤骨の右にあり，まだ尺骨動脈に隣接している．小指球を形成する短掌筋と短小指屈筋が画像右端に見えている．

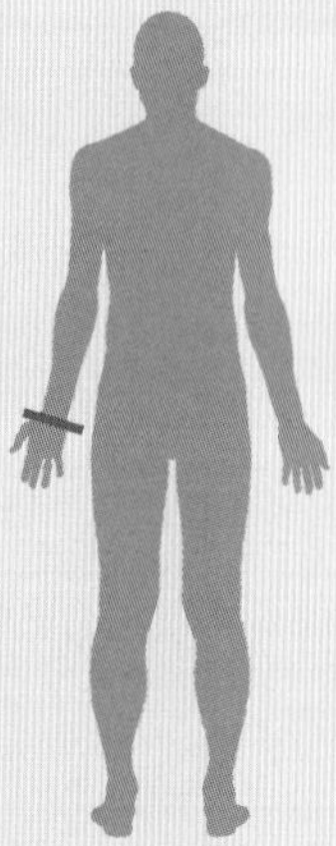

横手根靱帯

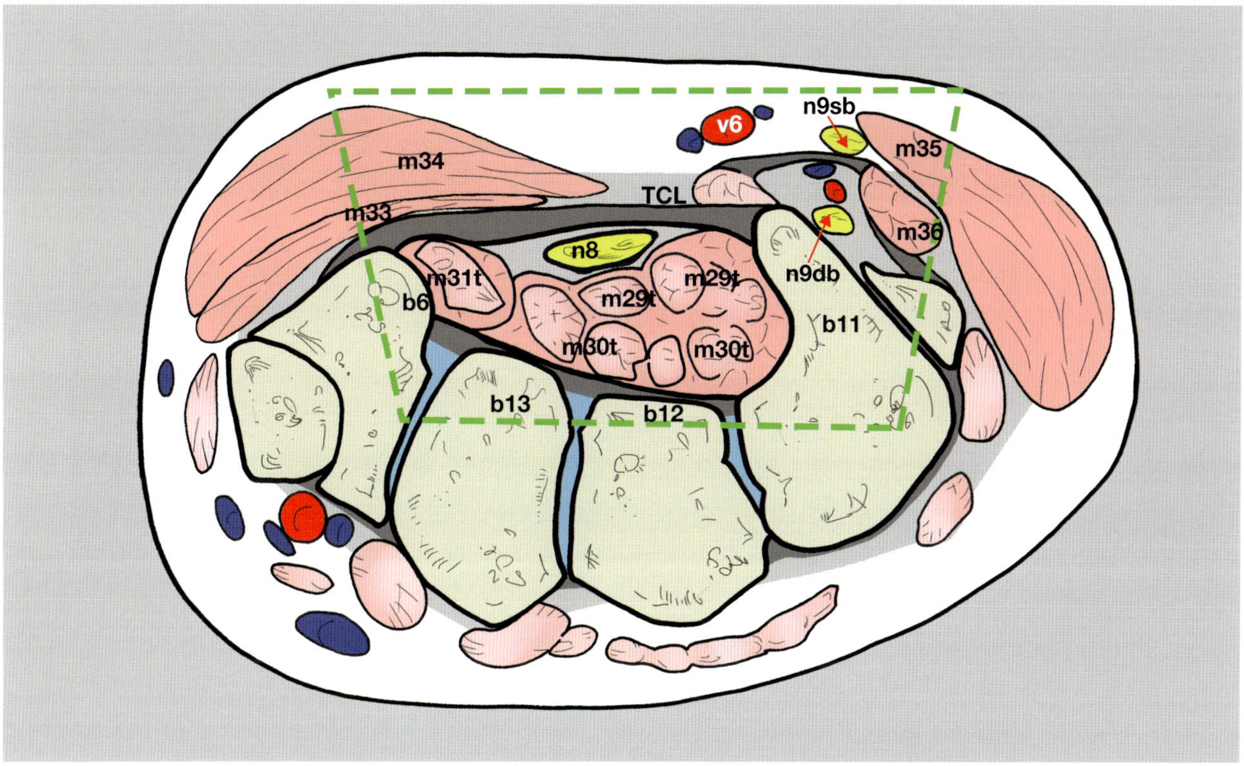

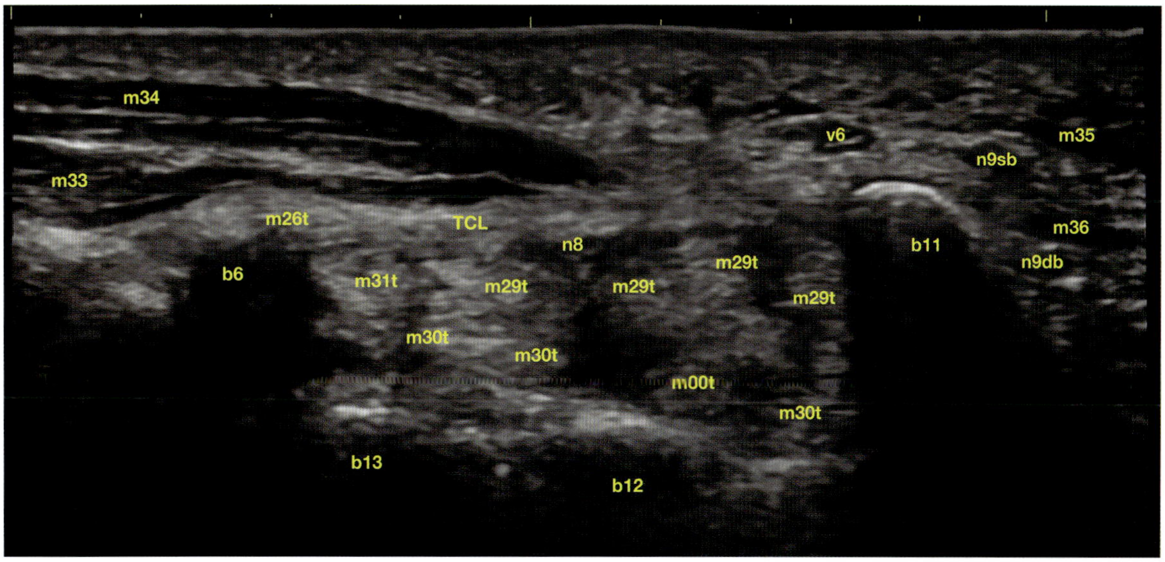

- m26t：橈側手根屈筋腱
- m29t：浅指屈筋腱
- m30t：深指屈筋腱
- m31t：長母指屈筋腱
- m33：短母指屈筋
- m34：短母指外転筋
- m35：短掌筋
- m36：短小指屈筋
- b6：大菱形骨
- b11：有鉤骨
- b12：有頭骨
- b13：小菱形骨
- v6：尺骨動脈
- TCL：横手根靱帯
- n8：正中神経
- n9db：尺骨神経腹側枝
- n9sb：尺骨神経浅枝
- 写真の左方向：橈側
- 写真の右方向：尺側

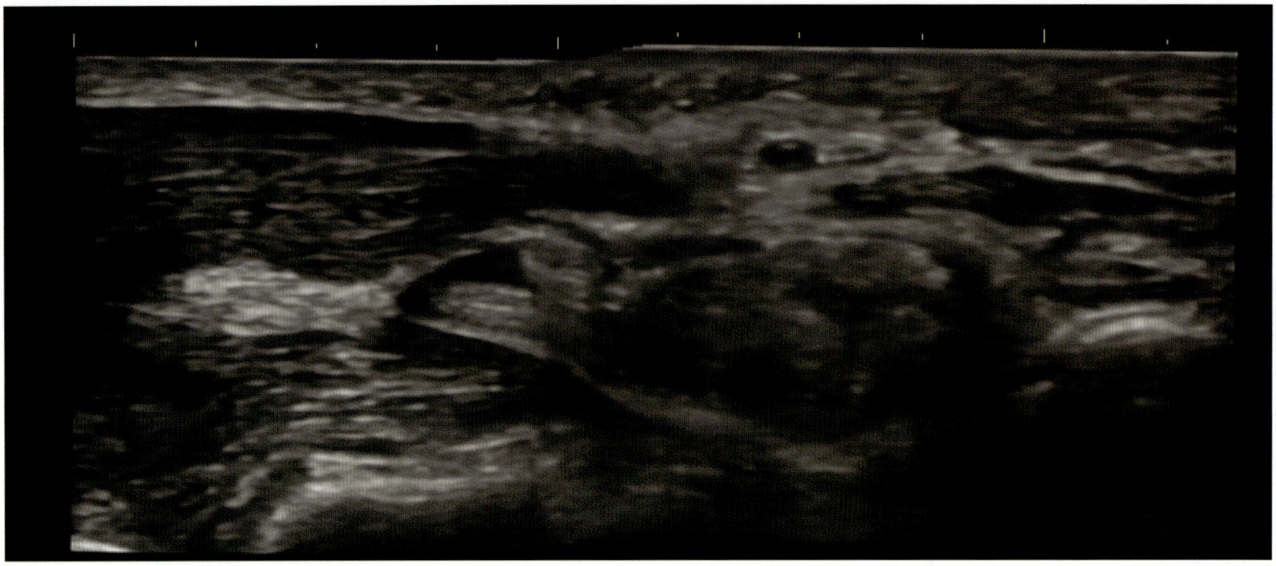

5.6: 手根管遠位部

この画像は手根管遠位の横断像である．小指球と母指球の筋群が，屈筋腱と正中神経の上に幾重にも折り重なって見える．長母指屈筋腱は短母指屈筋の浅頭と深頭との間を分けるように走行している．屈筋腱は掌の深部に潜っていくにつれ，その異方性のために，画像上少しぼやけて見える．正中神経は終末枝に分岐し始めると扁平化していく．尺骨動脈に隣接する尺骨神経深枝は，かすかではあるがまだ見えている．尺骨神経浅枝は尺骨動脈に沿って，深枝は短小指屈筋と小指対立筋との間を走行する．画像下部には中手骨頭が並んで見えている．

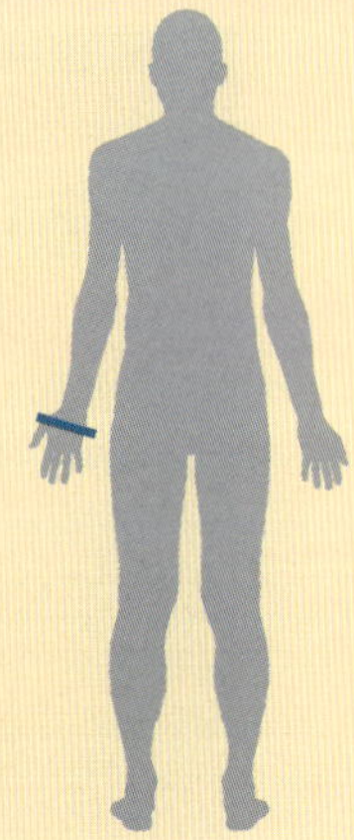

手根管遠位部

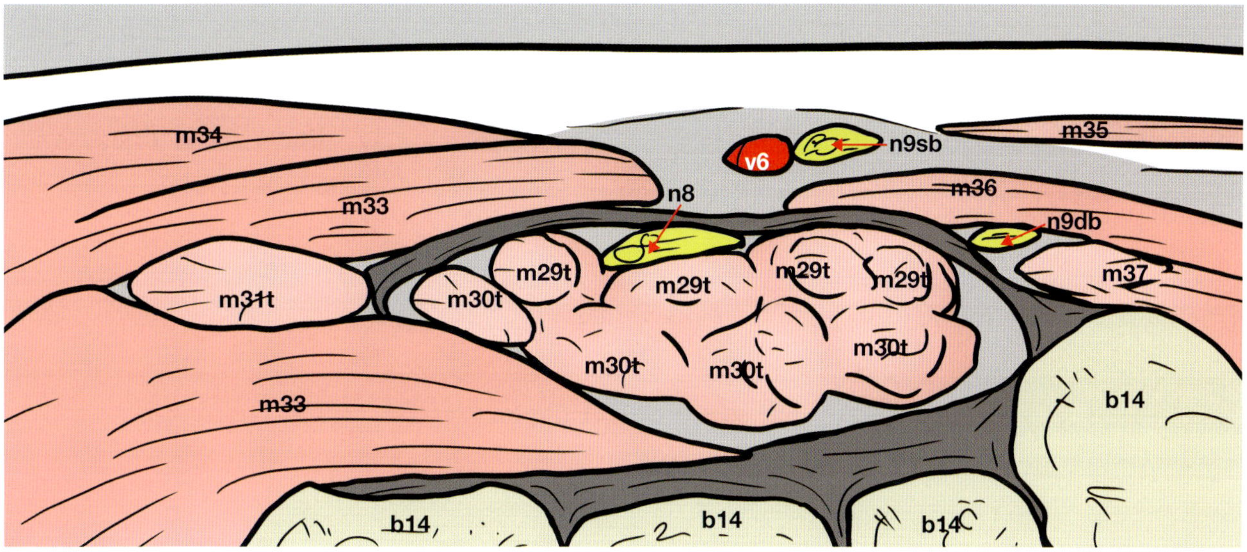

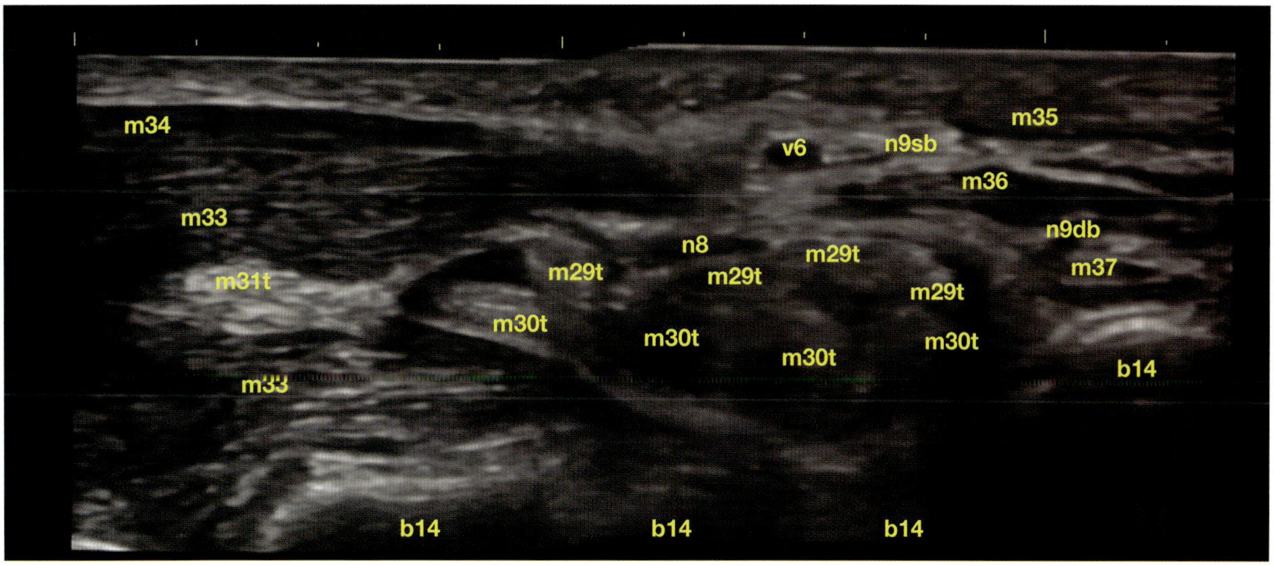

- m29t：浅指屈筋腱
- m30t：深指屈筋腱
- m31t：長母指屈筋腱
- m33：短母指屈筋
- m34：短母指外転筋
- m35：短掌筋
- m36：短小指屈筋
- m37：小指対立筋
- b14：中手骨
- v6：尺骨動脈
- n8：正中神経
- n9db：尺骨神経腹側枝
- n9sb：尺骨神経浅枝
- 写真の左方向：橈側
- 写真の右方向：尺側

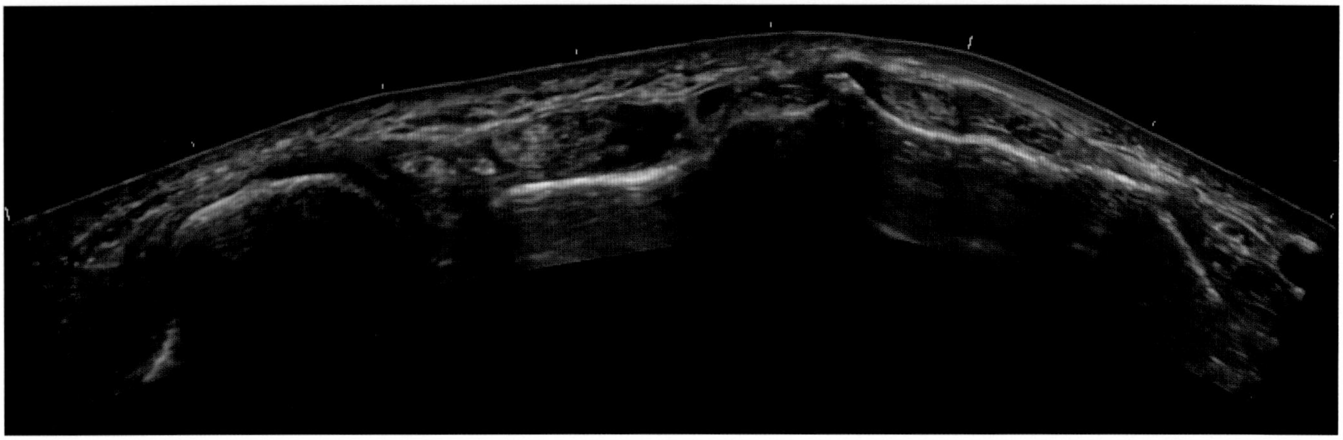

5.7: 伸筋区画

この画像は橈骨遠位にあるリスター結節における横断面像で，前腕遠位背側面の画像と同じものである．6つの伸筋区画のすべてが描出されている．リスター結節の右（橈側）に第1および第2伸筋区画がある．橈骨神経浅枝の外側枝が第1伸筋区画の上を，内側枝が第4伸筋区画の上を走行している．第3伸筋区画は大抵の場合，リスター結節の左（尺側）に見える．

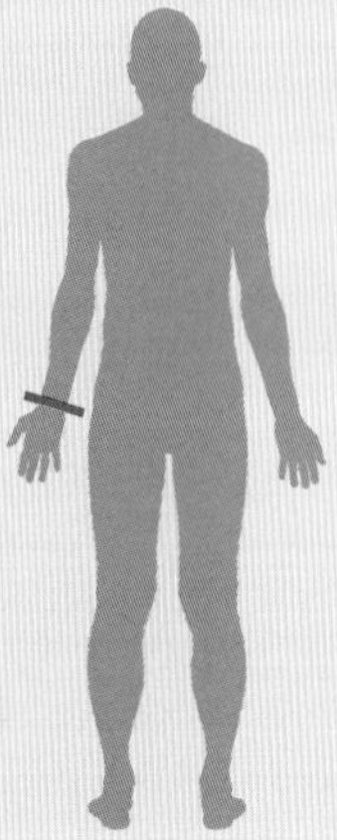

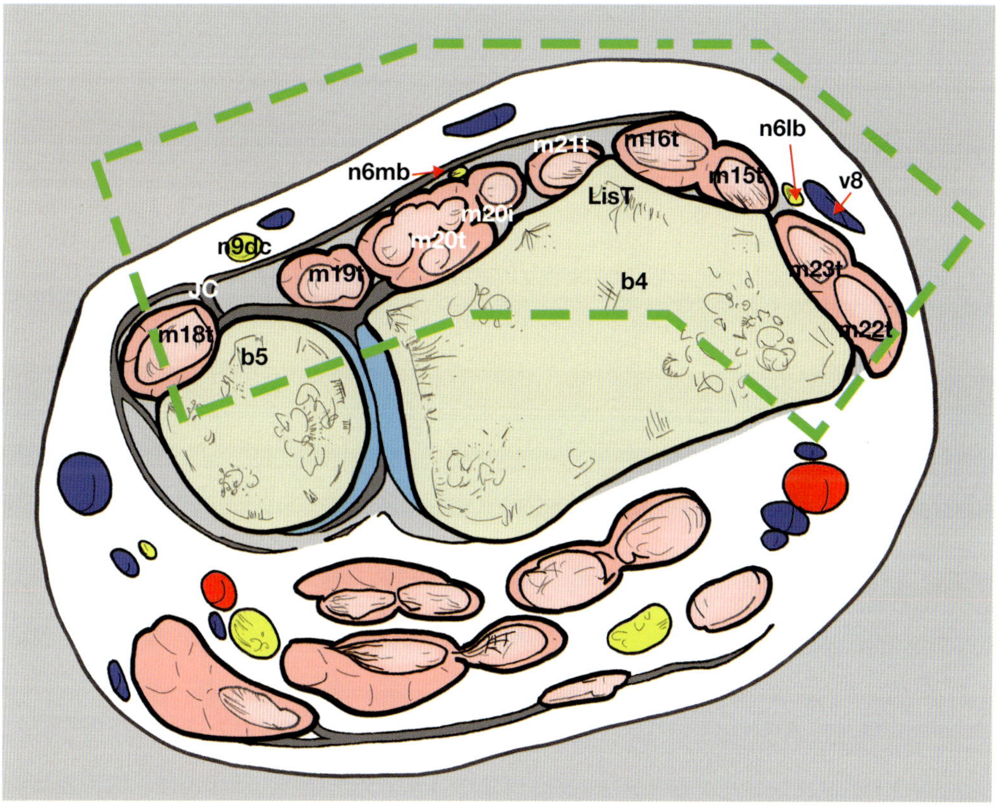

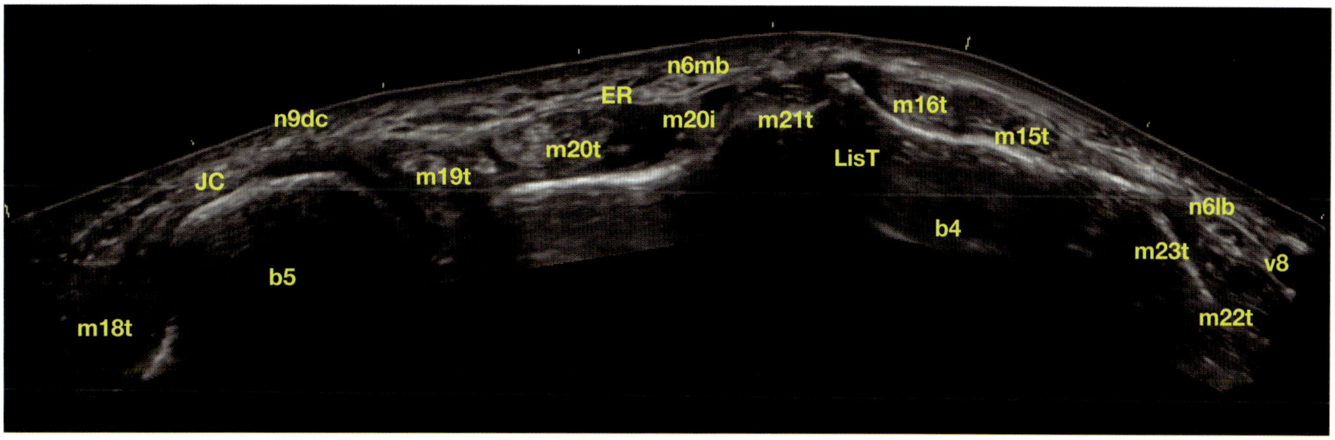

- m15t：長橈側手根伸筋腱
- m16t：短橈側手根伸筋腱
- m18t：尺側手根伸筋腱
- m19t：小指伸筋腱
- m20t：総指伸筋腱
- m20i：固有示指伸筋
- m21t：長母指伸筋腱
- m22t：長母指外転筋腱
- m23t：短母指伸筋腱
- b4：橈骨
- b5：尺骨
- LisT：リスター結節
- v8：橈側皮静脈
- ER：伸筋支帯
- JC：関節包
- n6lb：橈骨神経浅枝外側枝
- n6mb：橈骨神経浅枝内側枝
- n9dc：尺骨神経背側枝
- 写真の左方向：尺側
- 写真の右方向：橈側

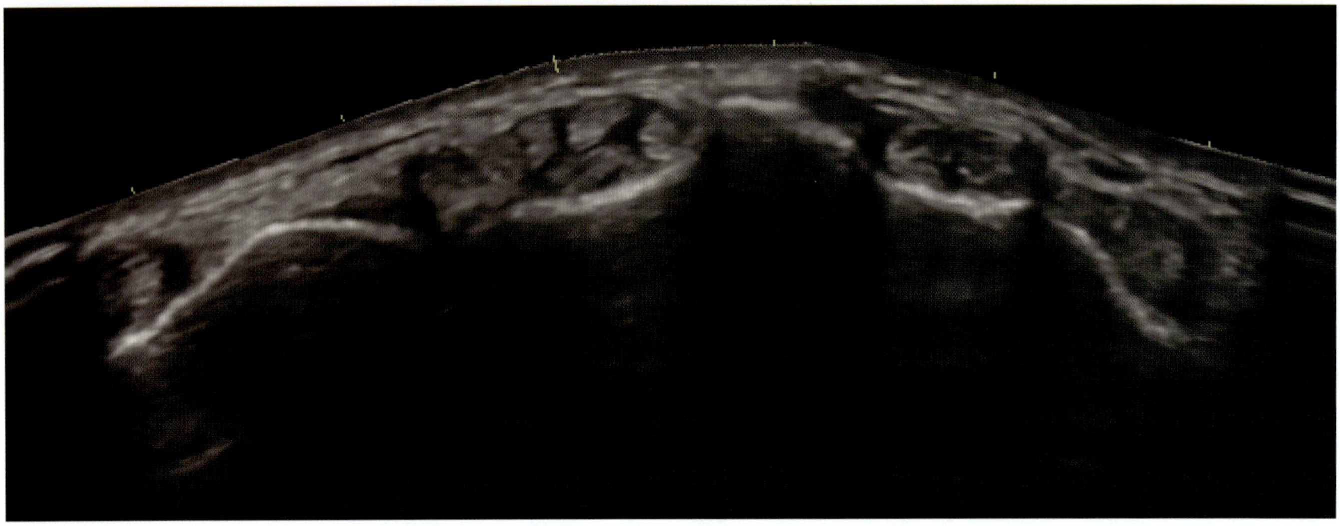

5.8: 第3伸筋区画の変異

この画像では，第3伸筋区画がリスター結節の右（橈側）に映っており，変異であることがわかる．第6伸筋区画は尺骨の上（背側）にあり，そのなかを走る尺側手根伸筋腱は，この後，尺骨茎状突起，三角線維軟骨複合体，三角骨の上を走行していく．第4伸筋区画は橈骨の上に，第5伸筋区画は尺骨の上に見えている．

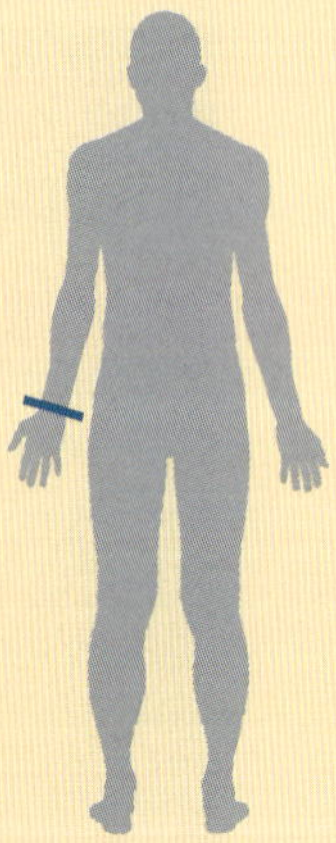

第3伸筋区画の変異

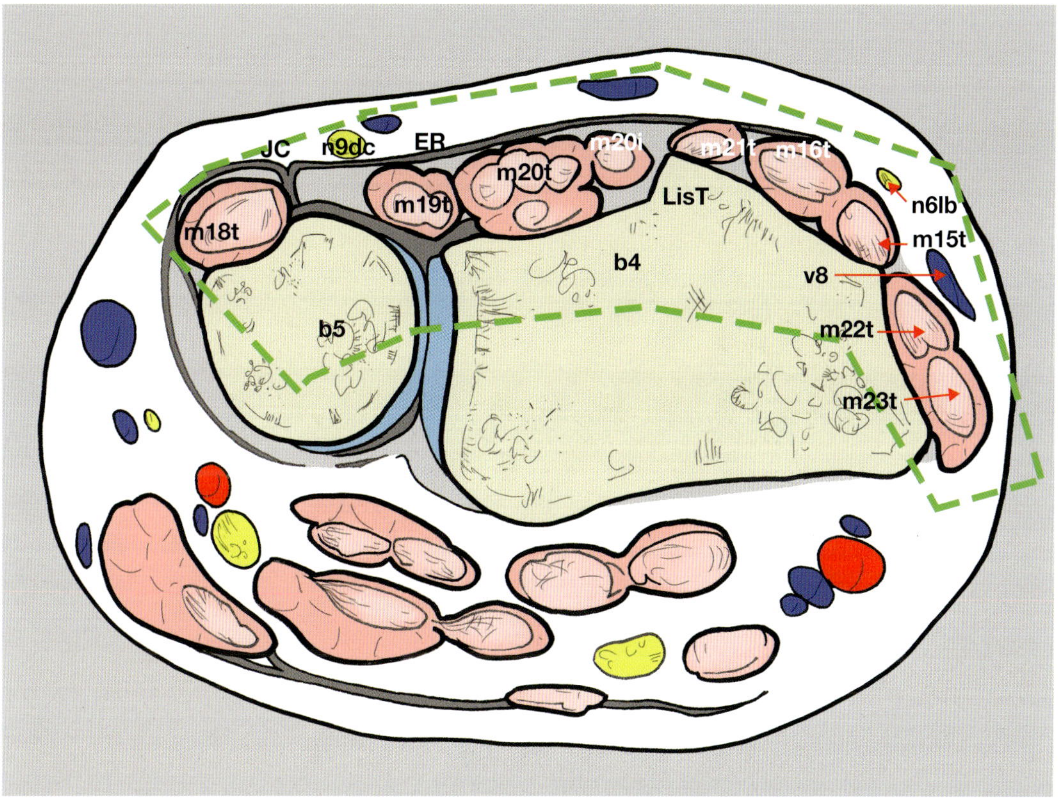

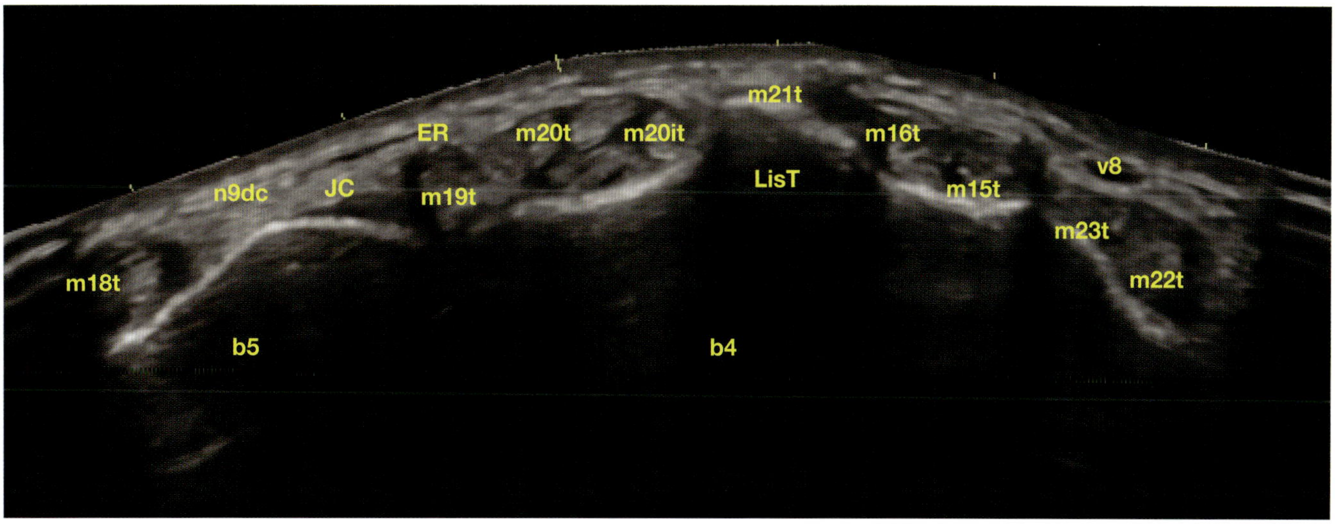

- m15t：長橈側手根伸筋腱
- m16t：短橈側手根伸筋腱
- m18t：尺側手根伸筋腱
- m19t：小指伸筋腱
- m20t：総指伸筋腱
- m20it：固有示指伸筋腱
- m21t：長母指伸筋腱
- m22t：長母指外転筋腱
- m23t：短母指伸筋腱
- b4：橈骨
- b5：尺骨
- LisT：リスター結節
- v8：橈側皮静脈
- ER：伸筋支帯
- JC：関節包
- n6lb：橈骨神経浅枝外側枝
- n9dc：尺骨神経背側枝
- 写真の左方向：尺側
- 写真の右方向：橈側

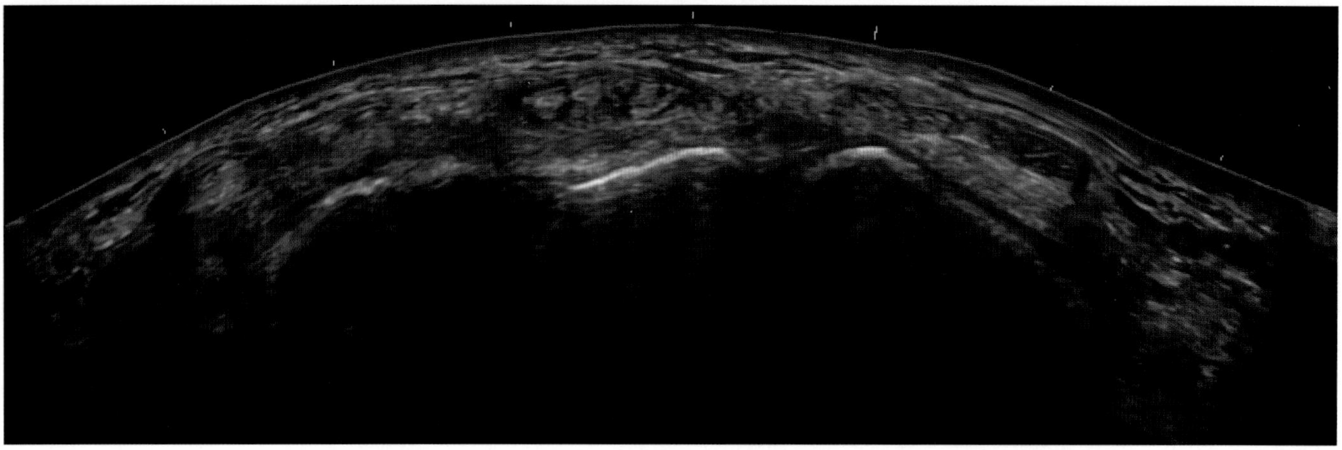

5.9: 近位手根列

この画像は，プローブを遠位方向に動かして，舟状月状関節を観察した横断像である．長母指伸筋（第3伸筋区画）は右（橈側）に移動し始めており，長・短橈側手根伸筋腱（第2伸筋区画）を乗り越え，停止部である第1中手骨に向かう．背側手根間靱帯が月状骨と三角骨の上（背側）に見える．橈骨神経浅枝の2本の枝はそれぞれ第1伸筋区画と第4伸筋区画の上にとどまっている．

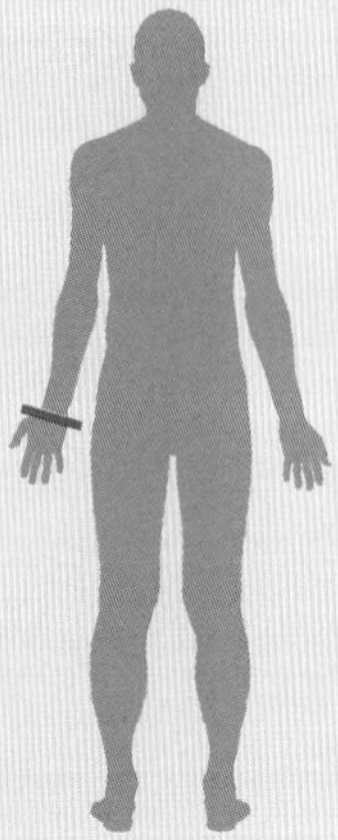

近位手根列

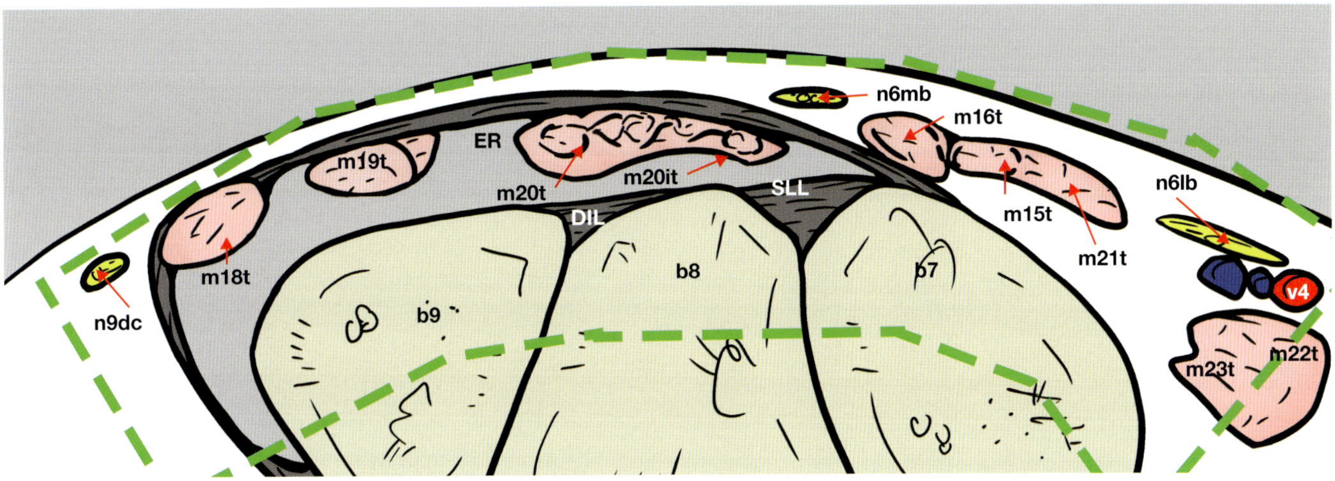

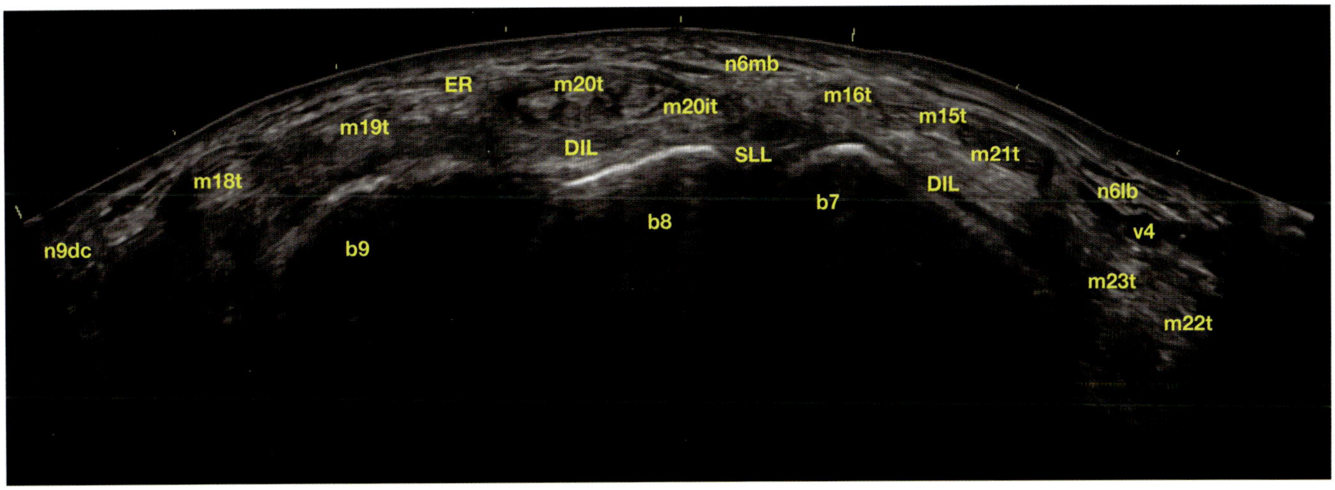

- m15t：長橈側手根伸筋腱
- m16t：短橈側手根伸筋腱
- m18t：尺側手根伸筋腱
- m19t：小指伸筋腱
- m20t：総指伸筋腱
- m20it：固有示指伸筋腱
- m21t：長母指伸筋腱
- m22t：長母指外転筋腱
- m23t：短母指伸筋腱
- b7：舟状骨
- b8：月状骨
- b9：三角骨
- v4：橈骨動脈
- DIL：背側手根間靱帯
- ER：伸筋支帯
- SLL：舟状月状靱帯
- n6lb：橈骨神経浅枝外側枝
- n6mb：橈骨神経浅枝内側枝
- n9dc：尺骨神経背側枝
- 写真の左方向：尺側
- 写真の右方向：橈側

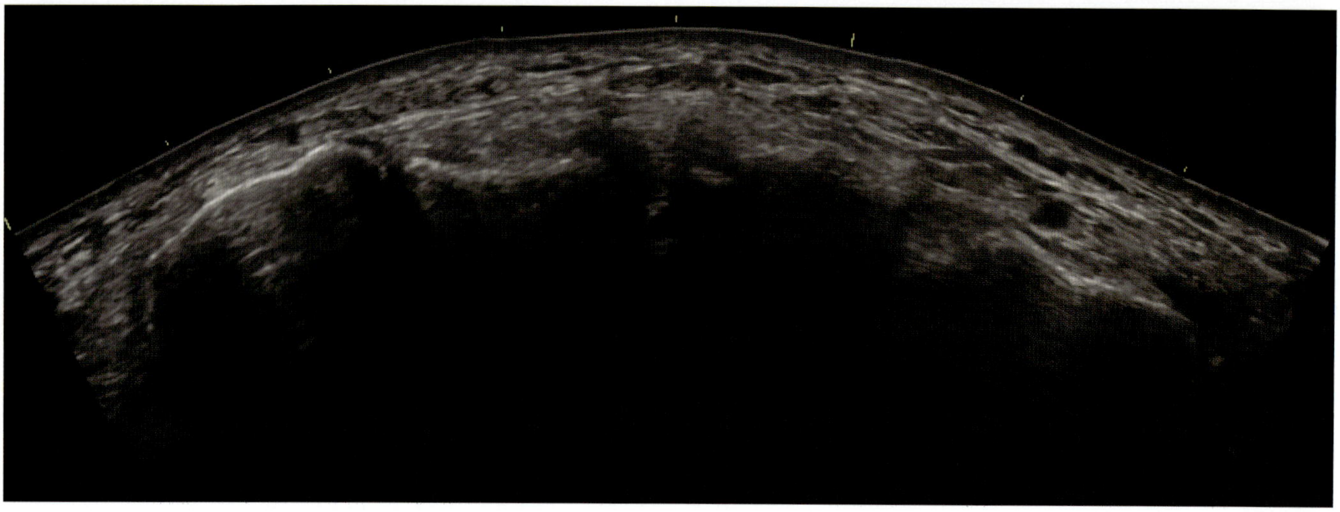

5.10: 遠位手根列

この画像は遠位手根列の横断像である．総指伸筋（第4伸筋区画）の1本1本の腱が区別できるようになっている．長・短橈側手根伸筋腱はその停止部である第2および第3中手骨に向かっている．長母指伸筋が第1中手骨に向かって斜めに走行している様子がわかる．短母指伸筋は橈骨動脈に並走しながら，大菱形骨へ停止しつつある．長母指外転筋が画像右（橈側）に映っている．

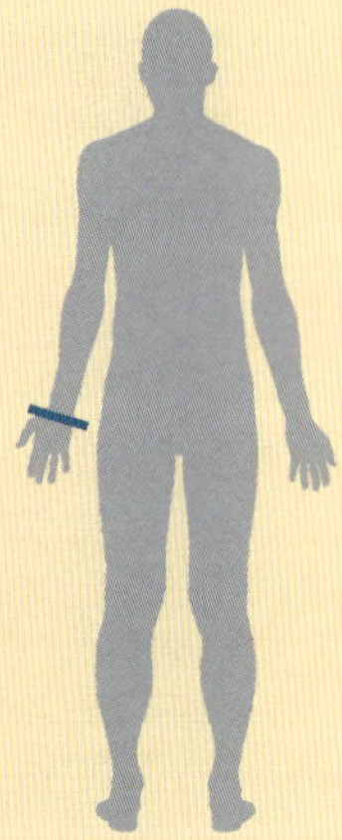

遠位手根列

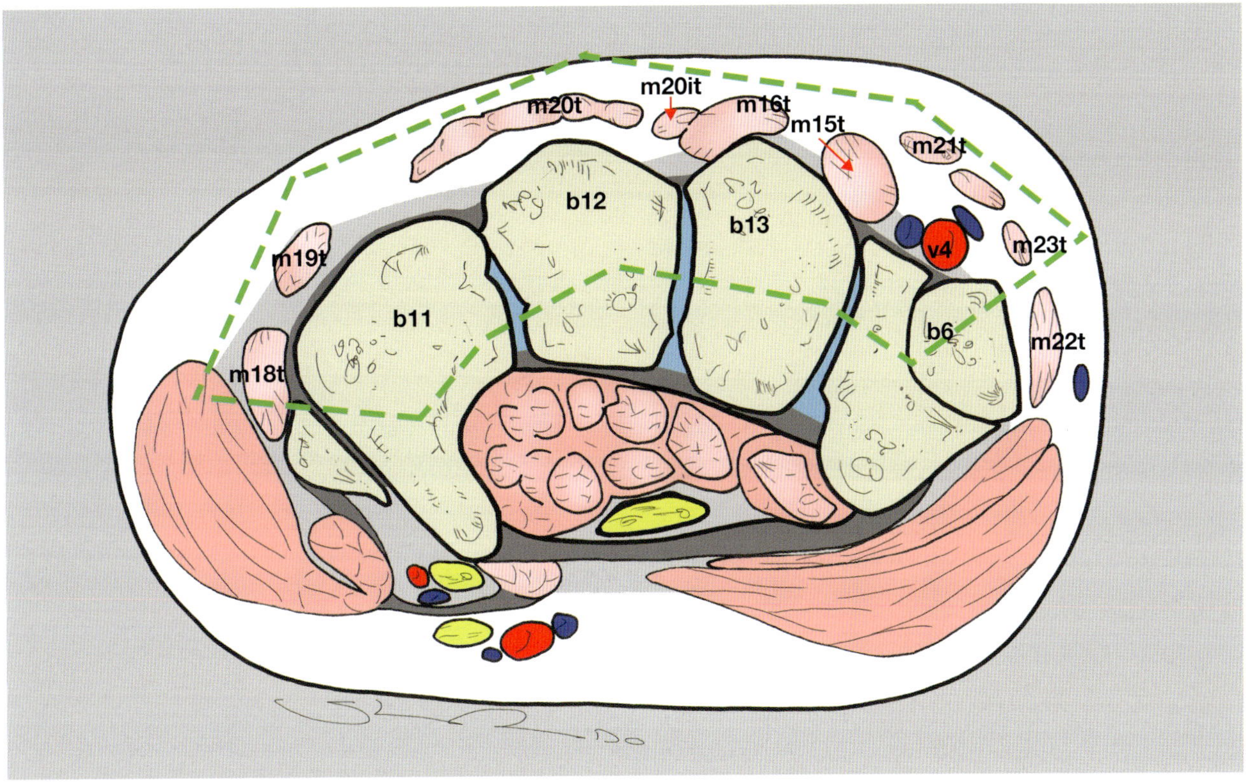

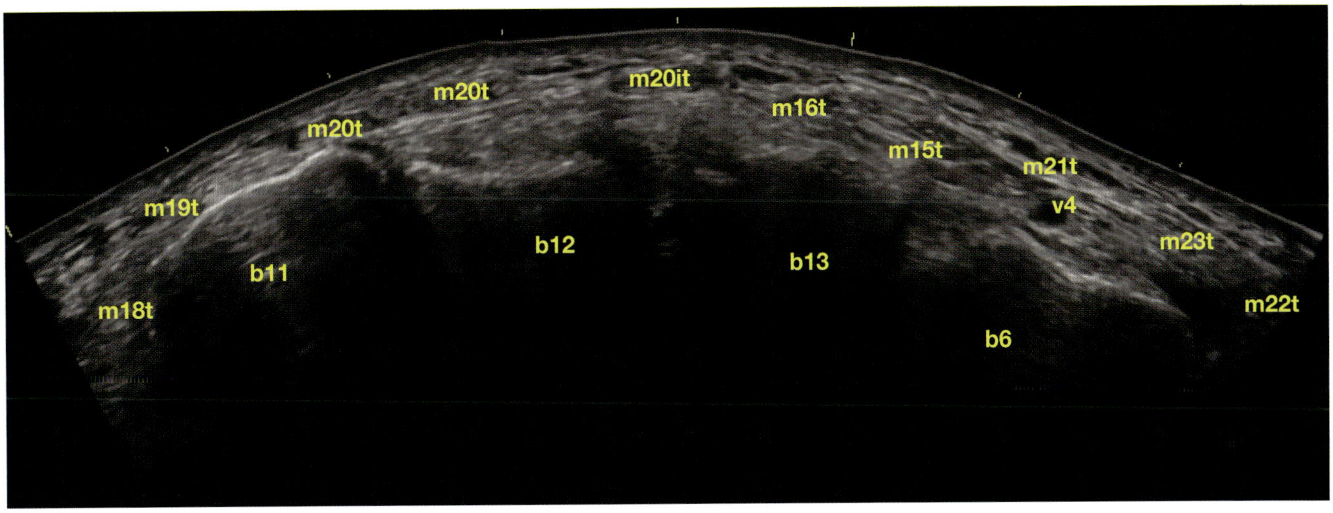

- m15t：長橈側手根伸筋腱
- m16t：短橈側手根伸筋腱
- m18t：尺側手根伸筋腱
- m19t：小指伸筋腱
- m20t：総指伸筋腱
- m20it：固有示指伸筋腱
- m21t：長母指伸筋腱
- m22t：長母指外転筋腱
- m23t：短母指伸筋腱
- b6：大菱形骨
- b11：有鉤骨
- b12：有頭骨
- b13：小菱形骨
- v4：橈骨動脈
- 写真の左方向：尺側
- 写真の右方向：橈側

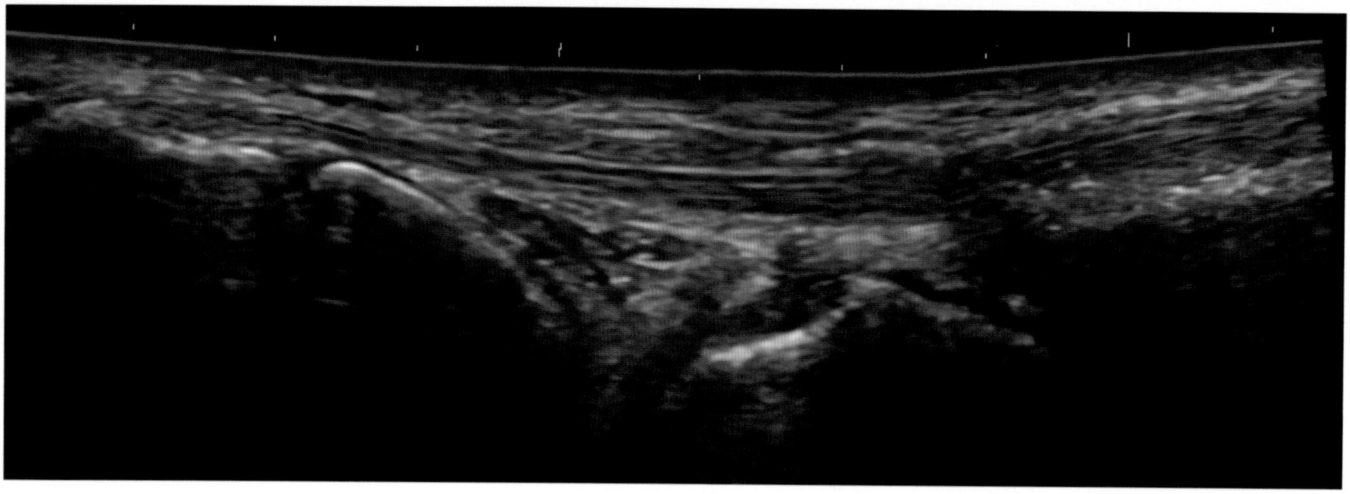

5.11: 手関節橈側の矢状断

これは手関節橈側面の矢状断像で，画像の横幅を広くとってある．長母指外転筋（第1伸筋区画）が橈骨茎状突起，舟状骨，大菱形骨の上層を走行して，第1中手骨に停止している．

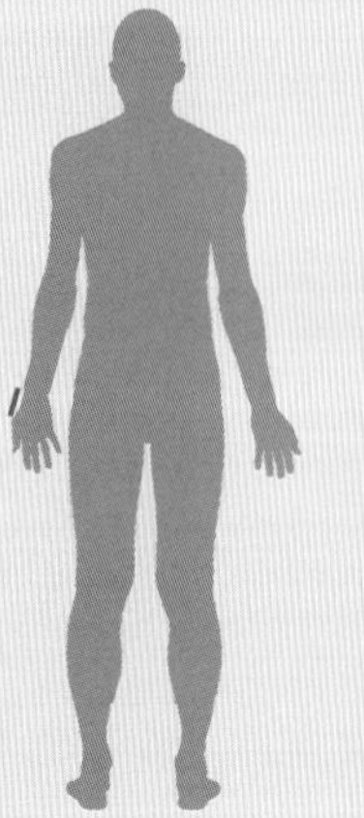

手関節橈側の矢状断

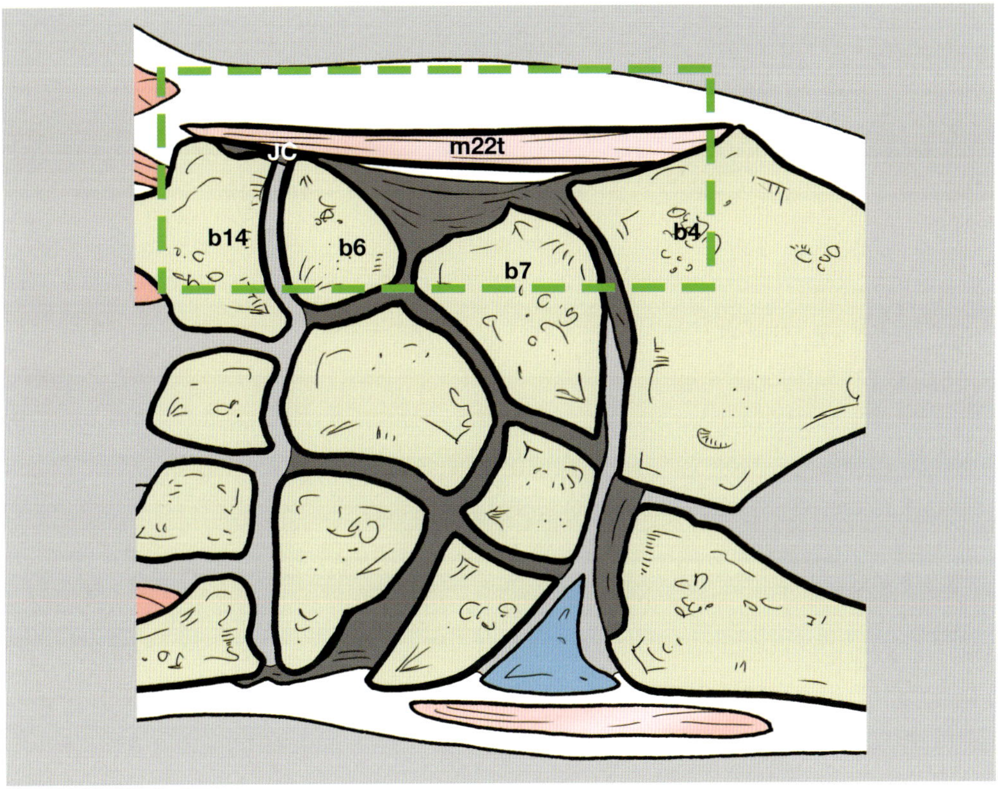

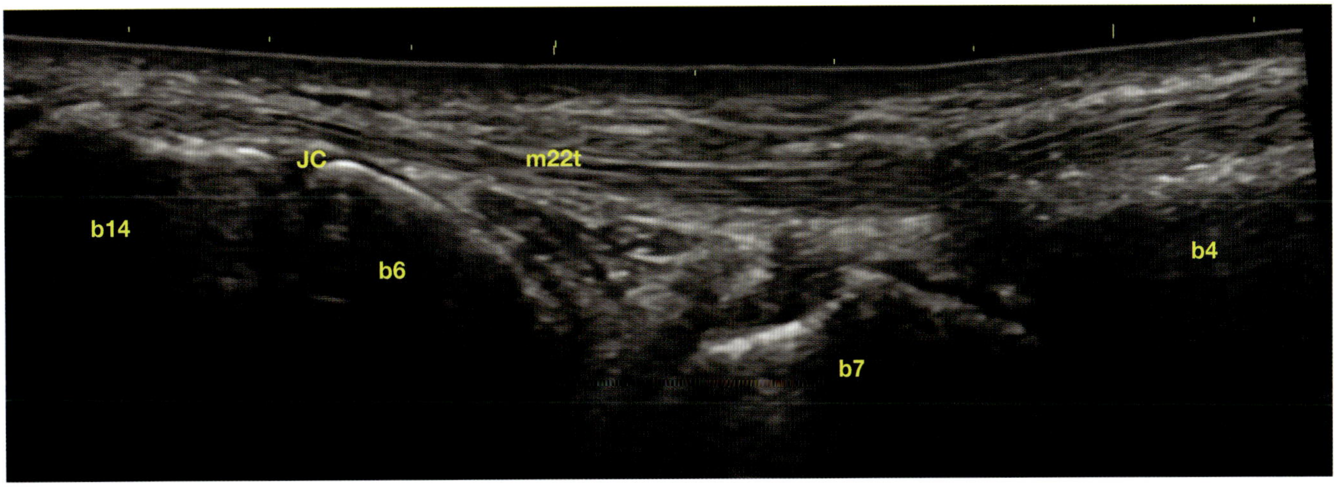

- m22t：長母指外転筋腱
- b4：橈骨
- b7：舟状骨
- b6：大菱形骨
- b14：中手骨
- JC：関節包
- 写真の左方向：遠位
- 写真の右方向：近位

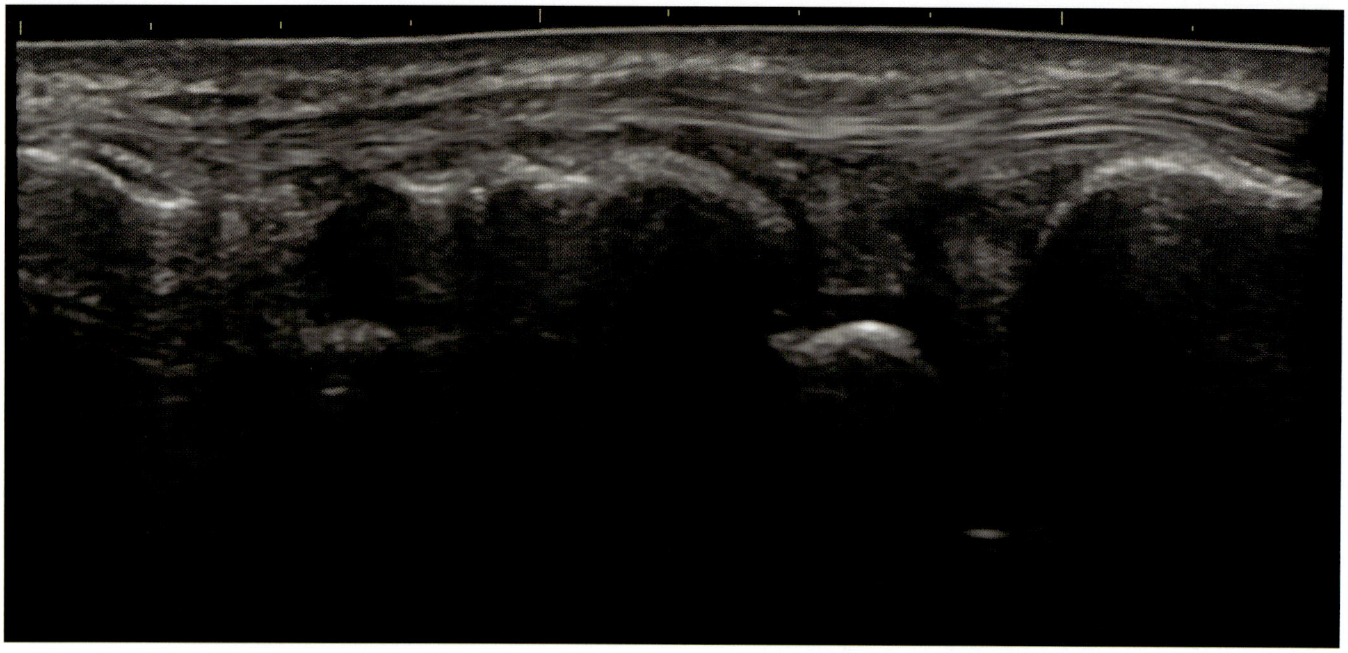

5.12: 手関節尺側の矢状断

これは手関節尺側面の矢状断で，画像の横幅を広くとってある．近位側から順番に，尺骨茎状突起，三角線維軟骨複合体，三角骨，有鉤骨，第5中手骨が描出されている．手関節を橈屈させているので，橈骨が画像の下面ぎりぎりに映っている．

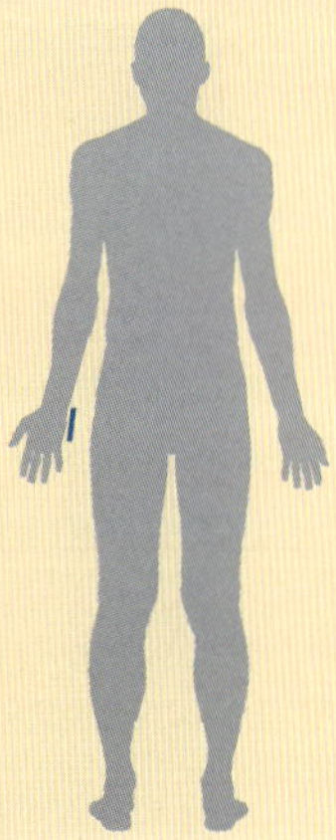

手関節尺側の矢状断

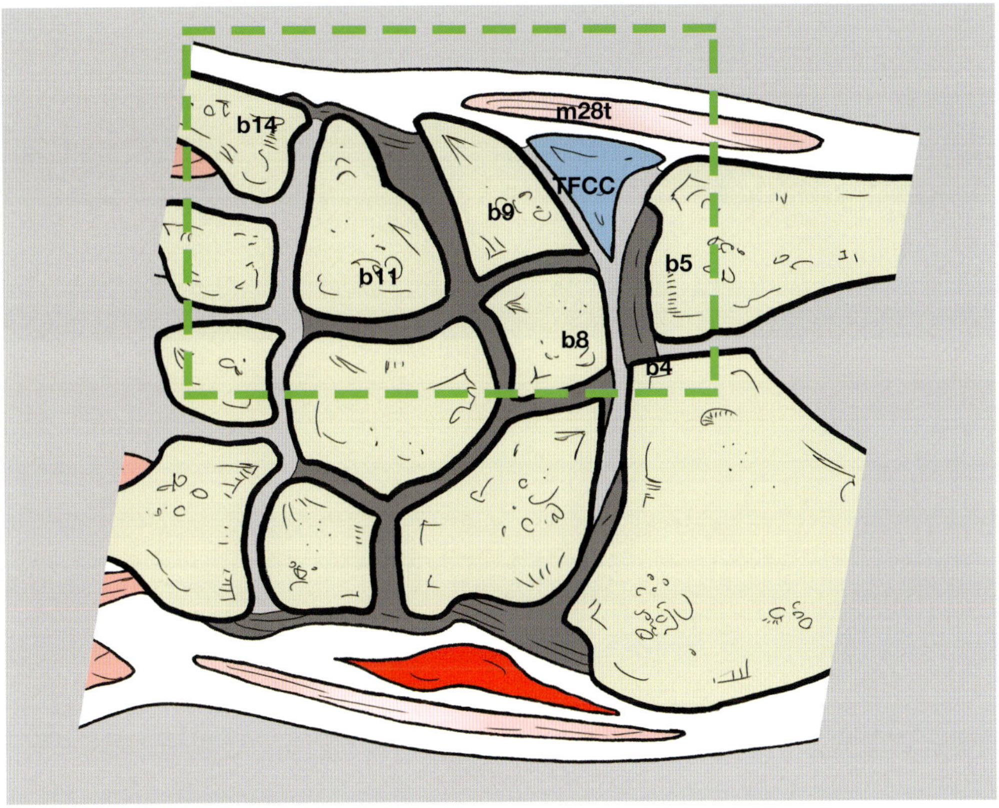

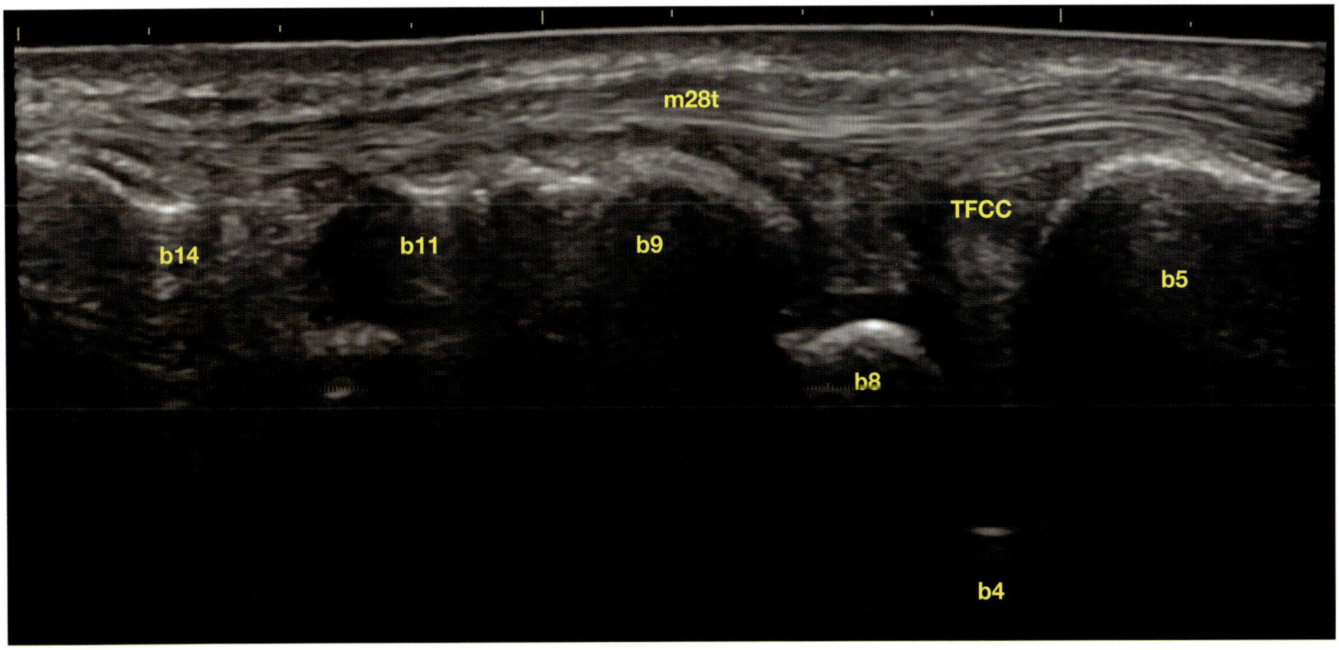

- m28t：尺側手根屈筋腱
- b4：橈骨
- b5：尺骨
- b8：月状骨
- b9：三角骨
- b11：有鉤骨
- b14：中手骨
- TFCC：三角線維軟骨複合体
- 写真の左方向：遠位
- 写真の右方向：近位

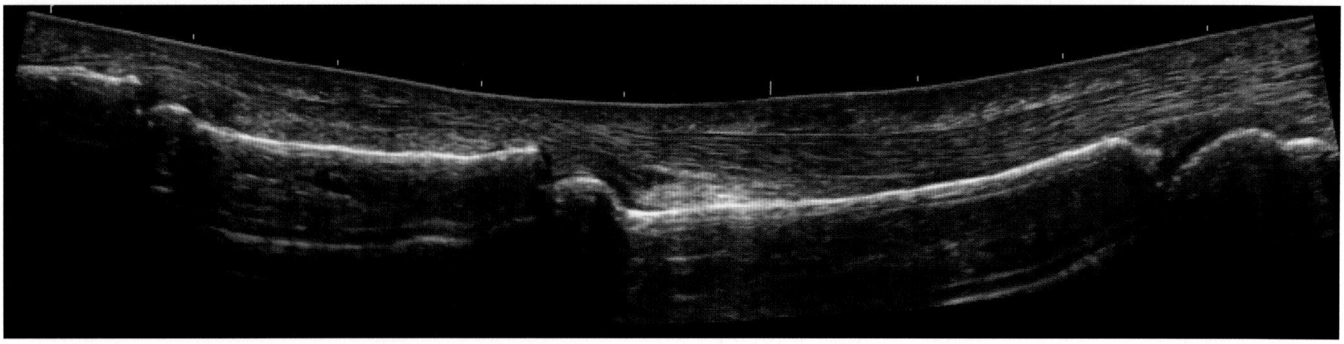

5.13: 手指の腹側

これは示指腹側の矢状断像であり，横幅を広くとった画像である．屈筋腱が指骨とともに画像のかなりの部分を占めている．環状構造をなす腱鞘の位置を屈筋腱の上に表示したが，正常の状態でこれらを同定することはほとんど不可能である．

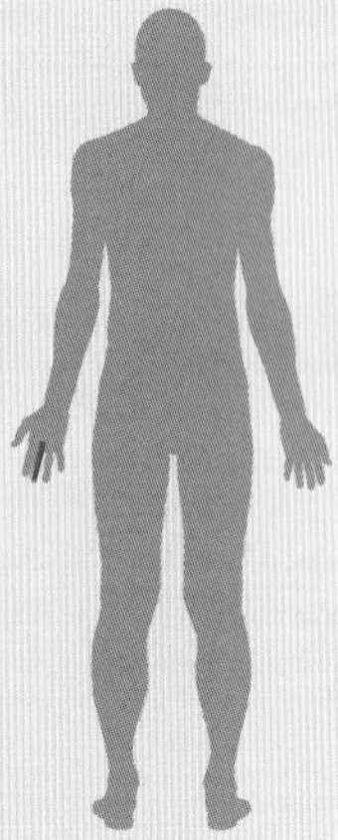

手指の腹側

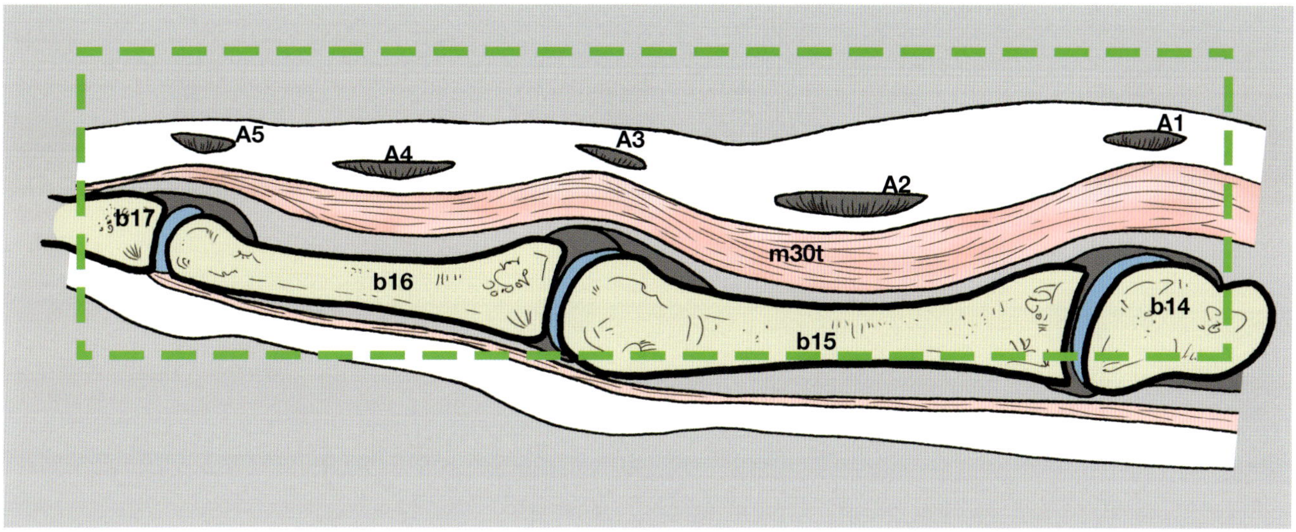

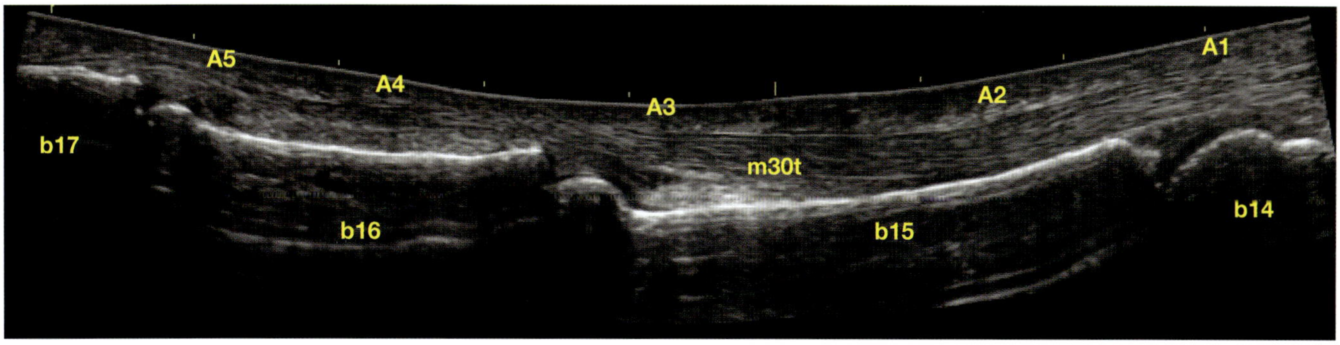

- m30t：深指屈筋腱
- b14：中手骨
- b15：基節骨
- b16：中節骨
- b17：末節骨
- A1：A1腱鞘
- A2：A2腱鞘
- A3：A3腱鞘
- A4：A4腱鞘
- A5：A5腱鞘
- 写真の左方向：遠位
- 写真の右方向：近位

PART II

下肢

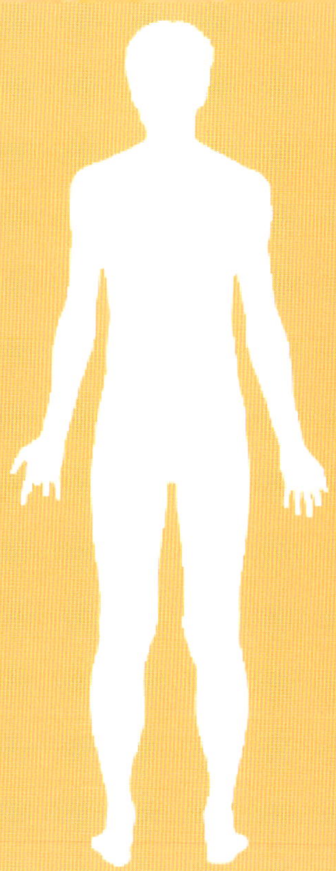

この章で用いられている略語

筋肉

m1 腸骨筋
m2 大腰筋
m3 小腰筋
m4 縫工筋
m5 大腿直筋
m6 中間広筋
m7 外側広筋
m8 内側広筋
m9 恥骨筋
m10 長内転筋
m11 短内転筋
m12 大内転筋
m13 薄筋
m14 大腿筋膜張筋
m15 小殿筋
m16 中殿筋
m17 大殿筋
m18 梨状筋
m19 上双子筋
m20 下双子筋
m21 内閉鎖筋
m22 大腿方形筋
m23 半腱様筋
m24 半膜様筋
m25 大腿二頭筋
m26 大腿二頭筋短頭
m27 膝窩筋
m28 足底筋
m29 腓腹筋内側頭
m30 腓腹筋外側頭
m31 ヒラメ筋
m32 前脛骨筋
m33 長母趾伸筋
m34 長趾伸筋
m35 後脛骨筋
m36 長趾屈筋
m37 長母趾屈筋
m38 長腓骨筋
m39 短腓骨筋
obl 斜頭を意味する
t 腱を意味する
AT アキレス腱
CAPO 大腿直筋中心腱膜
CJT ハムストリングス共通腱
DTRF 大腿直筋直頭
FibR 腓骨筋支帯
FL 大腿筋膜
FR 屈筋支帯
GSA 腓腹筋・ヒラメ筋腱膜
HO ハムストリングス起始部
IMM 筋間膜
ITB 腸脛靱帯
ITRF 大腿直筋反回頭
PT 膝蓋腱
QT 大腿四頭筋腱

骨

b1	骨盤
b1a	寛骨臼
b1apr	前恥骨枝
b1il	腸骨
b1is	坐骨
b1p	恥骨
b2	仙骨
b3	大腿骨
b3h	大腿骨頭
b3n	大腿骨頚部
b4	脛骨
b5	腓骨
b6	膝蓋骨
b7	距骨
b7b	距骨体部
b7h	距骨頭
b7n	距骨頚部
b8	踵骨
b9	舟状骨
b10	立方骨
b11	中足骨
AC	関節軟骨
AFP	前方脂肪体
AH	内転筋裂孔
AIIS	下前腸骨棘
ASIS	上前腸骨棘
E	関節滲出液
GT	大転子
GTaf	大転子前面
GTB	大転子部滑液包
GTlf	大転子外側面
GTpf	大転子後面
GTpsf	大転子後上面
HFP	ホッファ脂肪体（膝蓋下脂肪体のこと）
IPE	腸恥隆起
IM	骨間膜
IT	坐骨結節
KFP	ケイガー脂肪体（アキレス腱と長母趾屈筋腱，踵骨で構成されるケイガー三角という空間に存在する脂肪組織のこと）
LFC	大腿骨外顆
LM	外側半月板
MFC	大腿骨内顆
MM	内側半月板
PFFP	大腿骨前脂肪体
RCB	後踵骨滑液包
SPFP	膝蓋上脂肪体
ST	載距突起

神経

n1	大腿神経
n2	閉鎖神経
n3	伏在神経
n4	坐骨神経
n5	脛骨神経
n6	総腓骨神経
n7	浅腓骨神経
n8	深腓骨神経
n9	腓腹神経
n10	腓腹神経内側枝
n11	腓腹神経外側枝
n12	内側足底神経
n13	外側足底神経
n14	外側大腿皮神経
A	前枝を意味する
B	後枝を意味する

脈管

v1	大腿動脈
v2	大腿静脈
v3	大腿深動脈
v4	膝窩動脈
v5	膝窩静脈
v6	脛骨動脈
v7	腓骨動脈
v8	前脛骨動脈
v9	外側大腿回旋動脈下行枝
v10	上殿動脈
v11	下殿動脈

靱帯

ATF	前脛腓靱帯
ATFL	前距腓靱帯
CFL	踵腓靱帯
DL	三角靱帯
IL	踵径靱帯
JC	関節包
LCL	外側側副靱帯
LR	外側支帯
PF	足底腱膜
TFR	横屈筋支帯

その他

LI	大腸
PC	膝窩嚢胞

CHAPTER 6

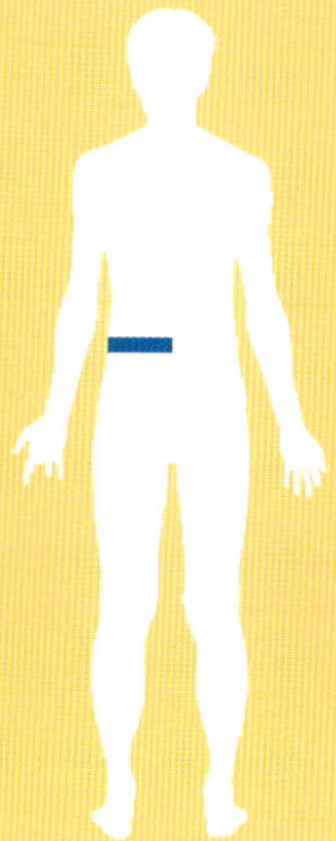

股関節

股関節は前方，側方，後方の3つの領域に分けることができる．これらの領域には多くの筋骨格組織が含まれている．股関節の解剖を超音波で理解するためには，相当な鍛錬を必要とする．前方，側方，後方のどの領域を観察する場合でも，横断面像を用いることが多いが，矢状断画像を用いることもある．

股関節外側部は空間的にわかりにくい構造をとっている．4つの筋が大転子に収束しているが，これらすべての筋は腸骨の近位外側面，もしくは後面にその起始を持ち，腸骨の皿状の凹面部を覆うように縦走し，大転子の凸面に停止する．大腿筋膜張筋は，上前腸骨棘の縫工筋起始部の前方に並ぶようにその起始を持ち，そこから大腿外側面の前方を下行する．その筋性部は次第に腱性部へと移行し，大殿筋の筋線維と合流して腸脛靱帯を形成する．腸脛靱帯となったあとは，大転子を越えて外側広筋の遠位にある脛骨のガーディ結節に停止するのだが，遠位部では一部の線維が外側広筋にも嵌入する．小殿筋は腸骨前面深部に起始を持ち，大腿筋膜張筋の深層を下行し，大転子の前面に付着する．中殿筋は小殿筋よりもずっと幅の広い筋で，小殿筋の上に横たわっている．その起始は腸骨の後部にあり，皿状の凹面全体を覆いながら下行し，大転子前面を越え，その外側面と後面に停止する．画像によっては，これら3つの筋を同時に描出できる場合がある．最も表面には大腿筋膜張筋が，最も深い部分には小殿筋が映る．大殿筋は最も後方から大転子に向かうのだが，その起始は仙骨と腸骨上部にあり，中殿筋の上を斜め下方に走行しながら，大転子から大腿骨後面に伸びる殿筋粗面と粗線に停止する．大殿筋は大腿筋膜張筋とともに，大転子を覆う凸面を形成する．大転子部滑液包は中殿筋の遠位線維と大殿筋の遠位線維との間に存在し，超音波ではこれらの筋の間に低エコーの線状構造体として見える．

股関節後面を超音波で観察して信頼できる画像を得ることは極めて難しい．実際，痩せた体型の人でない限り，超音波画像が股関節後面を観察する選択肢になることはない．しかし，痩せた人であれば，短外旋筋群の長軸像，短軸像を得ることは可能である．「股関節後面」の項で示す最初の7つの画像は，股関節後方を構成する各筋肉の長軸断面像である．残りの4つの画像は矢状断像で，坐骨神経，坐骨，ハムストリングの起始部と関連がある筋組織の短軸断面像を描出する．

股関節前面

股関節外側面

股関節後面

股関節前面

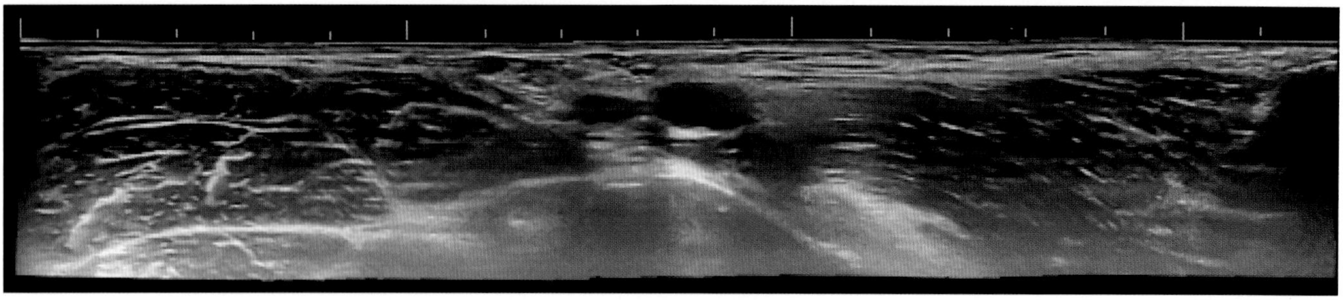

6.1: 股関節前面

これは股関節の前面を外側から内側，さらに大腿の内側部までを観察した画像である．股関節を円としたときに，四分円2つ分の範囲に含まれる解剖を一連の画像として描出している．
股関節前面を観察する際には，被検者を仰臥位とし，下肢は中間位に置く．検者は被検者の横に座り，はじめは近位から遠位に向かって横断面の画像をとっていく．

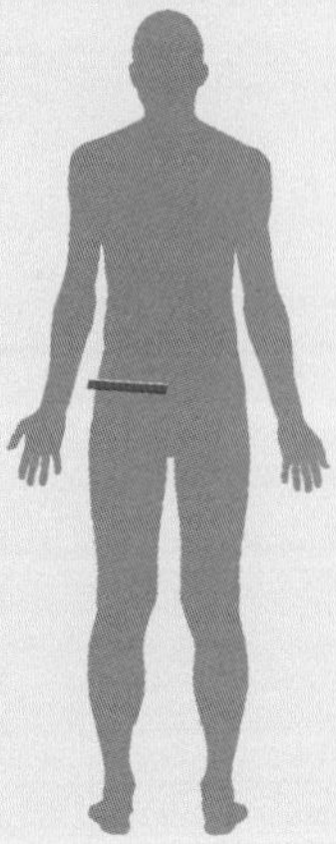

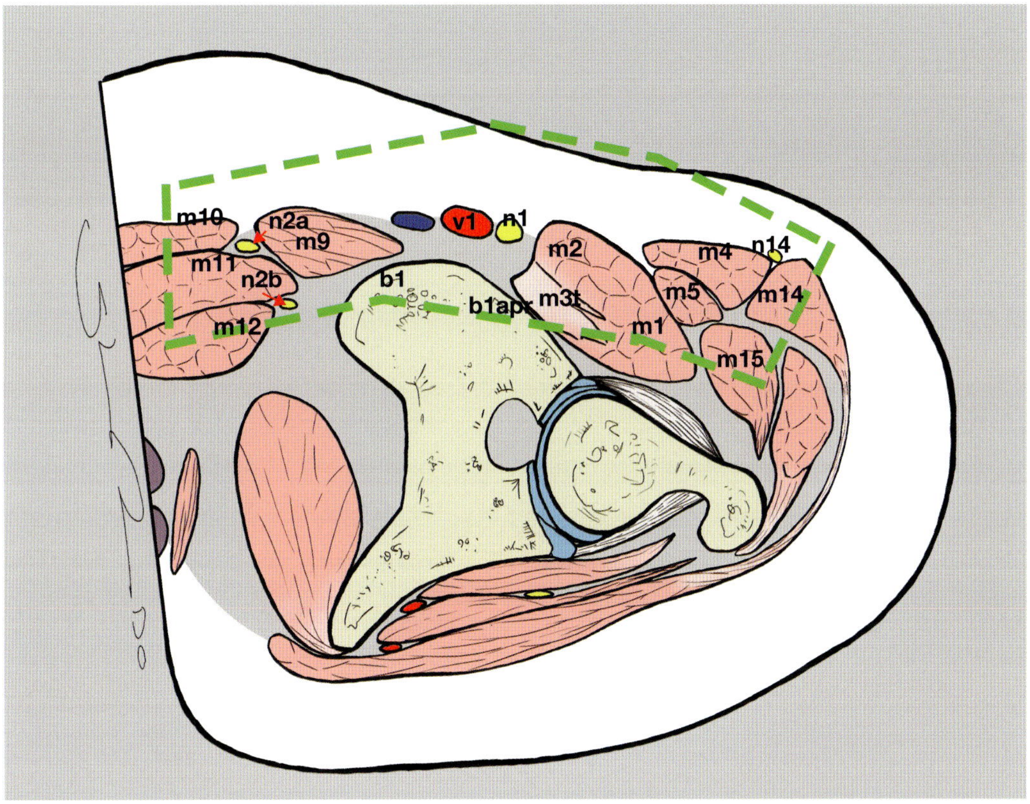

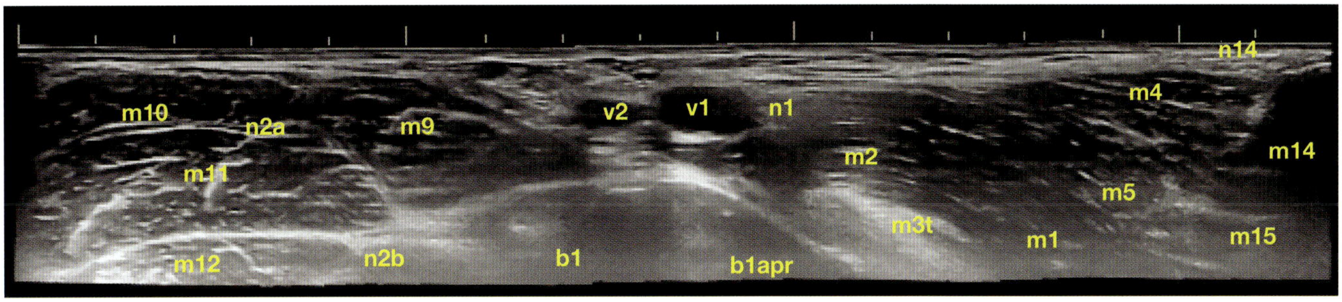

- m1：腸骨筋
- m2：大腰筋
- m3t：小腰筋腱
- m4：縫工筋
- m5：大腿直筋
- m9：恥骨筋
- m10：長内転筋
- m11：短内転筋
- m12：大内転筋
- m14：大腿筋膜張筋
- m15：小殿筋
- b1p：恥骨
- b1apr：前恥骨枝
- n1：大腿神経
- n2A：閉鎖神経前枝
- n2B：閉鎖神経後枝
- n14：外側大腿皮神経
- v1：大腿動脈
- v2：大腿静脈
- 写真の左方向：内側
- 写真の右方向：外側

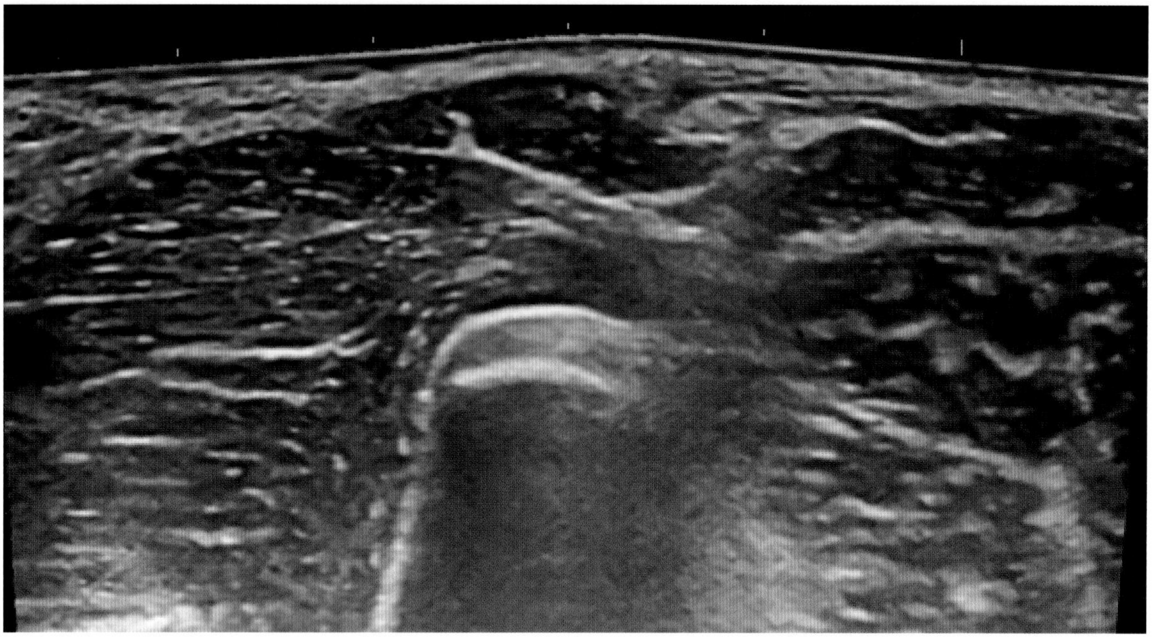

6.2: 下前腸骨棘

この画像は上前腸骨棘のやや遠位，下前腸骨棘のレベルの横断面像である．股関節前方コンパートメントと外側コンパートメントの境界部が描出されている．縫工筋はこの後も股関節前面の画像には，近位から遠位にいたるまで必ず映ってくる．近位部では画像右（外側）に見えるが，遠位へ観察を進めるにつれて右へと移動する．縫工筋と大腿筋膜張筋の間から顔を出しているのが，外側大腿皮神経である．そして，股関節前面の一連の横断面像において，中心的存在となっていくのが大腿直筋である．

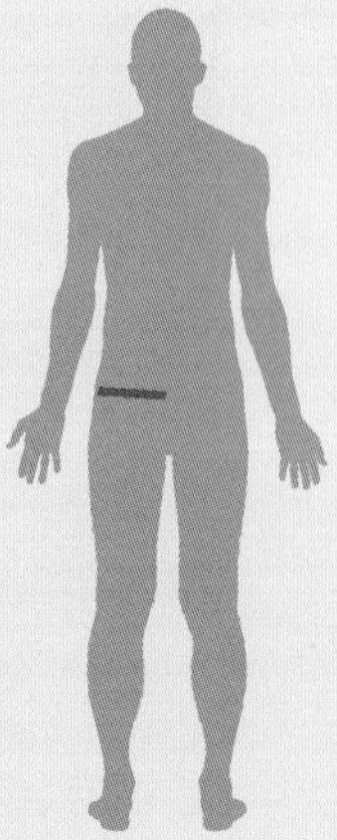

下前腸骨棘

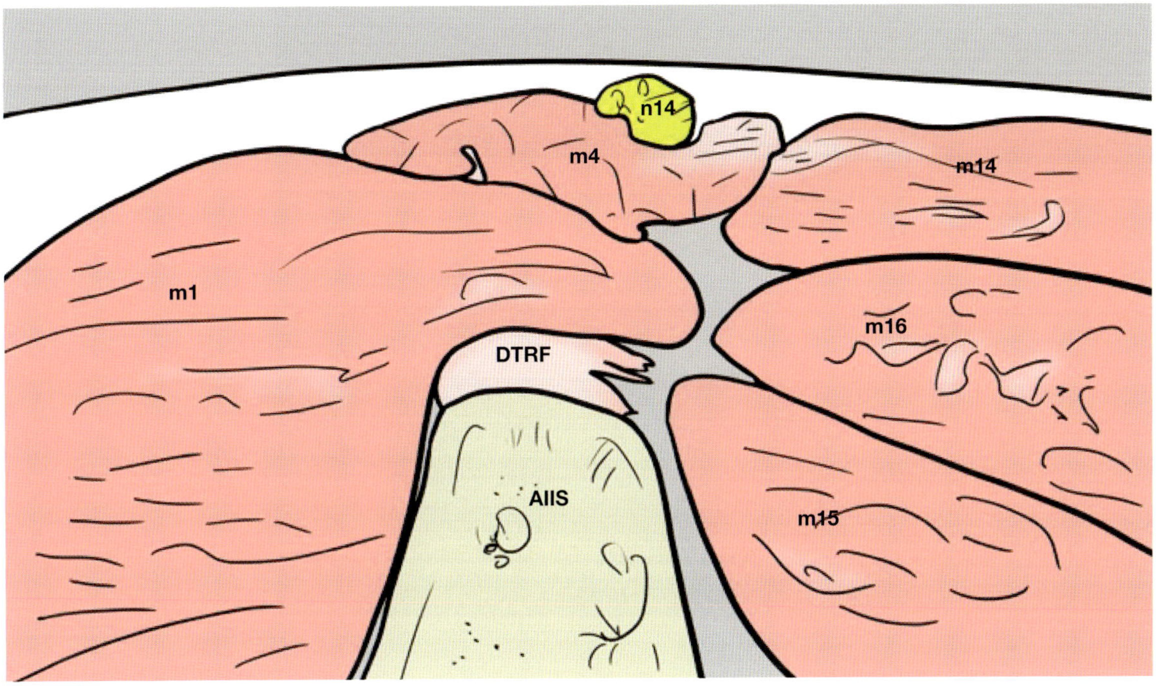

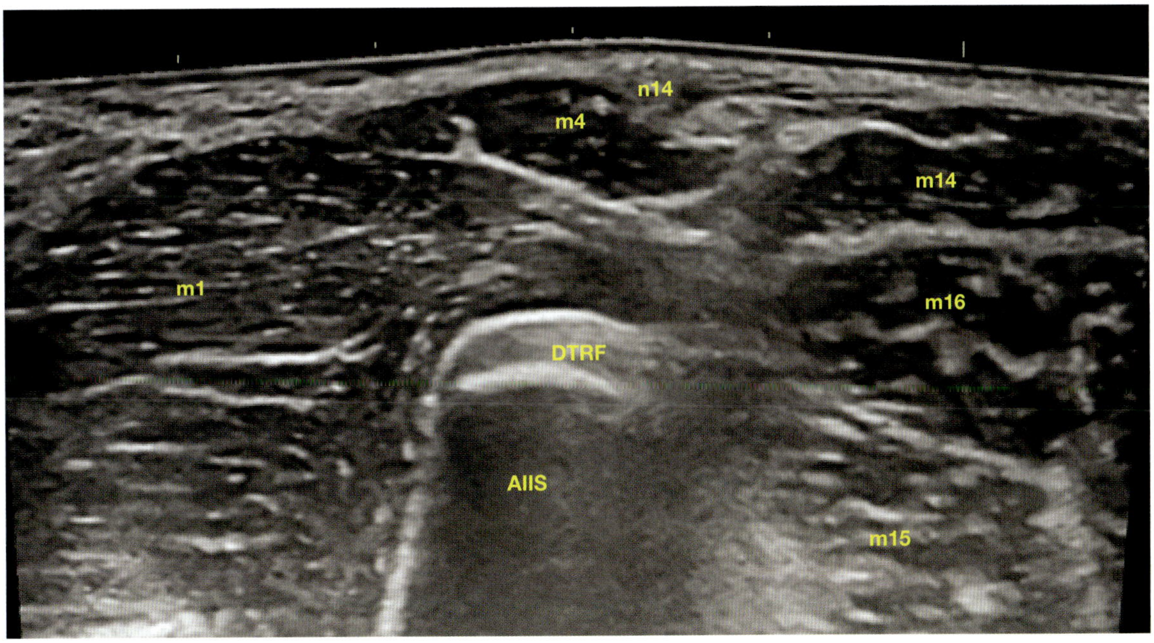

- m1：腸骨筋
- m4：縫工筋
- m14：大腿筋膜張筋
- m15：小殿筋
- m16：中殿筋
- DTRF：大腿直筋直頭
- AIIS：下前腸骨棘
- n14：外側大腿皮神経
- 写真の左方向：内側
- 写真の右方向：外側

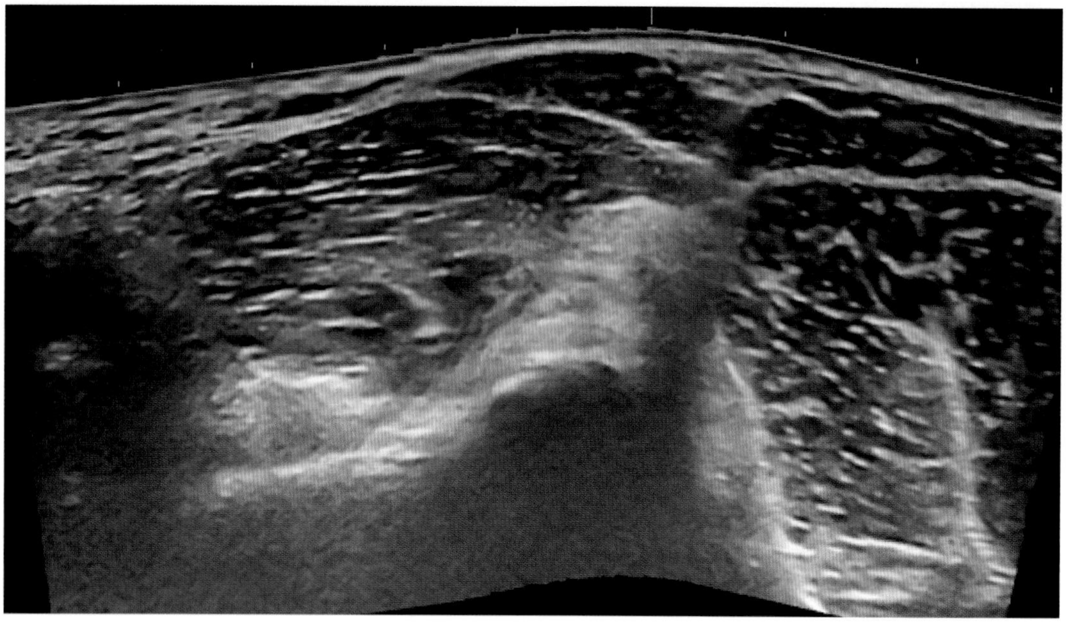

6.3: 大腿直筋起始部

この画像には，大腿直筋が直頭と反回頭から起こっている様子が映っている．反回頭は直頭の外側に並ぶ影のように見える．反回頭が直頭に合流すると，大腿直筋は筋性組織へと移行する．
腸恥隆起が下前腸骨棘のすぐ左下（内側遠位）に見え，この直上には小腰筋腱と大腰筋の筋腹が映っている．

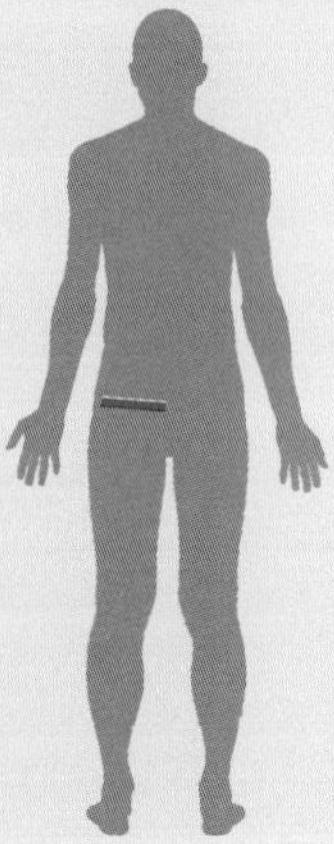

大腿直筋起始部

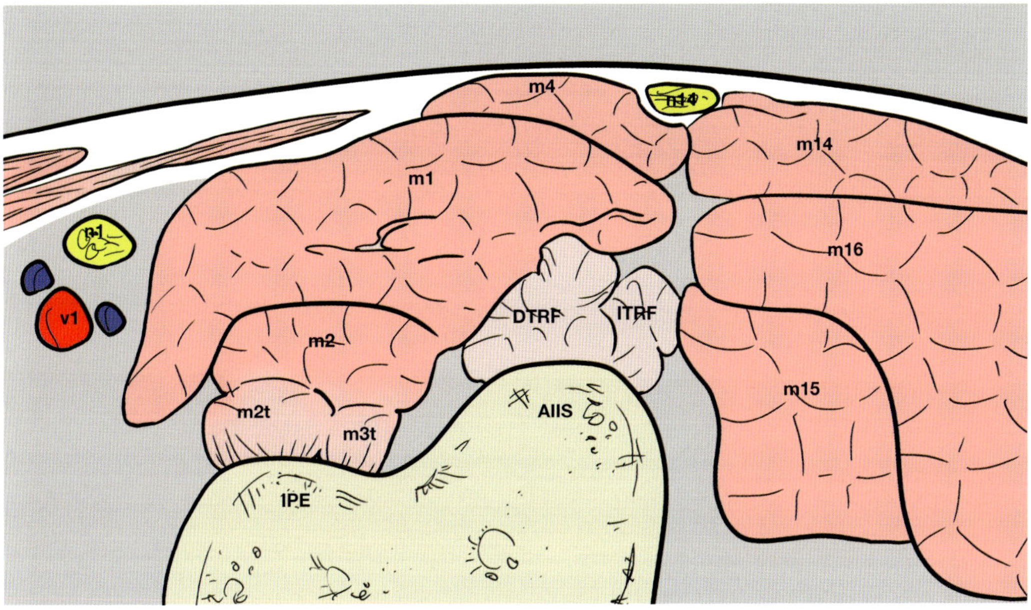

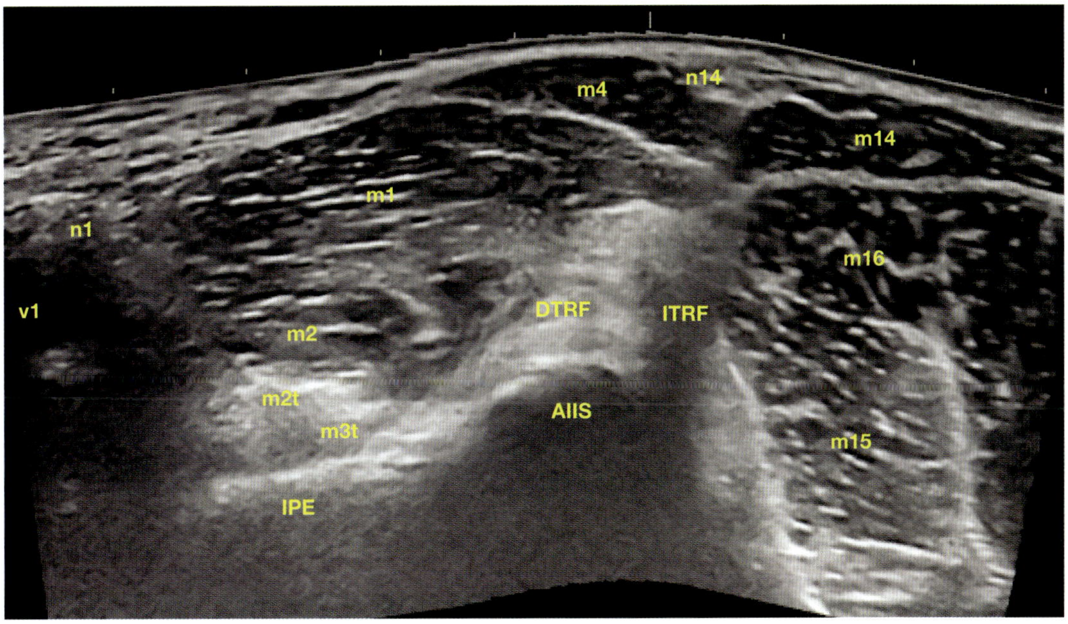

- m1：腸骨筋
- m2：大腰筋
- m2t：大腰筋腱
- m3t：小腰筋腱
- m4：縫工筋
- m14：大腿筋膜張筋
- m15：小殿筋
- m16：中殿筋
- DTRF：大腿直筋直頭
- ITRF：大腿直筋反回頭
- AIIS：下前腸骨棘
- IPE：腸恥隆起
- n1：大腿神経
- n14：外側大腿皮神経
- v1：大腿動脈
- 写真の左方向：内側
- 写真の右方向：外側

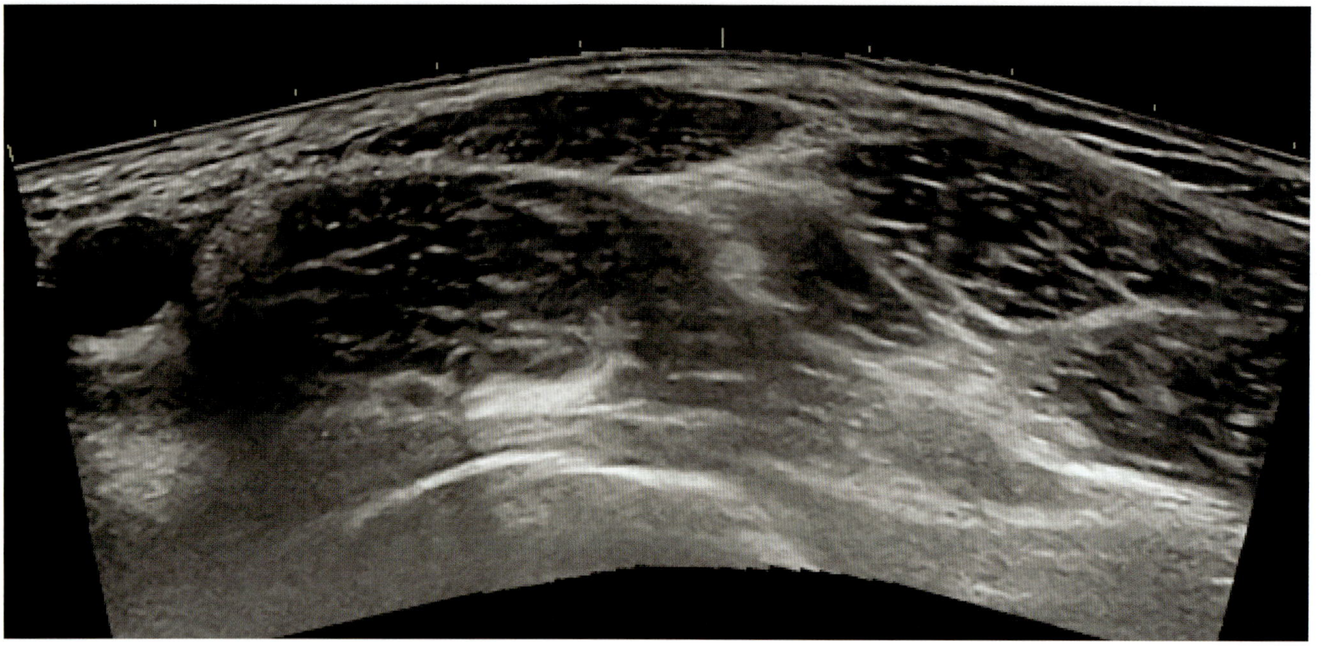

6.4: 大腿骨頭

この画像には大腿骨頭と縫工筋が映っている．縫工筋はその走行をより画像左方向（内側）へと変えつつある．腸骨筋は完全に大腰筋と合流しており，また大腿直筋の筋腹内には中心腱膜が見えている．大腿骨頸部の前内側面からは外側広筋が起こっており，この後，大腿筋膜張筋の下層を遠位へと向かう．

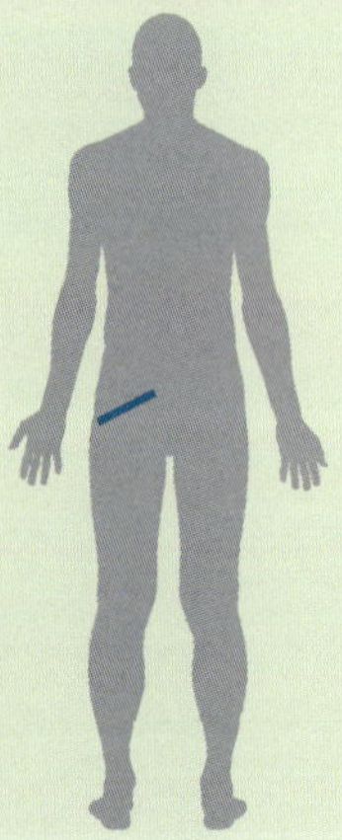

大腿骨頭

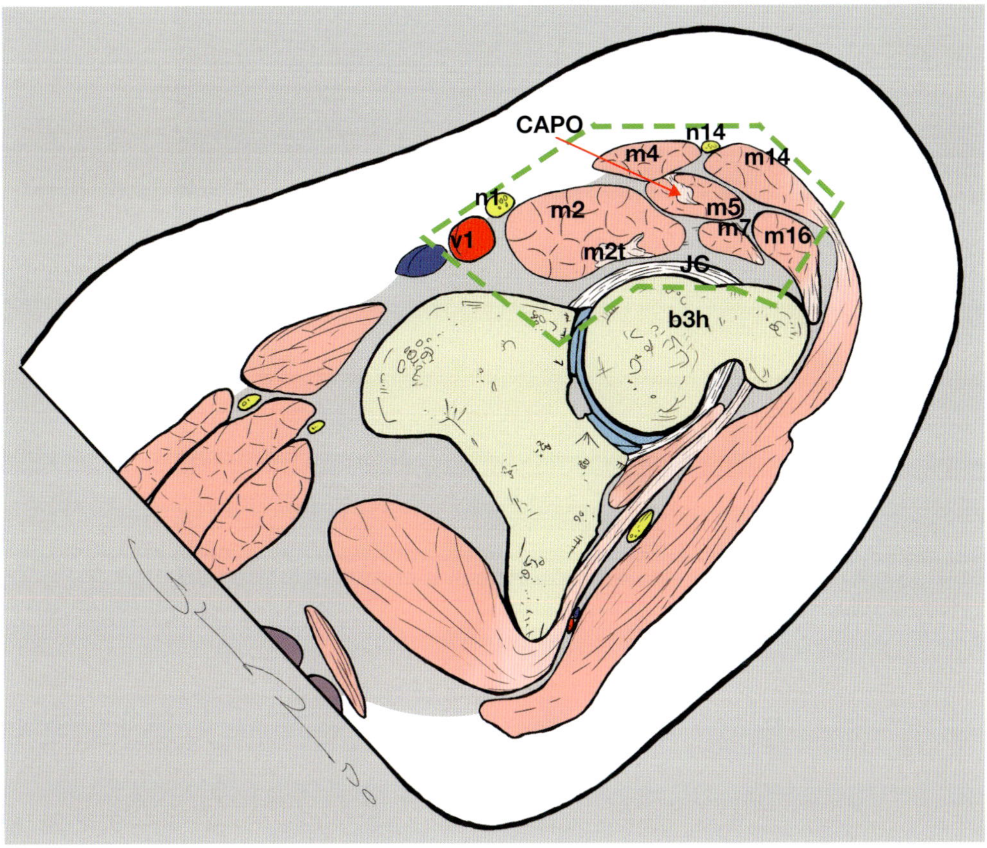

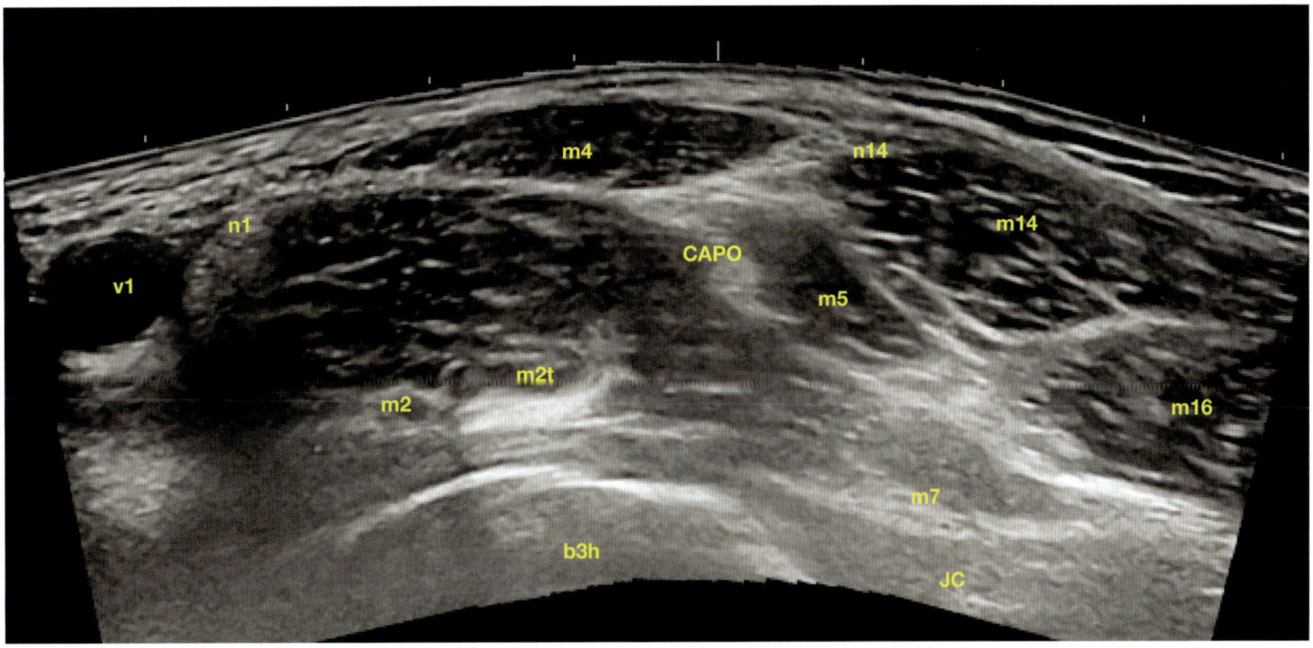

- m2：大腰筋
- m2t：大腰筋腱
- m4：縫工筋
- m5：大腿直筋
- m7：外側広筋
- m14：大腿筋膜張筋
- m16：中殿筋
- CAPO：大腿直筋中心腱膜
- b3h：大腿骨頭
- n1：大腿神経
- n14：外側大腿皮神経
- v1：大腿動脈
- JC：関節包
- 写真の左方向：内側
- 写真の右方向：外側

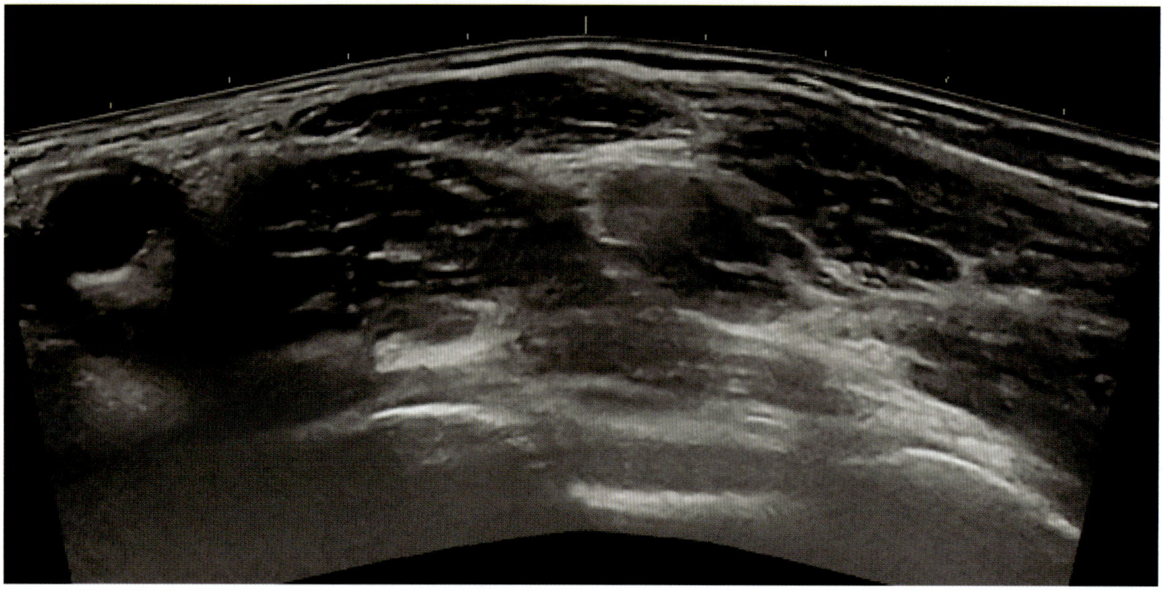

6.5: 大腿骨頸部

この画像は，プローブを画像6.4の位置からもう少し斜めにしたときに得られる画像である．大腿骨頸部と大転子が見えていて，筋腹を十分に発達させた外側広筋がそれを覆うように映っている．

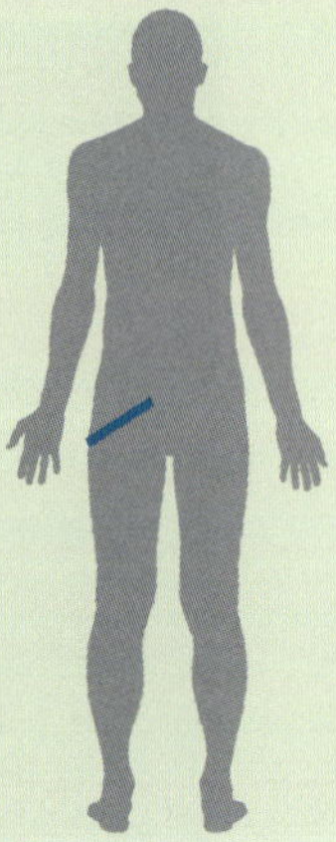

大腿骨頸部

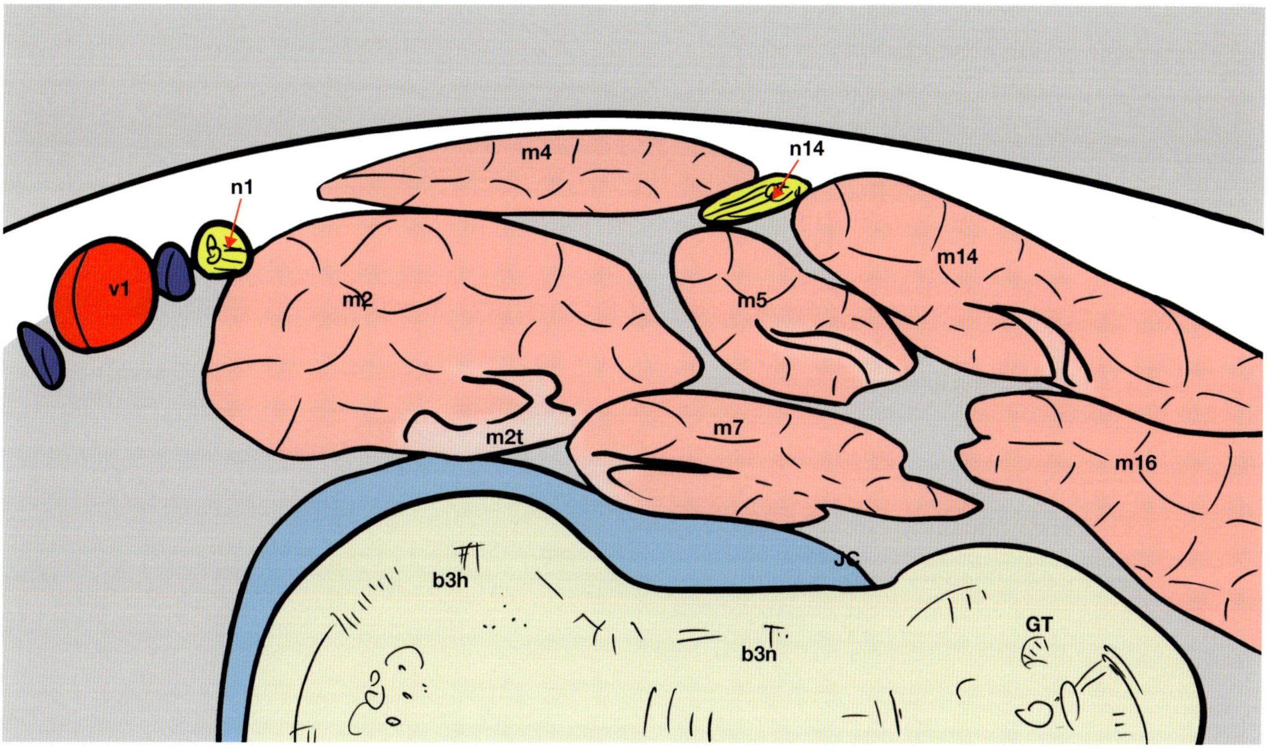

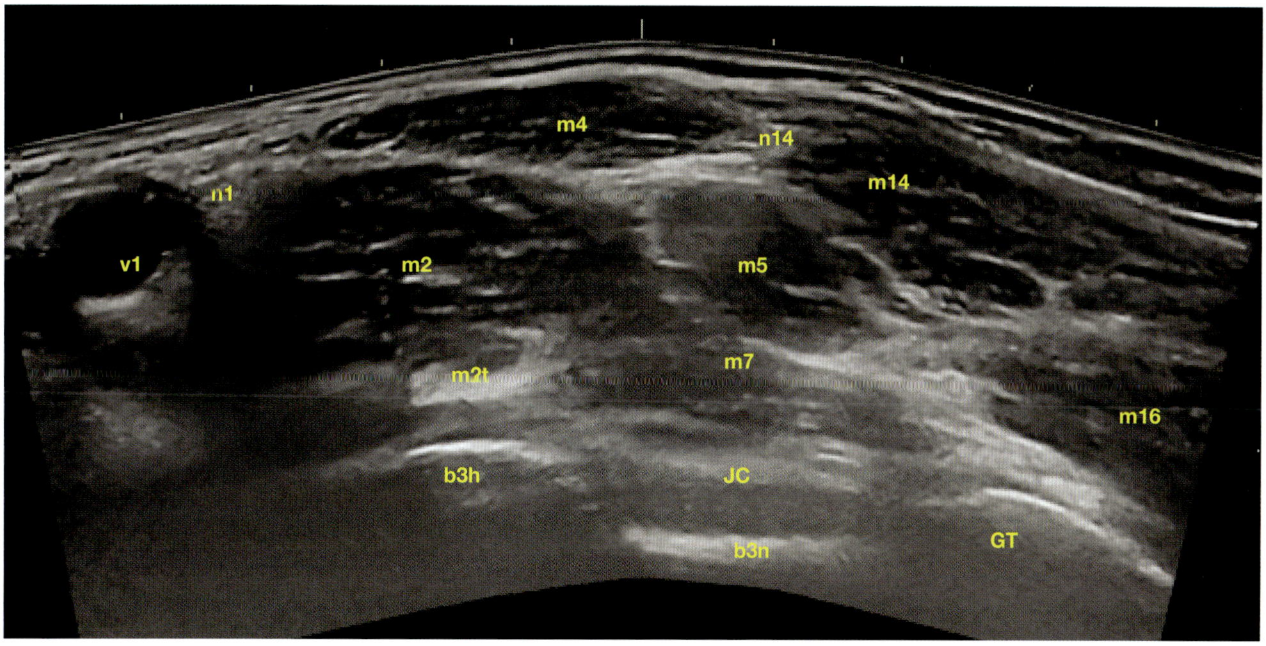

- m2：大腰筋
- m2t：大腰筋腱
- m4：縫工筋
- m5：大腿直筋
- m7：外側広筋
- m14：大腿筋膜張筋
- m16：中殿筋
- b3h：大腿骨頭
- b3n：大腿骨頸部
- GT：大転子
- n1：大腿神経
- n14：外側大腿皮神経
- v1：大腿動脈
- JC：関節包
- 写真の左方向：内側
- 写真の右方向：外側

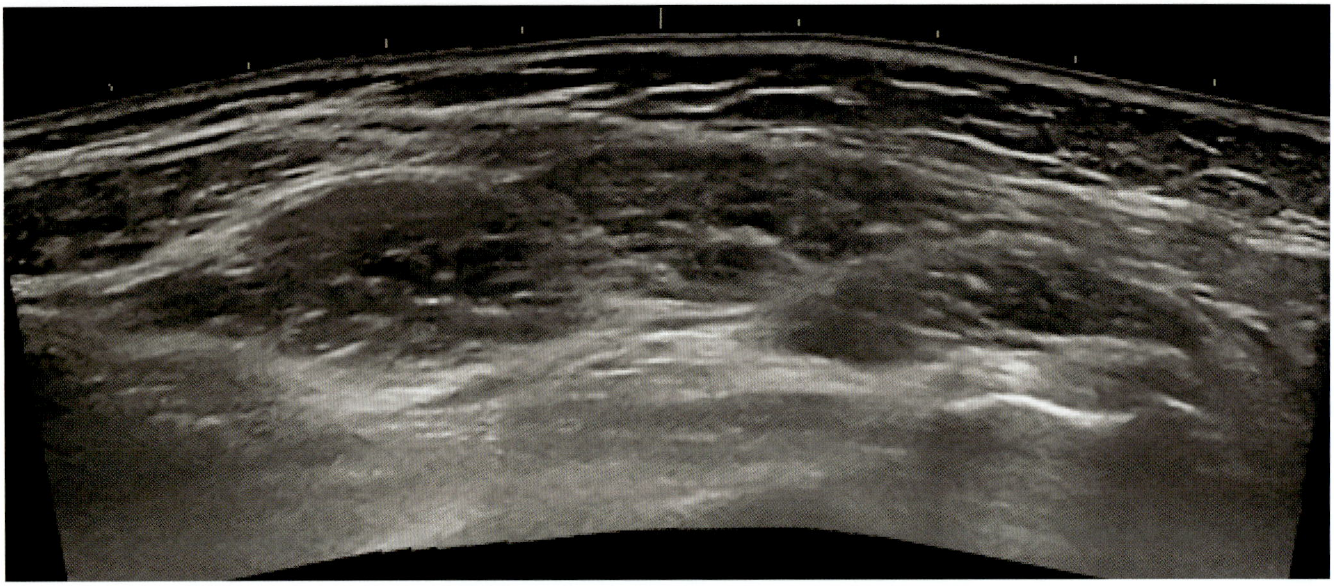

6.6: 大腿筋膜張筋

これは股関節前面のより広範囲の横断面像である．画像左（内側）には縫工筋が見えている．この画像には前方区画から外側区画までが連続して映っており，大腿筋膜張筋と腸脛靱帯が大殿筋へと合流している様子が描出されている．

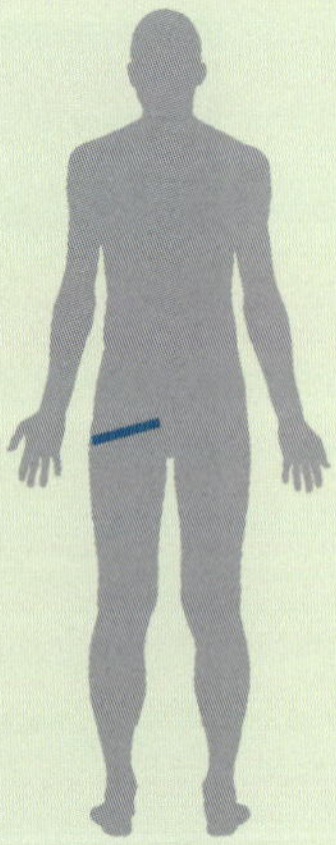

大腿筋膜張筋

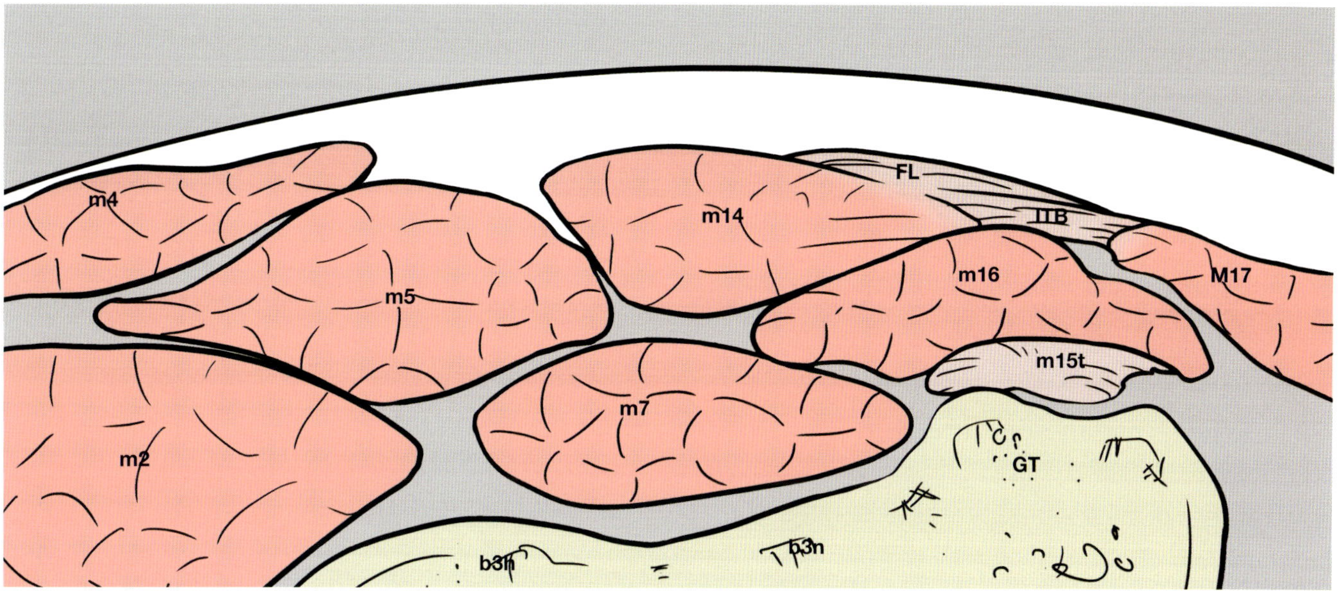

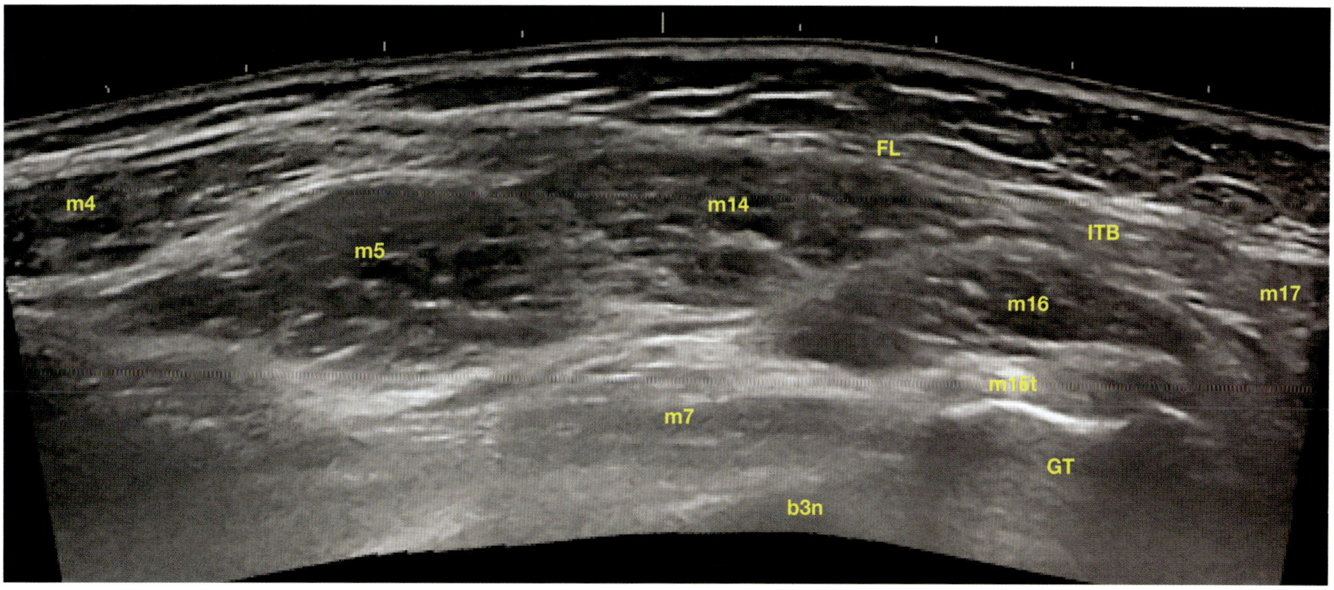

- m2：大腰筋
- m4：縫工筋
- m5：大腿直筋
- m7：外側広筋
- m14：大腿筋膜張筋
- m15t：小殿筋腱
- m16：中殿筋
- m17：大殿筋
- FL：大腿筋膜
- ITB：腸脛靱帯
- b3h：大腿骨頭
- b3n：大腿骨頚部
- GT：大転子
- 写真の左方向：内側
- 写真の右方向：外側

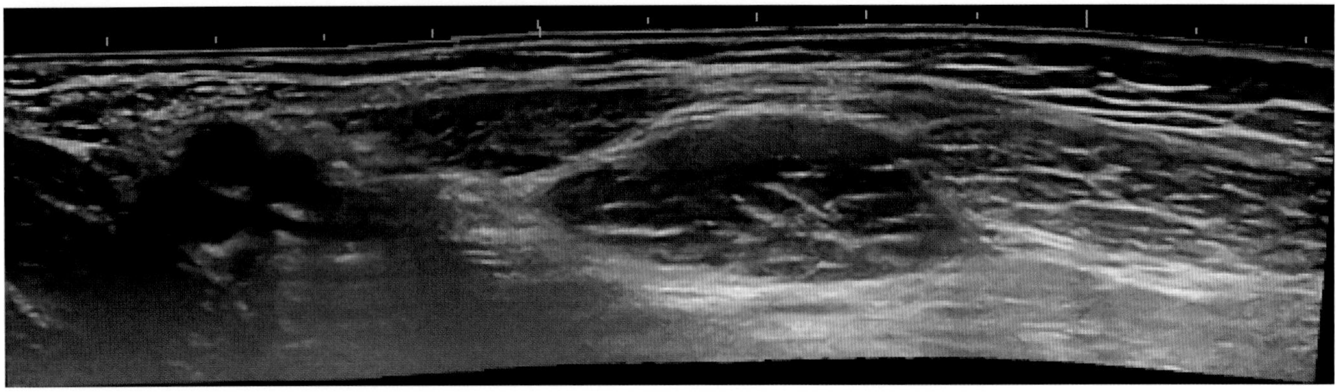

6.7: 大腿直筋

この画像には，縫工筋が神経血管束の上方（浅層）へと移動しつつある様子が映っている．大腿直筋は画像中央に広がり，その右（外側）にはよく発達した外側広筋の筋腹が見える．

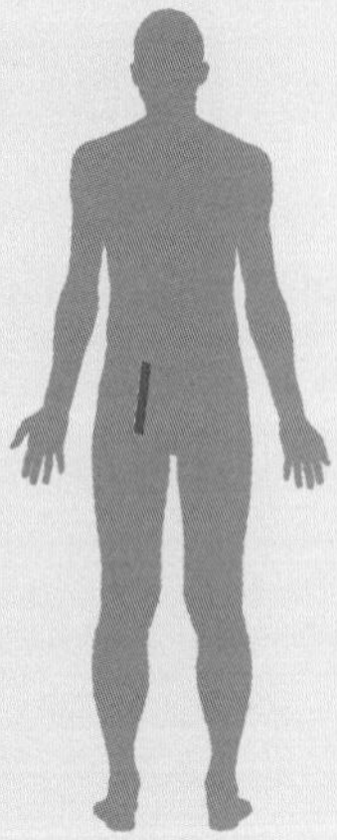

大腿直筋

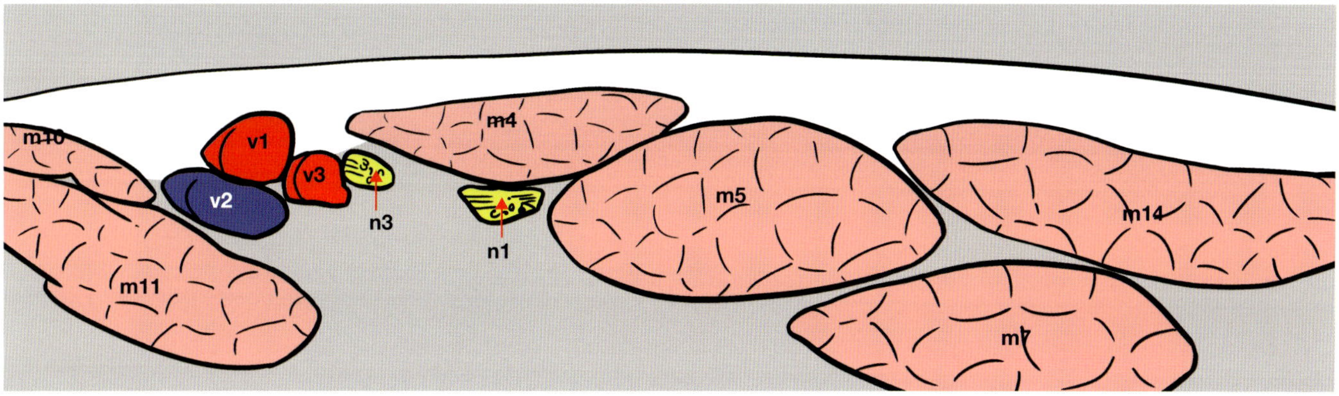

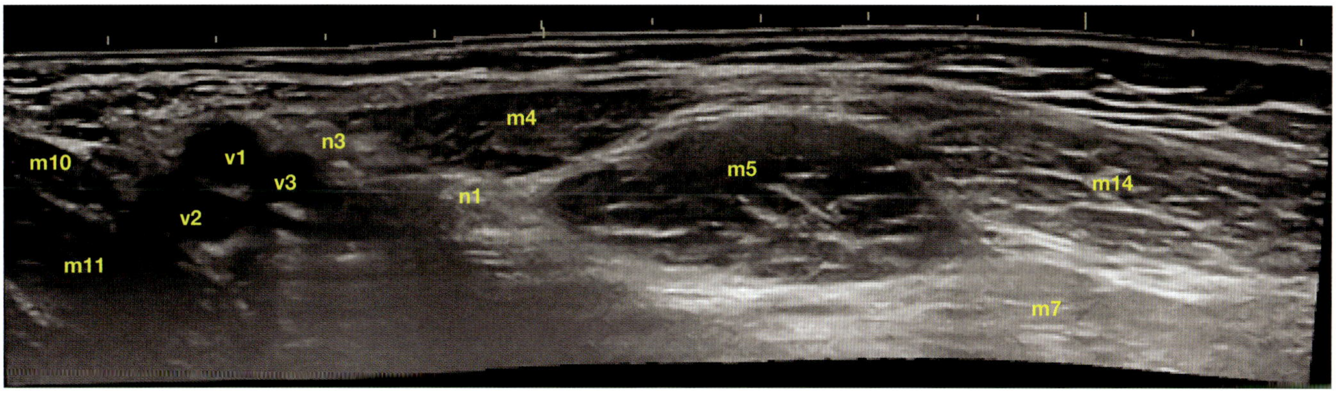

- m4：縫工筋
- m5：大腿直筋
- m7：外側広筋
- m10：長内転筋
- m11：短内転筋
- m14：大腿筋膜張筋
- n1：大腿神経
- n3：伏在神経
- v1：大腿動脈
- v2：大腿静脈
- v3：大腿深動脈
- 写真の左方向：内側
- 写真の右方向：外側

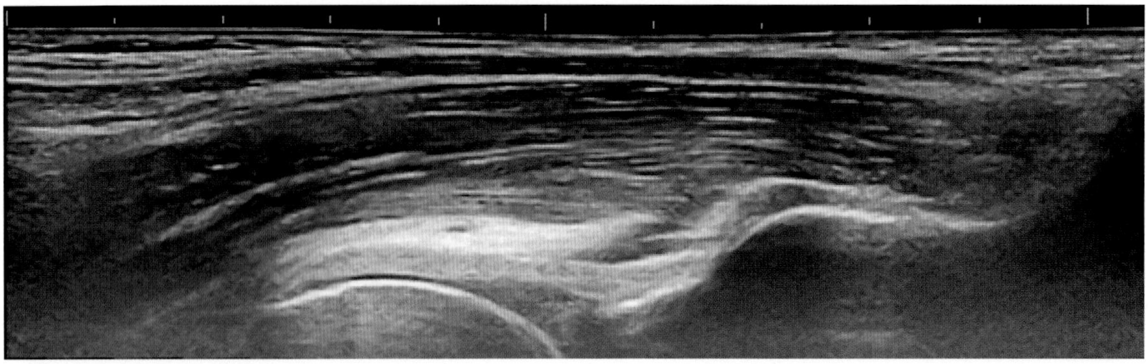
A

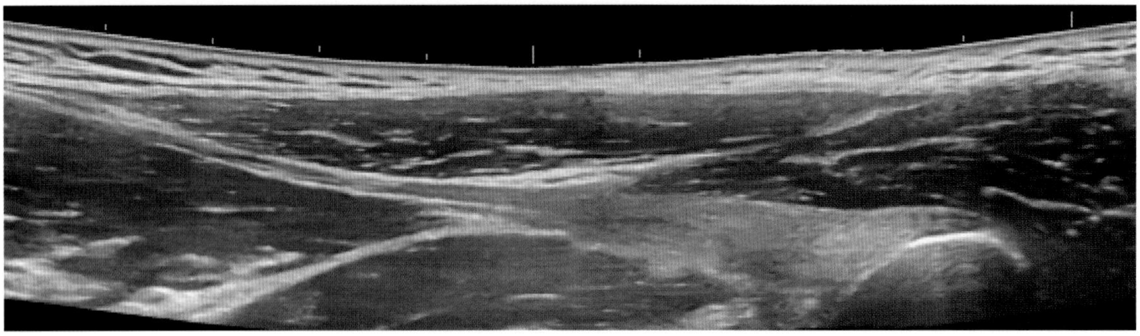
B

6.8: 大腰筋・大腿直筋の矢状断

この2枚の画像は，内側に位置する大腰筋（A）と，それより少し外側を走る大腿直筋（B）を捉えた矢状断像である．画像Aには下前腸骨棘に付着する大腿直筋直頭が見えているが，その腱性部と筋性部は大腿直筋の走行が斜めであるために描出されていない．しかし画像Bでは超音波プローブを斜め外側に向けているため，大腿直筋直頭の全長とその遠位に続く筋性部が見えている．その一方で，大腰筋はその一部が映っているだけである．また大腿直筋直頭の上（浅層）には，斜走する縫工筋の一部が見えている．

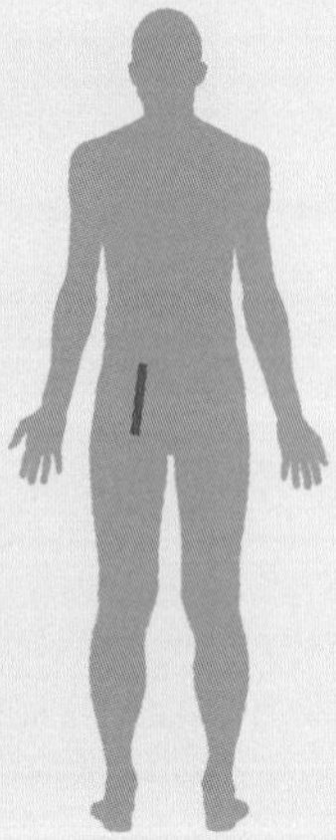

大腰筋・大腿直筋の矢状断

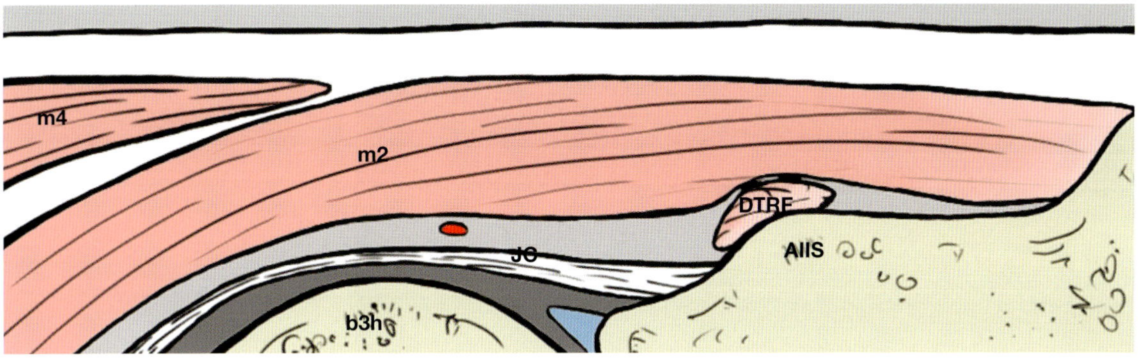

A

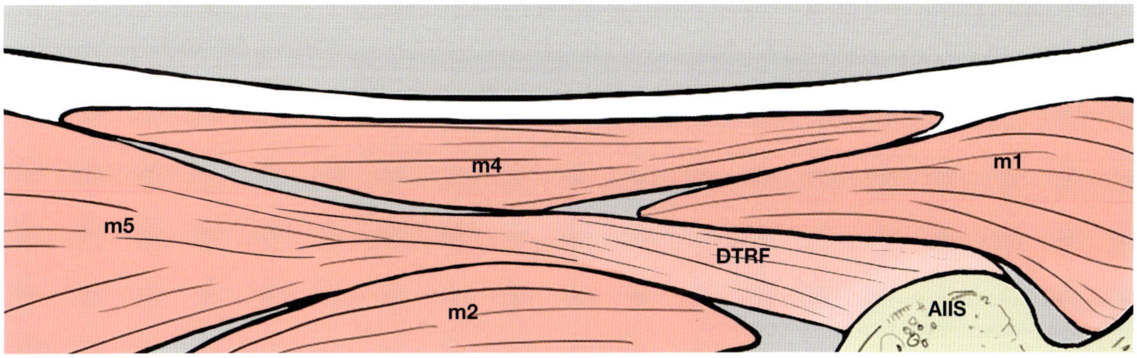

B

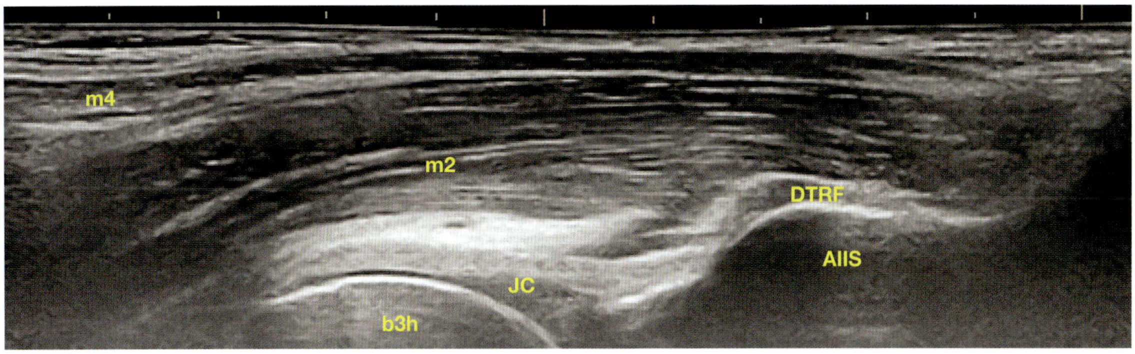

A

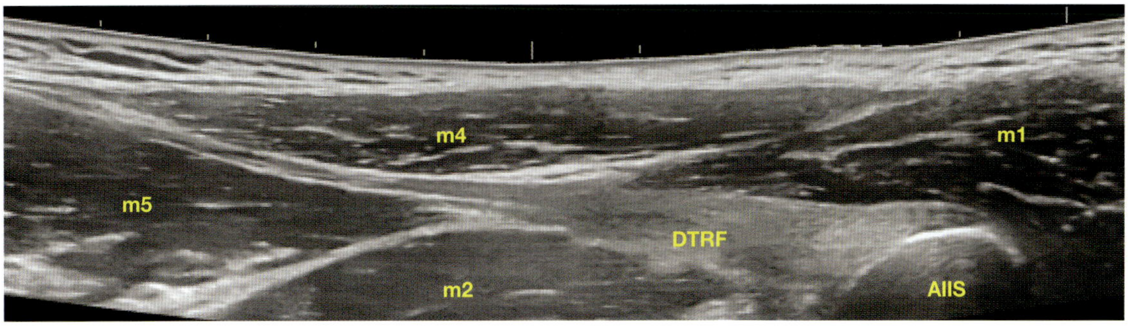

B

- m1：腸骨筋
- m2：大腰筋
- m4：縫工筋
- m5：大腿直筋
- DTRF：大腿直筋直頭
- b3h：大腿骨頭
- AIIS：下前腸骨棘
- JC：関節包
- 写真の左方向：遠位
- 写真の右方向：近位

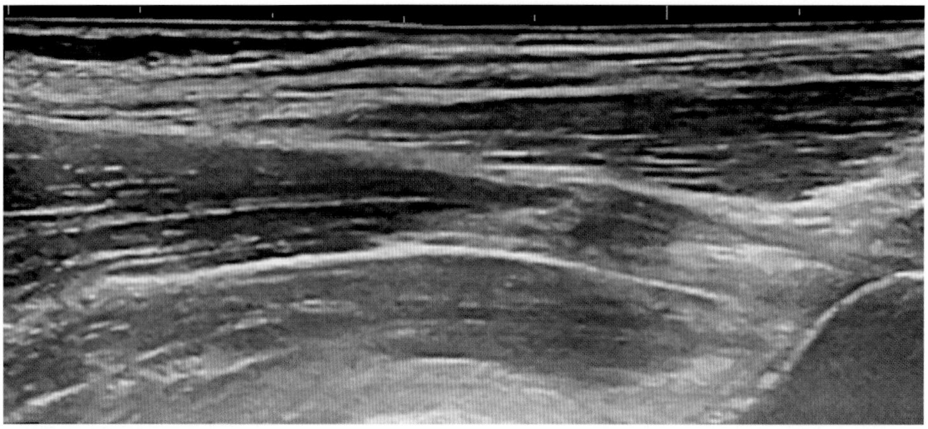
A

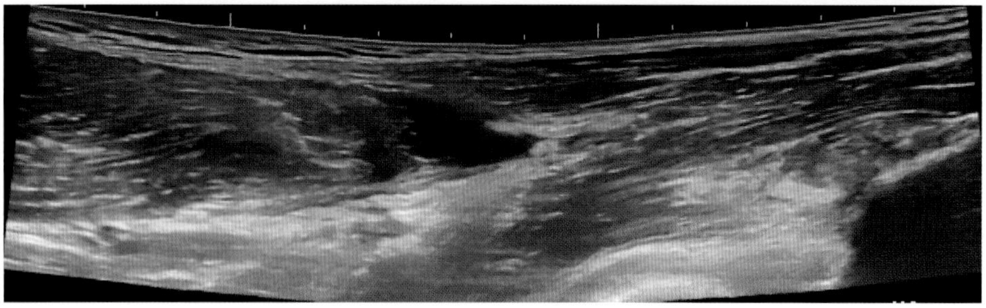
B

6.9: 大腿直筋の矢状断

この2枚の画像は，正常の大腿直筋（A）と，完全断裂した大腿直筋（B）の矢状断像である．画像Aには太い大腿直筋直頭が大きく映っているが，画像Bではその部分が完全に空隙になっているのがわかる．黄色矢印は断裂腱の近位断端を示しており，黄色枠の矢印は断裂して退縮した大腿直筋腱と筋性部の遠位断端を示している．遠位断端に隣接してエコーで空隙に見える領域があるが，これは貯留した漿液である．一方，不規則な形状をした高エコー域は凝血塊である．

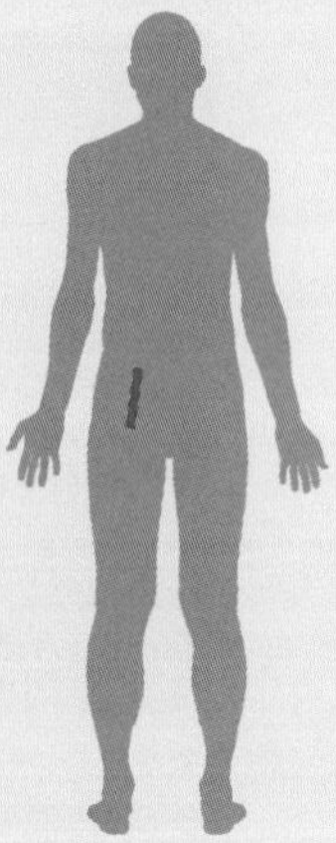

大腿直筋の矢状断

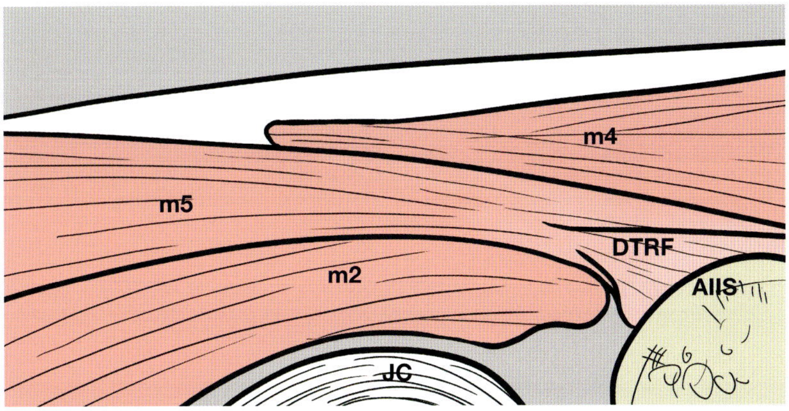

A

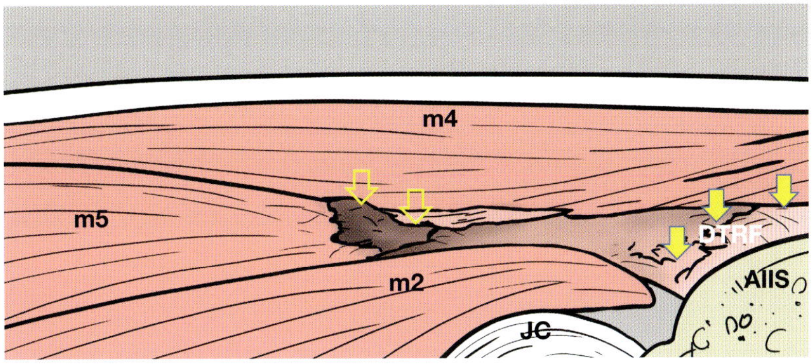

B

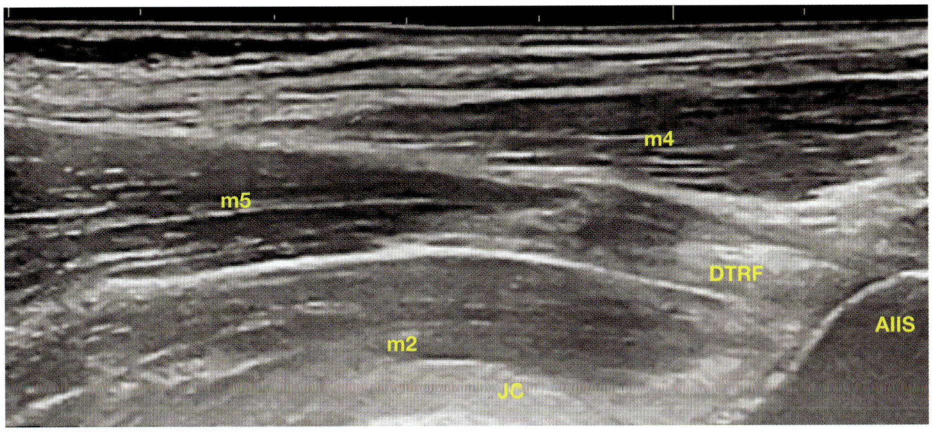

A

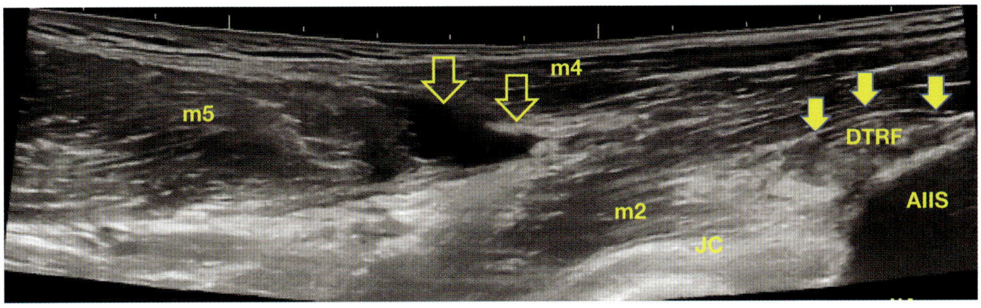

B

- m2：大腰筋
- m4：縫工筋
- m5：大腿直筋
- DTRF：大腿直筋直頭
- AIIS：下前腸骨棘
- JC：関節包
- 黄色矢印：断裂した大腿直筋直頭
- 黄色枠の矢印：断裂した大腿直筋の筋性部
- 写真の左方向：遠位
- 写真の右方向：近位

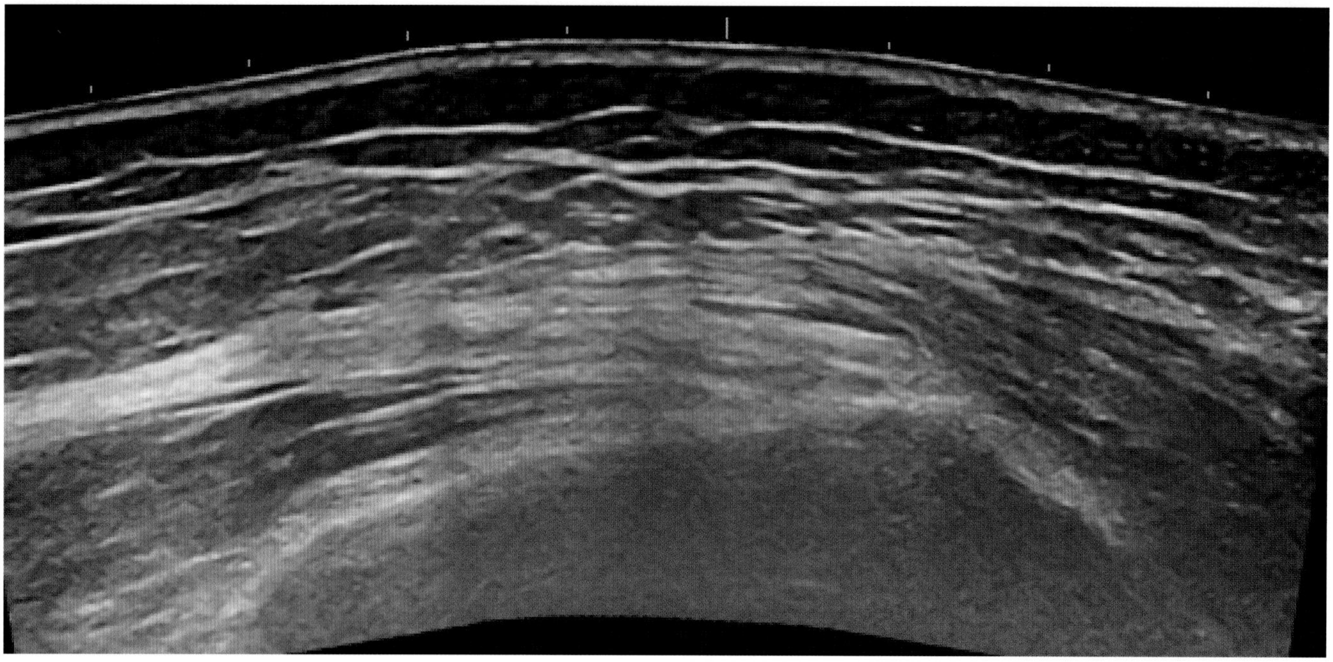

6.10: 腸脛靱帯

この画像は股関節外側面最遠位部の横断面である．大腿筋膜張筋と大殿筋からの線維は大転子遠位部で合流し，腸脛靱帯を形成する．小殿筋と中殿筋はこれよりやや近位で大転子に停止している．

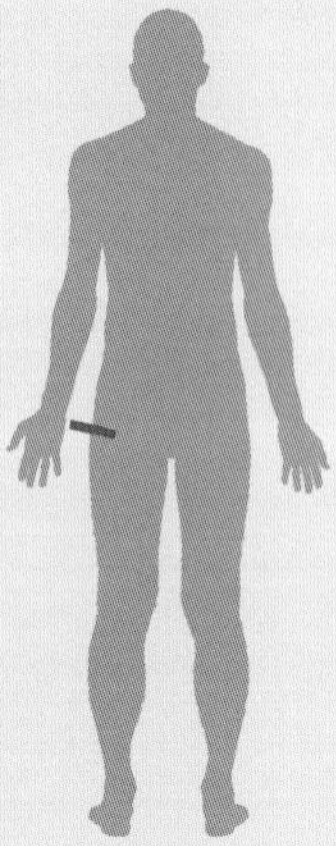

腸脛靱帯

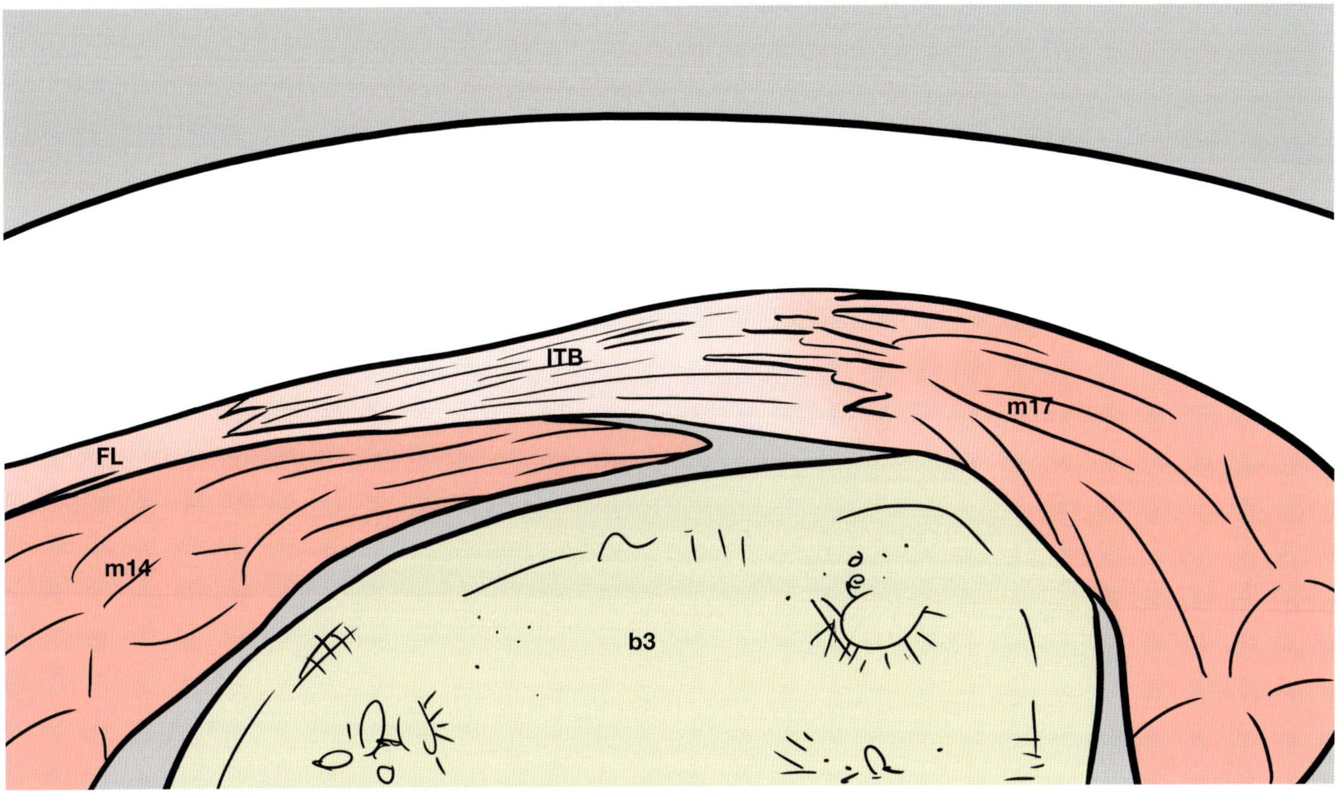

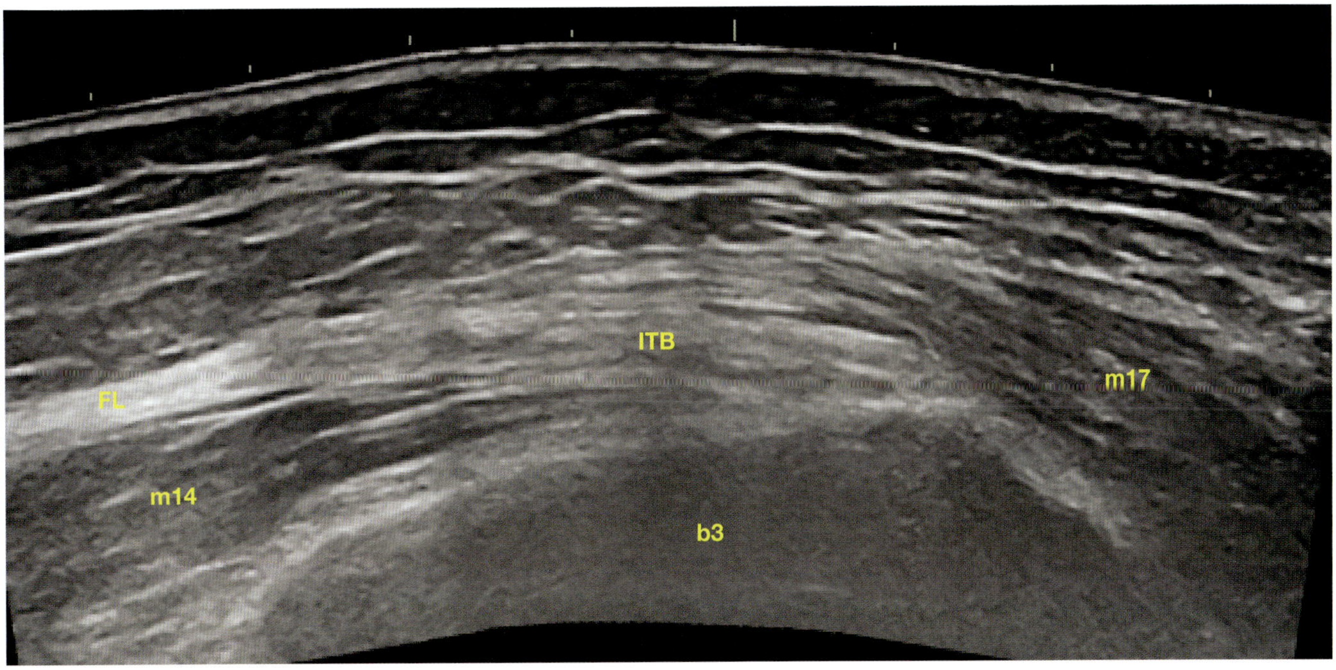

- m14：大腿筋膜張筋
- m17：大殿筋
- FL：大腿筋膜
- ITB：腸脛靱帯
- b3：大腿骨
- 写真の左方向：前方
- 写真の右方向：後方

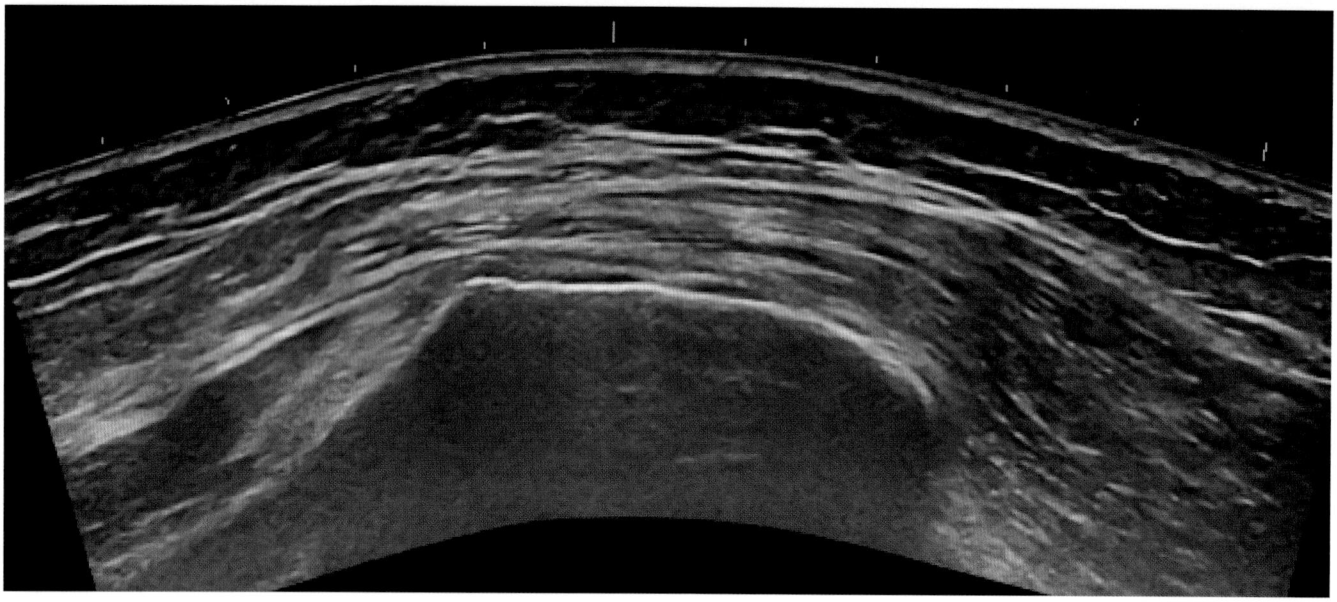

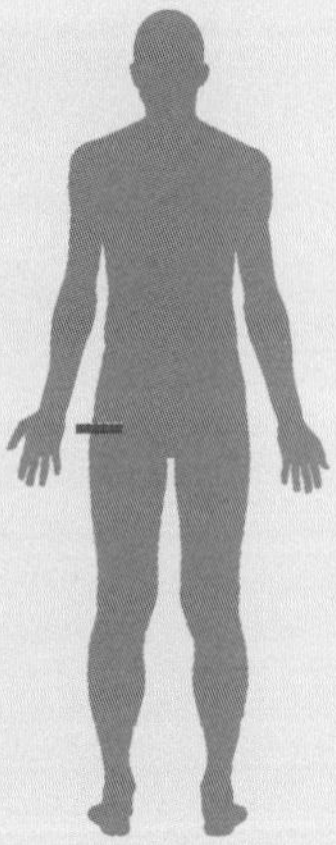

6.11: 大転子前面

この画像には，小殿筋腱が大転子前方の凸面に停止する様子が映っている．また，大転子外側面に停止する中殿筋腱も見える．中殿筋の筋線維が小殿筋の上（表層）で，かつ大腿筋膜の下（深層）を走っているのがわかる．大転子の前面と外側面は屋根のような形状を呈しているので，股関節外側面を観察する際の目印として役立つ．

大転子前面

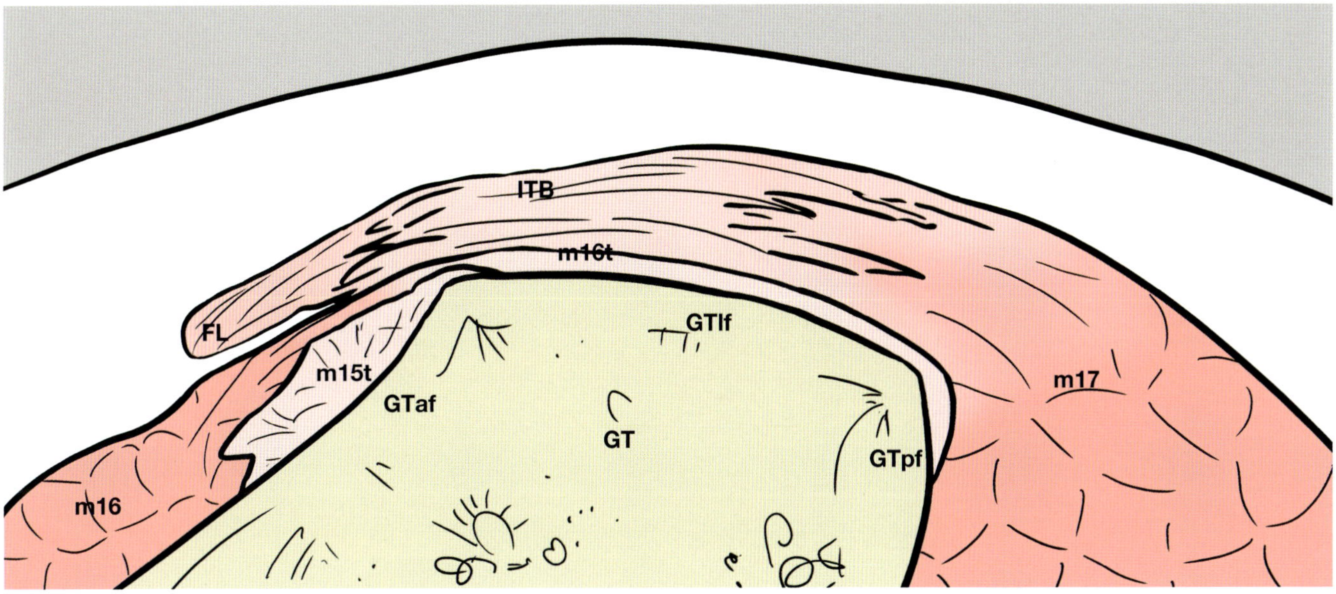

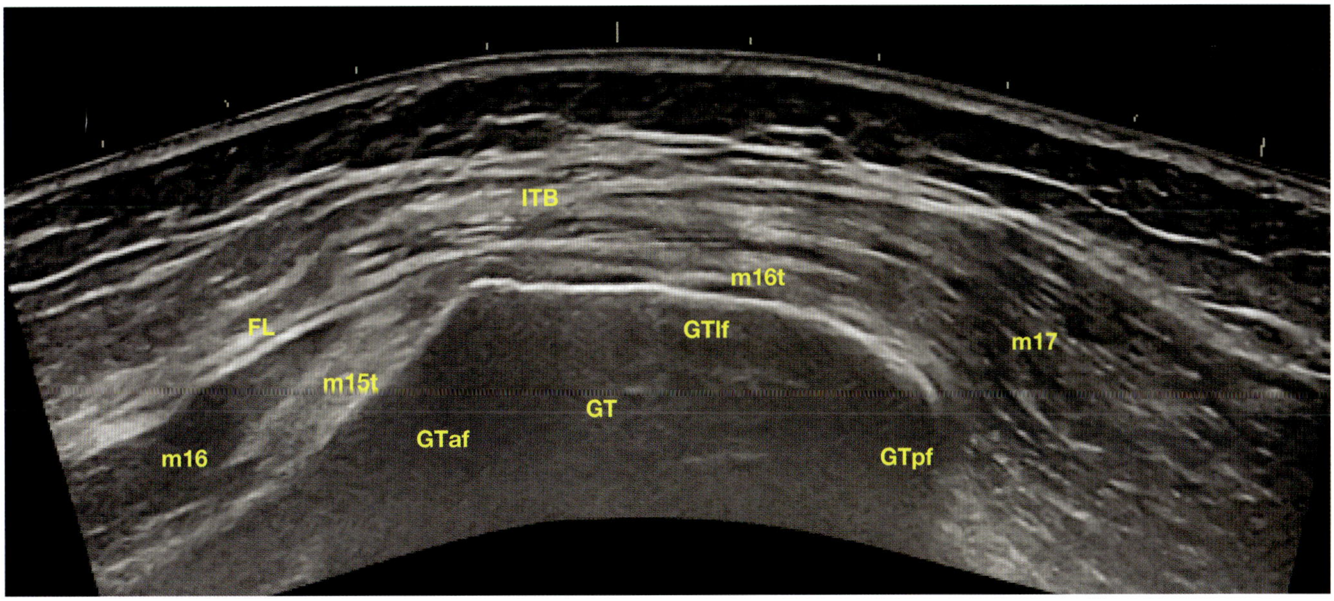

- m15t：小殿筋
- m16：中殿筋
- m16t：中殿筋腱
- m17：大殿筋
- FL：大腿筋膜
- ITB：腸脛靱帯
- GT：大転子
- GTaf：大転子前面
- GTlf：外側面
- GTpf：後面
- 写真の左方向：前方
- 写真の右方向：後方

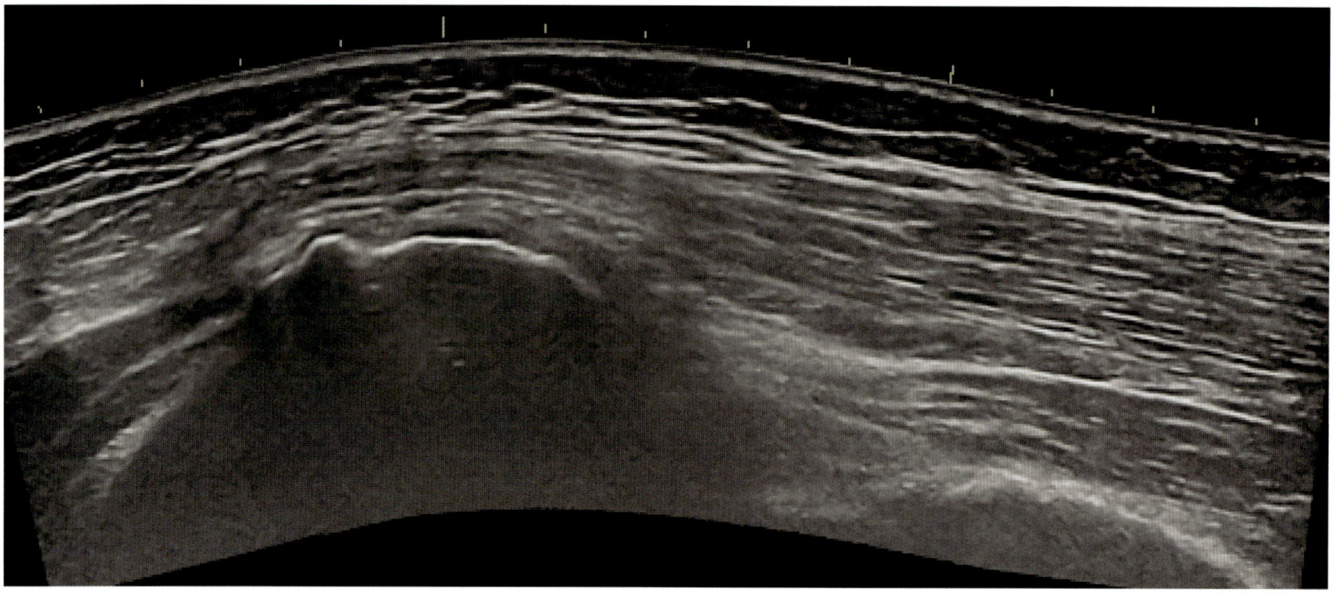

6.12: 大殿筋

この画像は，画像の横幅を広げて，大殿筋の長軸断面を観察したものである．大殿筋は梨状筋と坐骨の上（浅層）を右（後方）から左（前外側）へと走行し，大転子を越えて中殿筋の停止部を覆っている．梨状筋も外側へ向って走行し，大転子の後面に停止する．中殿筋の終末線維は，小殿筋停止部よりの上を走り，大転子前面に停止している．

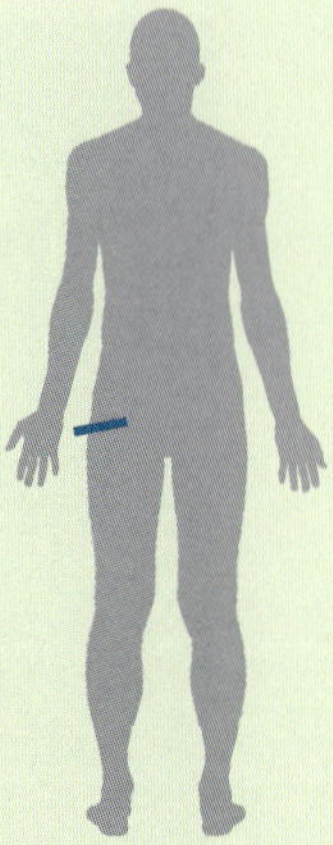

大殿筋

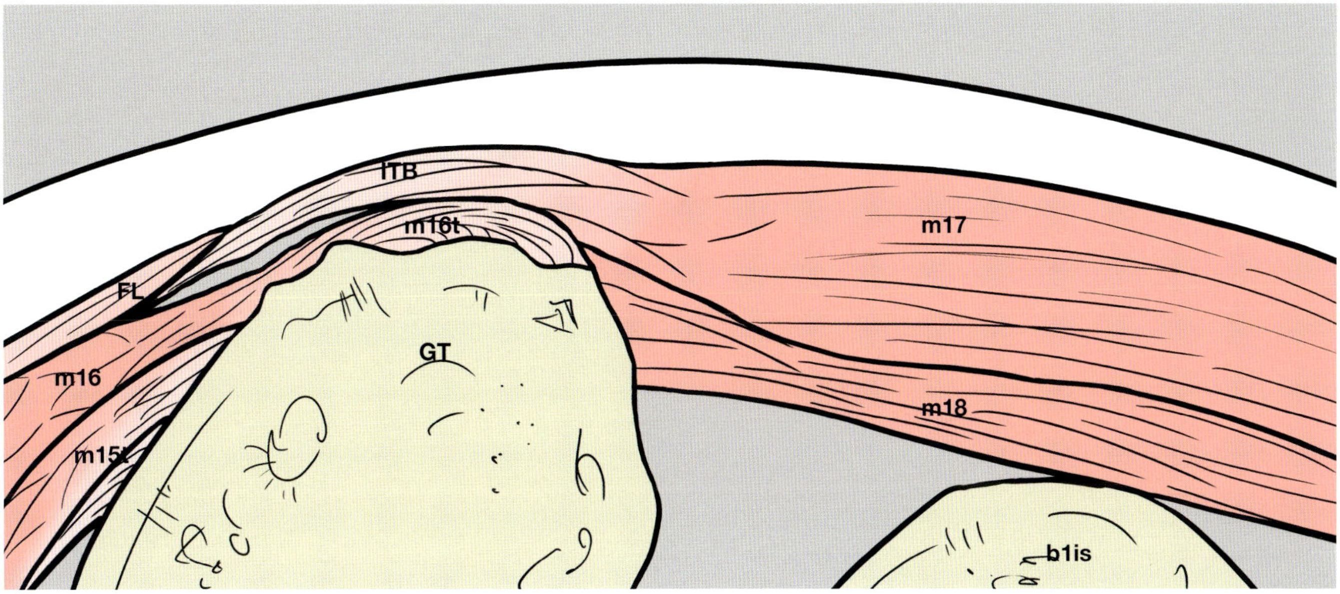

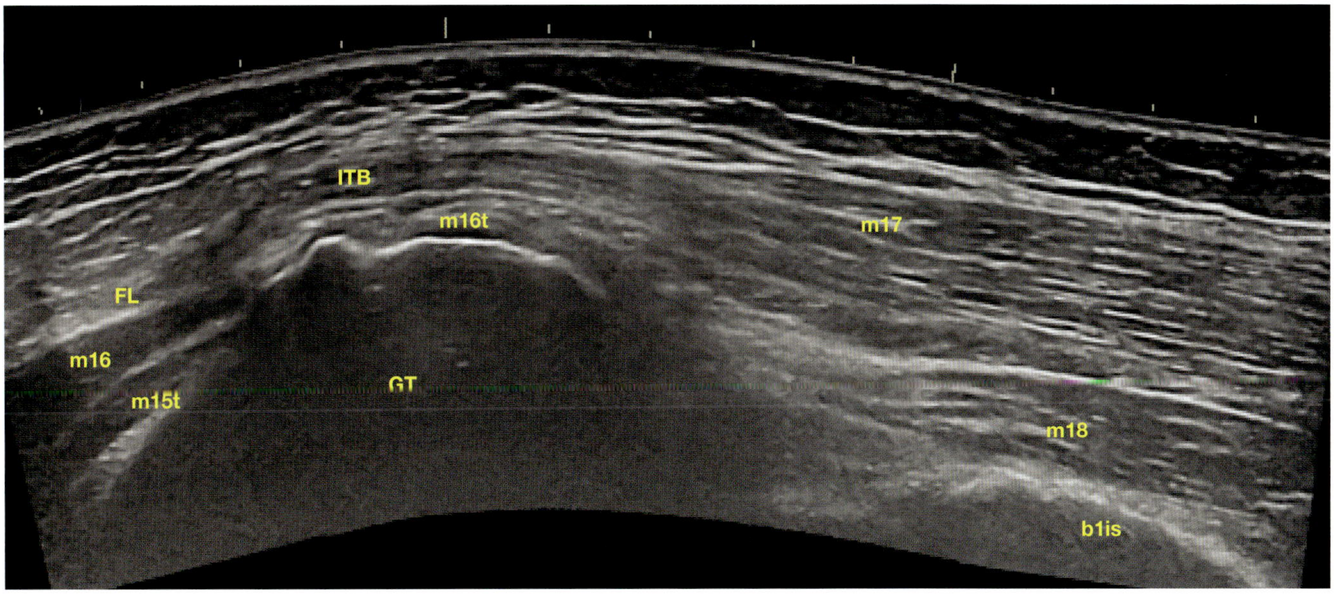

- m15t：小殿筋腱
- m16：中殿筋
- m17：大殿筋
- m16t：中殿筋腱
- m18：梨状筋
- FL：大腿筋膜
- ITB：腸脛靱帯
- b1is：坐骨
- GT：大転子
- 写真の左方向：前方
- 写真の右方向：後方

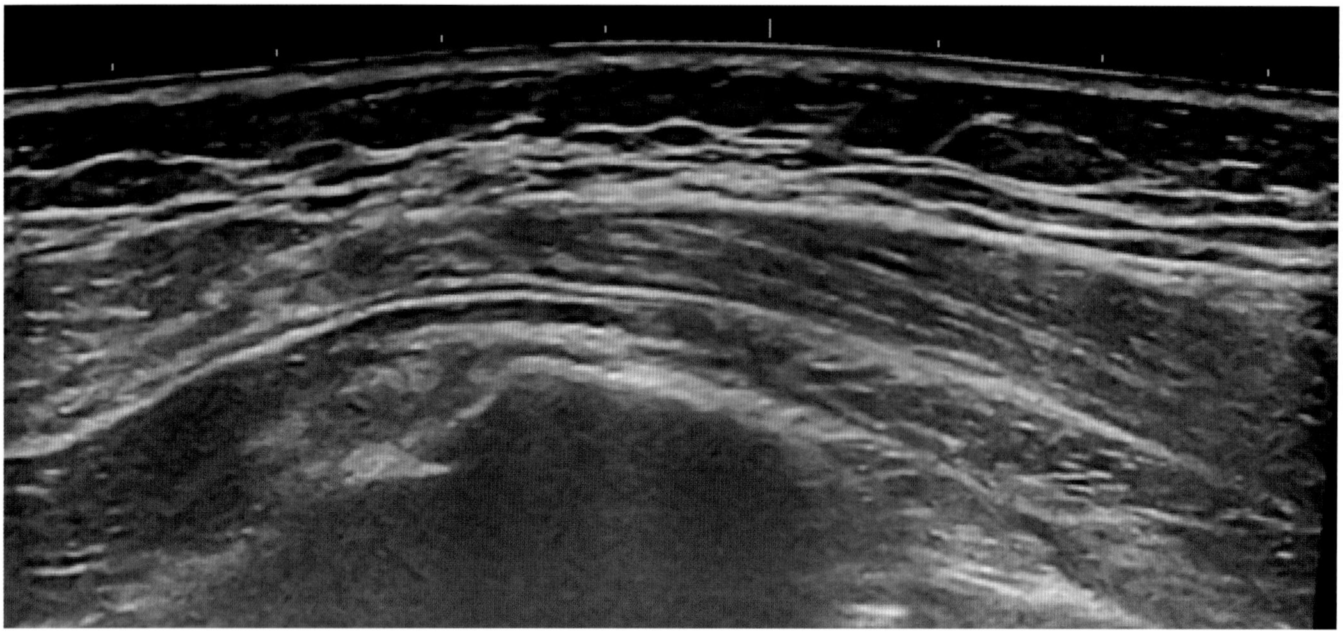

6.13: 中殿筋

この画像は大転子より少し近位の横断面像である．小殿筋が大転子の前面に近づく一方で，中殿筋は左（前方）から右（後方）へ向かいながら大転子を覆っている．中殿筋の停止部が大転子の後上面に見える．大転子部滑液包はエコー信号のない線状構造体として大殿筋の遠位線維の下（深層），中殿筋の終末線維の上（浅層）に描出されている．画像右下隅には梨状筋の終末線維が大転子後面に向かって伸びている様子が映っている．

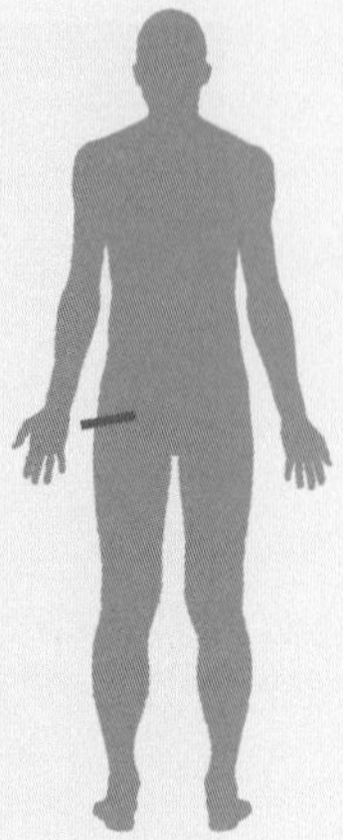

中殿筋

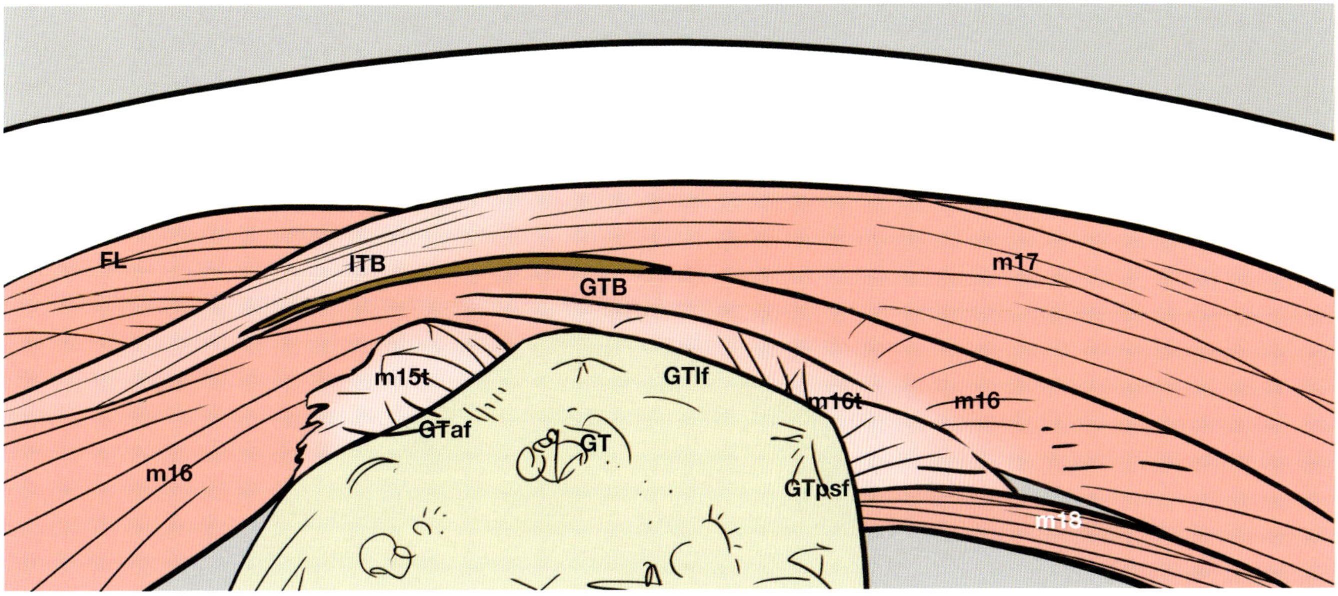

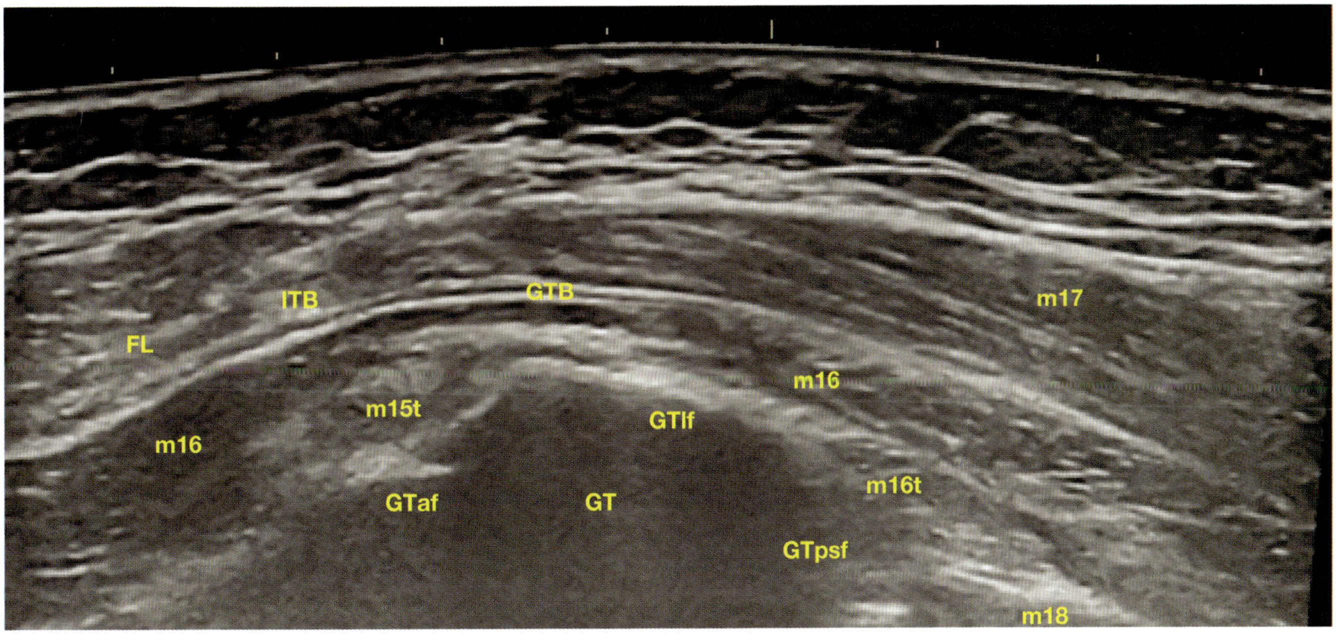

- m15t：小殿筋腱
- m16：中殿筋
- m16t：中殿筋腱
- m17：大殿筋
- m18：梨状筋
- FL：大腿筋膜
- ITB：腸脛靱帯
- GT：大転子
- GTaf：大転子前面
- GTB：大転子部滑液包
- GTlf：大転子外側面
- GTpsf：大転子後上面
- 写真の左方向：前方
- 写真の右方向：後方

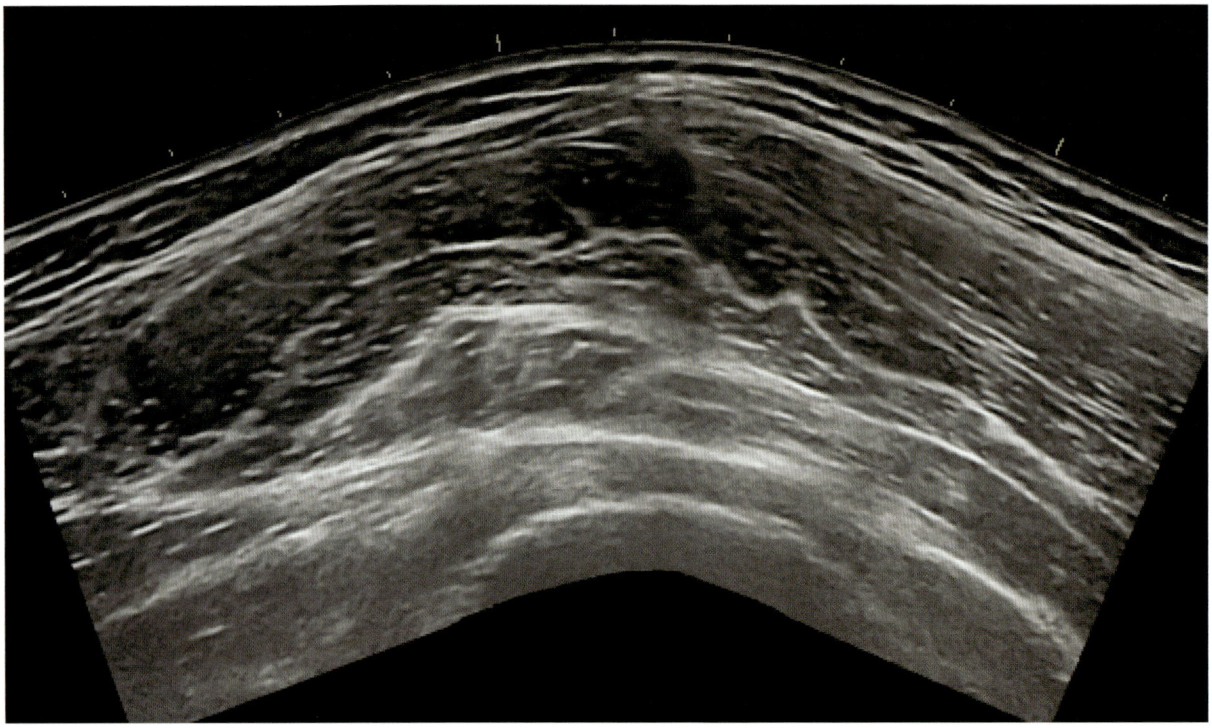

6.14: 腸骨中部

この画像は腸骨の外側面中央部の断面像である．中殿筋と小殿筋の筋腹が映っている．それぞれの筋肉の間を筋腱膜が右（後方）から左（前方）へと線状に走っているのが見える．大殿筋はこれら2つの筋の後面を覆うように横たわっている．画像は前方組織をも十分に捉えており，縫工筋と大腿直筋からの筋線維が股関節の左下（前方内側）に向かって斜めに走行している様子がわかる．

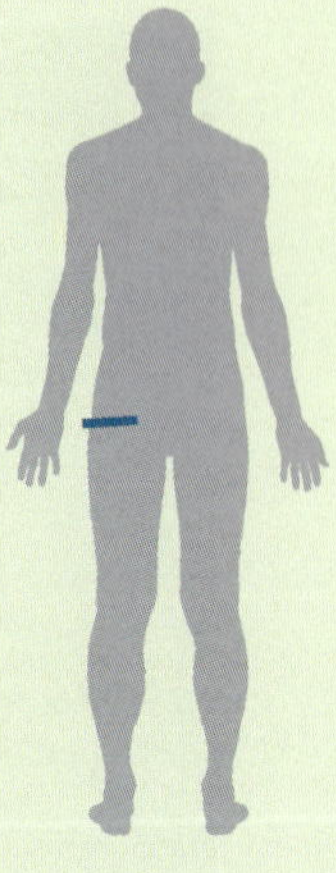

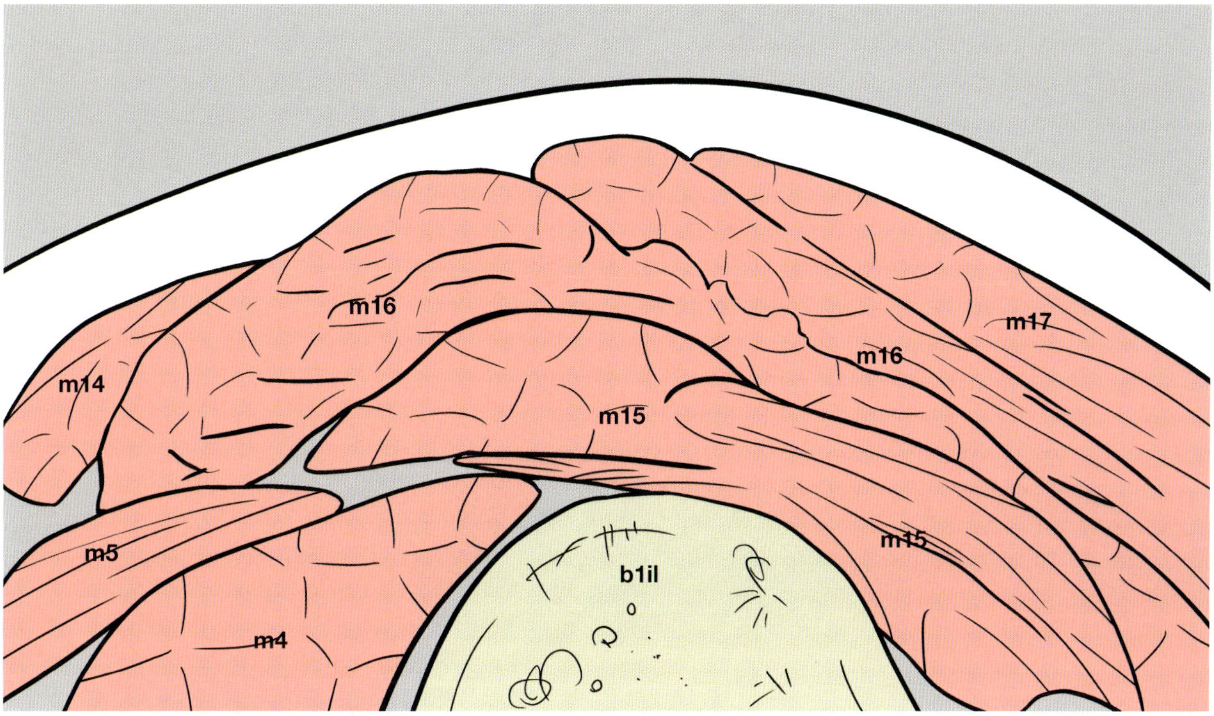

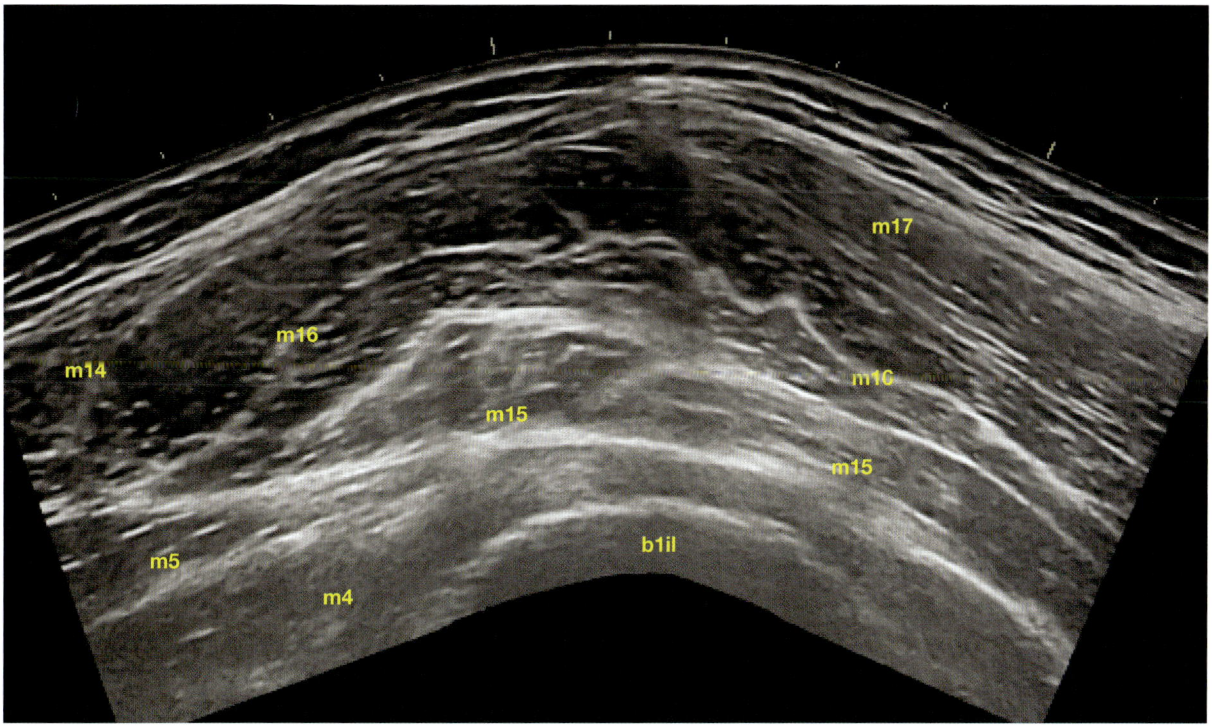

- m4：縫工筋
- m5：大腿直筋
- m14：大腿筋膜張筋
- m15：小殿筋
- m16：中殿筋
- m17：大殿筋
- b1il：腸骨
- 写真の左方向：前方
- 写真の右方向：後方

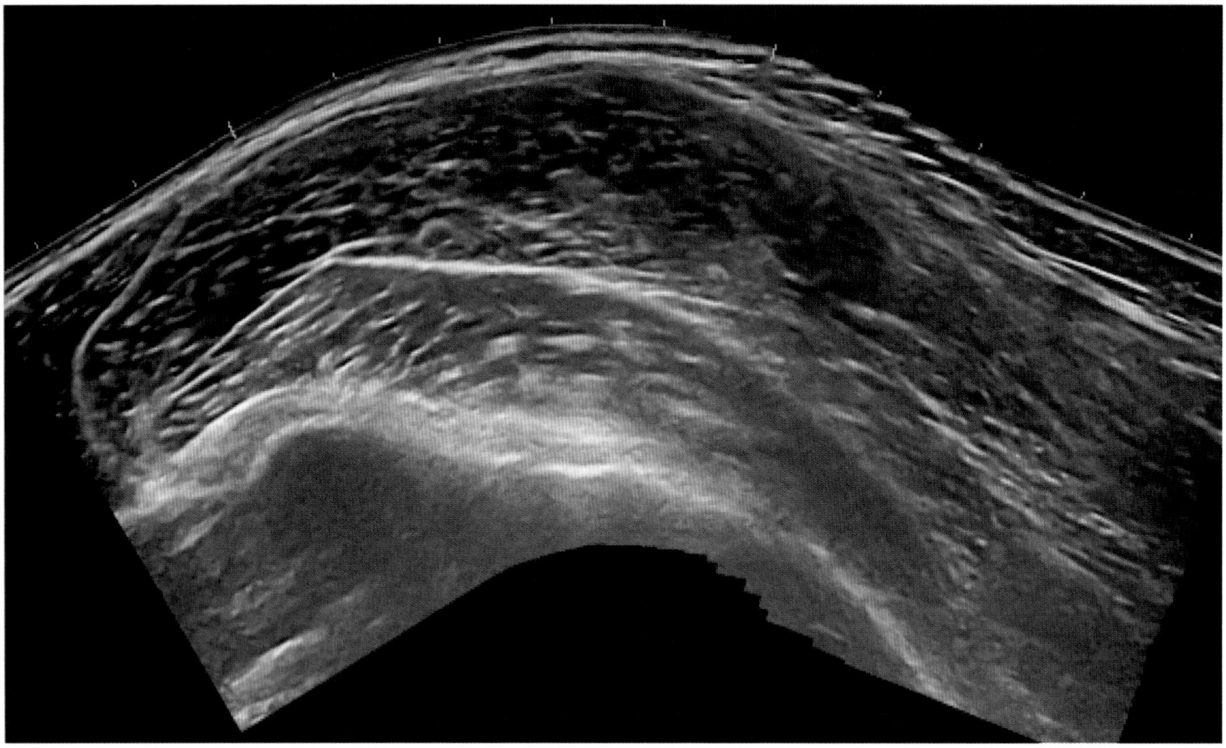

6.15: 腸骨後部

この画像は殿筋群の近位部を描出している．大殿筋は画像右端（後方）に見えているが，この画像で最も広い部分を占めているのは中殿筋である．中殿筋は腸骨の後面を覆いながら，小殿筋の筋腹の上を弓なりに走行する．一方，小殿筋が腸骨表面と接する部分は小さい．皿状の腸骨上部はこの画像では凸状に見えるが，これは画像を横方向に拡大したことによって生じる歪みのためである．この画像は横幅を広くとっているため，後方から下前腸骨棘にいたる範囲のすべてが描出できている．大腿直筋直頭もはっきりと映っている．ただ，画像の歪みによって，中殿筋と小殿筋が本来の位置よりも前方に見えてしまっている．

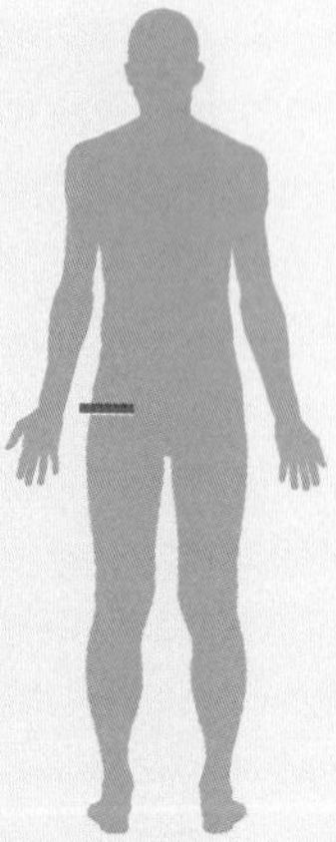

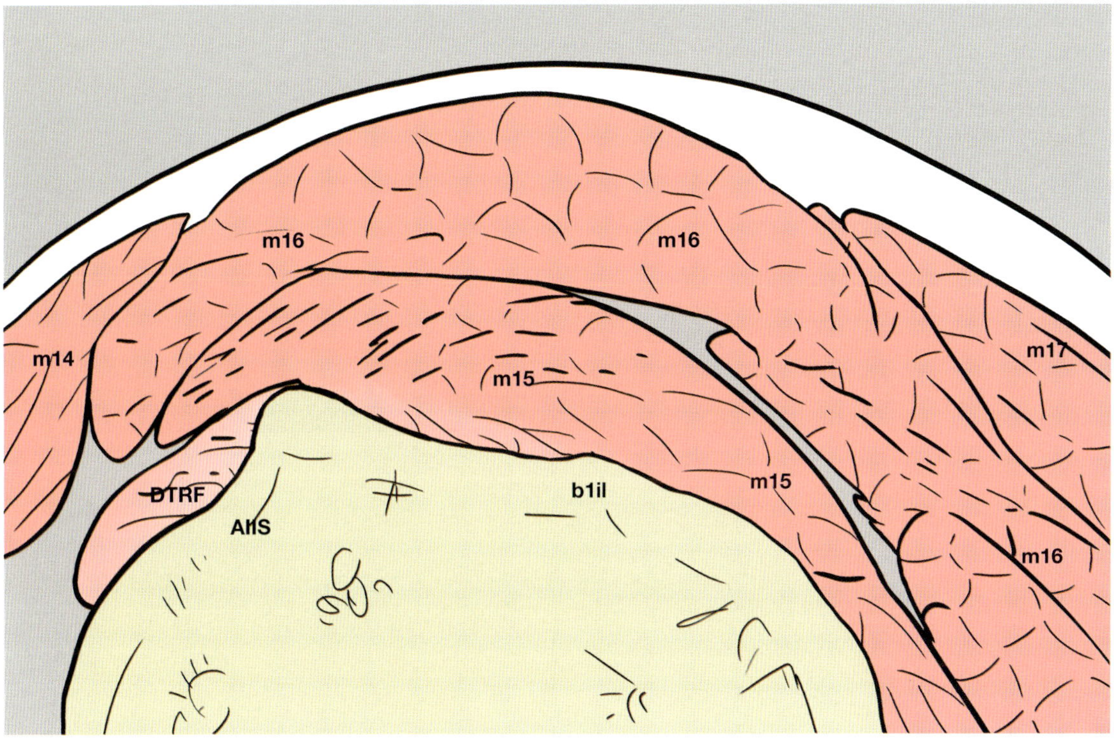

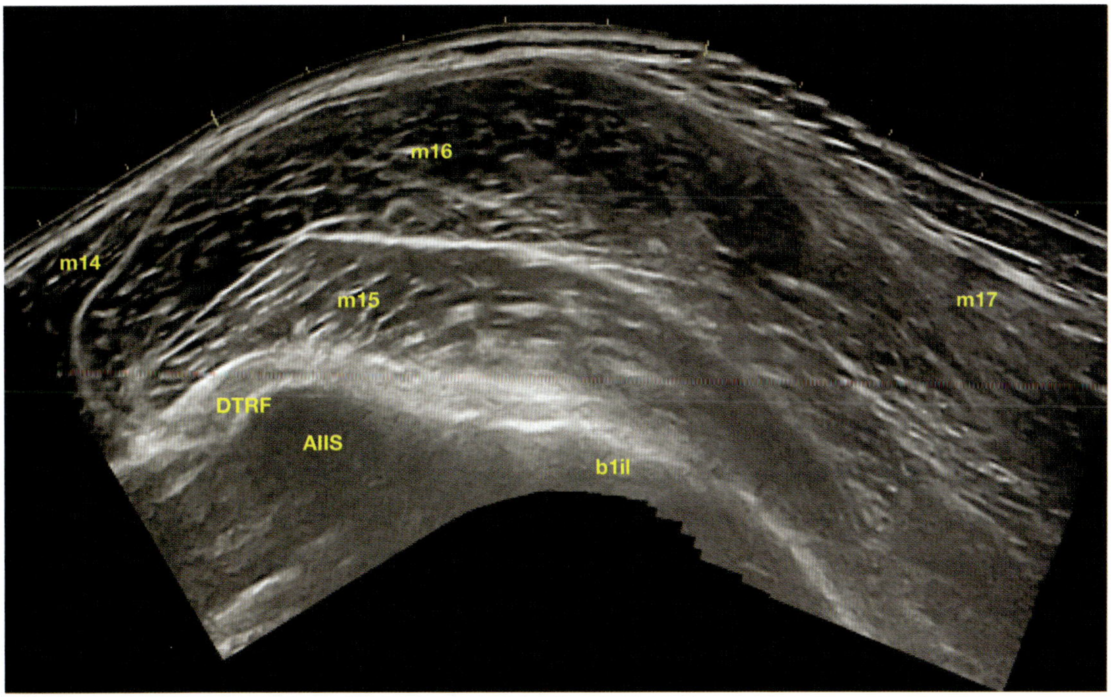

- m14：大腿筋膜張筋
- m15：小殿筋
- m16：中殿筋
- m17：大殿筋
- DTRF：大腿直筋直頭
- b1il：腸骨
- AIIS：下前腸骨棘
- 写真の左方向：前方
- 写真の右方向：後方

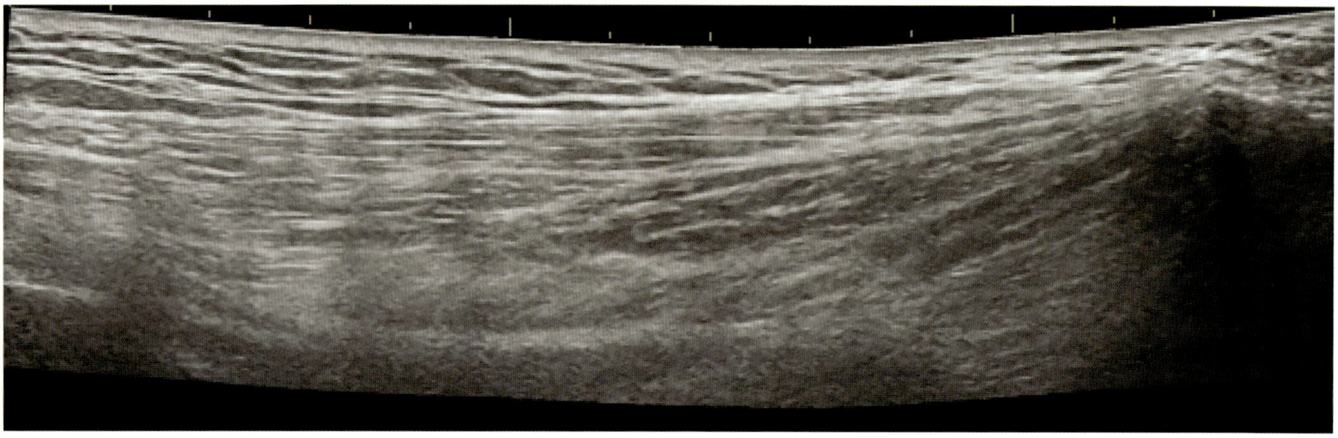

6.16: 殿筋群の矢状断

この画像は腸骨前外側部の矢状断像で，長軸方向の筋線維が描出されている．大腿筋膜張筋は中殿筋の上（浅層）に映っており，中殿筋自身は小殿筋の上に横たわっている．これら3つの筋肉がすべて大転子に向かって走行している様子がわかる．

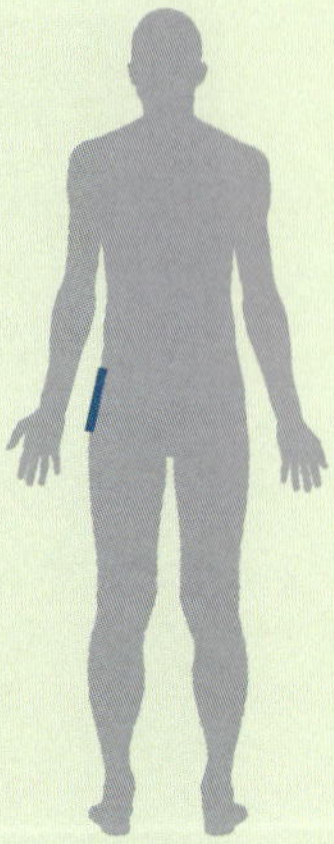

殿筋群の矢状断

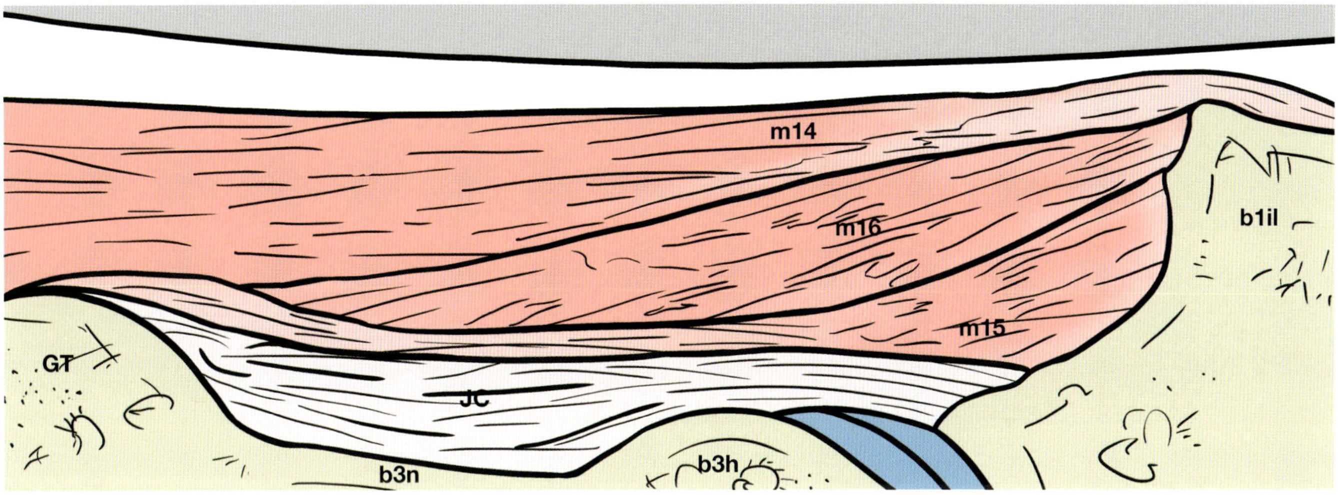

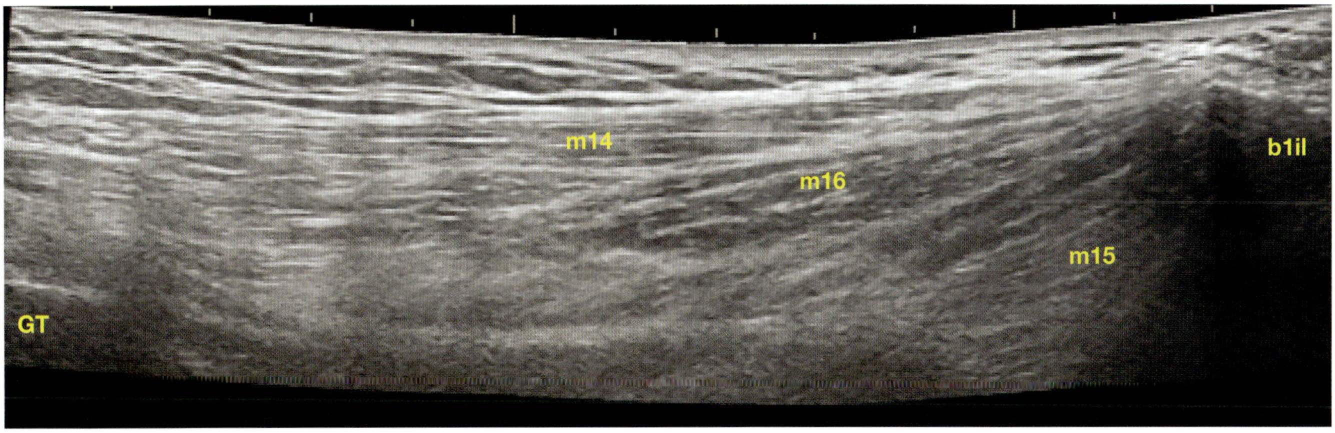

- m14：大腿筋膜張筋
- m15：小殿筋
- m16：中殿筋
- b1il：腸骨
- b3h：大腿骨頭
- b3n：大腿骨頸部
- GT：大転子
- JC：関節包
- 写真の左方向：遠位
- 写真の右方向：近位

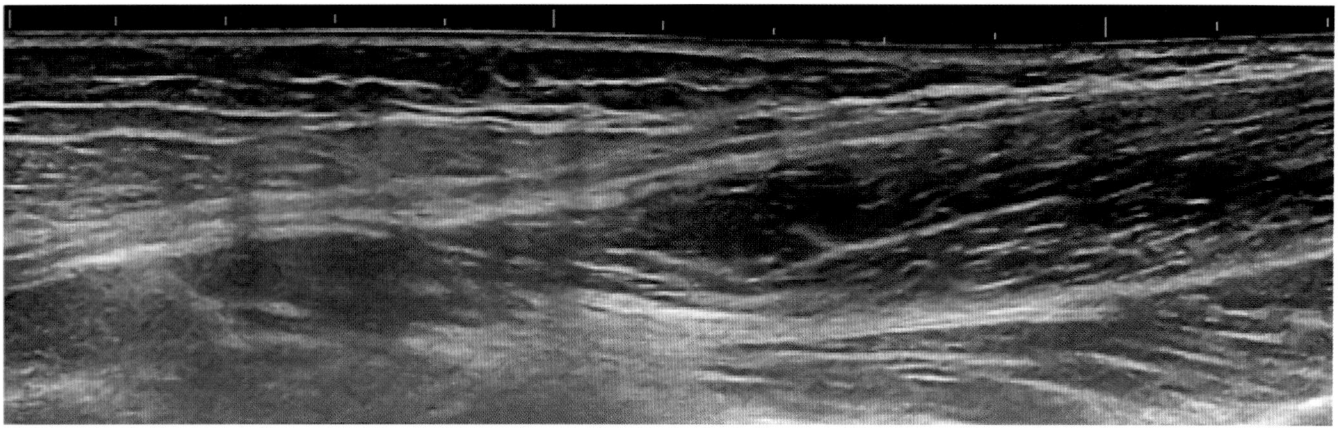

6.17: 中殿筋と小殿筋の矢状断

この画像は中殿筋・小殿筋の中央部から終末部にかけての矢状断像である．これら2つの筋は大転子に向かって走行している．中殿筋は小殿筋の上（浅層）にあり，この中殿筋と大転子の上には大腿筋膜が見えている．小殿筋はその停止部である大転子前面へと向かっている．

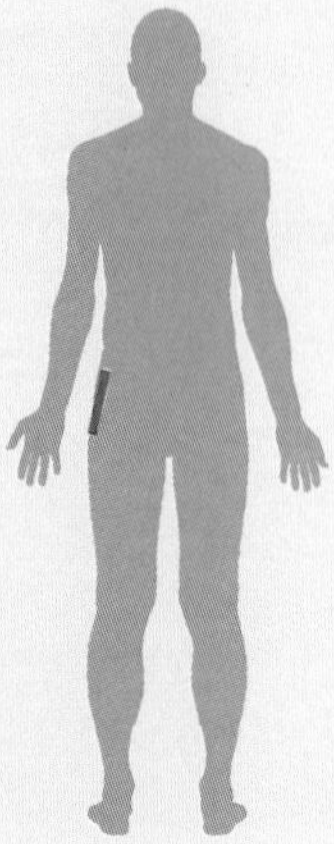

中殿筋と小殿筋の矢状断

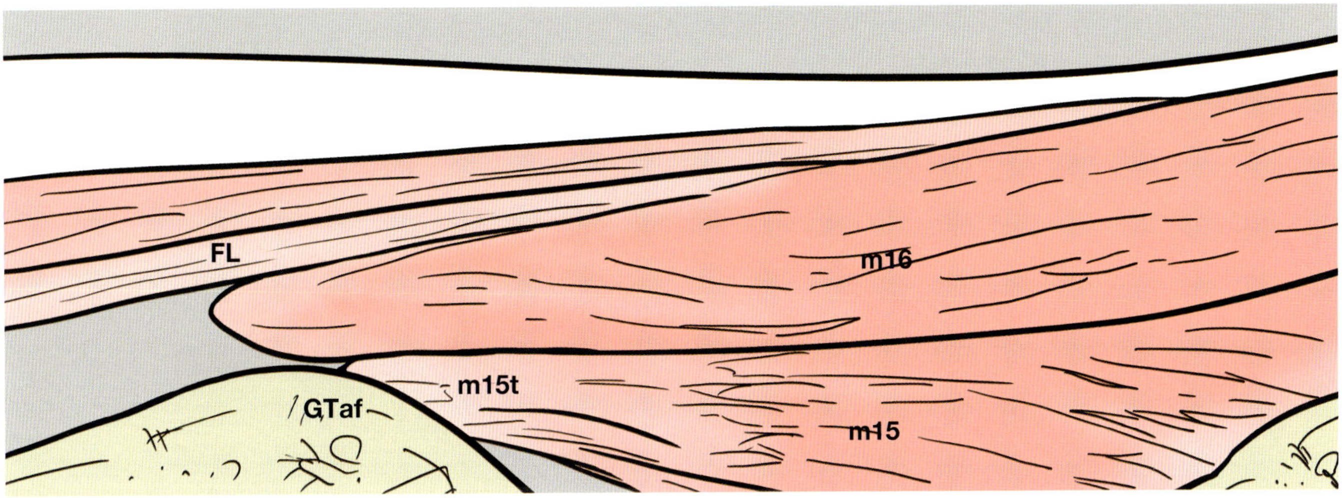

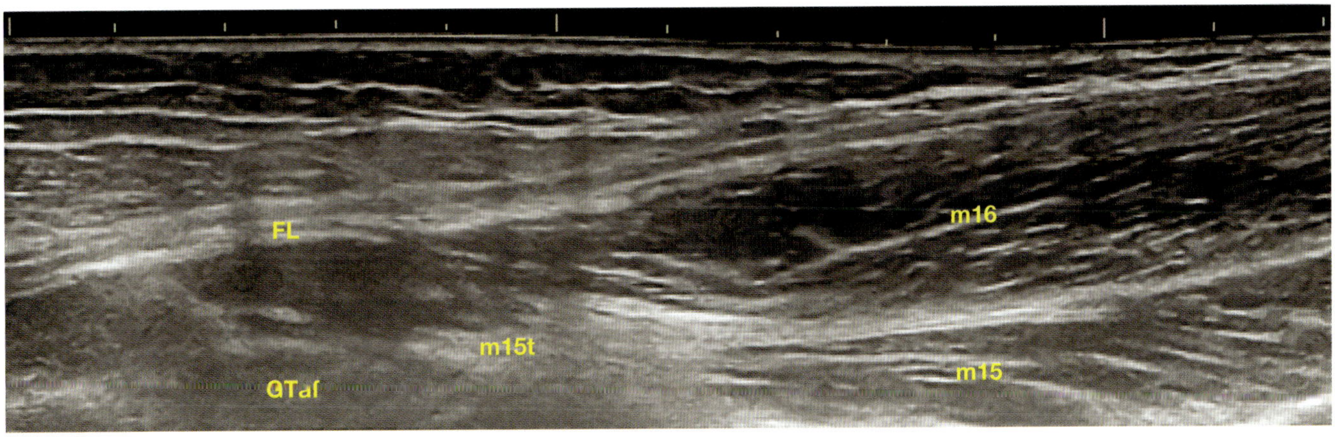

- m15t：小殿筋腱
- m16：中殿筋
- FL：大腿筋膜
- GTaf：大転子前面
- 写真の左方向：遠位
- 写真の右方向：近位

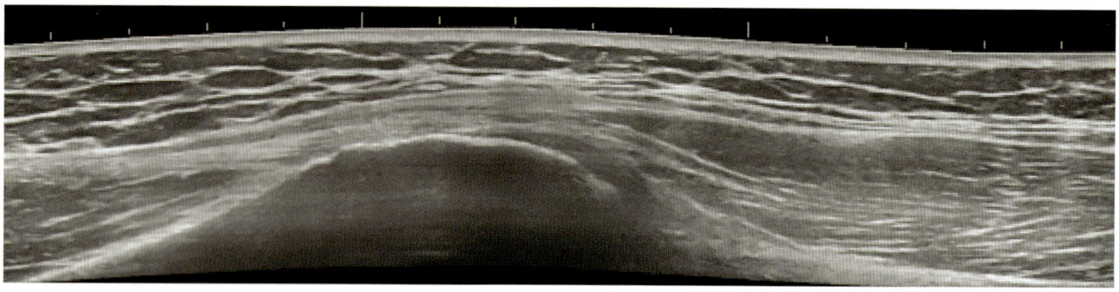

A

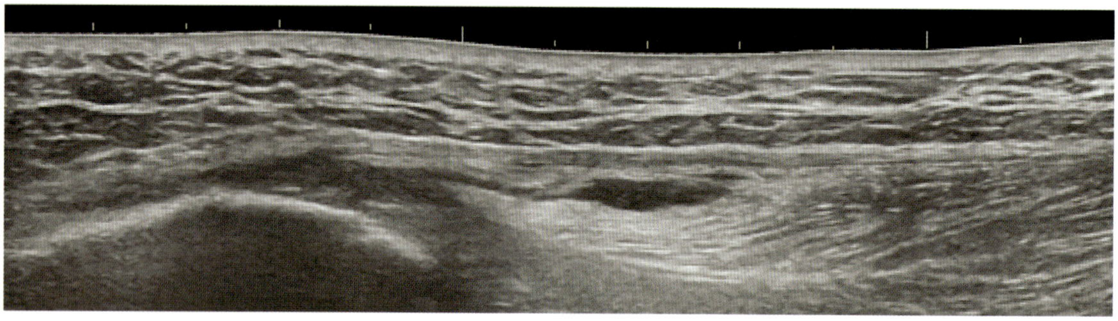

B

6.18: 中殿筋と中殿筋断裂の矢状断

画像Aは中殿筋の中央から終末部にかけての矢状断像である．大腿筋膜と腸脛靱帯が大転子を覆うように走行している様子もわかる．画像Bは全層断裂した中殿筋の矢状断像で，断裂腱がその停止部から離れ，右（近位）方向に退縮している様子がわかる．その上を覆っている大腿筋膜は損傷されていないのだが，これを中殿筋の正常な筋線維と勘違いしてはいけない．

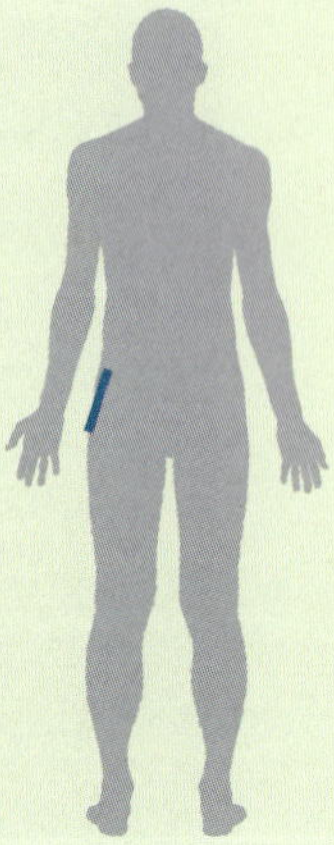

中殿筋と中殿筋断裂の矢状断

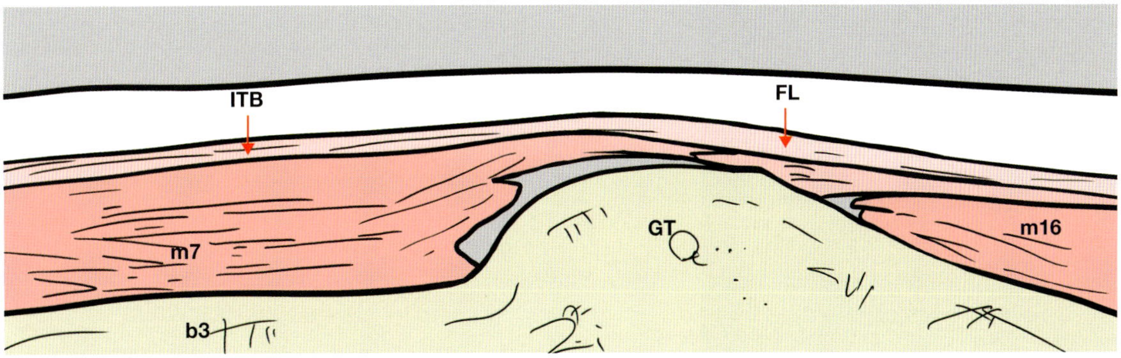

A

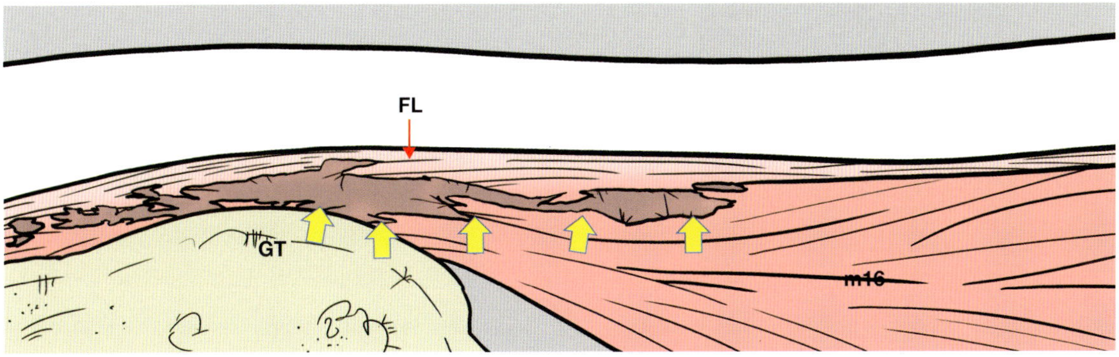

B

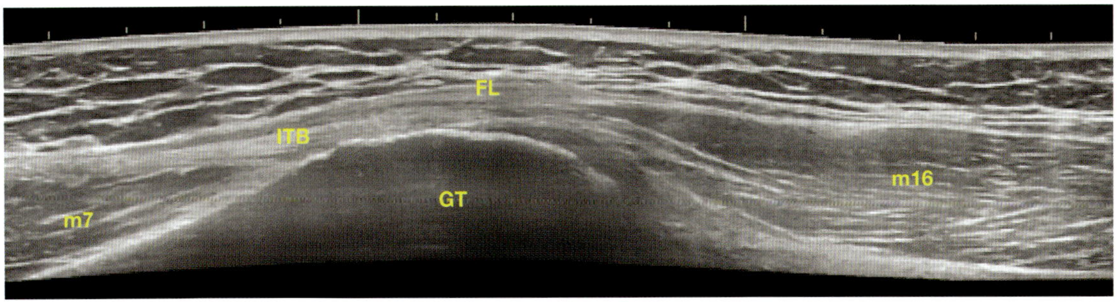

A

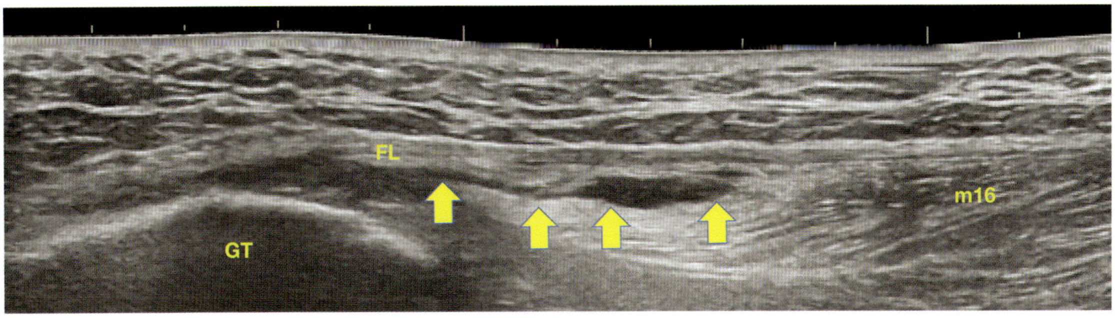

B

- m7：外側広筋
- m16：中殿筋
- FL：大腿筋膜
- ITB：腸脛靱帯
- b3：大腿骨
- GT：大転子
- 矢印：断裂して退縮した腱
- 写真の左方向：遠位
- 写真の右方向：近位

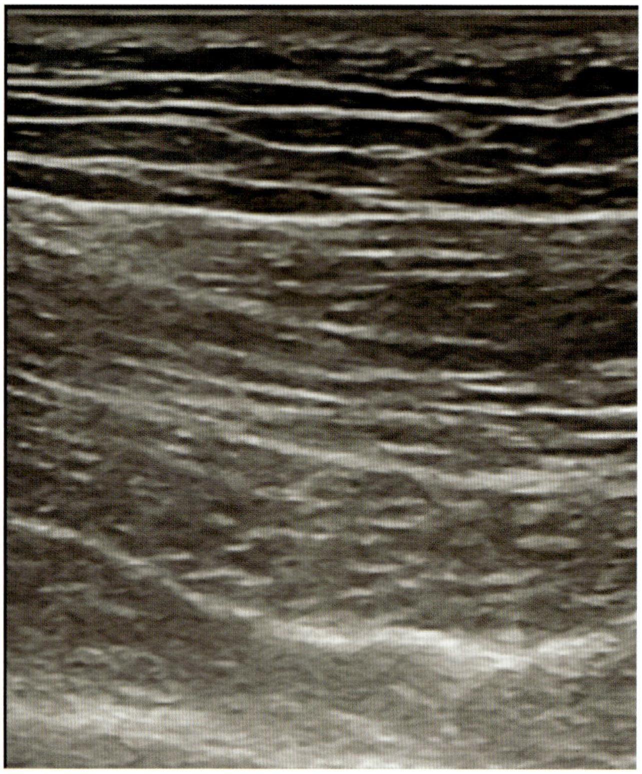

6.19: 殿筋群の長軸断

この画像は腸骨上部の浅層を後方から捉えた画像である．3つの殿筋群が右下（外側・遠位）へと伸び，大転子へ向かっている．

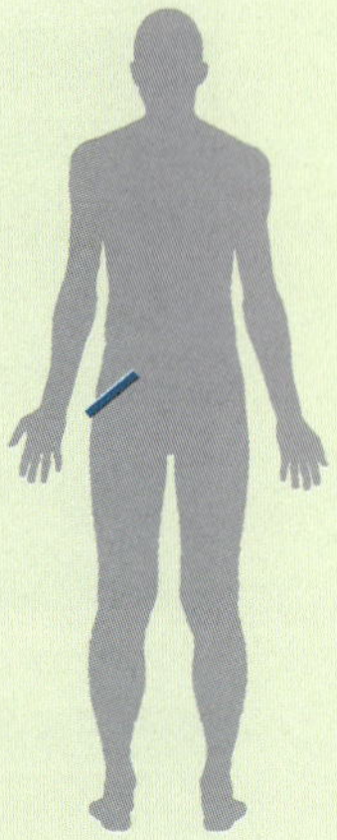

殿筋群の長軸断

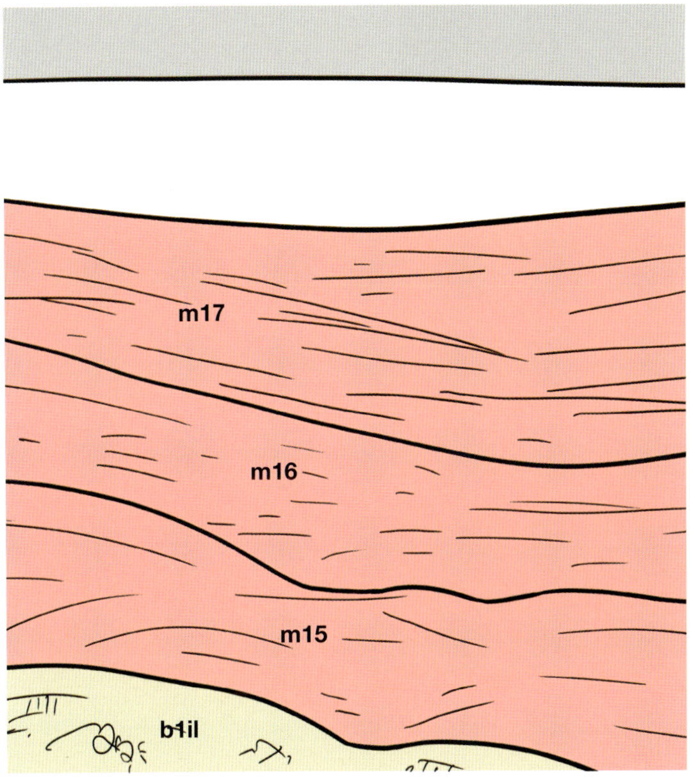

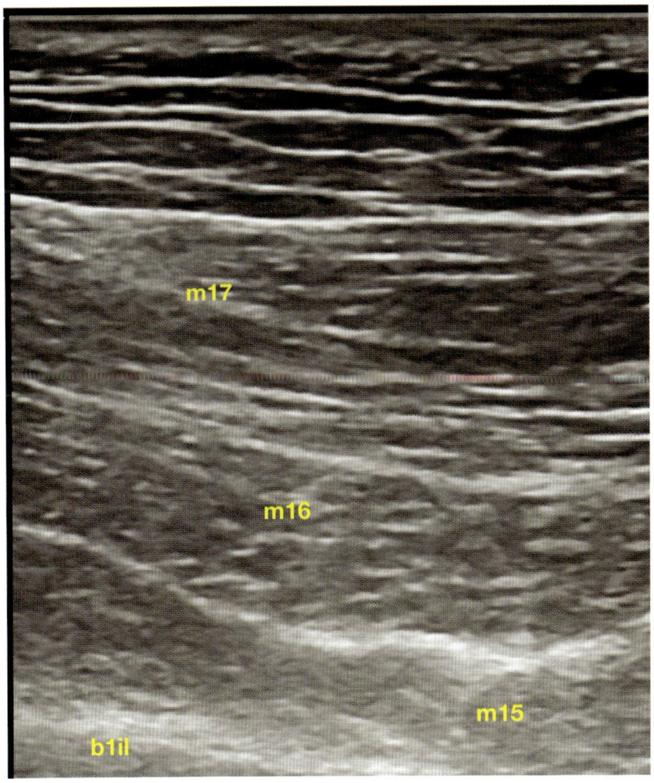

- m15：小殿筋
- m16：中殿筋
- m17：大殿筋
- b1il：腸骨
- 写真の左方向：内側
- 写真の右方向：外側

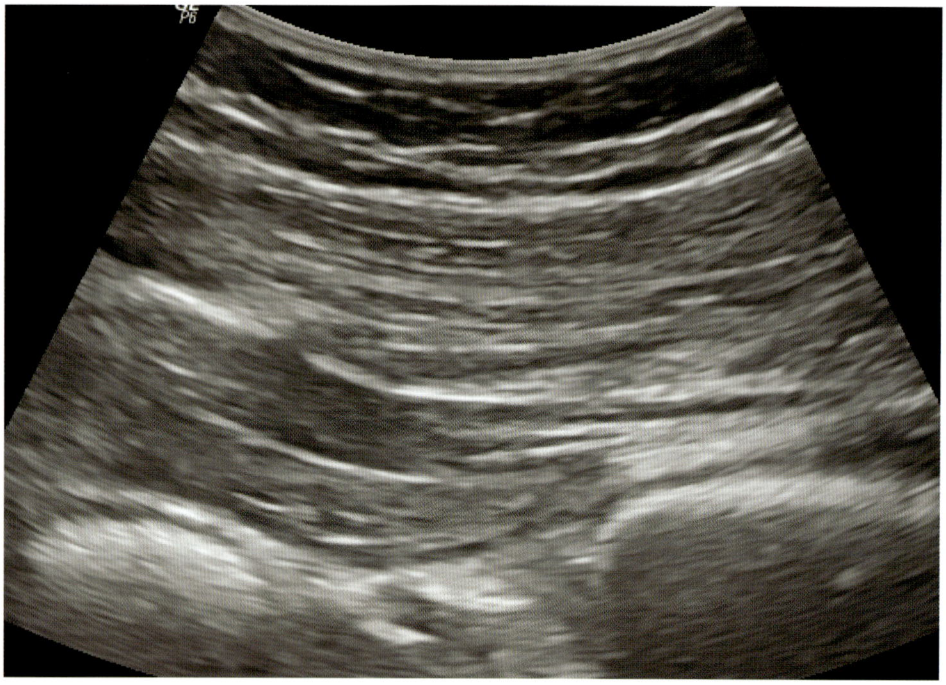

6.20: 梨状筋と坐骨孔

この画像は，画像6.19のすぐ遠位を扇形のスキャン面を持つコンヴェックス・プローブで観察したものである．梨状筋は大殿筋の下（深層）に見えており，坐骨を越えて大転子へ向う．坐骨孔から出てきた坐骨神経は梨状筋の下を走行している．

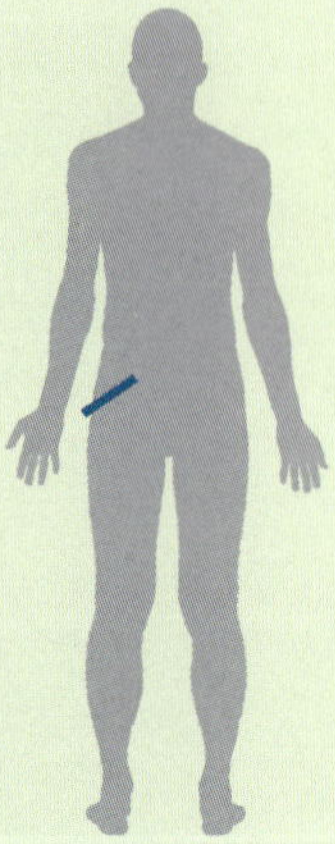

梨状筋と坐骨孔

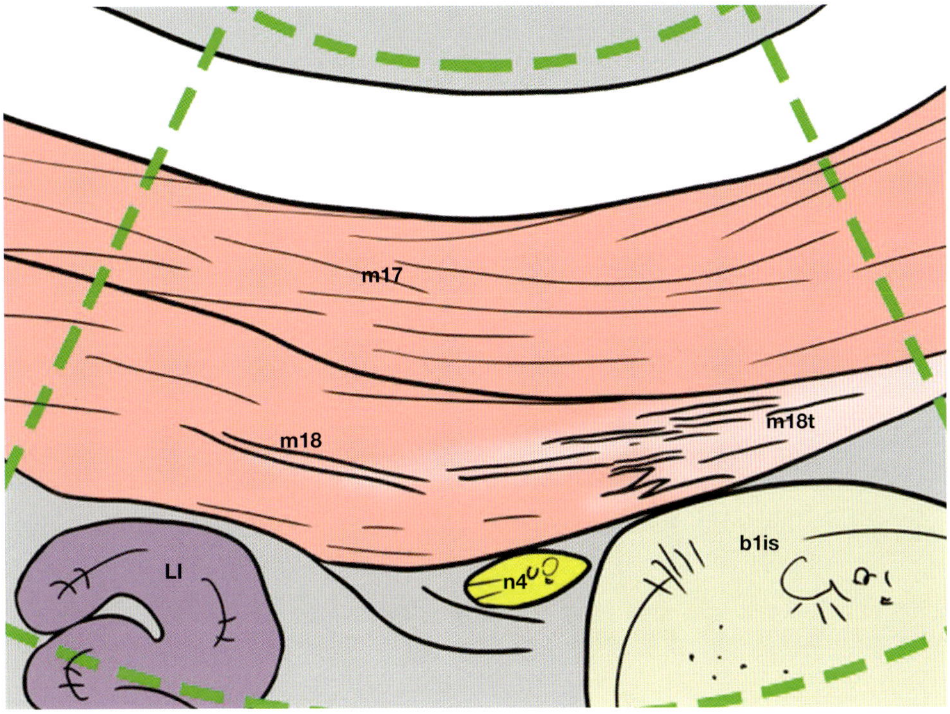

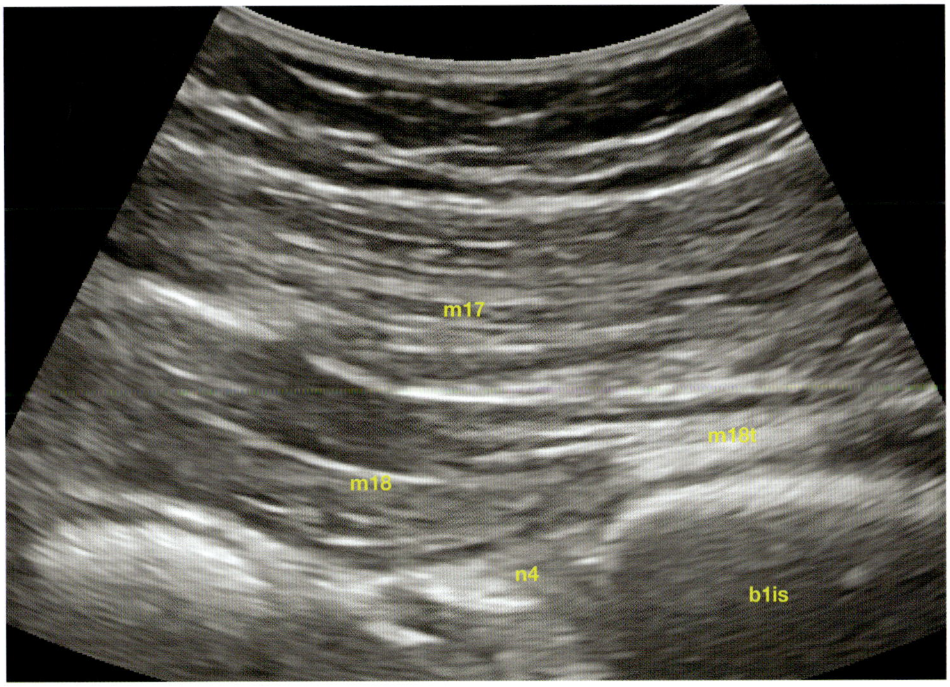

- m17：大殿筋
- m18：梨状筋
- m18t：梨状筋腱
- b1il：腸骨
- n4：坐骨神経
- LI：大腸
- 写真の左方向：内側
- 写真の右方向：外側

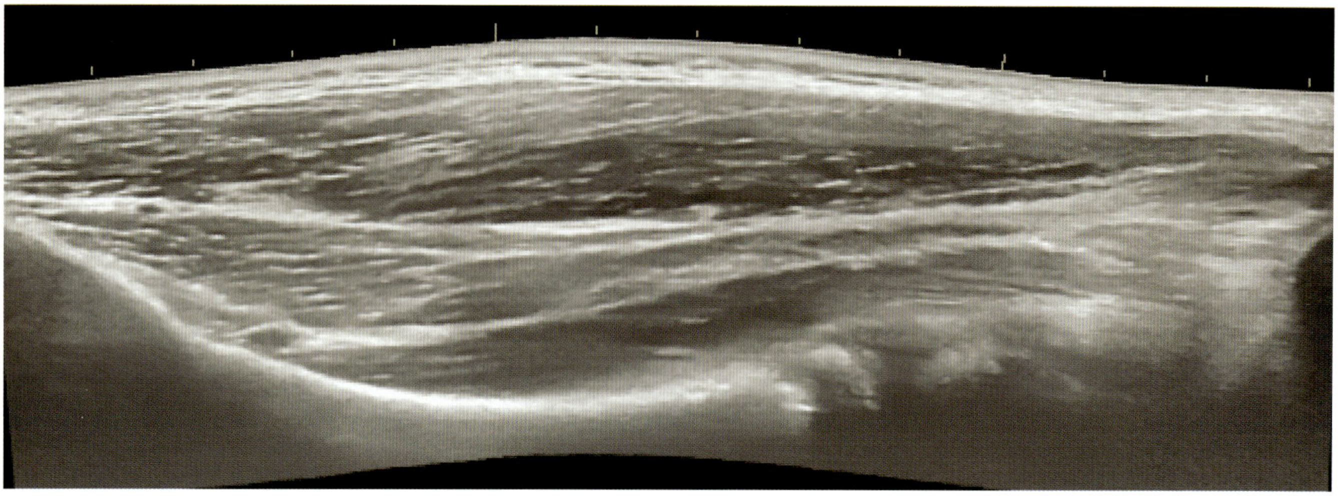

6.21: 梨状筋と上双子筋

この画像は，リニア・プローブ（スキャン面が直線状のプローブ）で股関節を後方から観察したもので，梨状筋と上双子筋が大殿筋の下（深層）に描出されている．坐骨神経は梨状筋と上双子筋の間に見える．梨状筋と上双子筋の大転子部への停止部は画像右端に映っている．画像左（内側）には下殿動脈と上殿動脈とが見えているが，下殿動脈は梨状筋の下を，上殿動脈は梨状筋の上（表層）をそれぞれ走行する．この画像にはいくつかの骨組織が映っている．画像左下には坐骨後部が，また画像右下半分には，大腿骨頭，大腿骨頸部，大転子が見える．

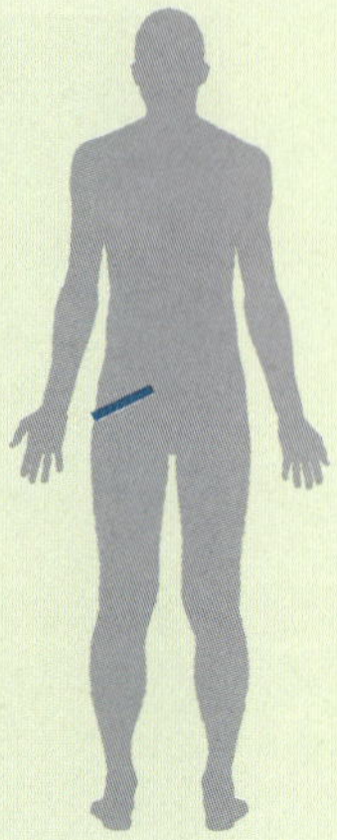

梨状筋と上双子筋

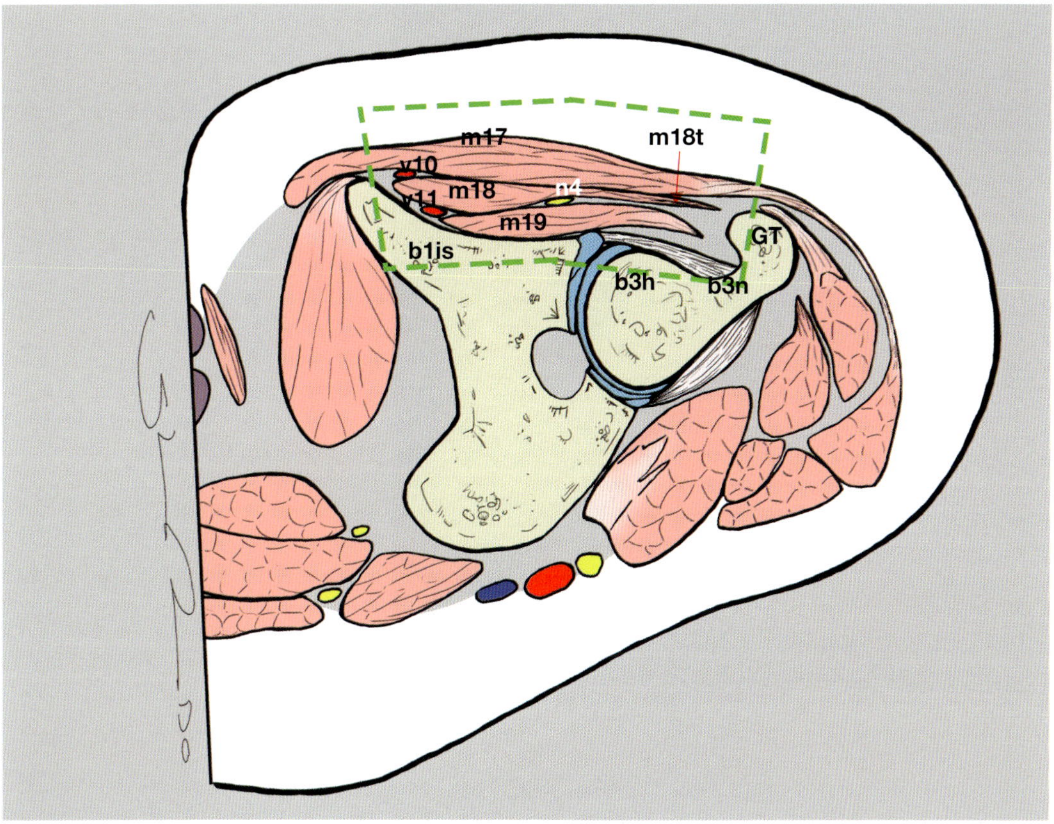

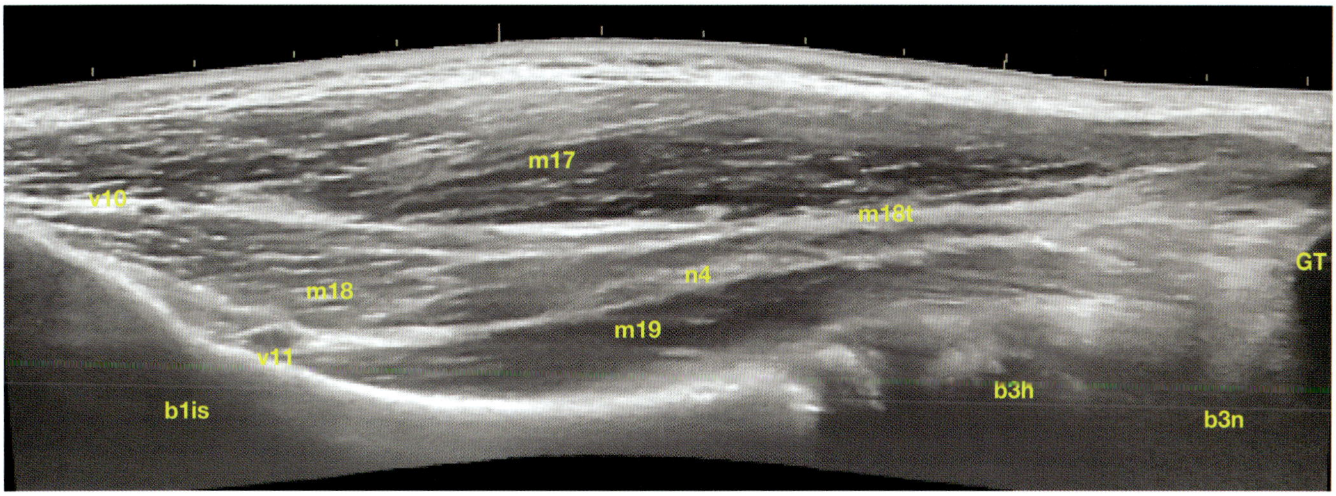

- m17：大殿筋
- m18：梨状筋
- m18t：梨状筋腱
- m19：上双子筋
- b1is：坐骨
- b3h：大腿骨頭
- b3n：大腿骨頸部
- GT：大転子
- n4：坐骨神経
- v10：上殿動脈
- v11：下殿動脈
- 写真の左方向：内側
- 写真の右方向：外側

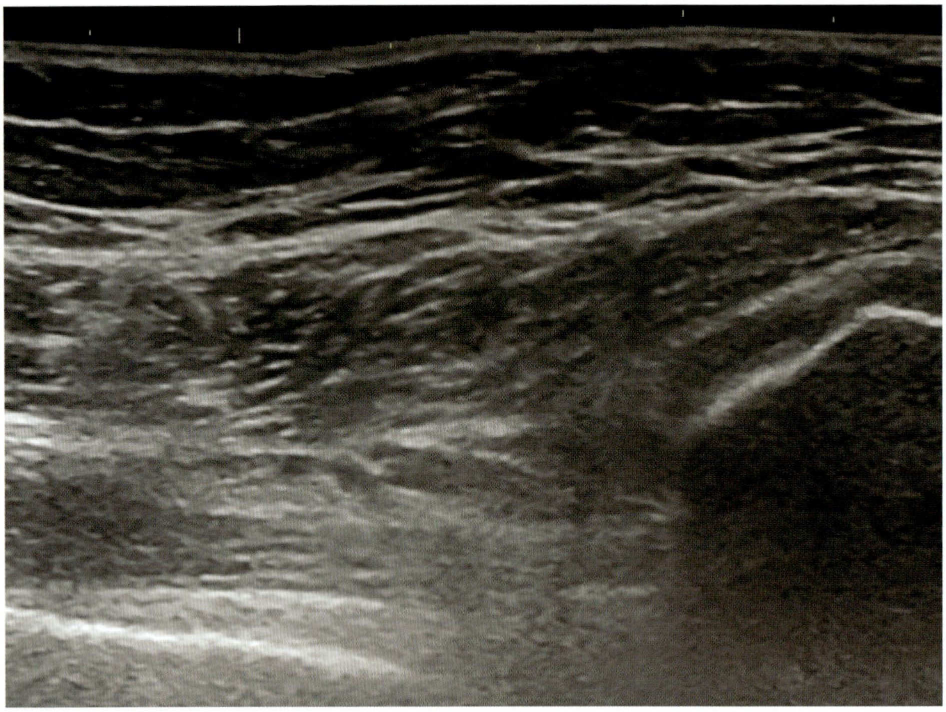

6.22: 上双子筋

この画像は上双子筋腱を描出している．上双子筋は画像右端に見える大転子の後下面に停止する．坐骨神経は上双子筋の上，大殿筋の下（深層）を走っている．大転子の後上面もこの画像に映っていて，中殿筋腱がそこに停止している．

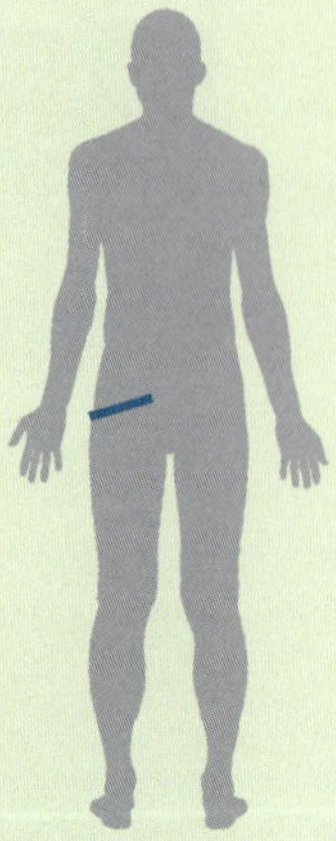

上双子筋

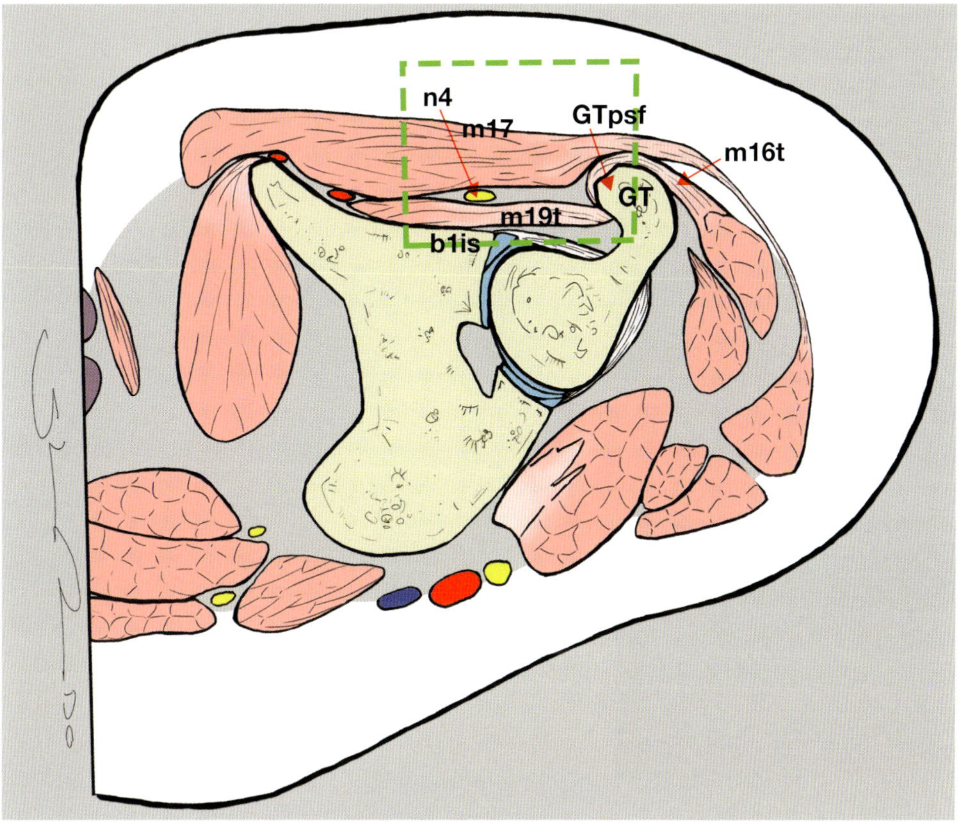

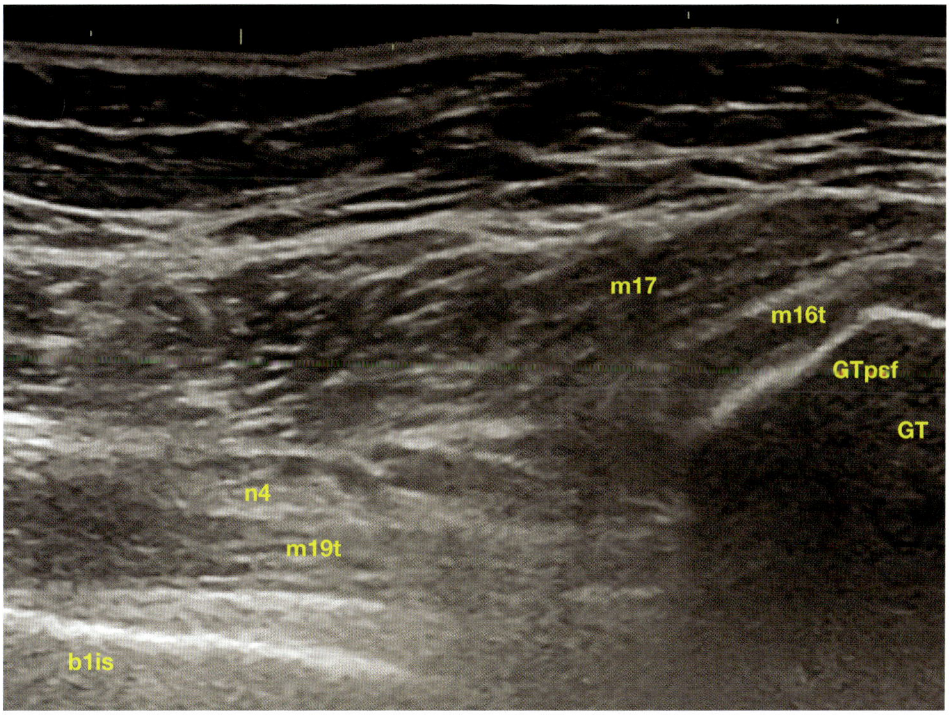

- m16t：中殿筋腱
- m17：大殿筋
- m19t：上双子筋腱
- b1is：坐骨
- GT：大転子
- GTpsf：大転子後上面
- n4：坐骨神経
- 写真の左方向：内側
- 写真の右方向：外側

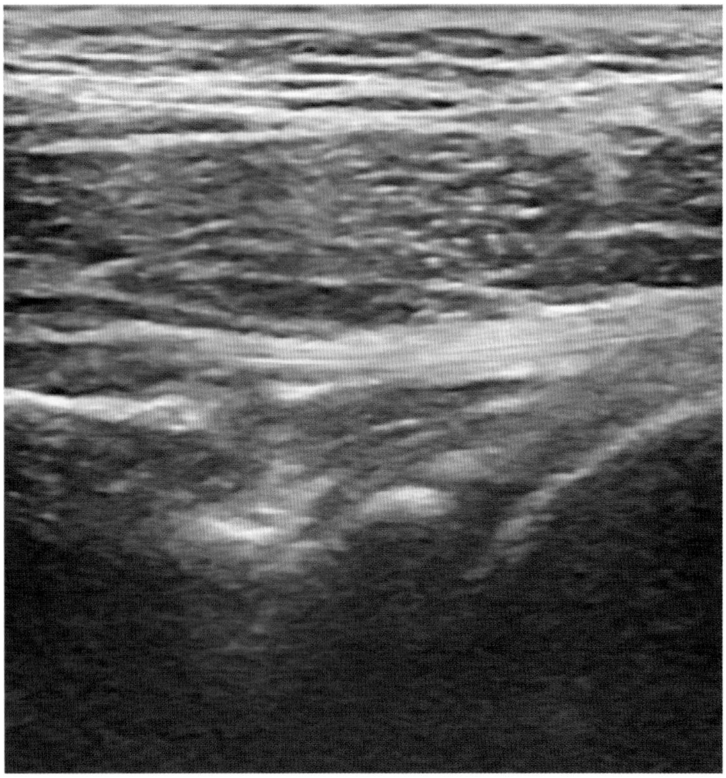

6.23: 内閉鎖筋

この画像には内閉鎖筋が白く明るい腱組織として映っている．また下双子筋の筋腹も見えており，両者はともに大転子に向かって右（外側）へと走る．坐骨神経は内閉鎖筋腱のすぐ上にあり，斜めに走行している．画像下側には股関節が見えている．

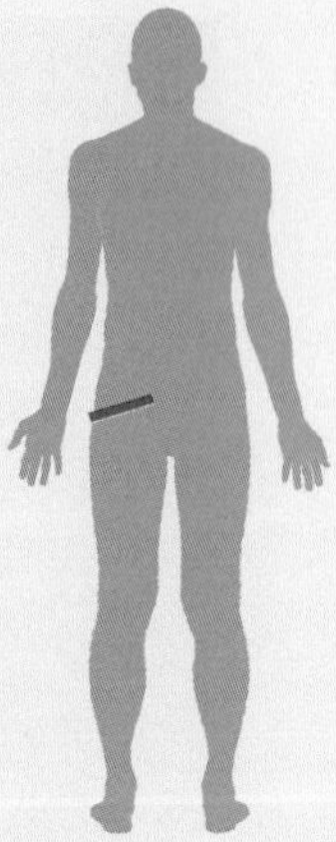

内閉鎖筋

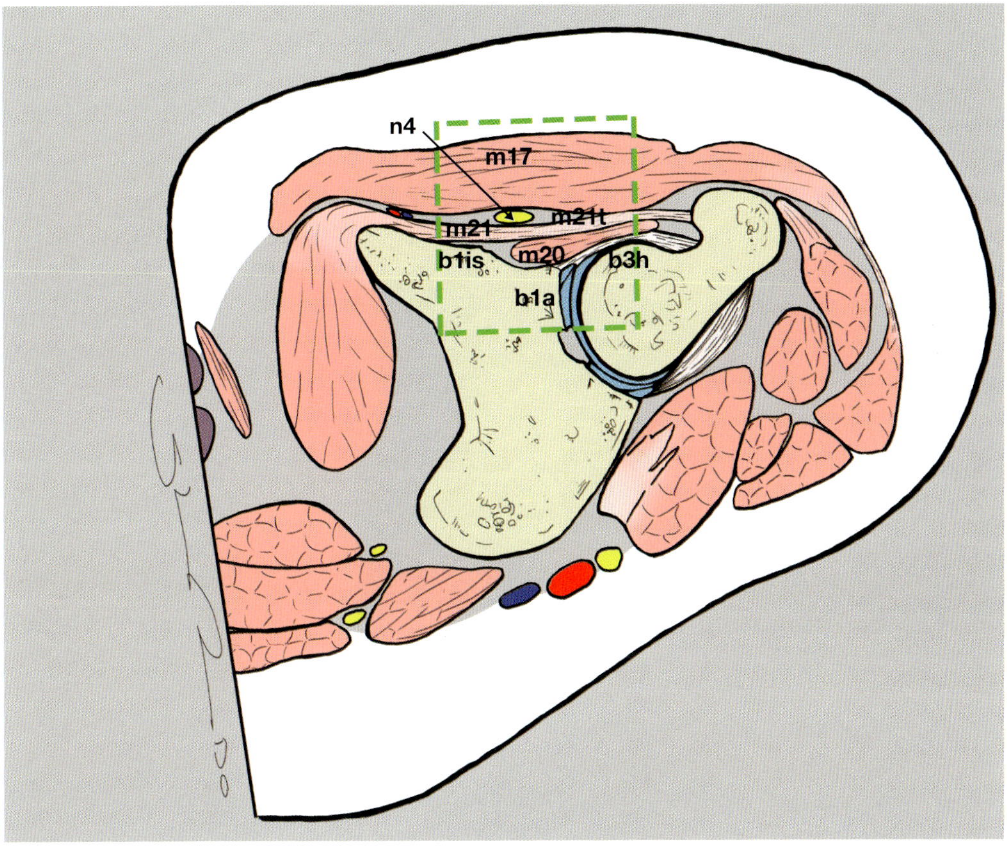

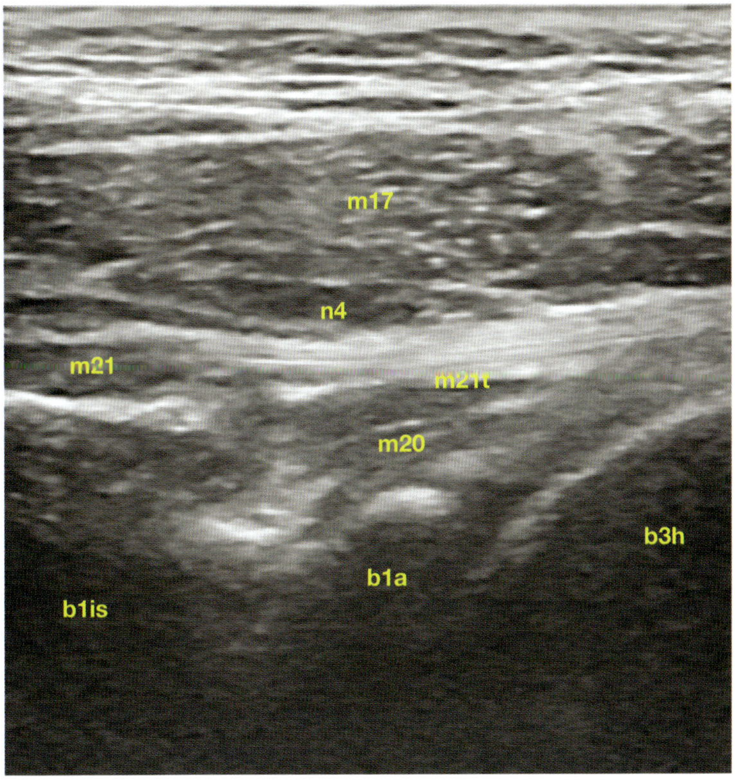

- m17：大殿筋
- m20：下双子筋
- m21：内閉鎖筋
- m21t：内閉鎖筋腱
- b1a：寛骨臼
- b1is：坐骨
- b3h：大腿骨頭
- n4：坐骨神経
- 写真の左方向：内側
- 写真の右方向：外側

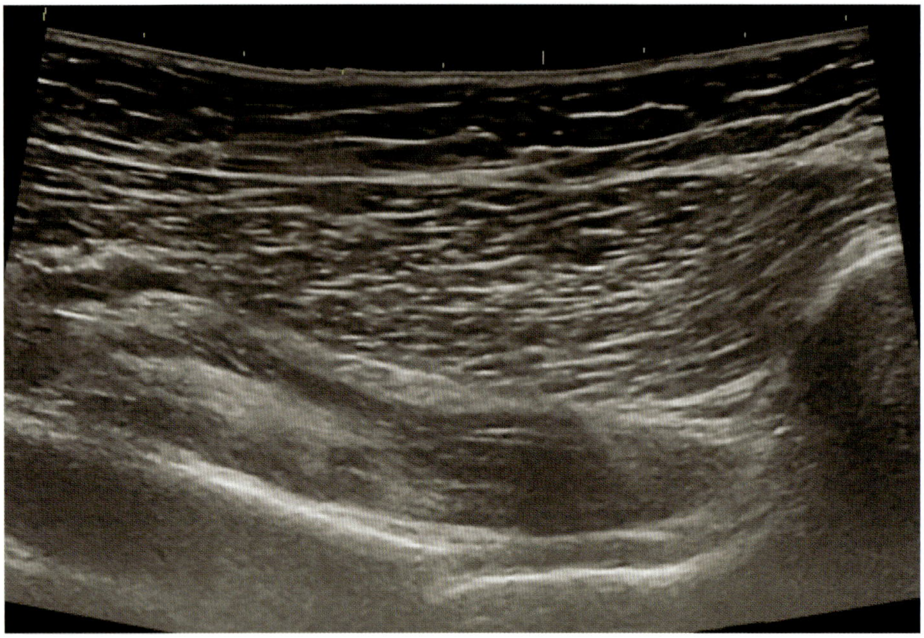

6.24: 下双子筋

この画像は画像6.24に類似しているが，少し遠位部を別の被検者で観察したものである．この画像には，下双子筋と交叉する内閉鎖筋腱の断面が斜めに見えている．また下殿動脈が画像左の大殿筋の内部に映っている．

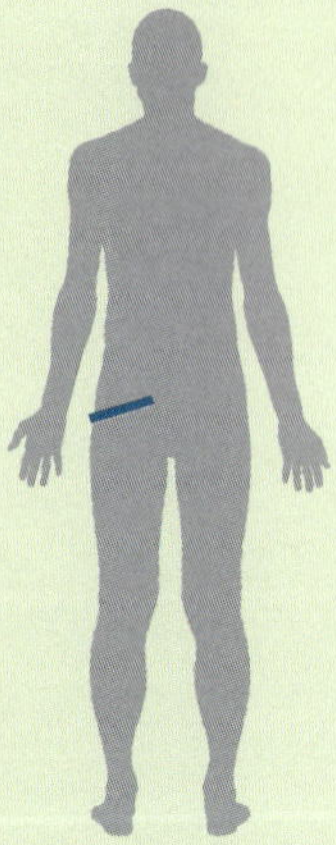

下双子筋

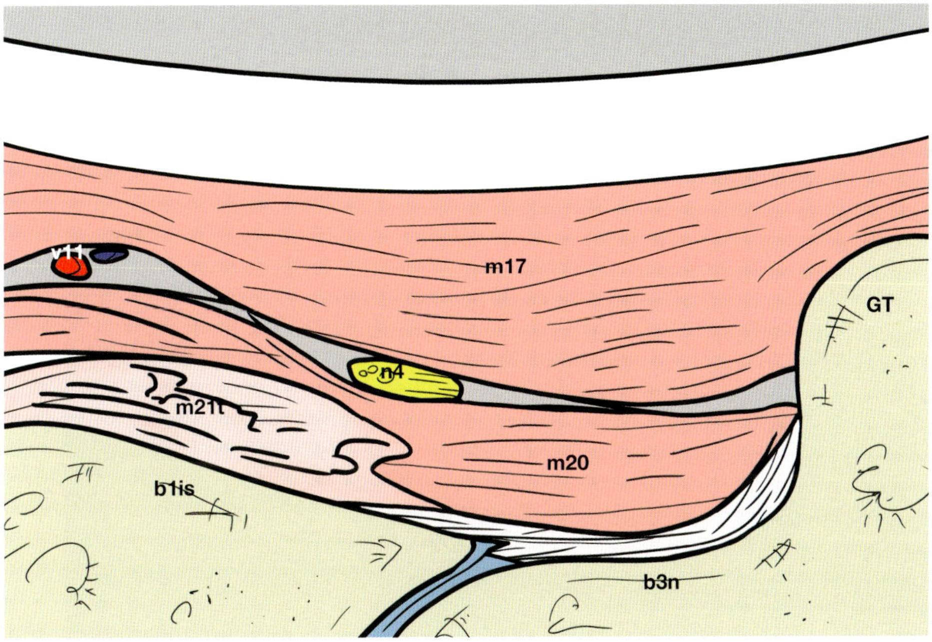

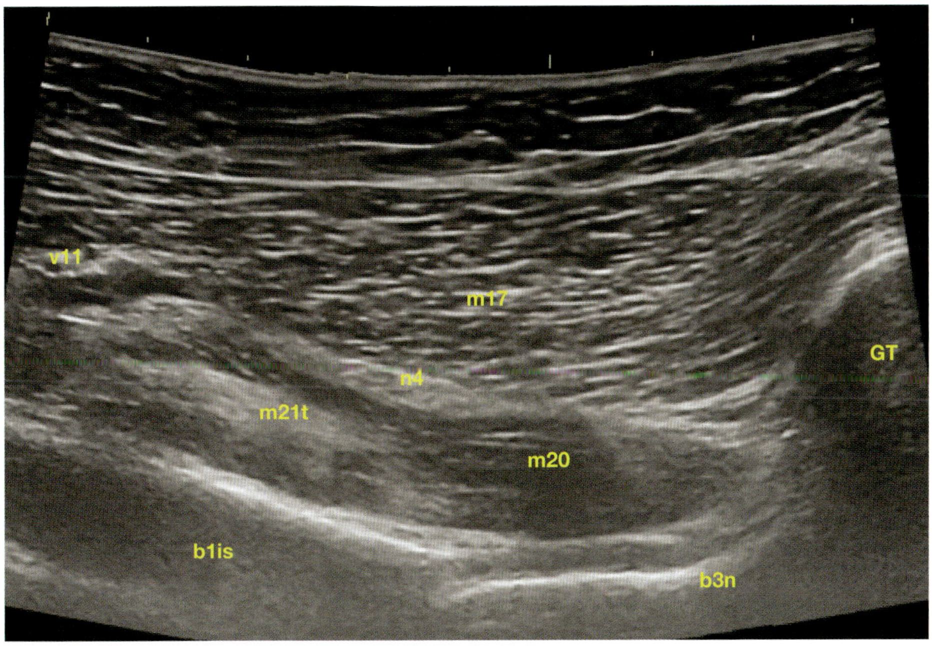

- m17：大殿筋
- m20：下双子筋
- m21t：内閉鎖筋腱
- b1is：坐骨
- b3n：大腿骨頚部
- GT：大転子
- n4：坐骨神経
- v11：下殿動脈
- 写真の左方向：内側
- 写真の右方向：外側

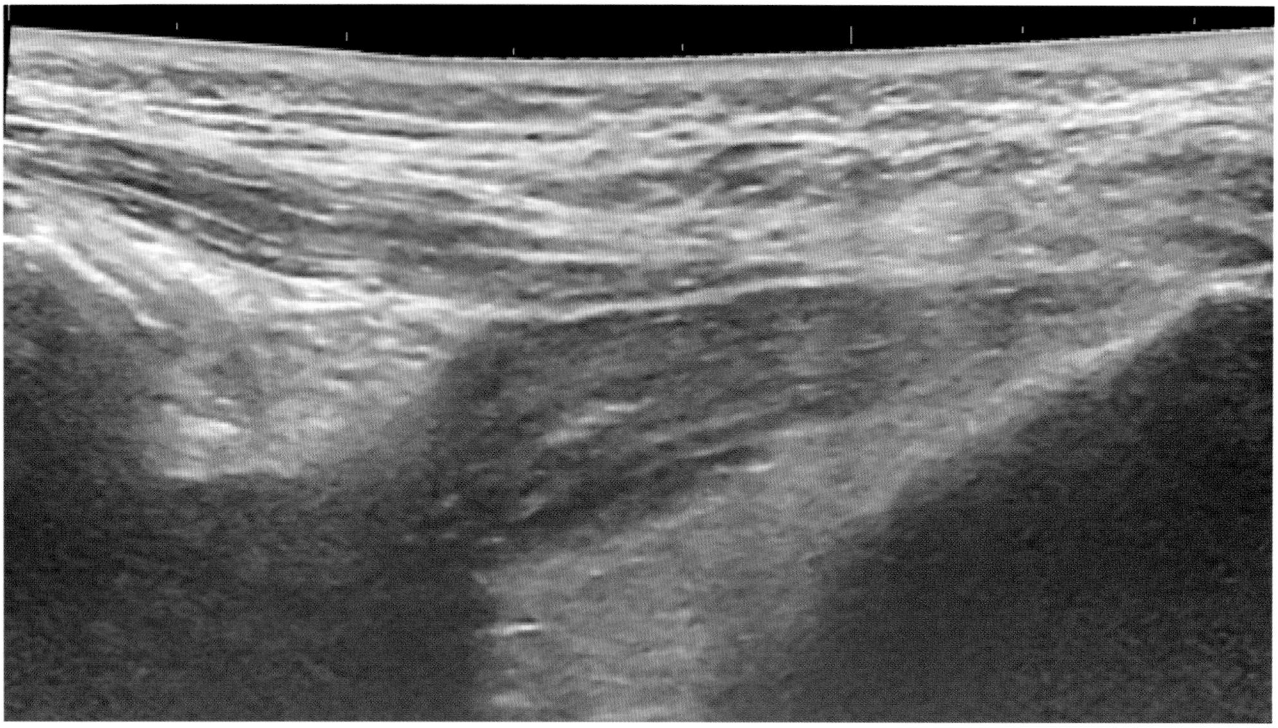

6.25: 大腿方形筋

この画像では，大腿方形筋の筋腹が大変明瞭に描出されている．大腿方形筋は大転子の下部と大腿骨に停止する．坐骨神経が大腿方形筋の直上（浅層），左寄り（内側）に見えており，その隣りにはハムストリングス起始部の共通腱が映っている．

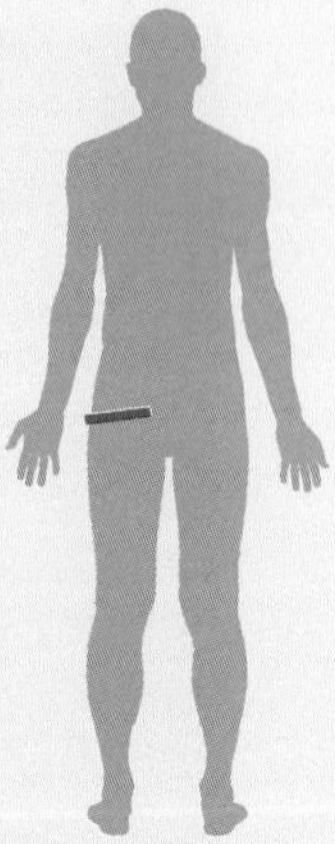

大腿方形筋

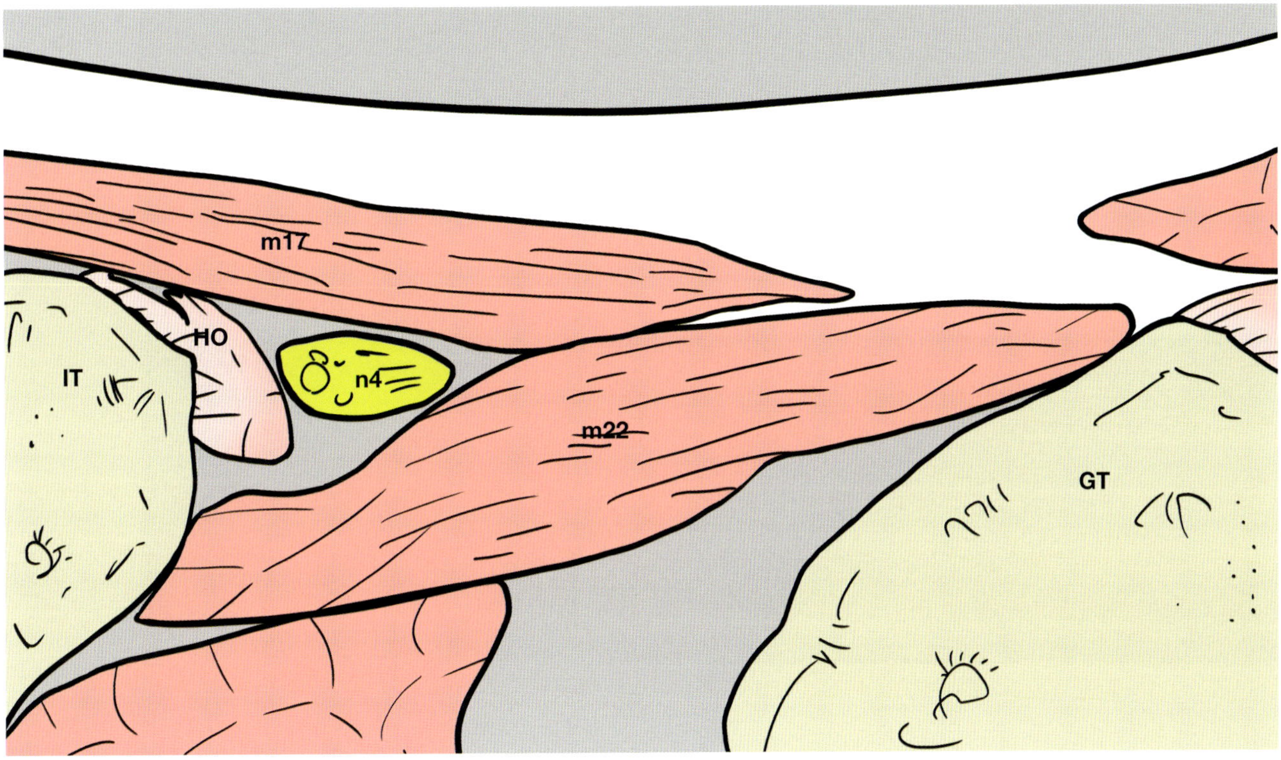

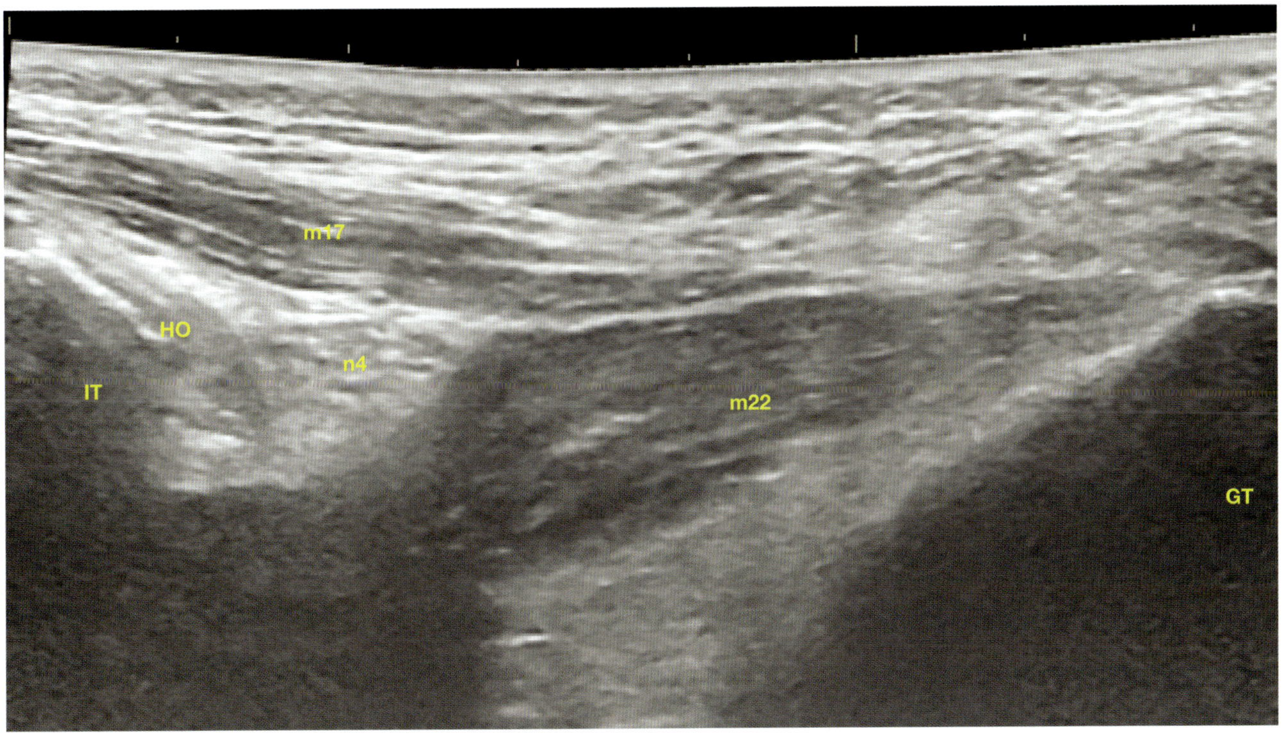

- m17：大殿筋
- m22：大腿方形筋
- HO：ハムストリングス起始部
- GT：大転子
- IT：坐骨結節
- n4：坐骨神経
- 写真の左方向：内側
- 写真の右方向：外側

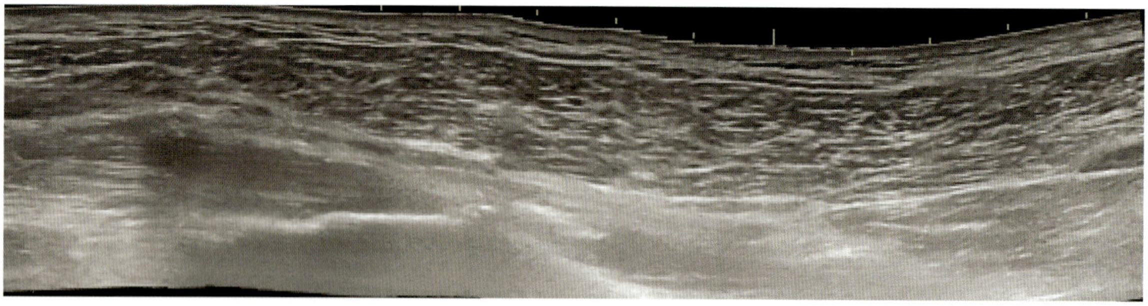

A

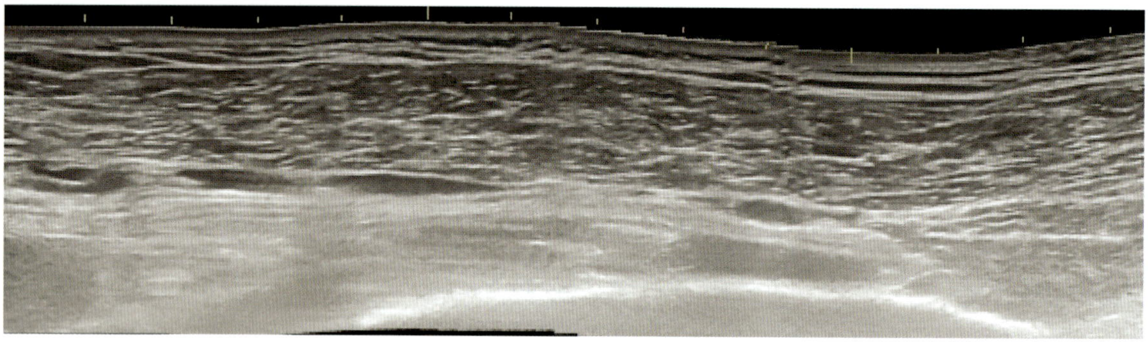

B

6.26: ハムストリング起始部矢状断と坐骨神経矢状断

この2枚の画像は，坐骨結節部（A）と坐骨部（B）の矢状断像である．画像Aは画像Bのやや内側を描出している．画像Aの左側（遠位）には，ハムストリング筋群の共通起始部がはっきりと映っている．坐骨神経は斜めの断面として見えるだけである．画像Bを見ると，ハムストリング起始部はその外側部だけが見えるにとどまっているが，坐骨神経はほぼその全長が描出されている．2枚の画像とも，坐骨神経が画像右（近位側）の梨状筋の下層（深層）から現れて，上双子筋，内閉鎖筋，下双子筋の上（浅層）を左（遠位）へと走行する様子が見て取れる．これらの短外旋筋群は外方にある大転子へと向かう．

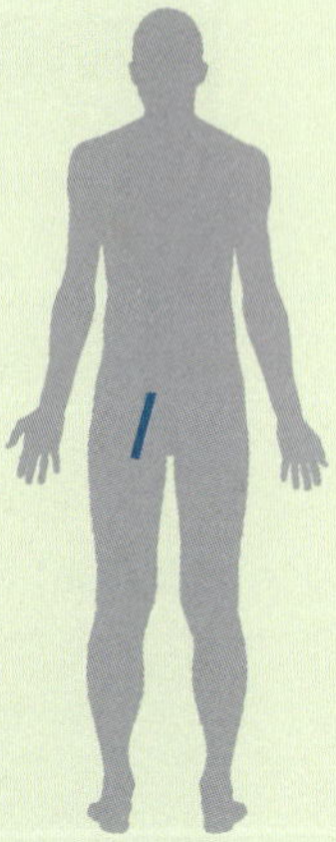

ハムストリング起始部矢状断と坐骨神経矢状断

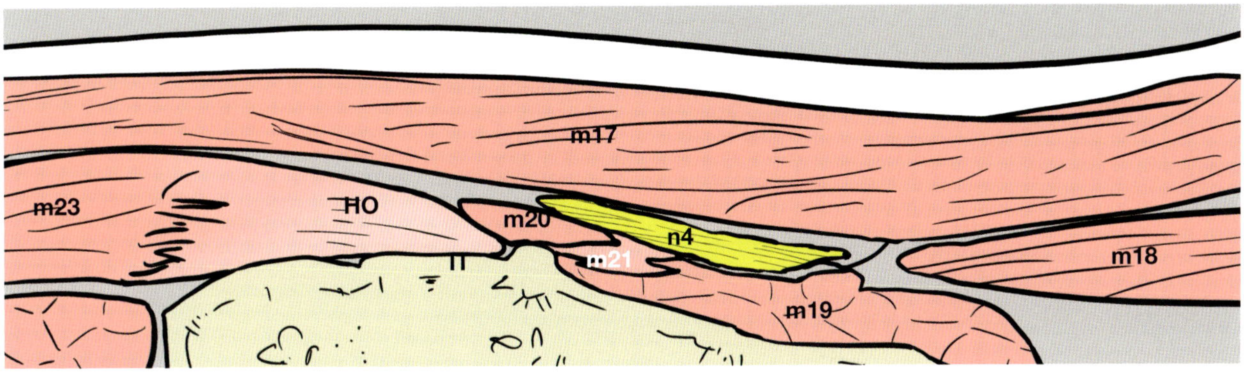

A

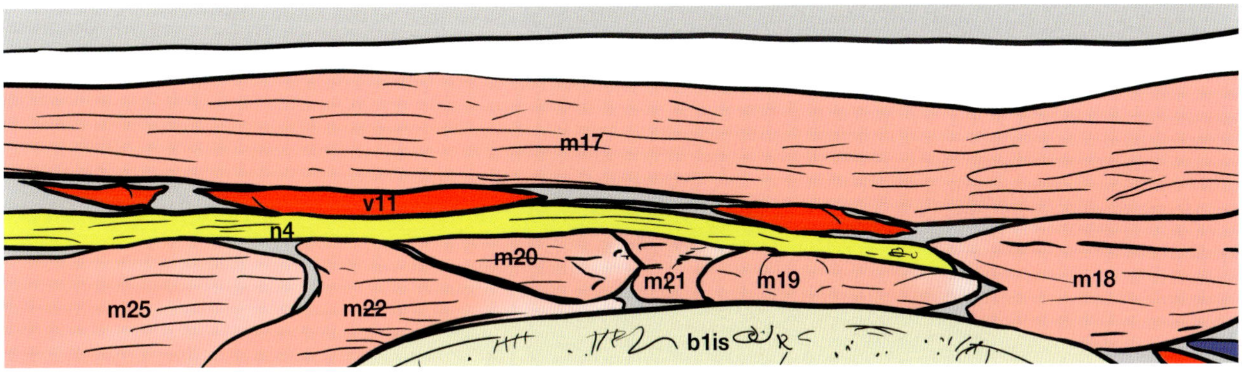

B

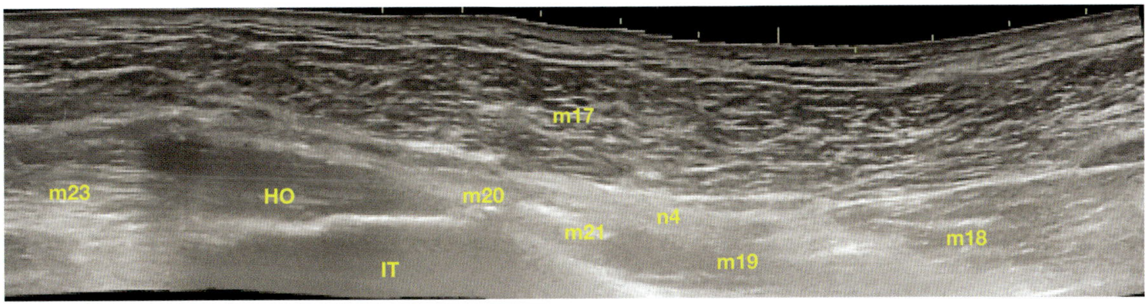

A

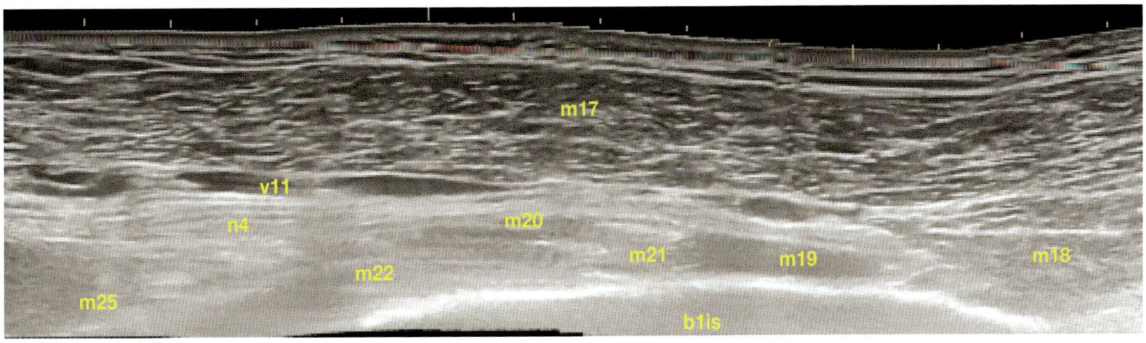

B

- m17：大殿筋
- m18：梨状筋
- m19：上双子筋
- m20：下双子筋
- m21：内閉鎖筋
- m22：大腿方形筋
- m23：半腱様筋
- m25：大腿二頭筋
- HO：ハムストリングス起始部
- b1is：坐骨
- IT：坐骨結節
- n4：坐骨神経
- v11：下殿動脈
- 写真の左方向：遠位
- 写真の右方向：近位

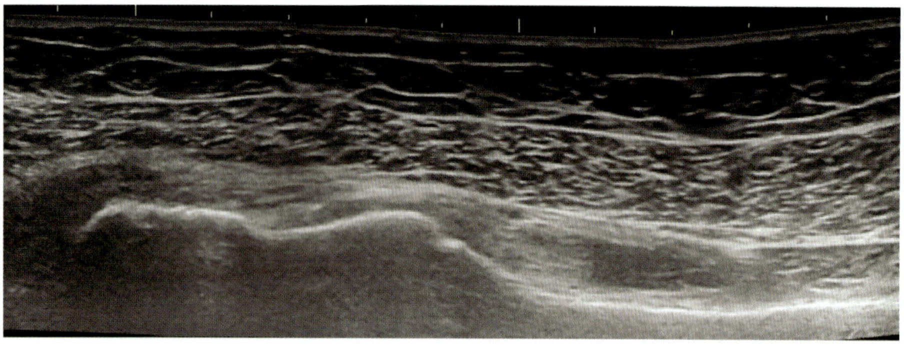

A

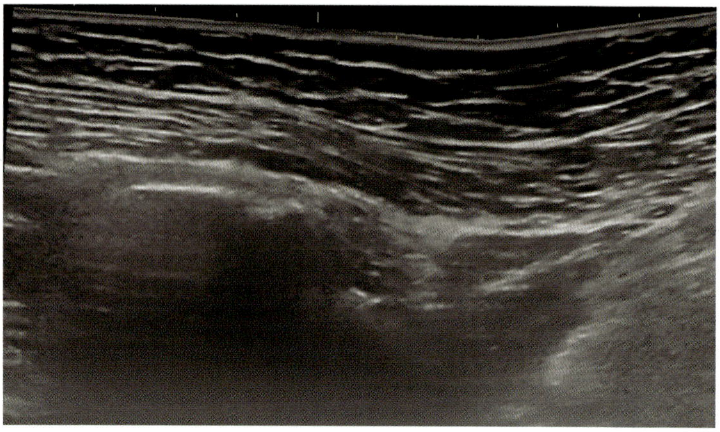

B

6.27: 短外旋筋群内側面と短外旋筋群外側面

この2枚の画像は，6.26と類似した画像を別の被検者で描出したものである．画像A（短外旋筋群内側面）には，坐骨神経が細い縦断面として上双子筋と内閉鎖筋の上（浅層）に描出されている．画像B（短外旋筋群外側面）は画像Aの外側を見たもので，ここには坐骨神経は映っていない．このような画像を観察する際に，強調しておきたい点がある．もし坐骨神経を遠位から近位まで完全に画像のなかに捉えたいのなら，プローブのスキャン面を斜めにして，大腿後面を外側から内側へと注意深く走査しながら，プローブを近位方向へ動かしていけばよい．被検者の体格がよい場合，坐骨神経はより深い部分を走行するために，こういった画像を得ることはより難しくなる．同様に，短外旋筋群の長軸方向の画像を得ることも極めて難しい．

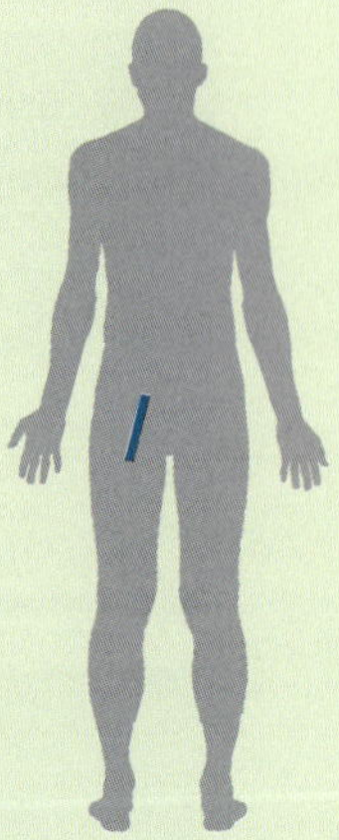

短外旋筋群内側面と短外旋筋群外側面

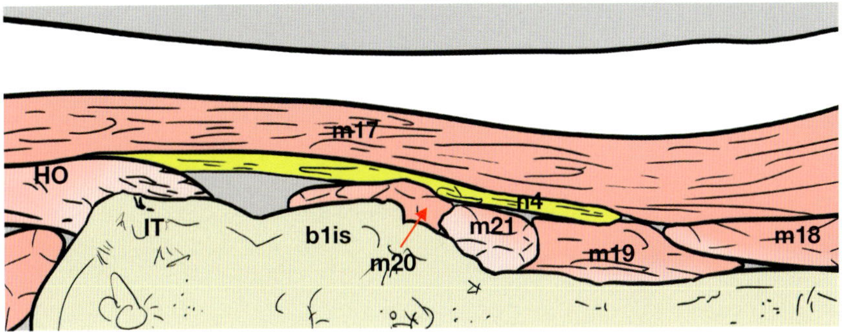

A

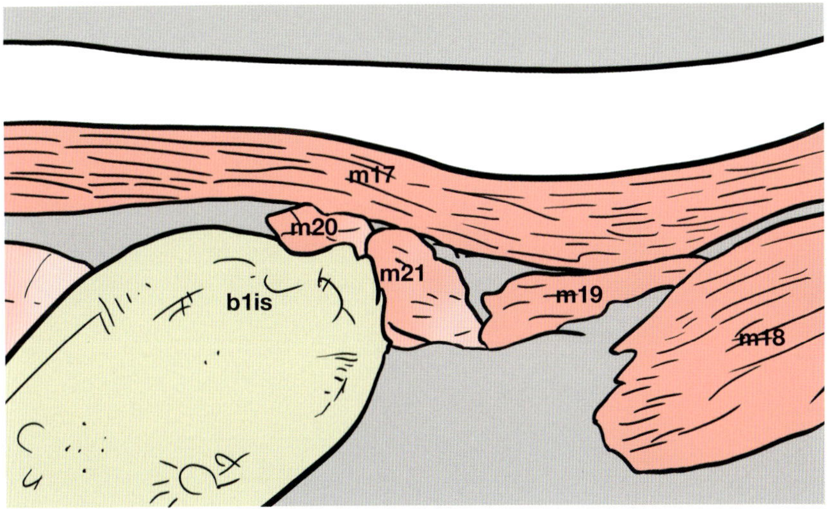

B

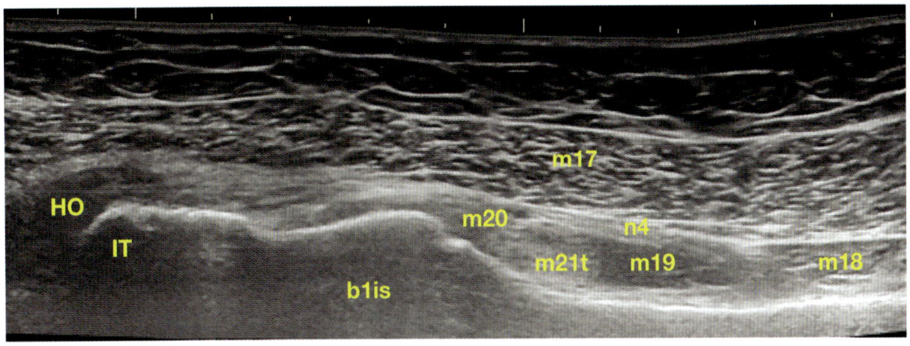

A

- m17：大殿筋
- m18：梨状筋
- m19：上双子筋
- m20：下双子筋
- m21t：内閉鎖筋腱
- HO：ハムストリングス起始部
- b1is：坐骨
- IT：坐骨結節
- n4：坐骨神経
- 写真の左方向：遠位
- 写真の右方向：近位

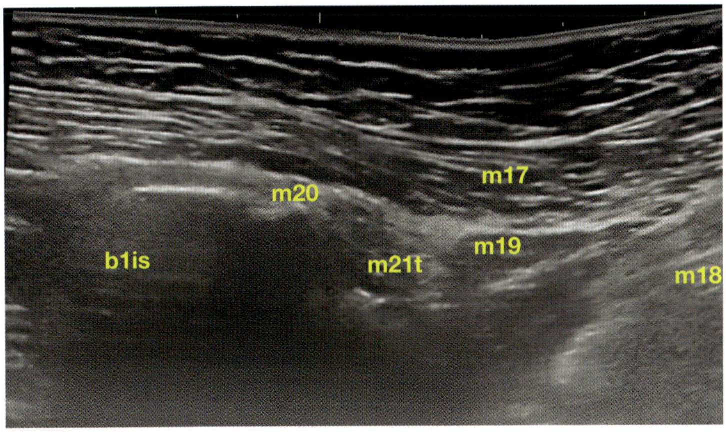

B

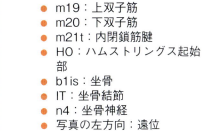

CHAPTER 7

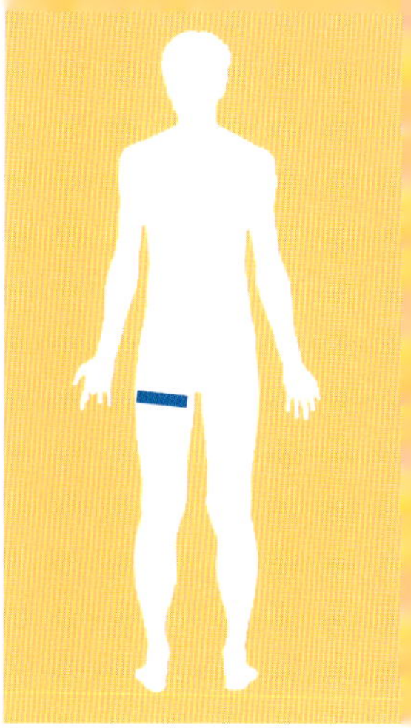

大腿

大腿は前部，内側部，後部の3つの領域に分けることができる．

大腿前部の観察は近位部から遠位部に向かって行う．被検者を仰臥位に寝かせ，下肢は中間位とする．

大腿内側部の観察には，仰臥位にした被検者の下肢を外転・外旋位とするのが最もよい．

大腿後部を観察するには，被検者を伏臥位にして，下肢を検査台の端からおろすようにする．検者の位置は被検者のどちら側でもよい．近位から遠位に向かって検査を進める．

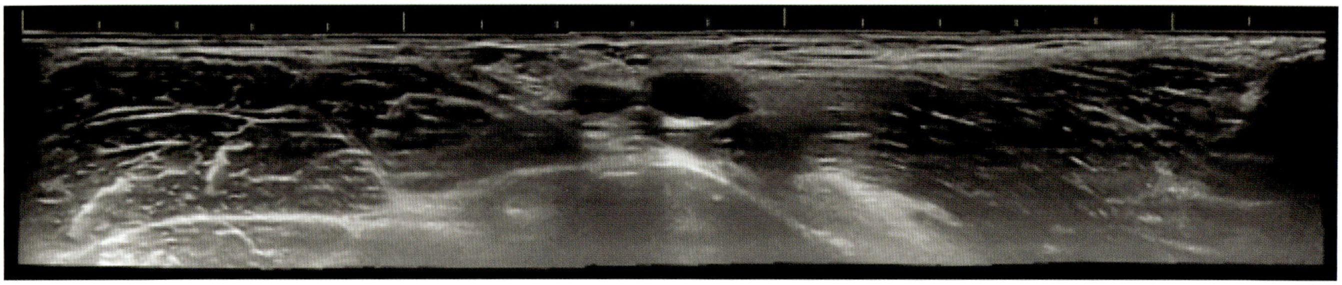

7.1: 大腿前内側部

これは大腿前面の外側から内側に及ぶ画像で，通常ではなかなか見ることはできない．画像の横幅を広げて観察しており，大腿近位部の前方筋区画と内側筋区画が連続画像として描出されている．2つの筋区画の境界となるのは神経血管束だけである．大腿前面に起始を持つ縫工筋は遠位に向かうにつれて，大腿内側に起始を持つ薄筋と合流し，やがて並ぶように脛骨内側面に停止する．

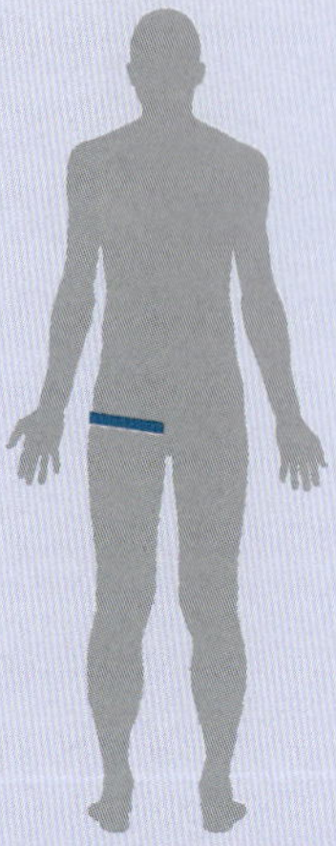

大腿前内側部

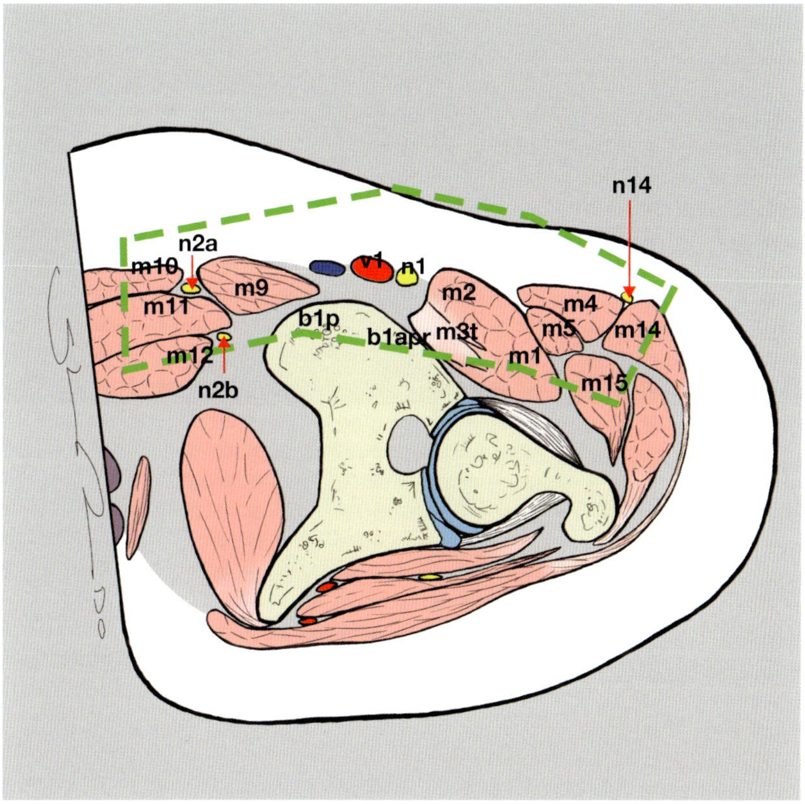

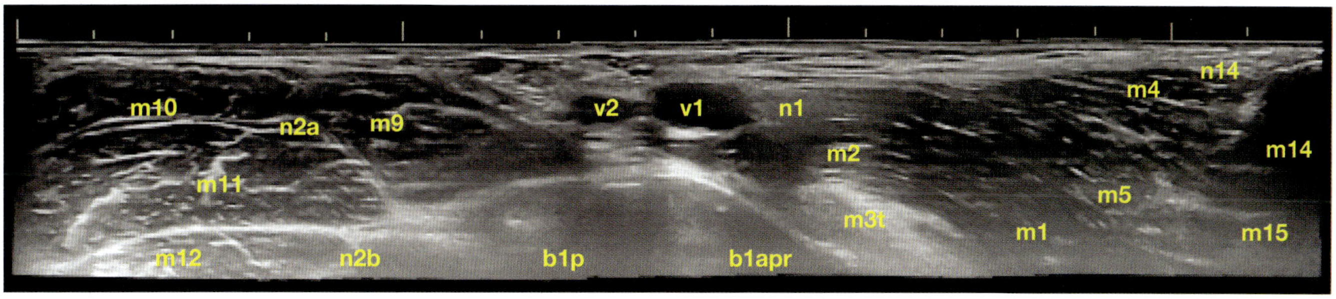

- m1：腸骨筋
- m2：大腰筋
- m3t：小腰筋腱
- m4：縫工筋
- m5：大腿直筋
- m9：恥骨筋
- m10：長内転筋
- m11：短内転筋
- m12：大内転筋
- m14：大腿筋膜張筋
- m15：小殿筋
- b1apr：前恥骨枝
- b1p：恥骨
- n1：大腿神経
- n2A：閉鎖神経前枝
- n2B：閉鎖神経後枝
- n14：外側大腿皮神経
- v1：大腿動脈
- v2：大腿静脈
- 写真の左方向：内側
- 写真の右方向：外側

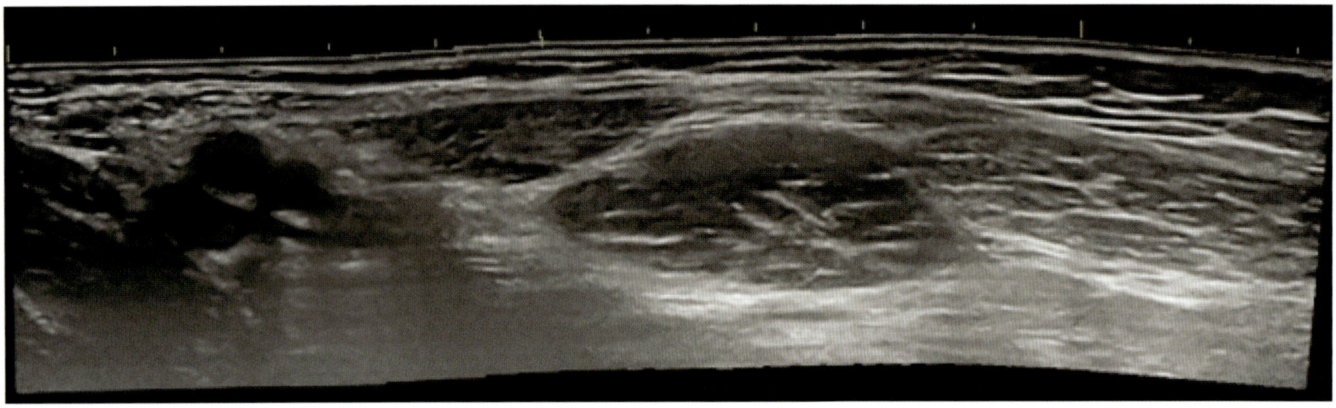

7.2: 大腿神経・伏在神経

この画像は股関節のすぐ遠位部の横断面像である．外側広筋は筋性部へと移行し，大腿前外側部へと張り出していく．大腿直筋は十分にその太さを増し，大腿四頭筋の中心部を占めるようになる．縫工筋は神経血管束を伴いながら大腿前面を横切るように左（内側）へと移動している．神経血管束のすぐ左には，3つの内転筋が見える．大腿動脈はすでに大腿深動脈を分枝している．また，このレベルでは大腿神経はその運動枝と伏在神経とに分岐している．大腿神経運動枝は伏在神経の右側（外方）に見えている．

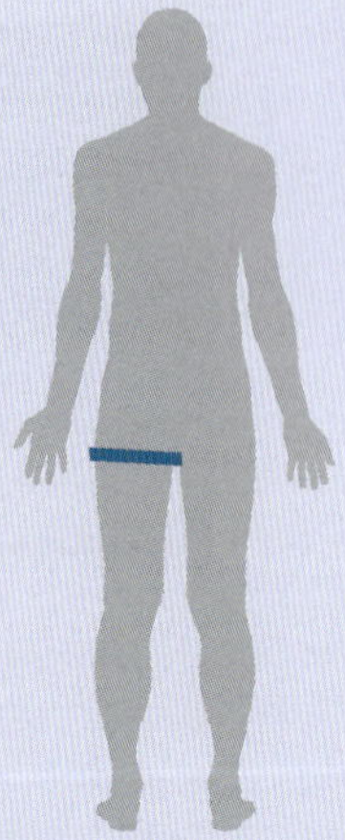

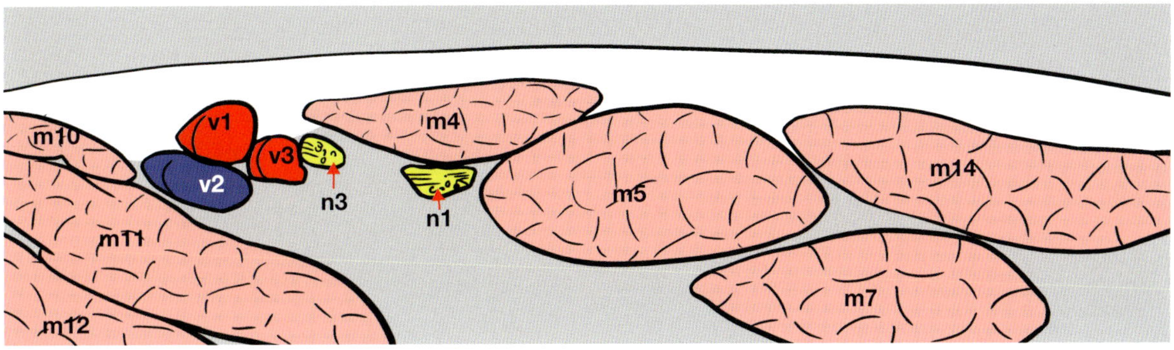

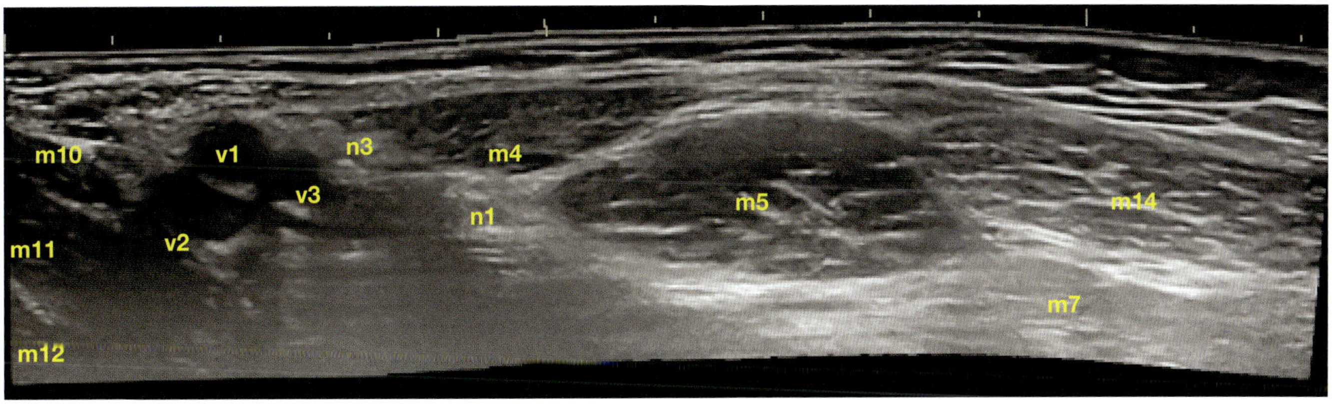

- m4：縫工筋
- m5：大腿直筋
- m7：外側広筋
- m10：長内転筋
- m11：短内転筋
- m12：大内転筋
- m14：大腿筋膜張筋
- n1：大腿神経（運動枝）
- n3：伏在神経
- v1：大腿動脈
- v2：大腿静脈
- v3：大腿深動脈
- 写真の左方向：内側
- 写真の右方向：外側

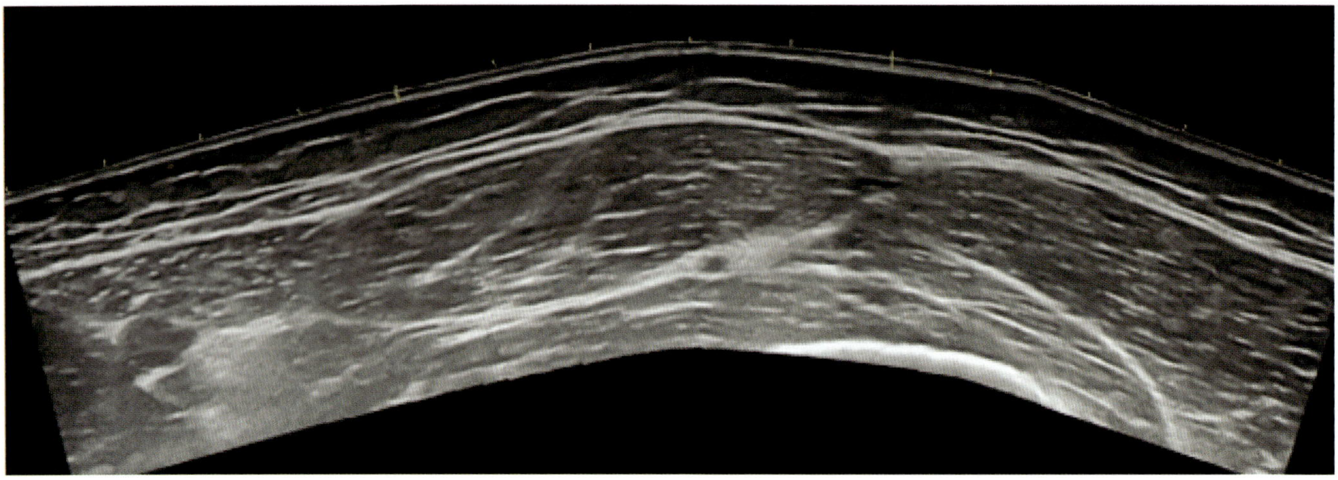

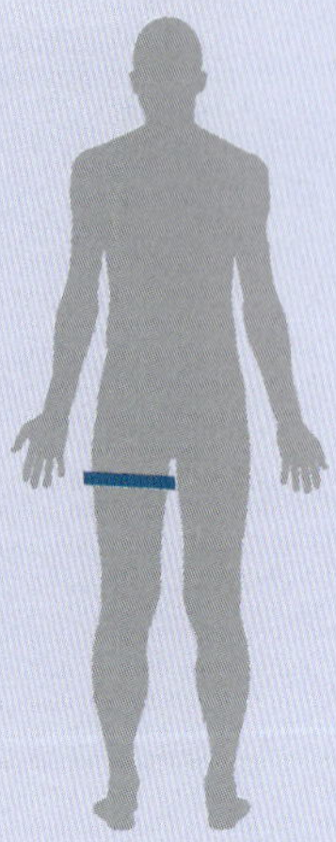

7.3: 大腿四頭筋近位部

この画像には，内側広筋の近位部が映っている．中間広筋も筋腹を増しつつあり，大腿直筋の下（深層）を遠位へと下行している．外側大腿回旋動脈の下行枝が大腿直筋と中間広筋の間に見える．伏在神経は大腿動脈と内側広筋との間を走行している．縫工筋は大腿動脈の上（浅層）にあり，画像左下隅には長内転筋が映っている．

大腿四頭筋近位部

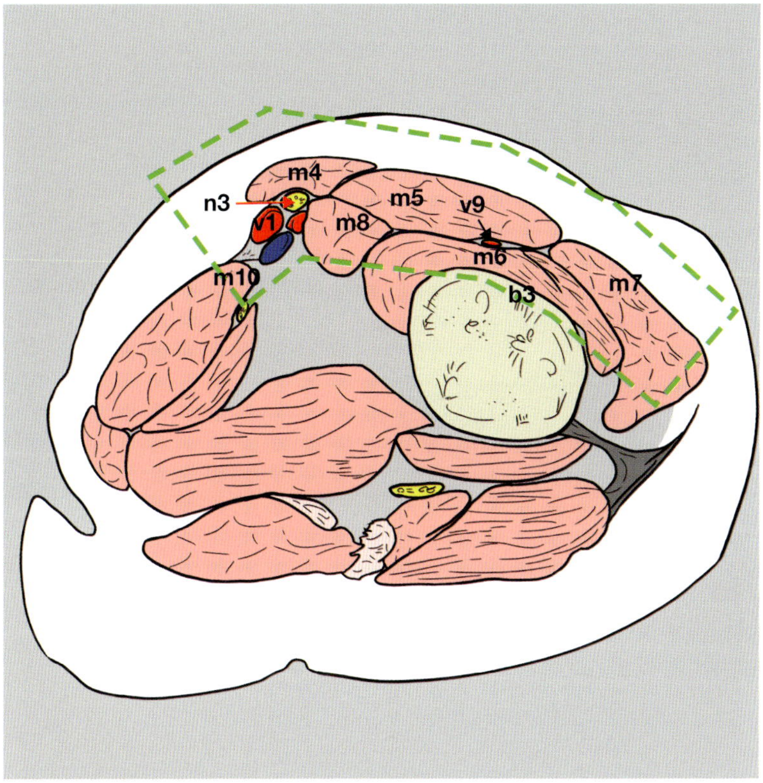

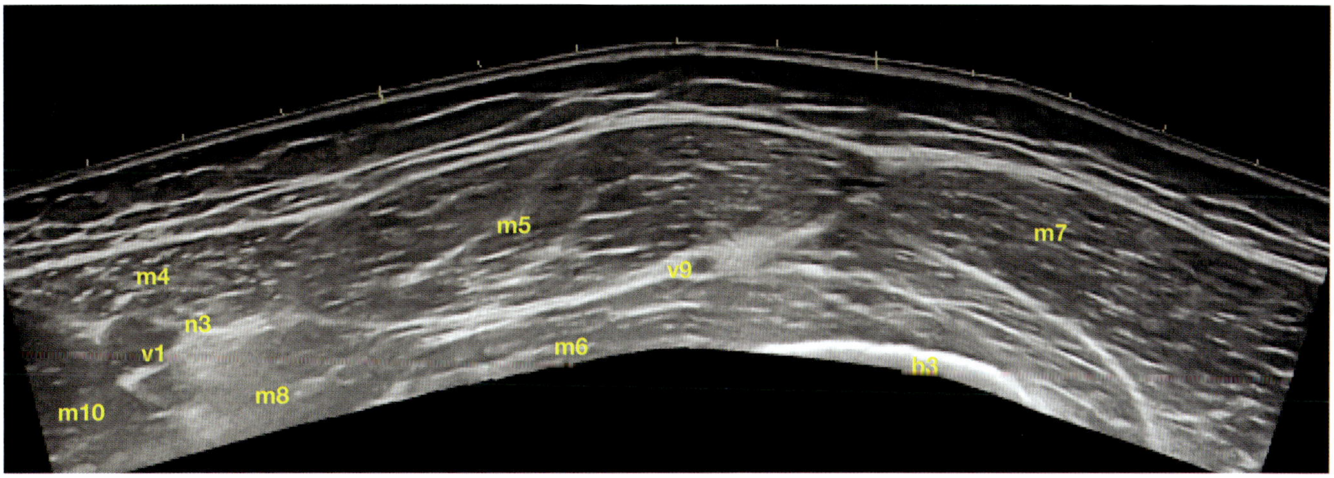

- m4：縫工筋
- m5：大腿直筋
- m6：中間広筋
- m7：外側広筋
- m8：内側広筋
- m10：長内転筋
- b3：大腿骨
- n3：伏在神経
- v1：大腿動脈
- v9：外側大腿回旋動脈下行枝
- 写真の左方向：内側
- 写真の右方向：外側

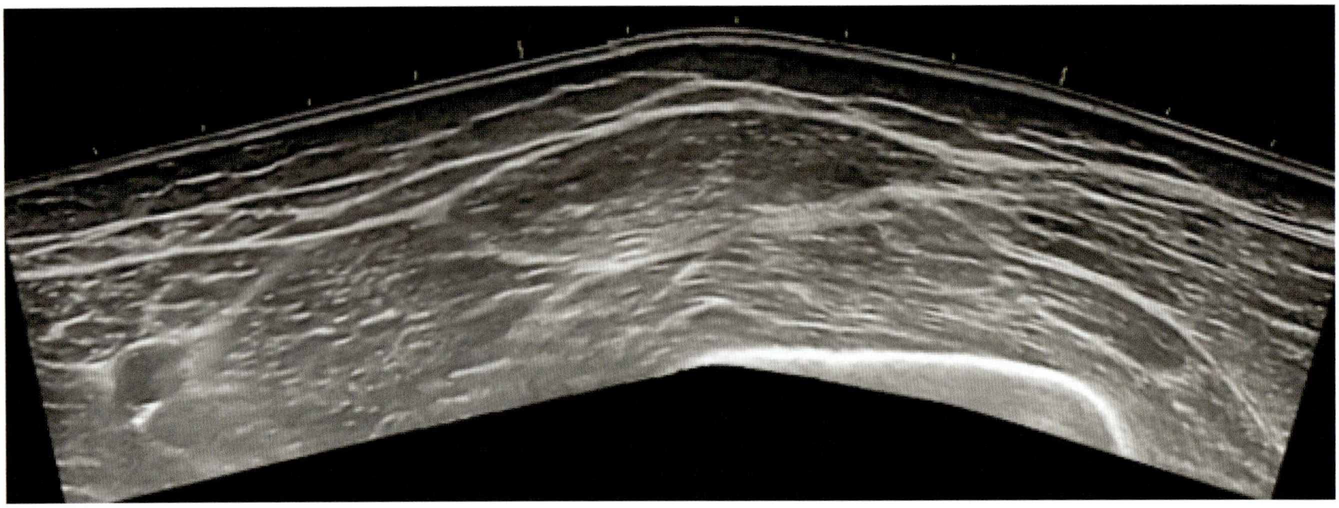

7.4: 大腿四頭筋中央部

この画像では，大腿直筋が細くなり，腱性部へと移行する様子が見て取れる．この他の中間広筋，外側広筋，内側広筋は筋性部としてまだ十分な太さを保っている．縫工筋は大腿動脈の上（浅層）に，長内転筋は大腿動脈の下（深層）に映っている．

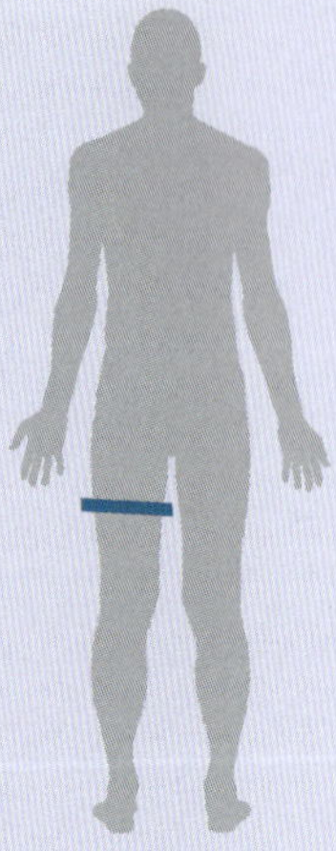

大腿四頭筋中央部

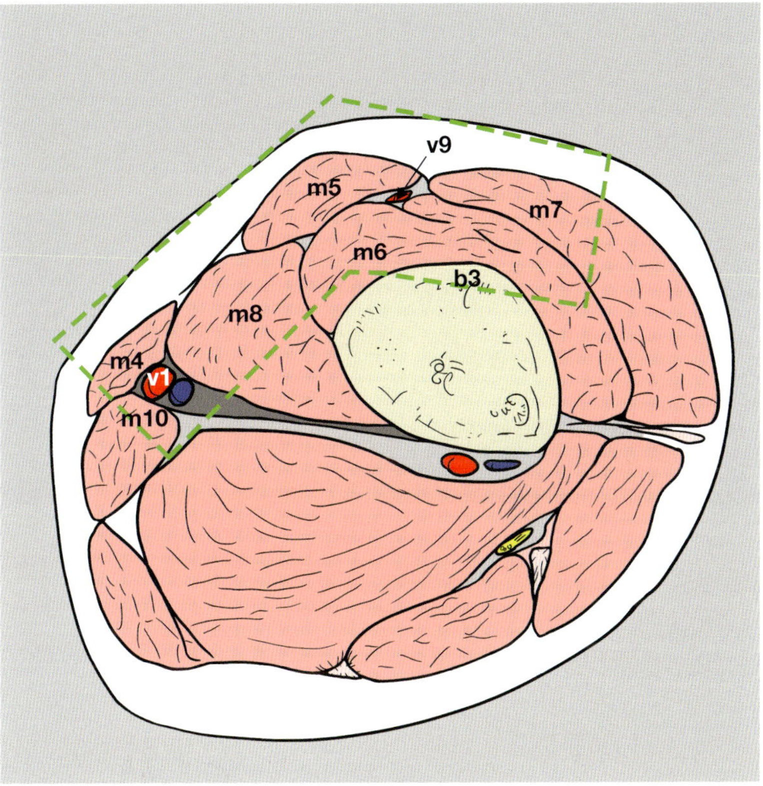

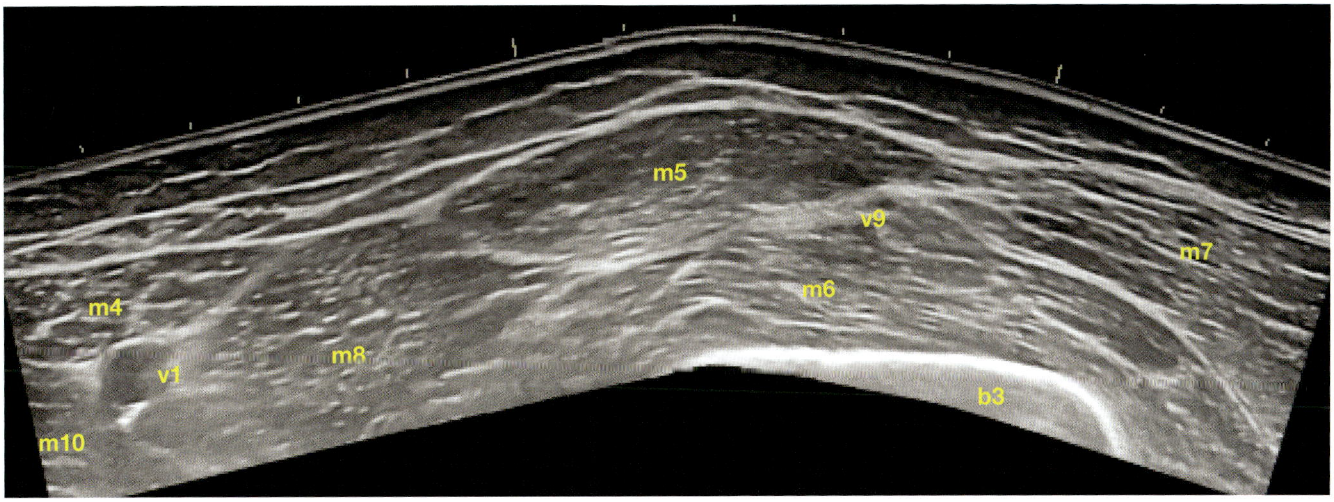

- m4：縫工筋
- m5：大腿直筋
- m6：中間広筋
- m7：外側広筋
- m8：内側広筋
- m10：長内転筋
- b3：大腿骨
- v1：大腿動脈
- v9：外側大腿回旋動脈下行枝
- 写真の左方向：内側
- 写真の右方向：外側

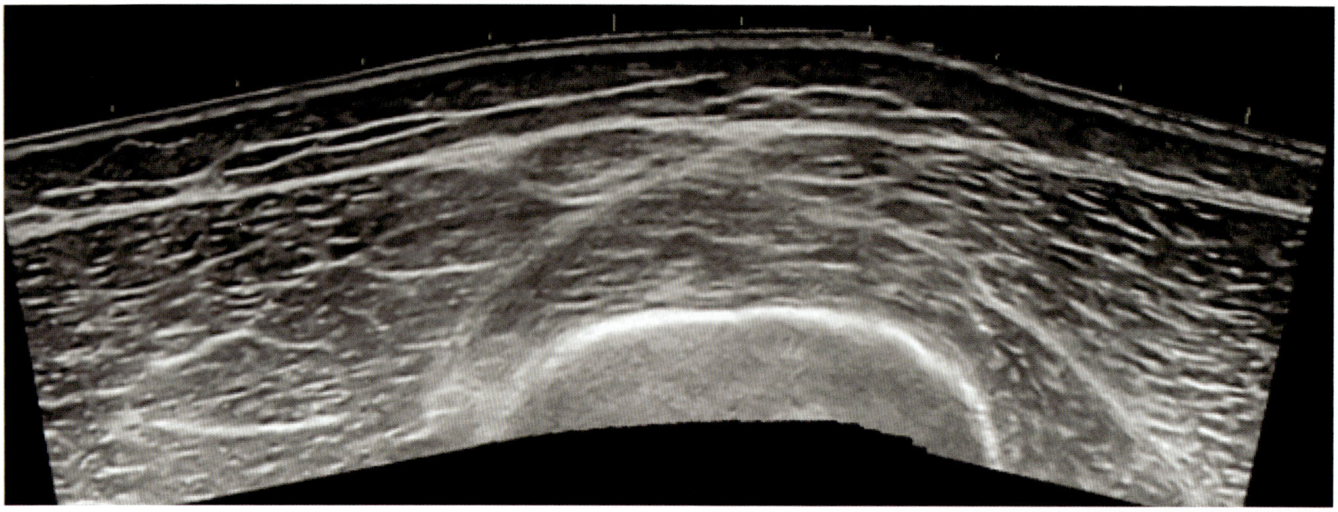

7.5: 大腿四頭筋遠位部

この画像には，腱組織に移行しつつある大腿直筋が映っている．一方，中間広筋，外側広筋，内側広筋の太さは変わっていない．

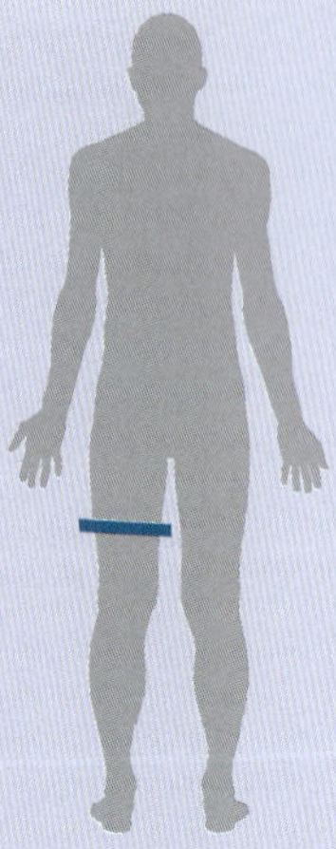

大腿四頭筋遠位部

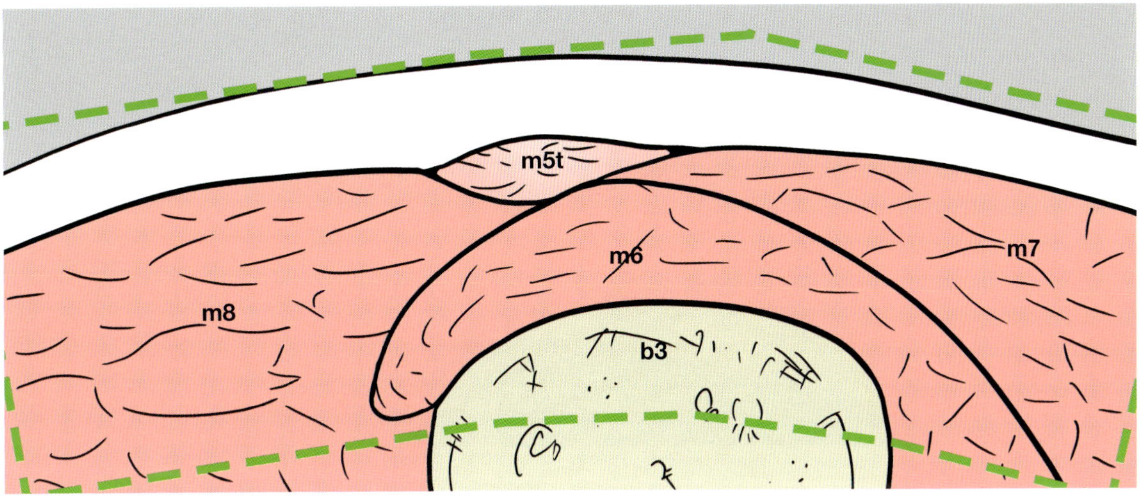

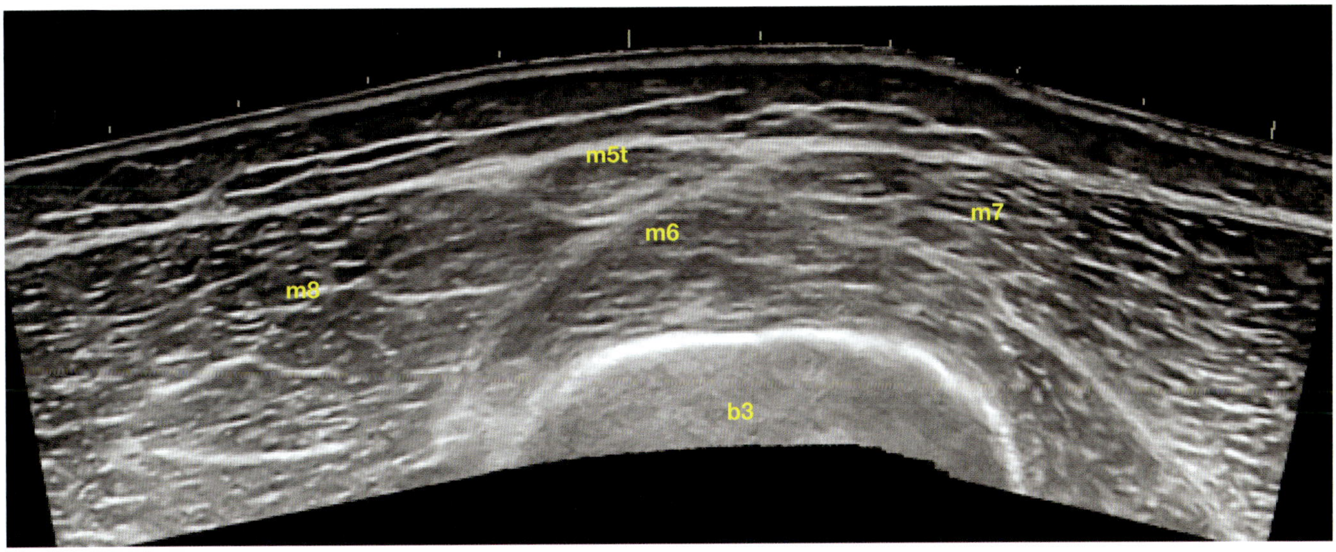

- m5t：大腿直筋腱
- m6：中間広筋
- m7：外側広筋
- m8：内側広筋
- b3：大腿骨
- 写真の左方向：内側
- 写真の右方向：外側

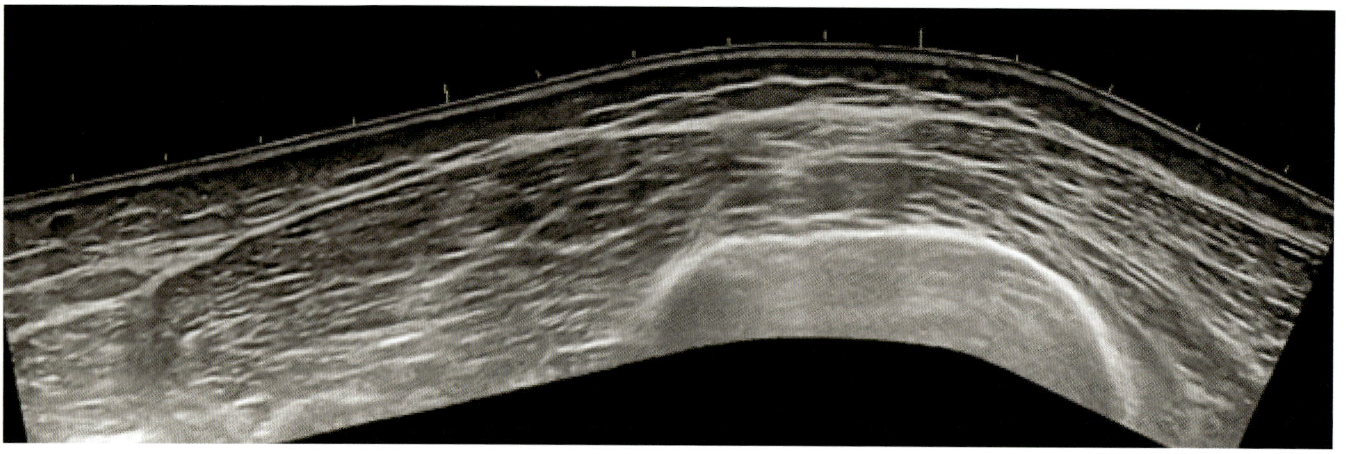

7.6: 大腿直筋腱

この画像では，中間広筋と外側広筋が次第に細くなっている様子が描出されている．大腿直筋はすでに腱組織となっている．これら3つの筋に比べて，内側広筋はまだ十分太い筋腹を呈しており，この後，膝関節を越えて関節包の内面に停止する．

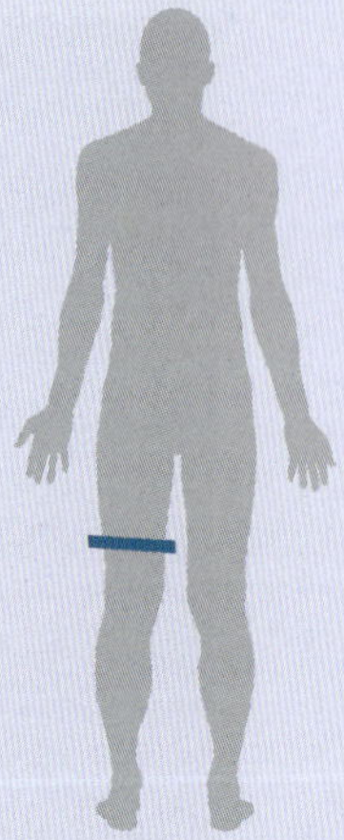

大腿直筋腱

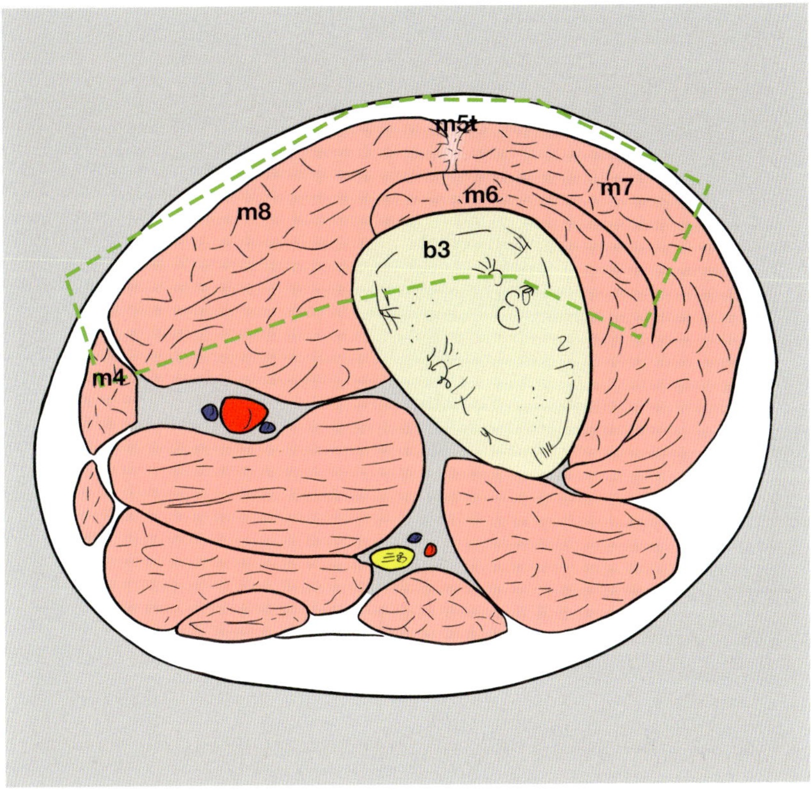

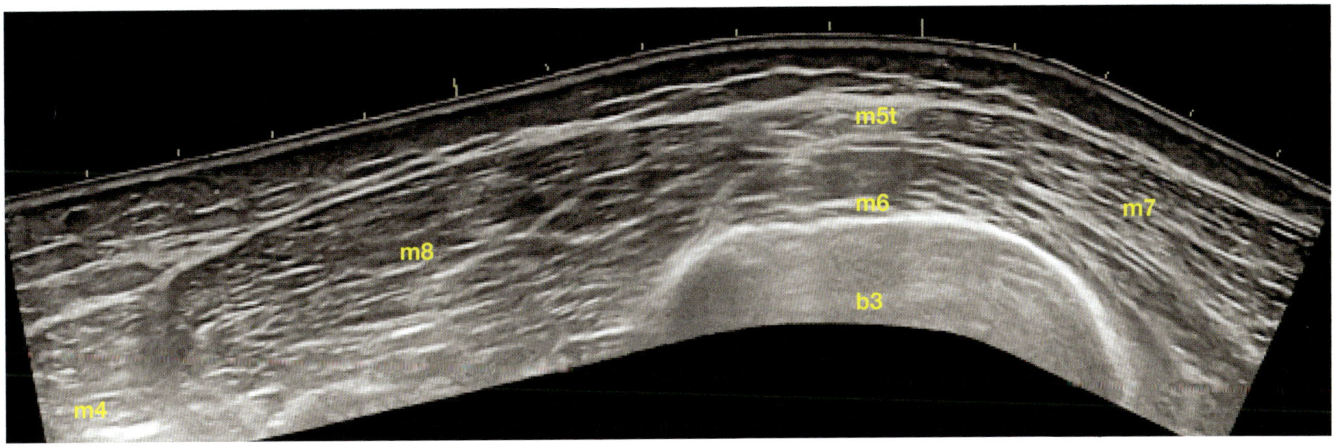

- m4：縫工筋
- m5t：大腿直筋腱
- m6：中間広筋
- m7：外側広筋
- m8：内側広筋
- b3：大腿骨
- 写真の左方向：内側
- 写真の右方向：外側

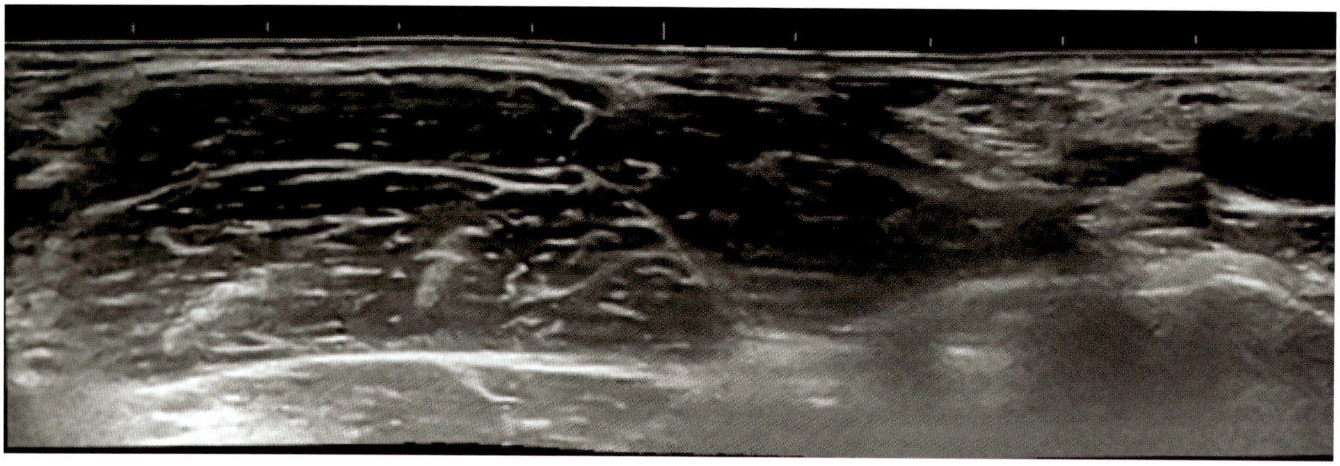

7.7: 恥骨筋および閉鎖神経

この画像では，最も短い内転筋である恥骨筋が見えている．この筋は恥骨から起こった後，直ちに大腿骨内側部に停止する．他の3つの内転筋である長内転筋，短内転筋，大内転筋は，積み重なるように上下に並んでいる．閉鎖神経前枝は長内転筋と短内転筋の間に見える．一方，閉鎖神経後枝は短内転筋と大内転筋を分け入るように走行していく．

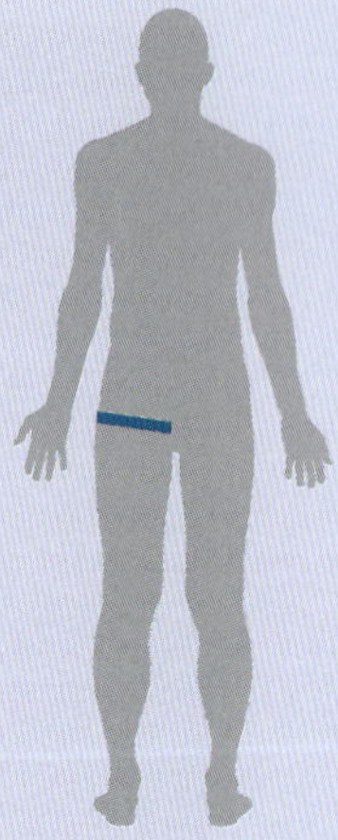

恥骨筋および閉鎖神経

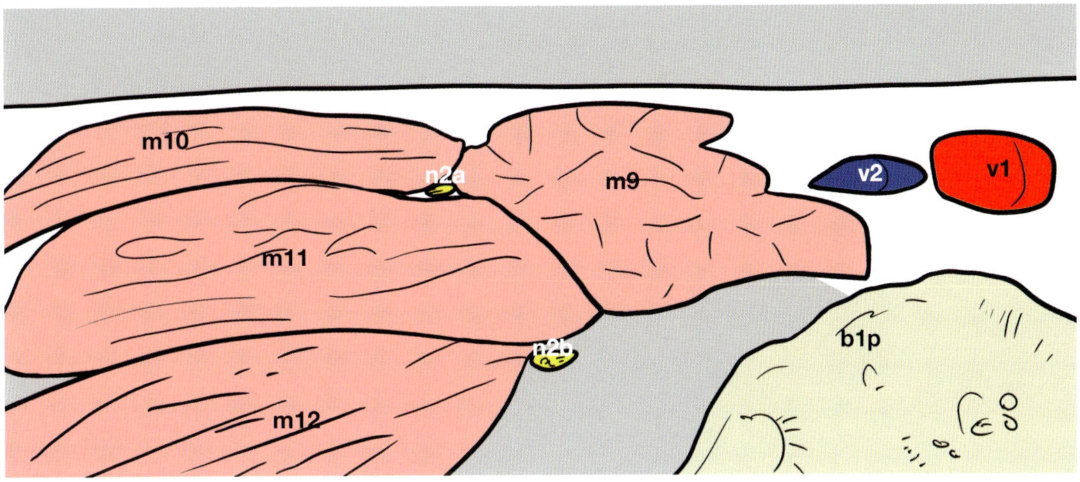

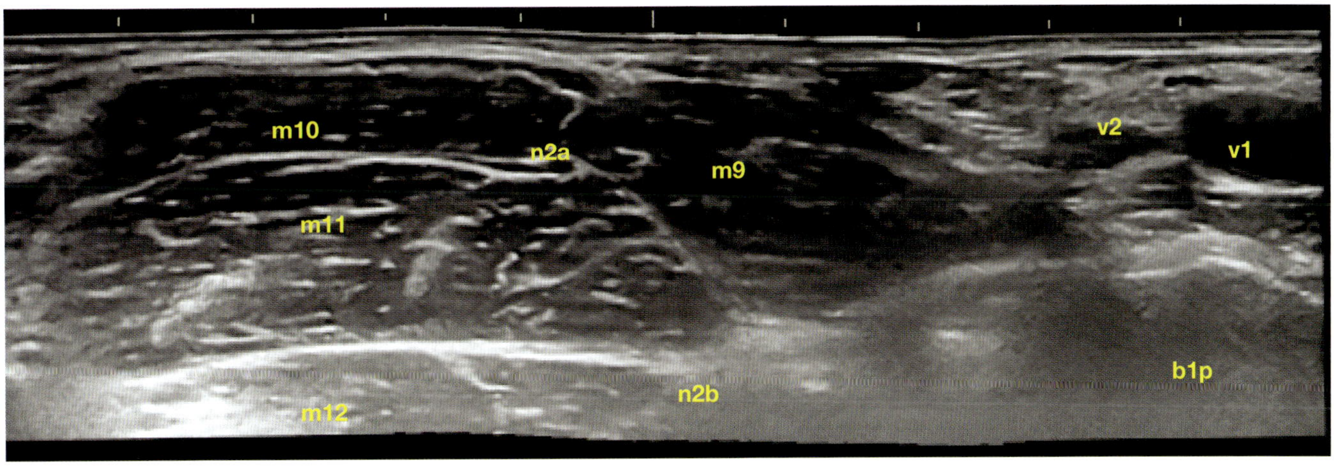

- m9：恥骨筋
- m10：長内転筋
- m11：短内転筋
- m12：大内転筋
- b1p：恥骨
- n2A：閉鎖神経前枝
- n2B：閉鎖神経後枝
- v1：大腿動脈
- v2：大腿静脈
- 写真の左方向：内側
- 写真の右方向：外側

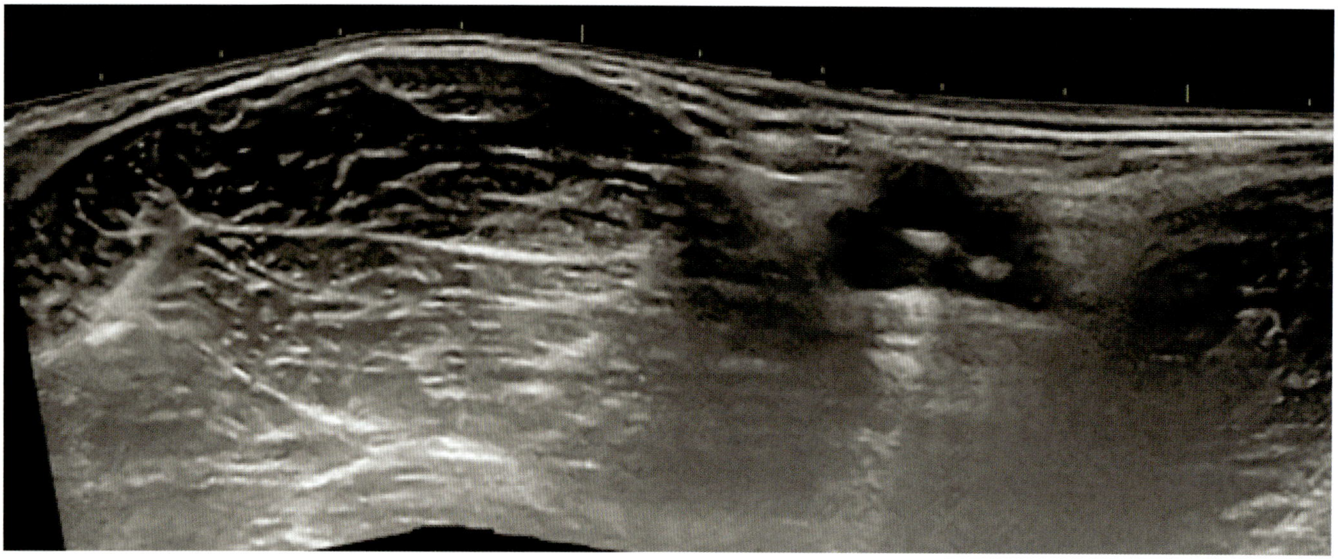

7.8: 内転筋群

この画像では，筋腹を増しつつある長内転筋と恥骨筋の遠位部に注目すべきである．内転筋群の左（内側）には薄筋がある．閉鎖神経後枝が大内転筋と短内転筋の間に見えているのに対して，閉鎖神経前枝はこの画像には映っていない．大腿動脈はすでに大腿深動脈を分枝している．大腿神経はこのレベルで伏在神経を分枝しようとしている．画像右端には大腰筋が見えている．

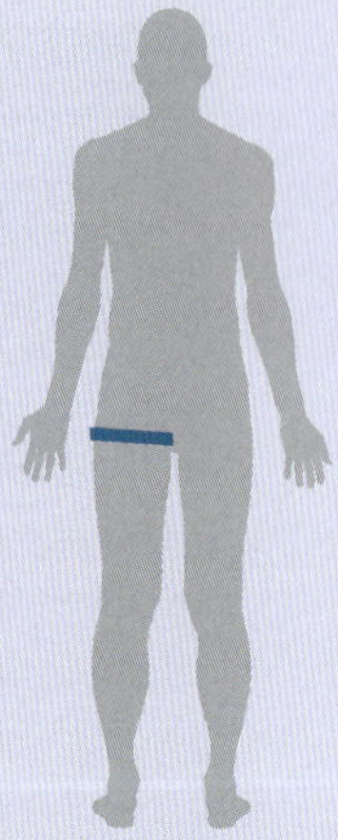

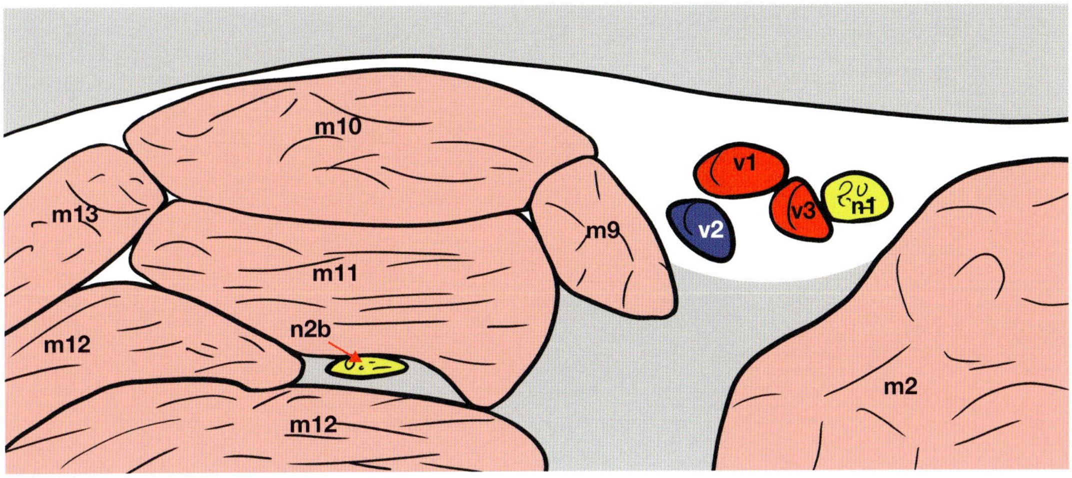

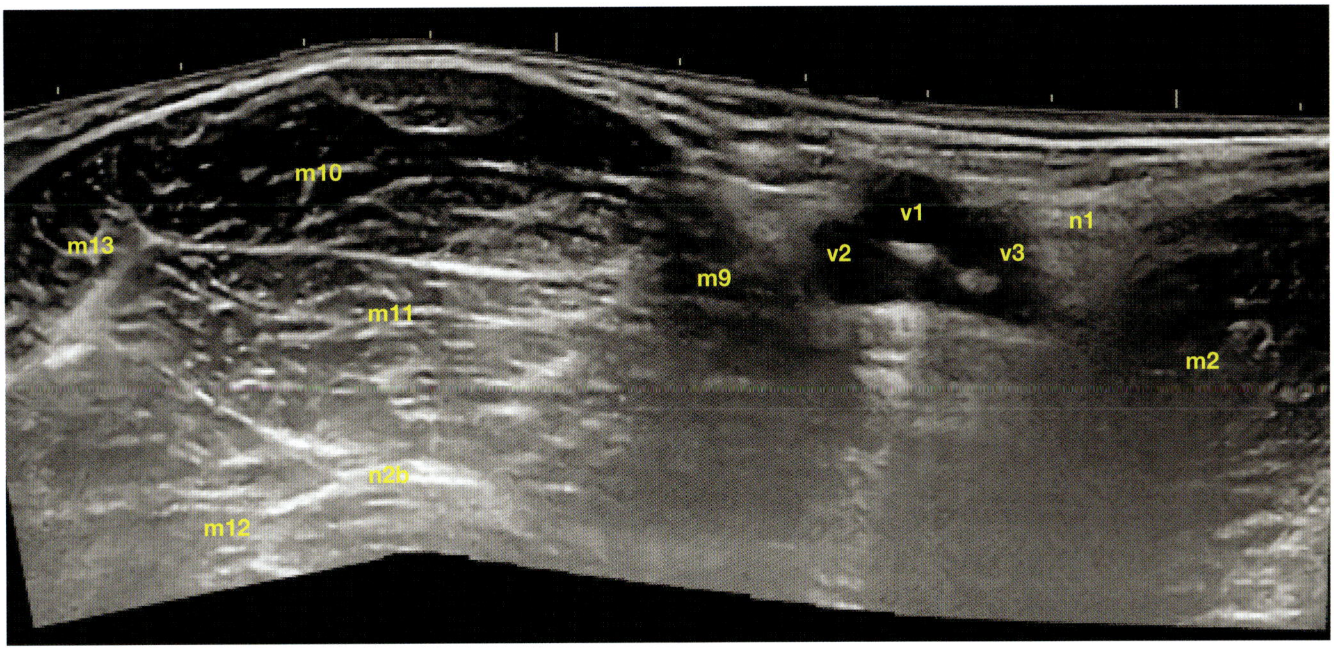

- m2：大腰筋
- m9：恥骨筋
- m10：長内転筋
- m11：短内転筋
- m12：大内転筋
- m13：薄筋
- n1：大腿神経
- n2B：閉鎖神経後枝
- v1：大腿動脈
- v2：大腿静脈
- v3：大腿深動脈
- 写真の左方向：内側
- 写真の右方向：外側

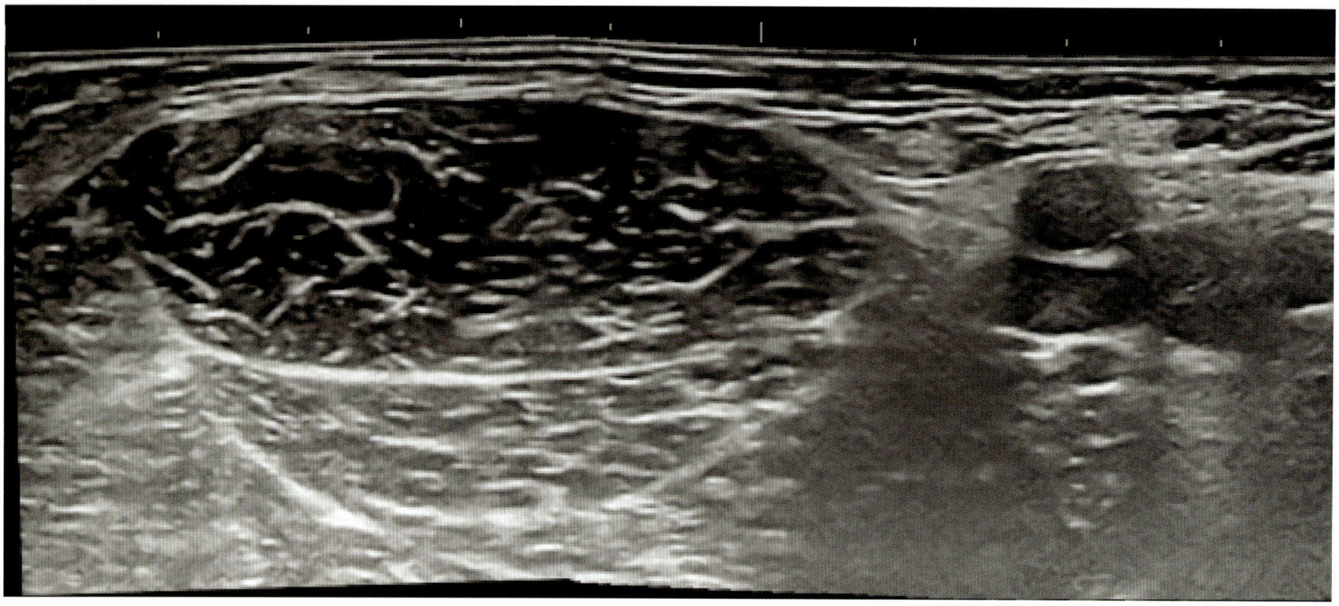

7.9: 神経血管束

この画像には，退縮しつつある短内転筋が映っている．その一方で，長内転筋と大内転筋はまだ太いままである．薄筋は依然としてこれらの内転筋群の左（内側）に見える．伏在神経は大腿動脈の隣りを走行している．一方，閉鎖神経前枝は長内転筋と短内転筋の間に見えている．

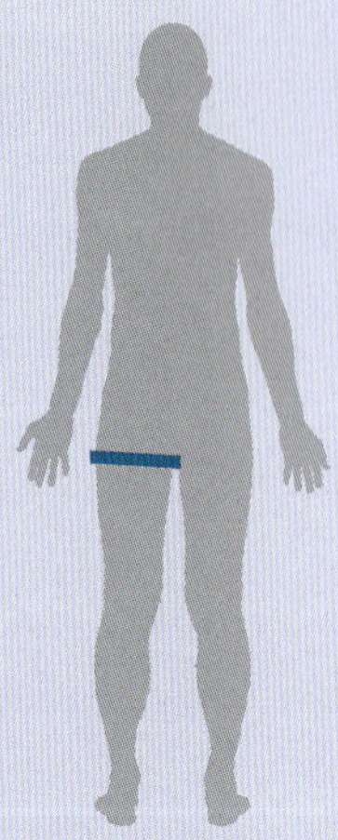

神経血管束

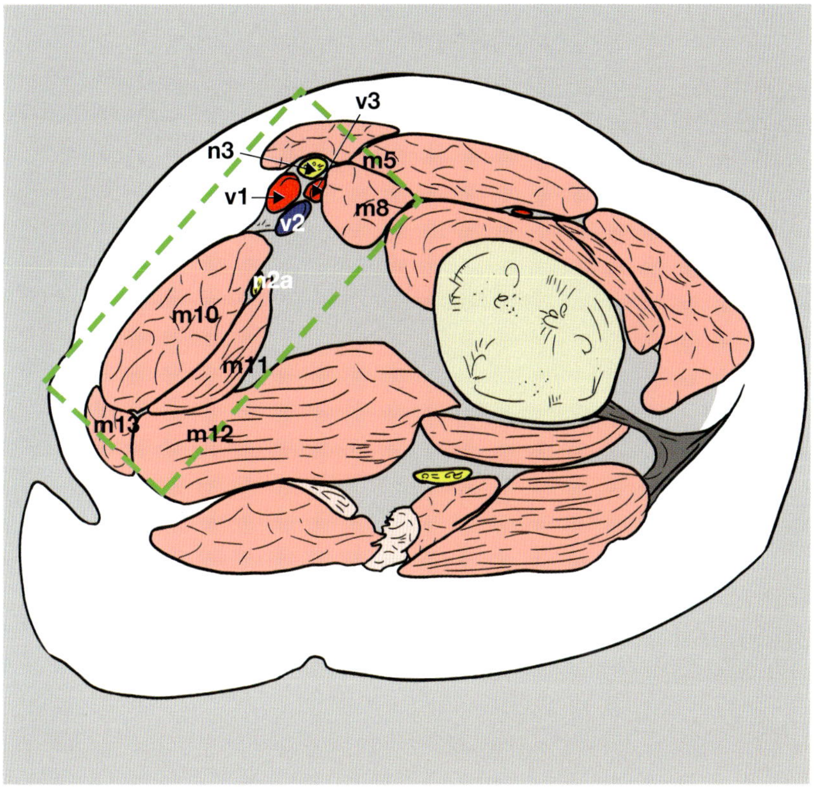

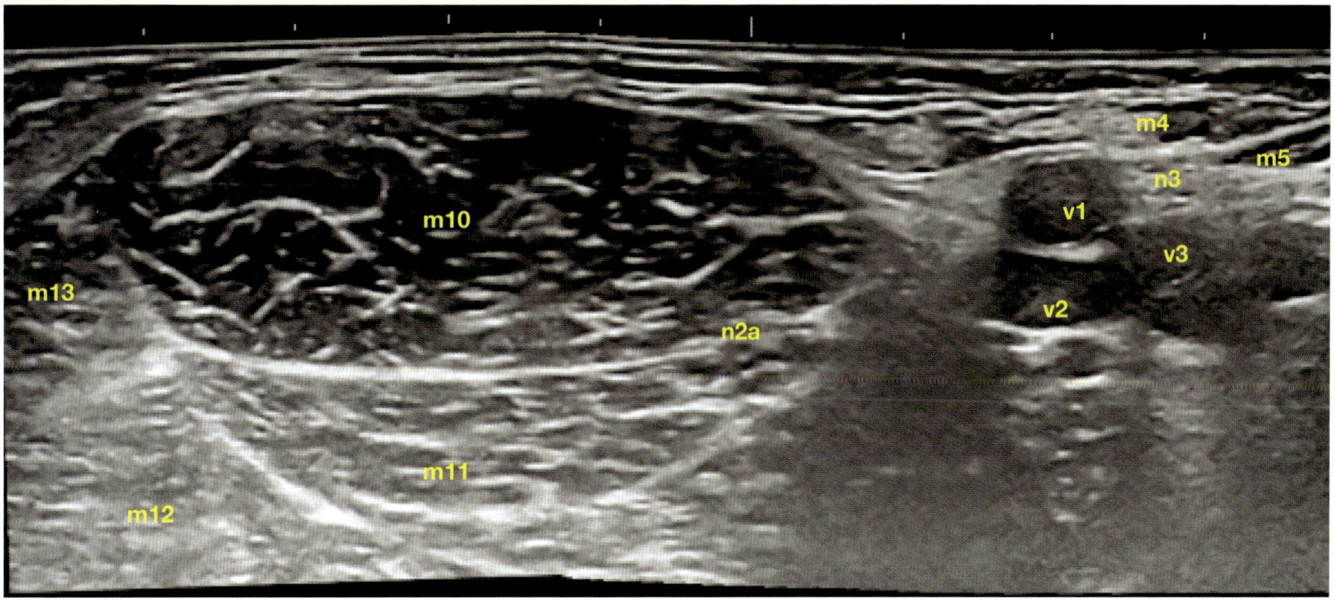

- m4：縫工筋
- m5：大腿直筋
- m8：内側広筋
- m10：長内転筋
- m11：短内転筋
- m12：大内転筋
- m13：薄筋
- n3：伏在神経
- n2A：閉鎖神経前枝
- v1：大腿動脈
- v2：大腿静脈
- v3：大腿深動脈
- 写真の左方向：内側
- 写真の右方向：外側

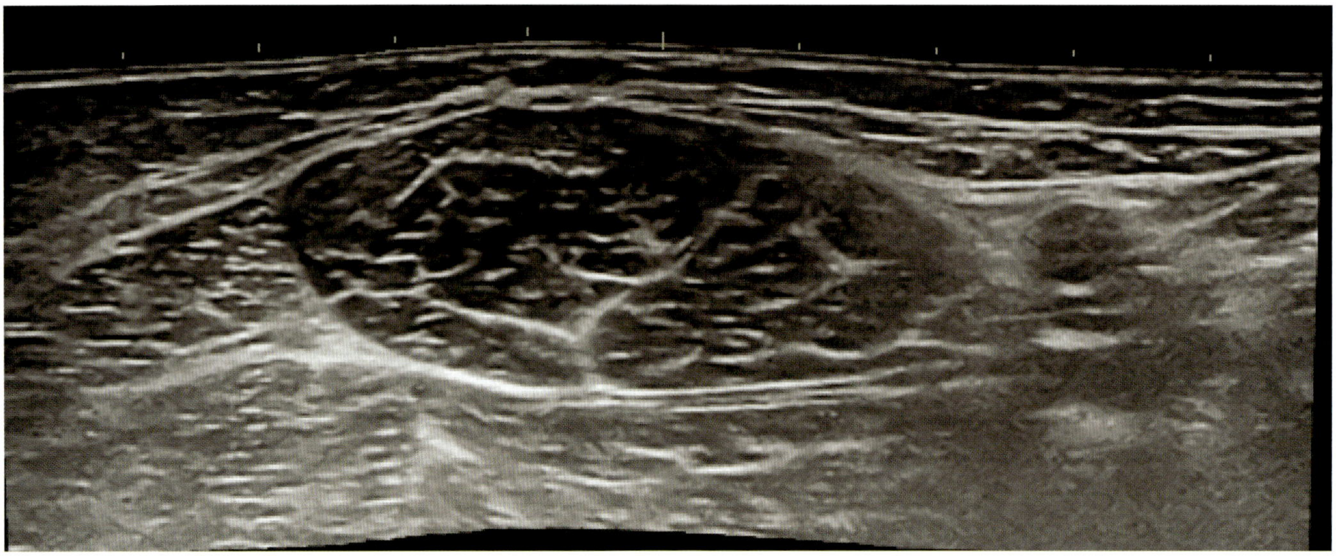

7.10: 長内転筋

この画像は，前頁の画像7.9とほぼ同じであり，短内転筋がますます細くなっているのがわかる．閉鎖神経前枝は長内転筋と短内転筋の間に見える．画像右側（外側）には大腿直筋が映っている．縫工筋はすでに左（内側）へと移動し，長内転筋の隣りを走行している．

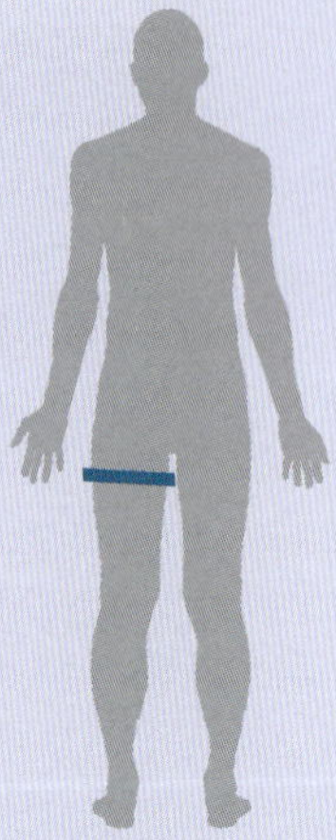

長内転筋

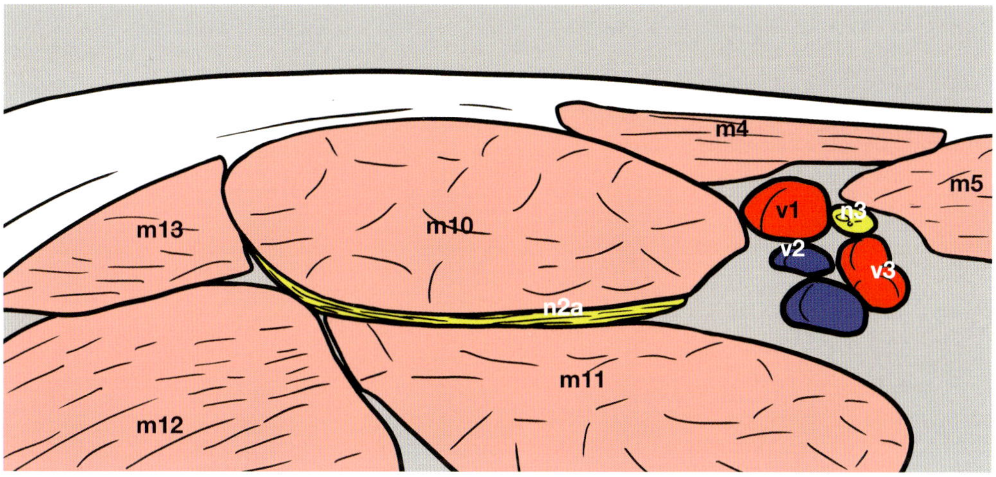

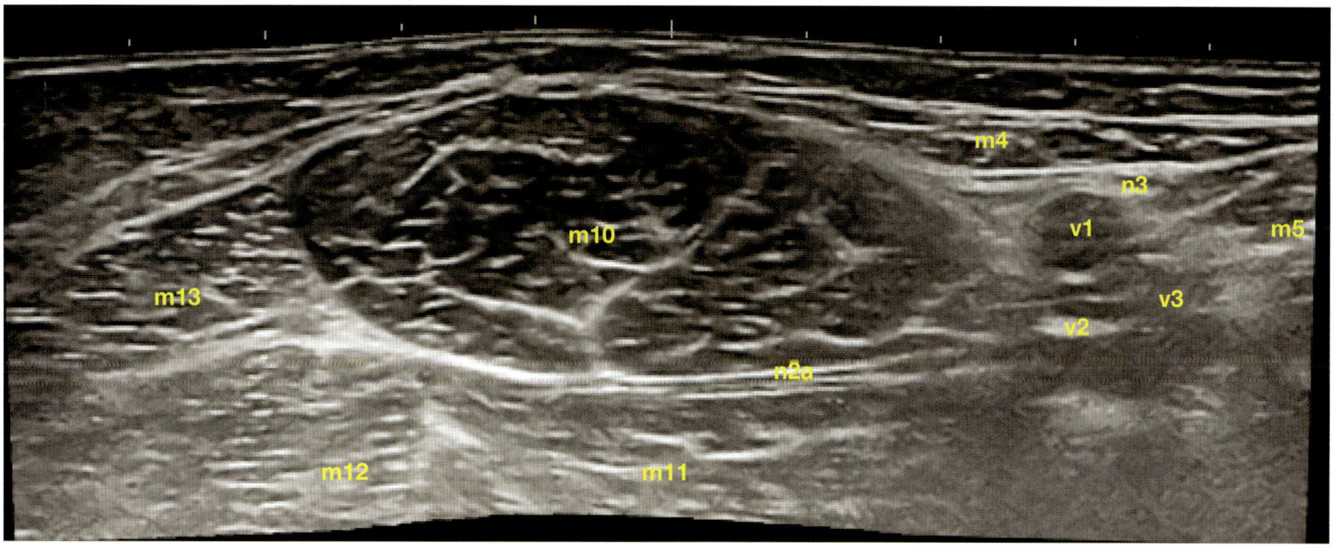

- m4：縫工筋
- m5：大腿直筋
- m10：長内転筋
- m11：短内転筋
- m12：大内転筋
- m13：薄筋
- n2A：閉鎖神経前枝
- n3：伏在神経
- v1：大腿動脈
- v2：大腿静脈
- v3：大腿深動脈
- 写真の左方向：内側
- 写真の右方向：外側

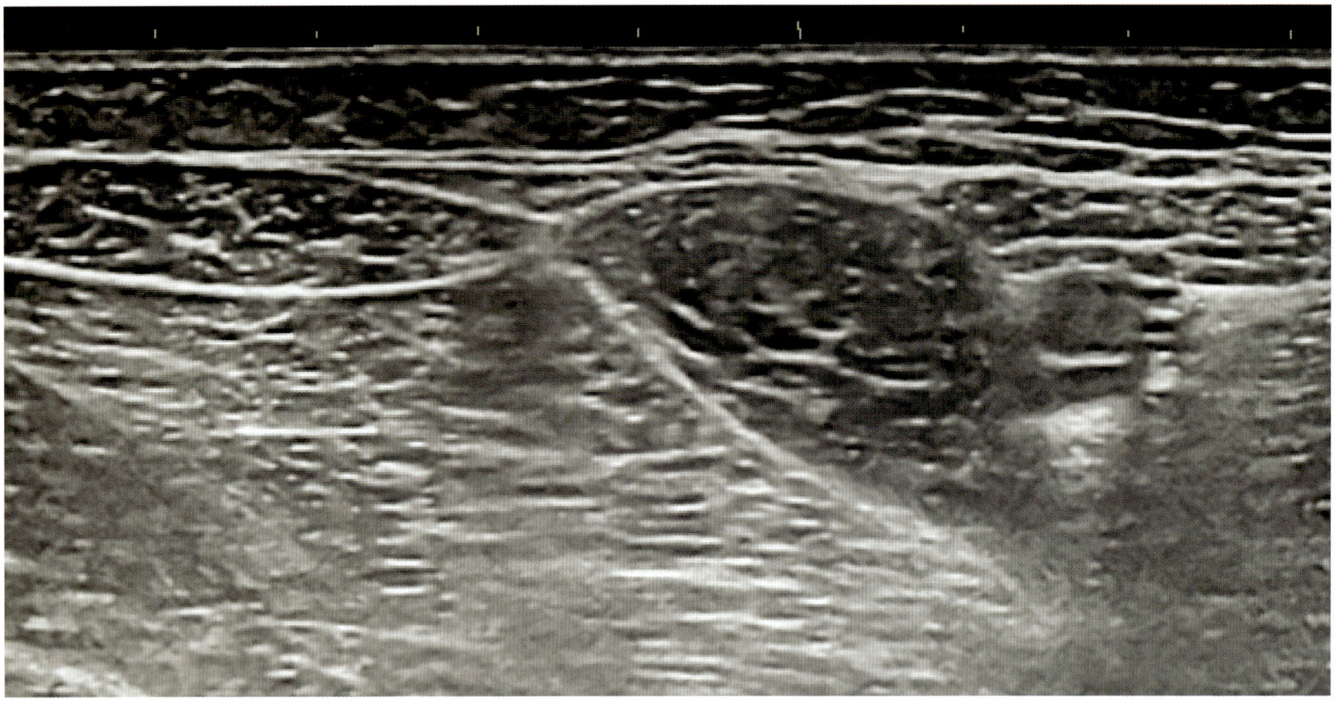

7.11: 長内転筋と大内転筋

この画像では，長内転筋が次第に細くなっているのがわかる．縫工筋と薄筋が次第に近づきつつある一方で，大内転筋はまだ画像下（深層）にあり，その太さを保っている．半膜様筋が画像左下に，内側広筋が画像の右下にそれぞれ映っている．

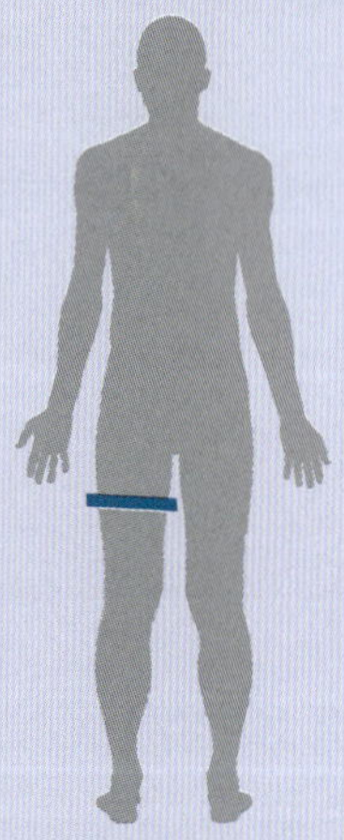

長内転筋と大内転筋

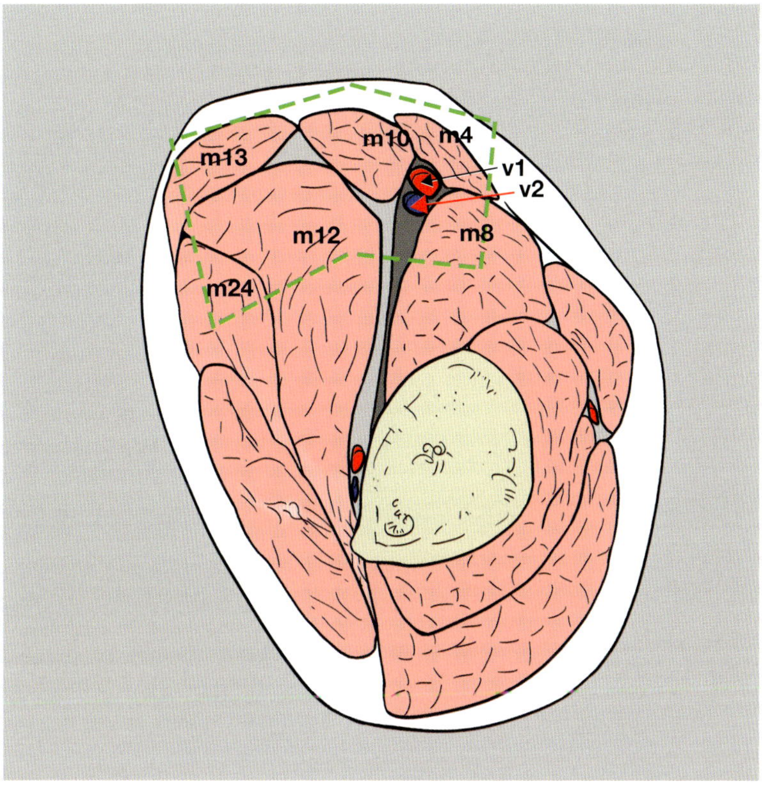

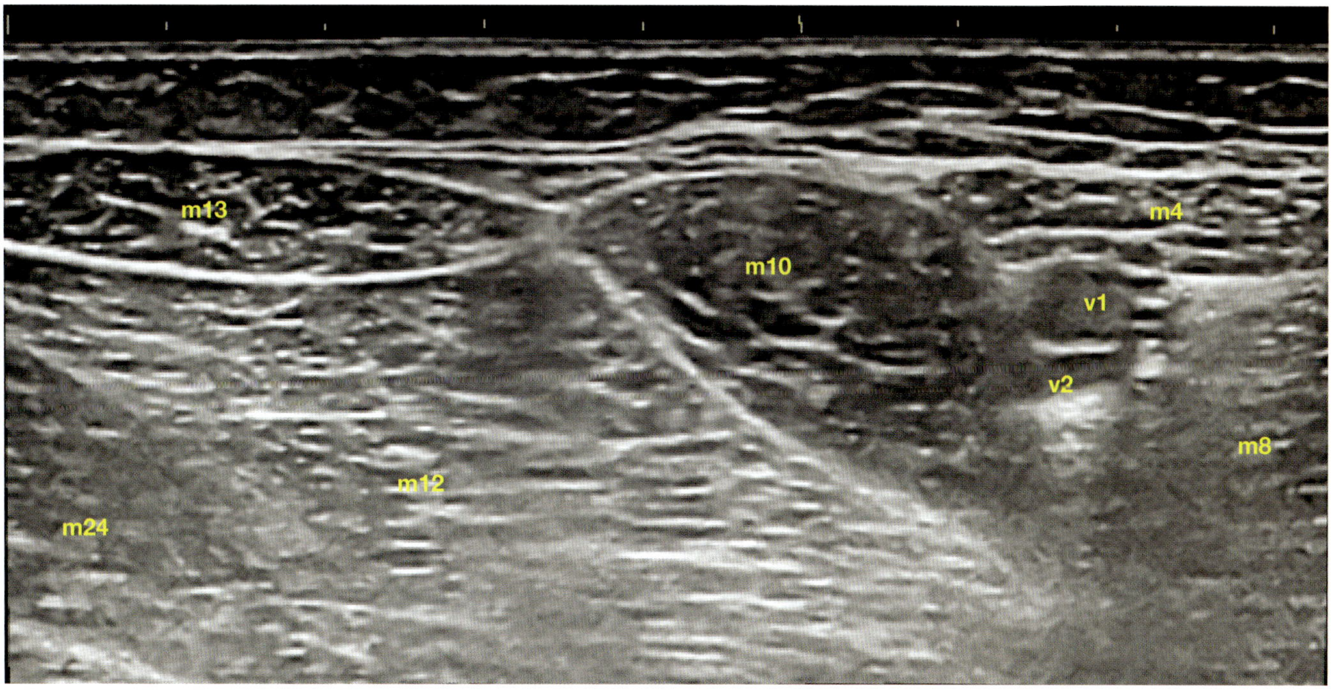

- m4：縫工筋
- m8：内側広筋
- m10：長内転筋
- m12：大内転筋
- m13：薄筋
- m24：半膜様筋
- v1：大腿動脈
- v2：大腿静脈
- 写真の左方向：後方
- 写真の右方向：前方

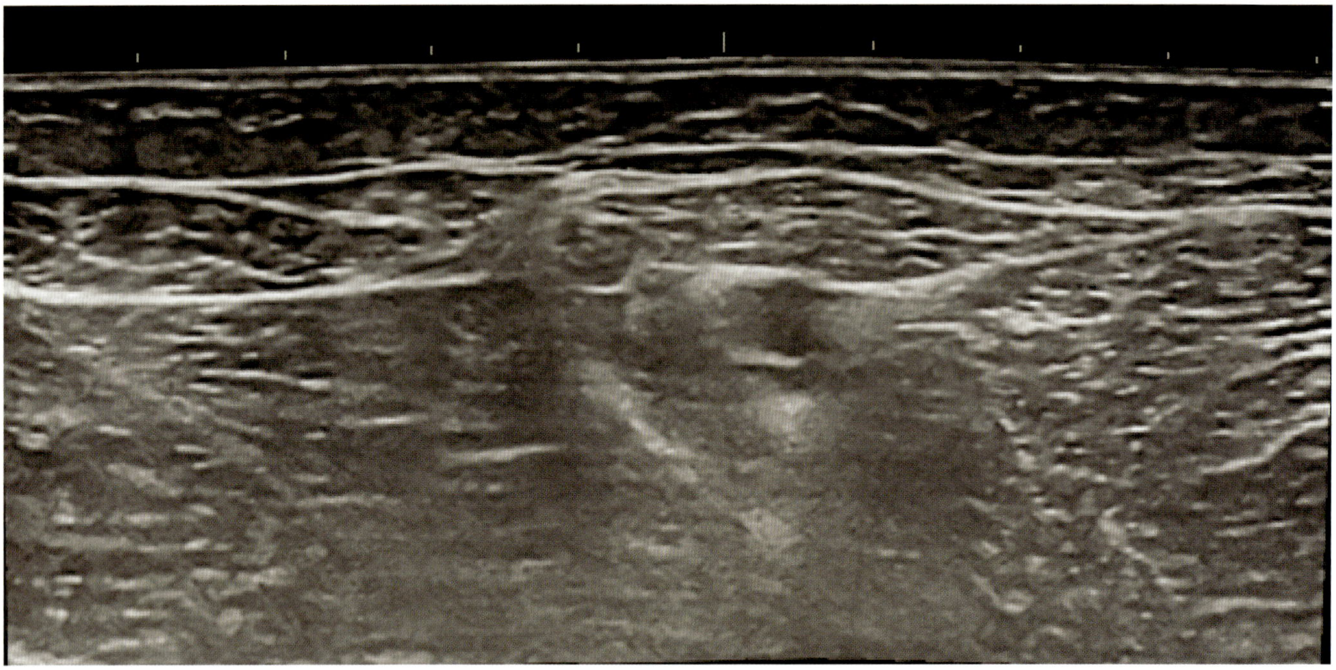

7.12: 大内転筋

この画像では，筋腹を細めた長内転筋がその停止部に近づいている様子がわかる．画像右端では，伏在神経が縫工筋と内側広筋の間に入り込もうとしている．この後，伏在神経は縫工筋とともにさらに内側に向かって走行していく．画像左端には，半膜様筋が薄筋の下（深層）に映っている．

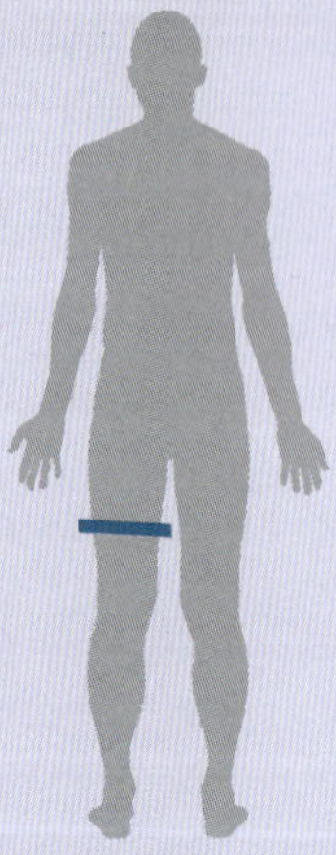

大内転筋

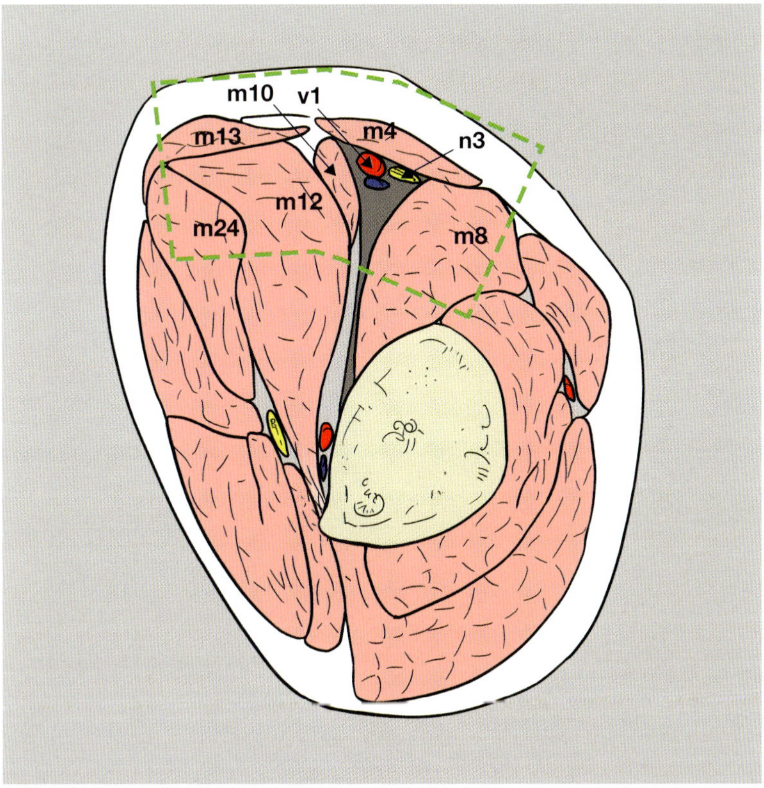

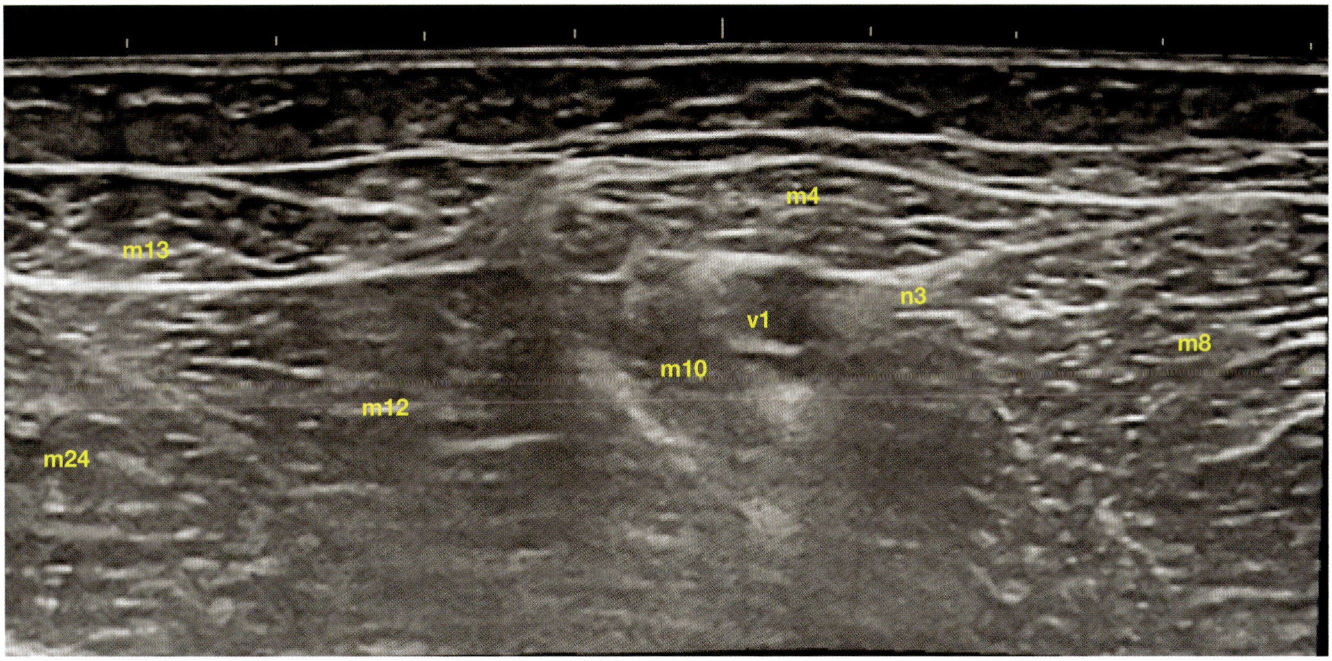

- m4：縫工筋
- m8：内側広筋
- m10：長内転筋
- m12：大内転筋
- m13：薄筋
- m24：半膜様筋
- n3：伏在神経
- v1：大腿動脈
- 写真の左方向：後方
- 写真の右方向：前方

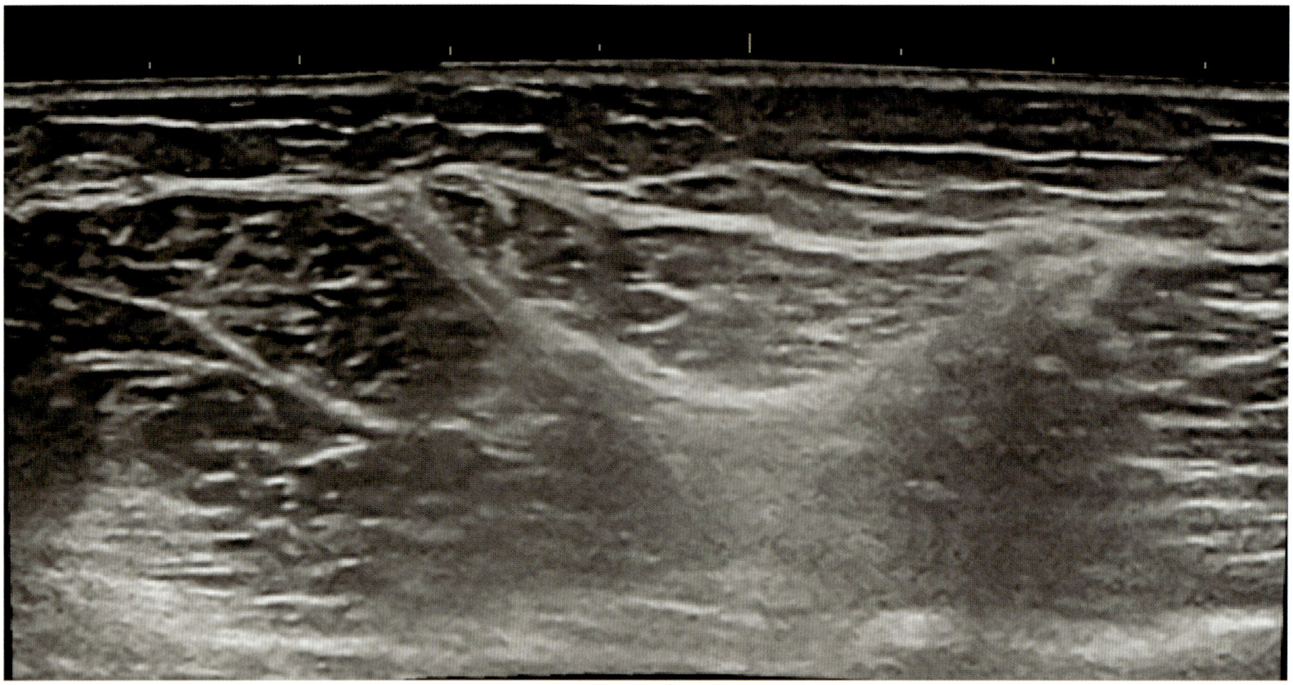

7.13: 内転筋裂孔

この画像では，縫工筋と薄筋が横並びに描出されている．伏在神経は縫工筋の下に潜り込んでいるが，これより遠位部で縫工筋と薄筋の間から皮下へと顔を出す．半膜様筋と半腱様筋もより浅層へと移動している．大内転筋はその終末部で内転筋裂孔を形成する．大腿動脈はこの内転筋裂孔を通って後方へ向かい，膝窩動脈となる．

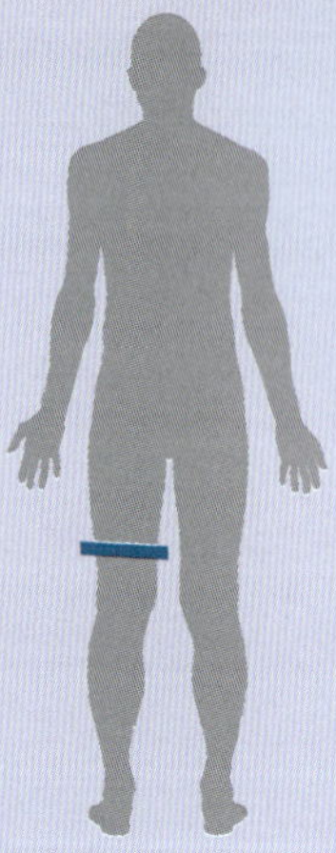

内転筋裂孔

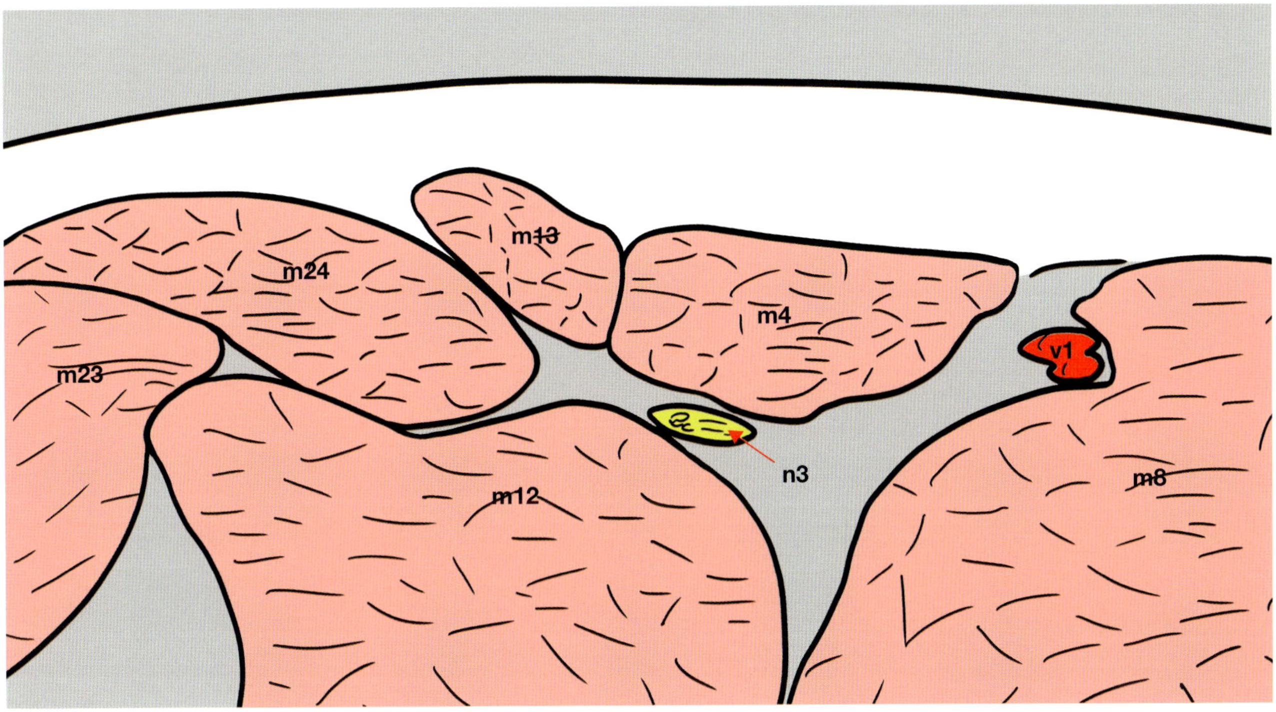

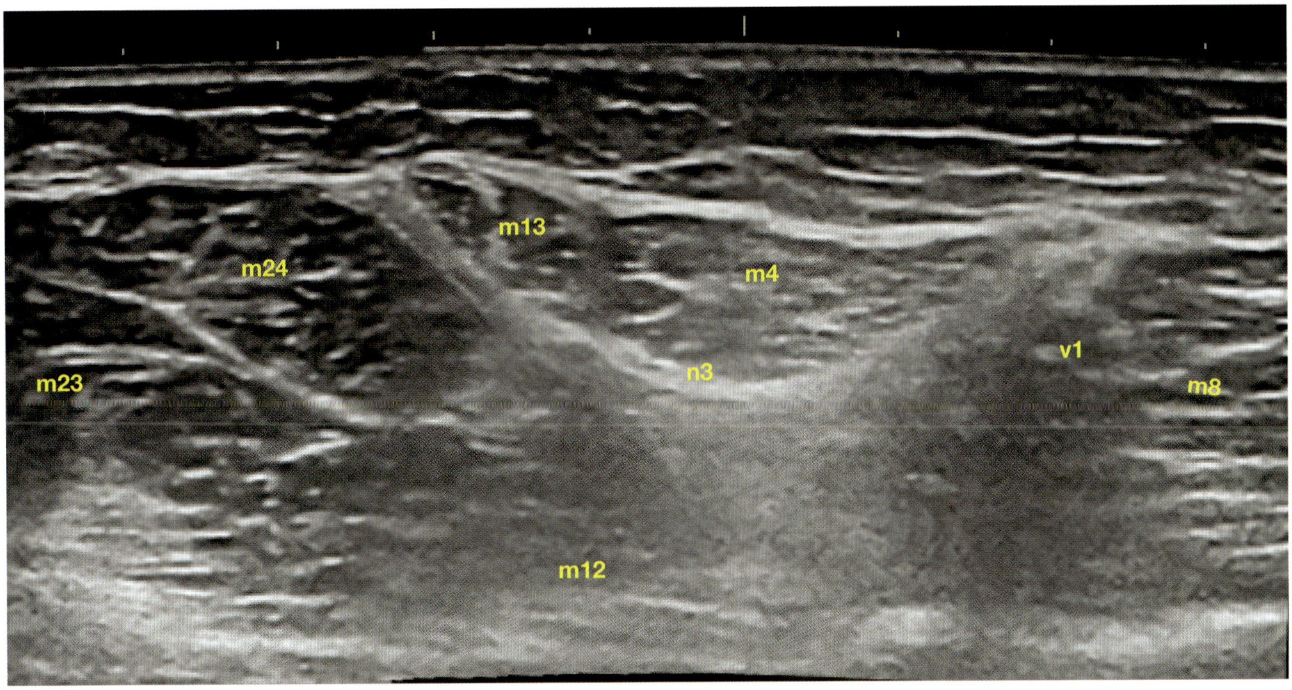

- m4：縫工筋
- m8：内側広筋
- m12：大内転筋
- m13：薄筋
- m23：半腱様筋
- m24：半膜様筋
- n3：伏在神経
- v1：大腿動脈
- 写真の左方向：後方
- 写真の右方向：前方

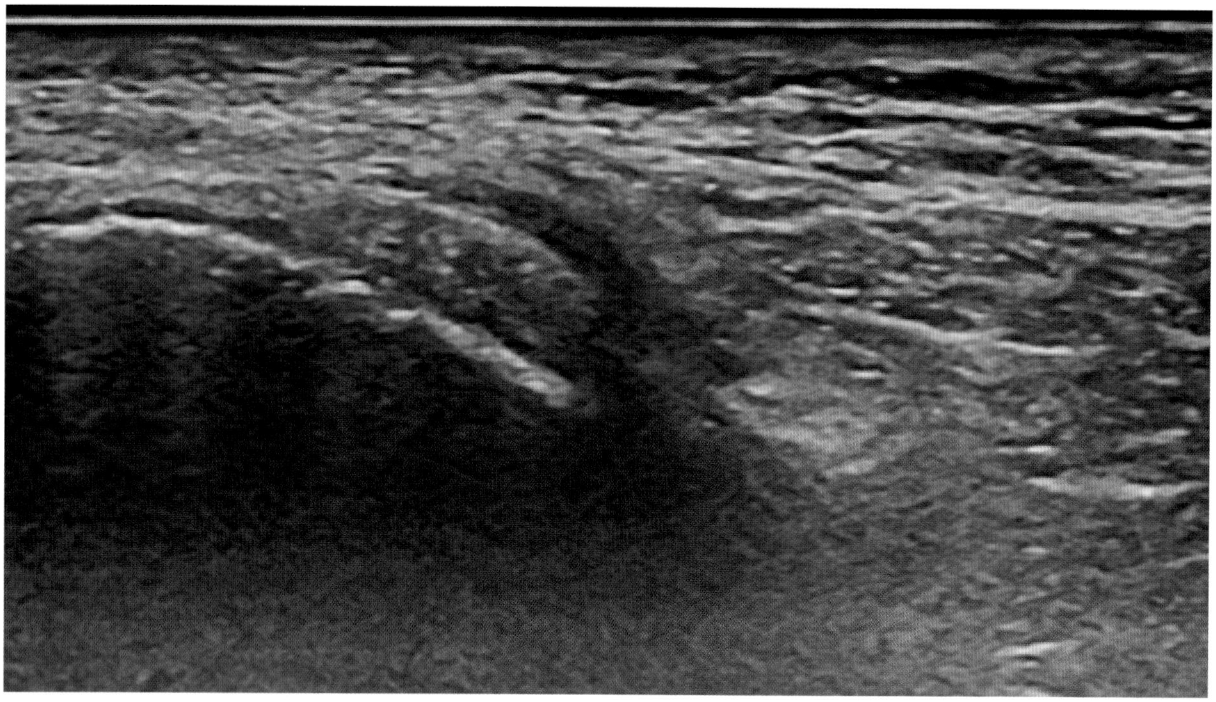

7.14: 坐骨結節

この画像は坐骨結節レベルの横断面像である．ここではハムストリングの共通腱が坐骨結節の右上（後外側面）に楕円状に描出されている．坐骨神経は，この共通腱のすぐ右（外側）にある．坐骨神経と共通腱の上（浅層）には大殿筋が横たわっている．また坐骨神経の下（深層）には大腿方形筋が走っている．

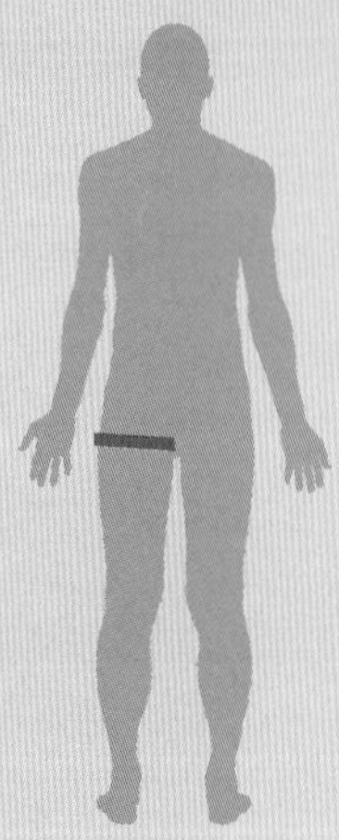

坐骨結節

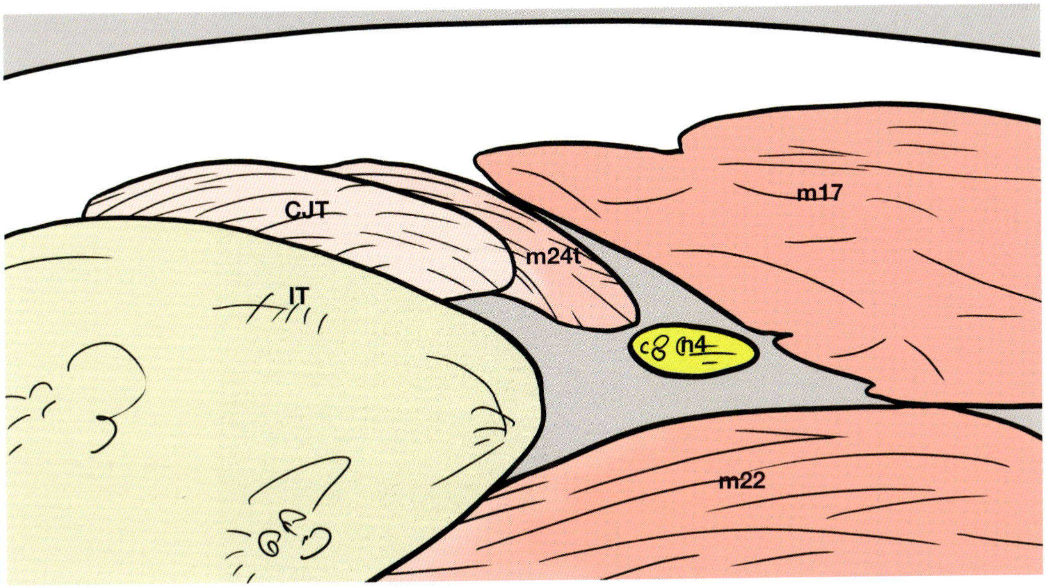

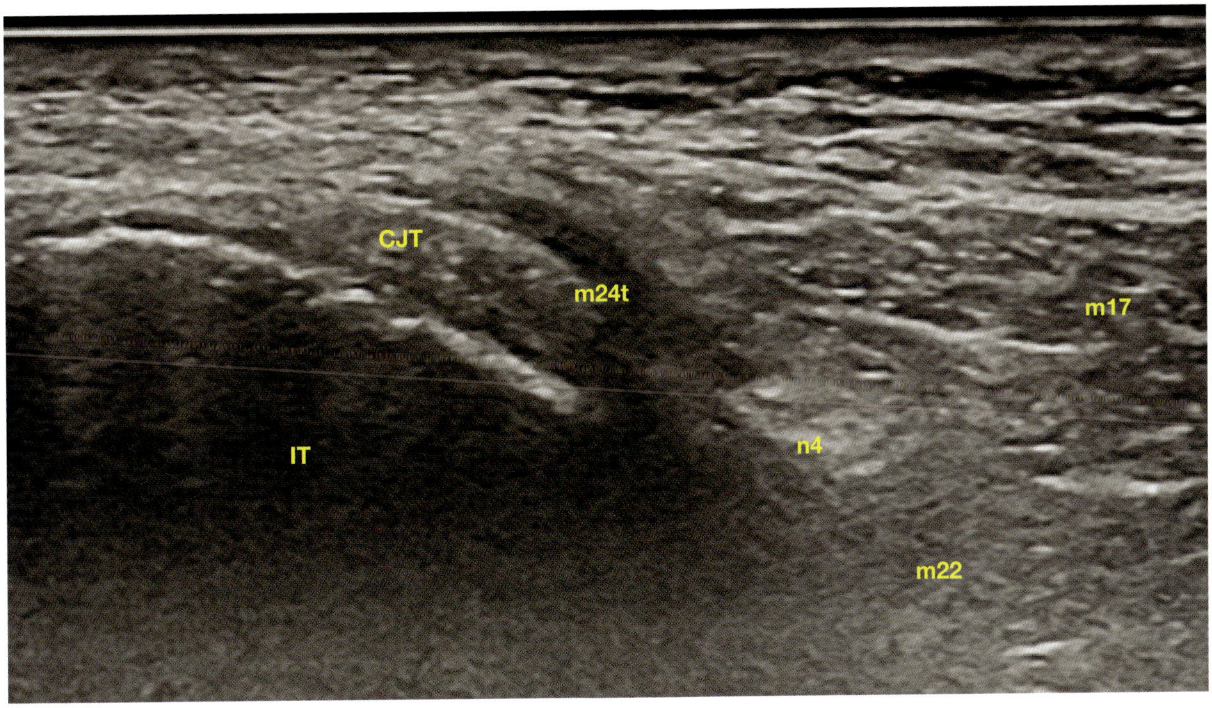

- m17：大殿筋
- m22：大腿方形筋
- m24t：半膜様筋腱
- CJT：ハムストリング共通腱
- IT：坐骨結節
- n4：坐骨神経
- 写真の左方向：内方
- 写真の右方向：外方

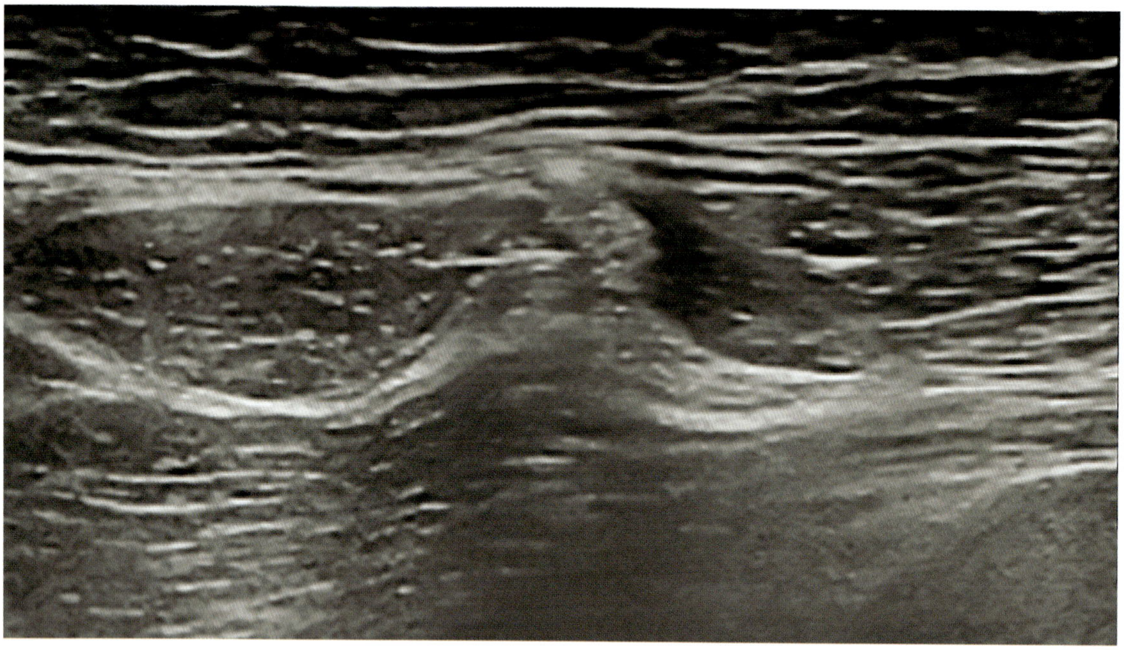

7.15: 高エコー三角

この画像は画像7.14の遠位部の横断面である．注目すべきは高エコー三角である．これは坐骨神経を下外側辺，半膜様筋腱を下内側辺，半腱様筋と大腿二頭筋の共通腱を上辺とする三辺によって形成される三角形である．ハムストリングを最初に形成する筋は半腱様筋である．続いて大腿二頭筋が共通腱の右（外側）に形成される．半膜様筋腱は半腱様筋の下（深層）に吊り紐のようにぶら下がっている．画像左下（内側深部）には大内転筋が見える．一方，画像右下隅（外側深層）には大腿骨に接して大腿方形筋が映っている．

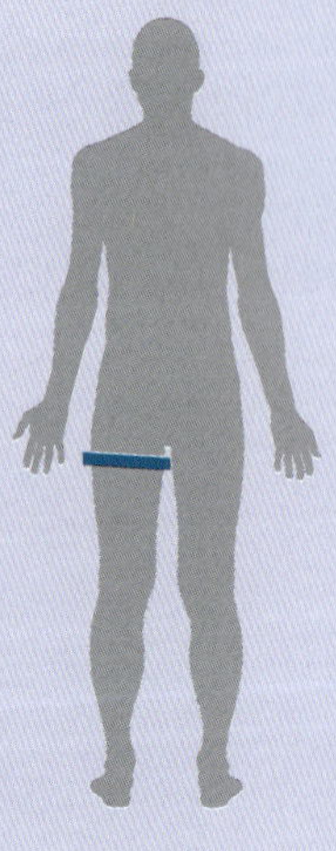

高エコー三角

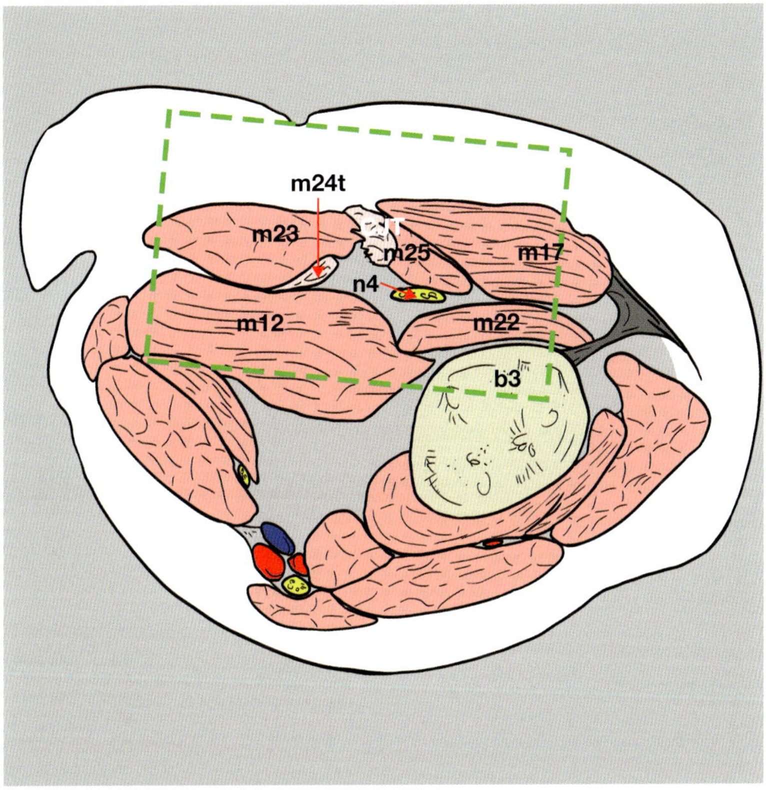

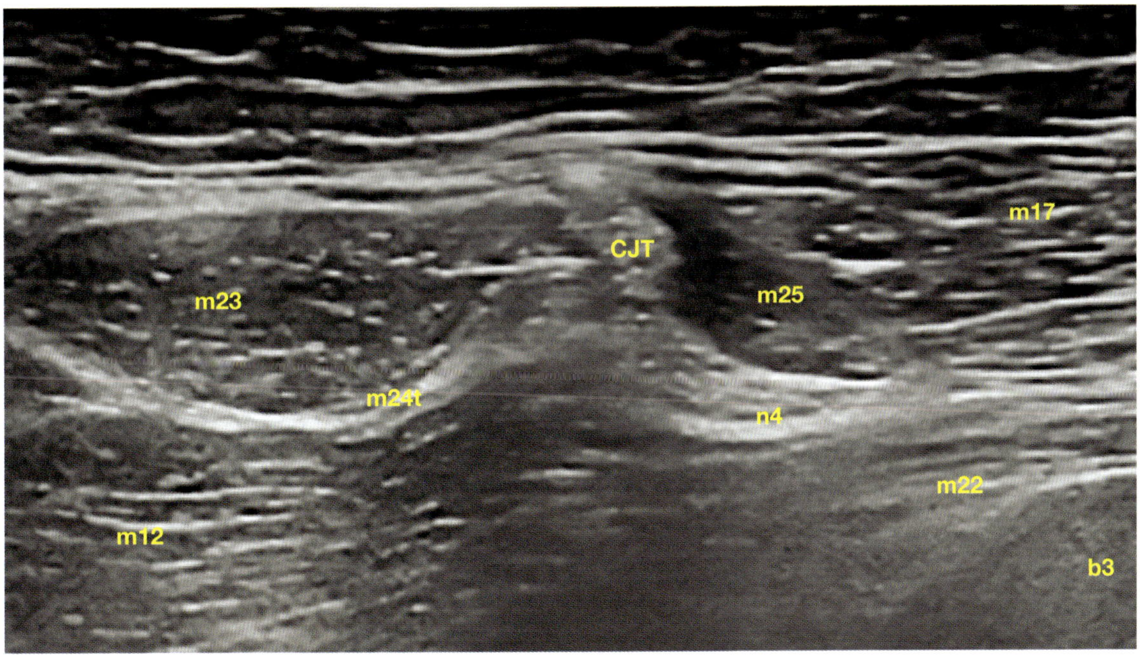

- m12：大内転筋
- m17：大殿筋
- m22：大腿方形筋
- m23：半腱様筋
- m24t：半膜様筋腱
- m25：大腿二頭筋
- CJT：ハムストリング共通腱
- b3：大腿骨
- n4：坐骨神経
- 写真の左方向：内方
- 写真の右方向：外方

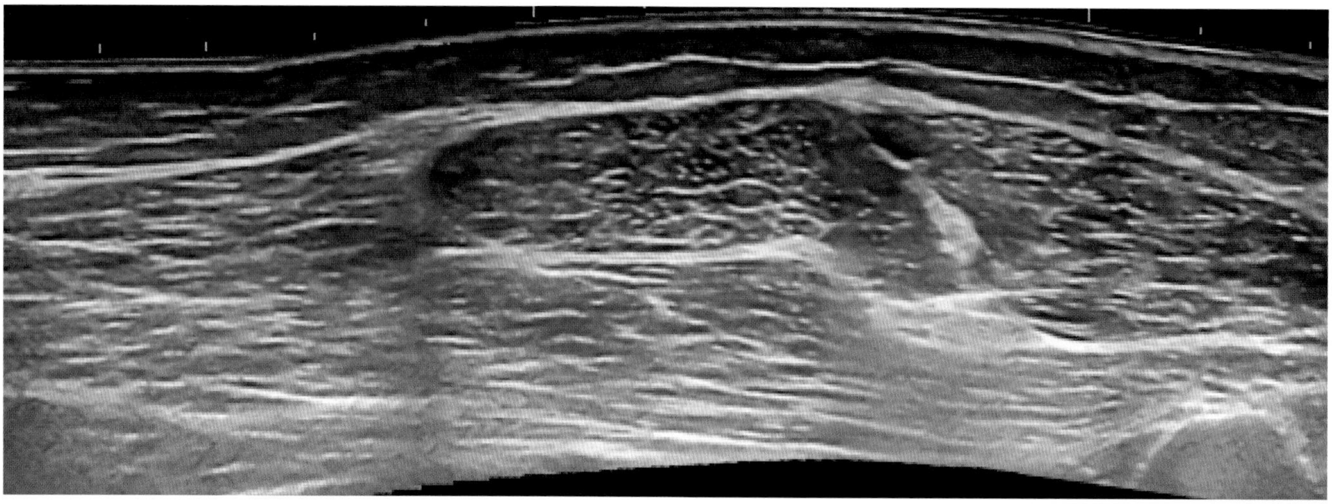

7.16: 共通腱と坐骨神経

これは大腿後面の大内転筋からハムストリングの筋群までを含む横断面像である．画像の横幅を広げて観察している．共通腱がまだ見えているとはいえ，半腱様筋と大腿二頭筋はすでに十分な太さになっている．半膜様筋は半腱様筋の左（内側）で腱性部から筋性部に移行しつつある．坐骨神経が画像中央右寄り（外側）に見える．大内転筋は画像下部で，その横幅いっぱいに広がっている．画像右下隅（外側深層）には大腿骨が映っている．

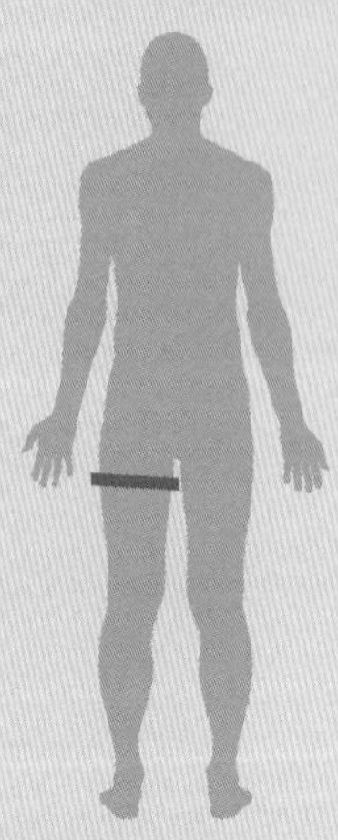

共通腱と坐骨神経

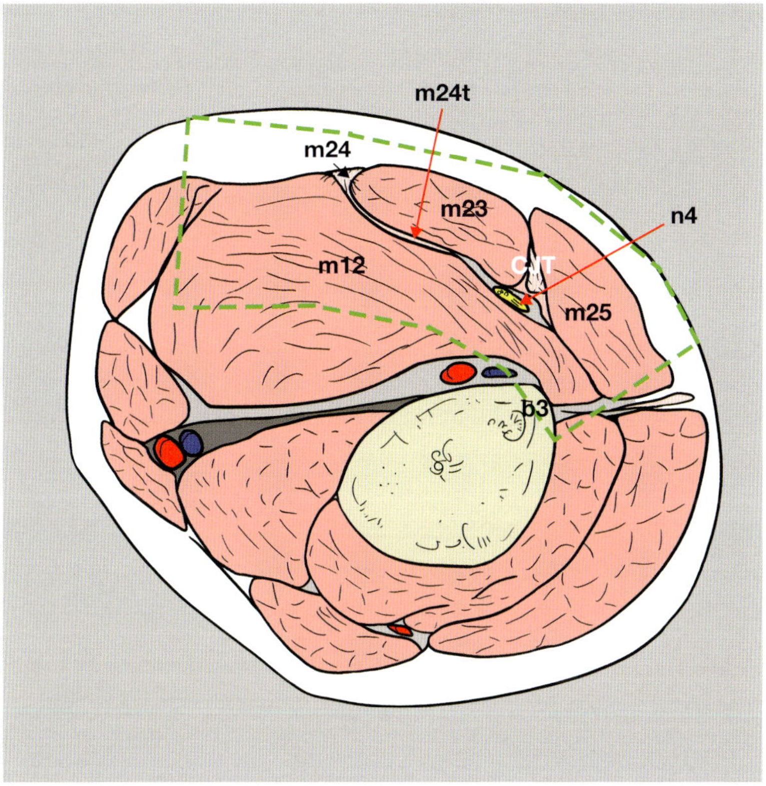

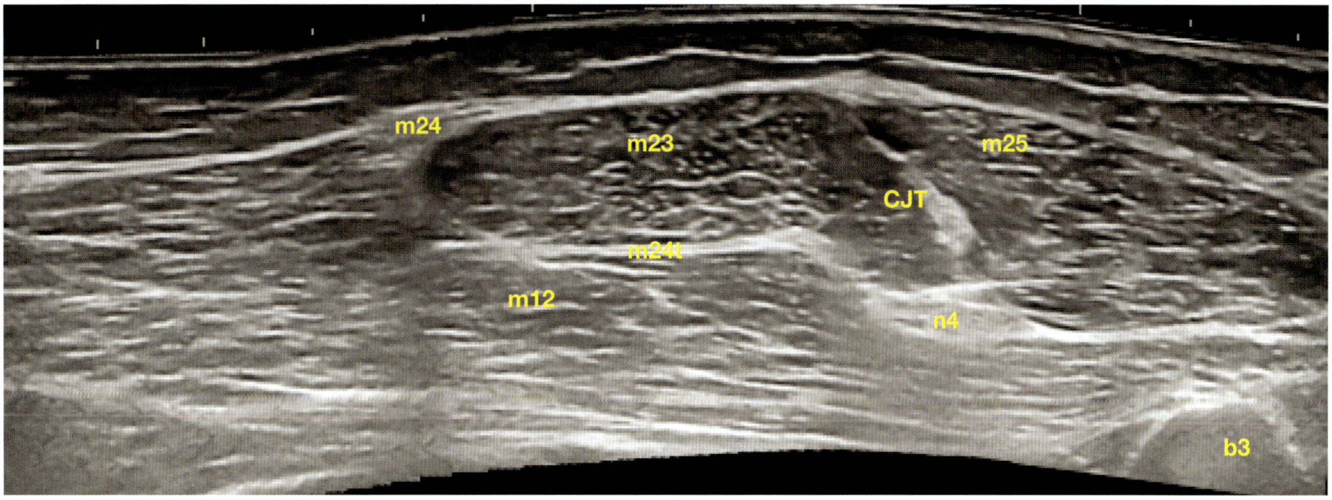

- m12：大内転筋
- m23：半腱様筋
- m24：半膜様筋
- m24t：半膜様筋腱
- m25：大腿二頭筋
- CJT：ハムストリング共通腱
- b3：大腿骨
- n4：坐骨神経
- 写真の左方向：内方
- 写真の右方向：外方

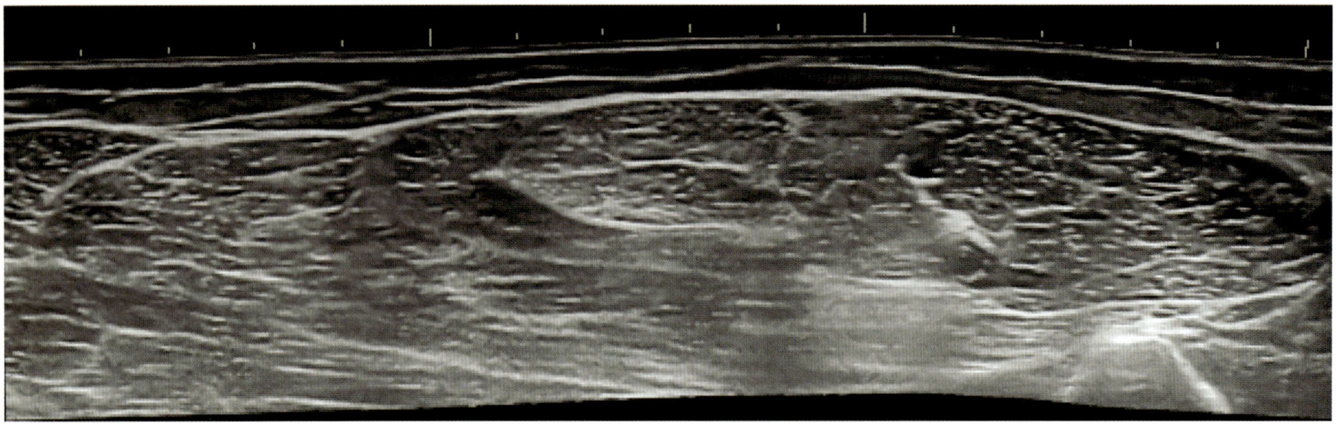

7.17: 大腿骨後面中央部

この画像の右下隅（外側深層）には，大腿二頭筋短頭の最近位部が映っている．この部分には外側広筋も見えている．坐骨神経は大腿二頭筋の下（深層）を走行する．半膜様筋は筋腹を増しつつあり，半腱様筋の下に見えている．画像左端（内側）には，薄筋が大きな大内転筋に寄り添う様子が見て取れる．

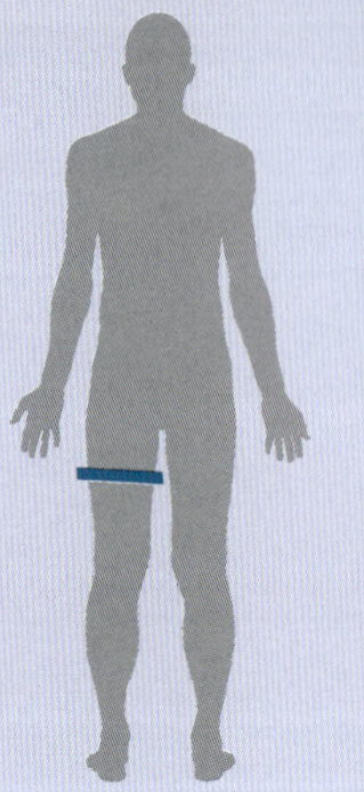

大腿骨後面中央部

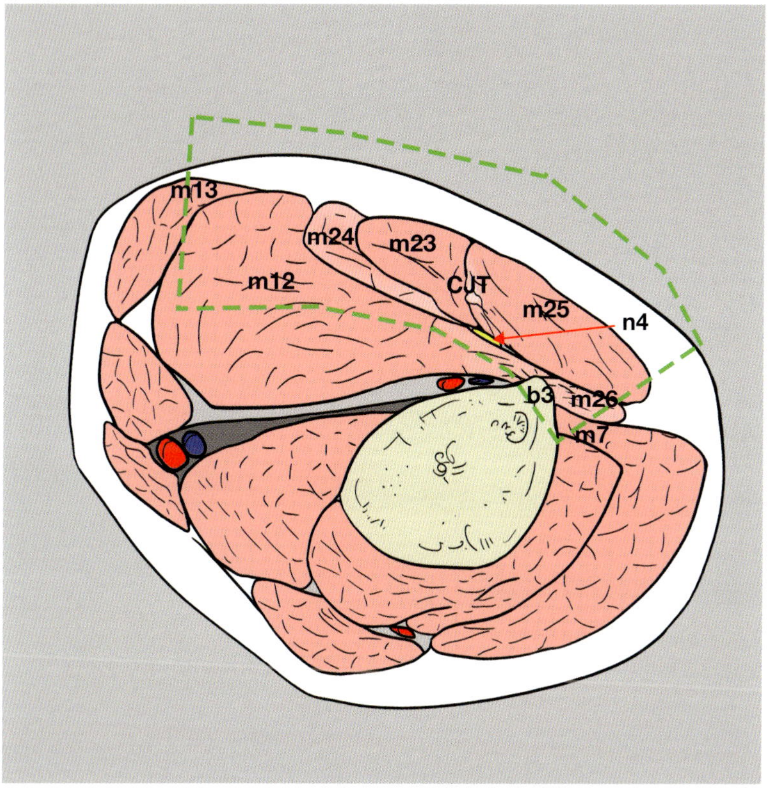

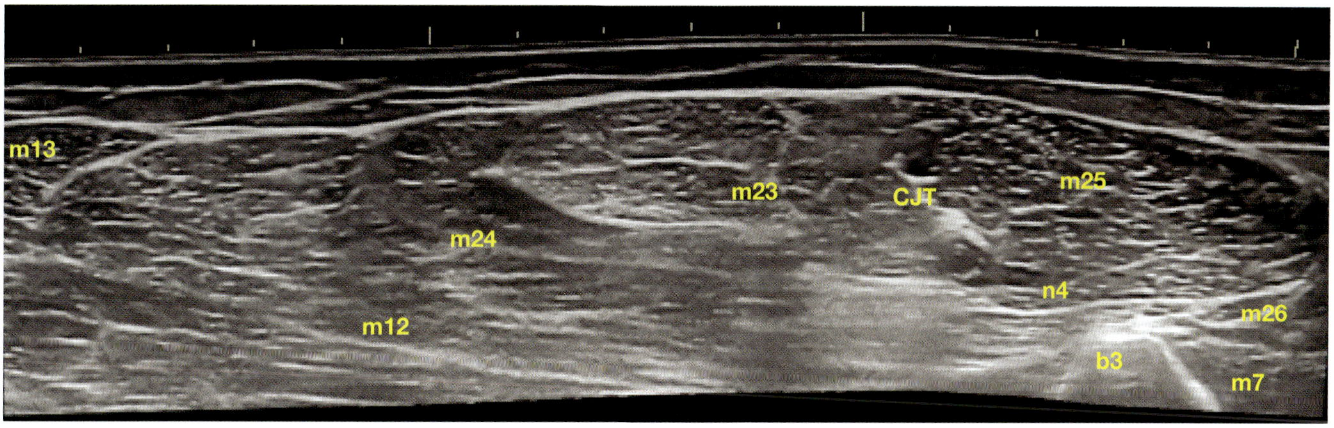

- m7：外側広筋
- m12：大内転筋
- m13：薄筋
- m23：半腱様筋
- m24：半膜様筋
- m25：大腿二頭筋
- m26：大腿二頭筋短頭
- CJT：ハムストリング共通腱
- b3：大腿骨
- n4：坐骨神経
- 写真の左方向：内側
- 写真の右方向：外側

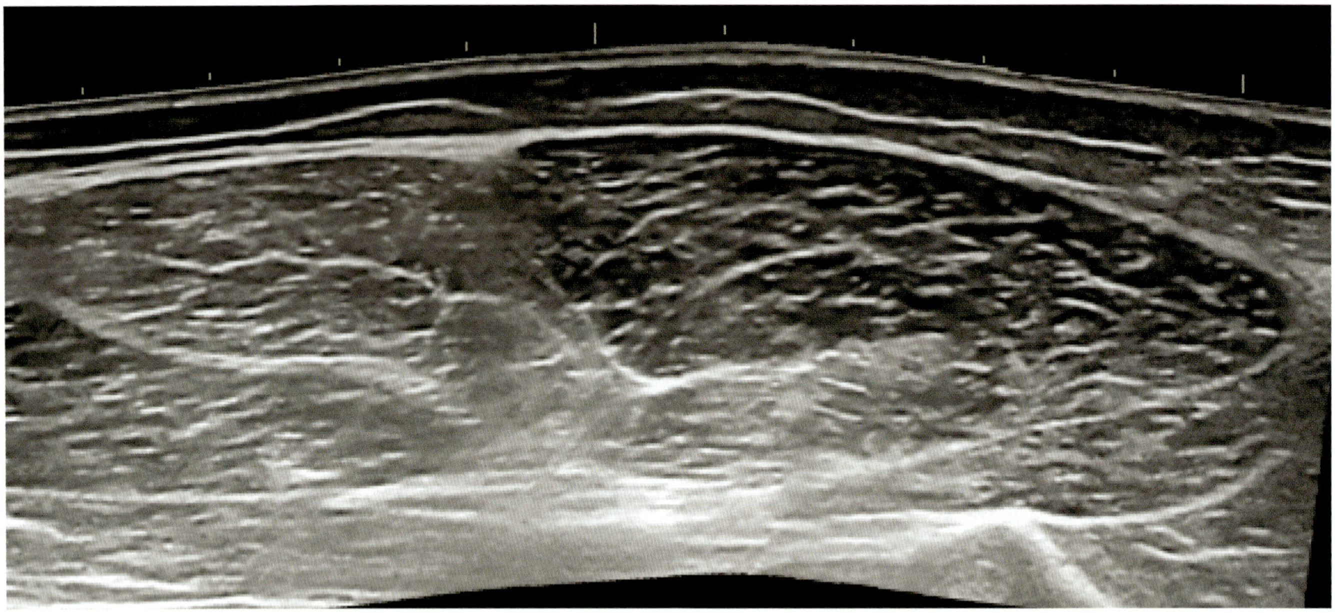

7.18: ハムストリングの筋群

この画像はハムストリング筋群の拡大像である．ハムストリングを構成する3つの筋（大腿二頭筋，半腱様筋，半膜様筋）が坐骨神経とともに描出されている．坐骨神経は大腿二頭筋と半腱様筋の下（深層）に見える．この画像の最も深層には大腿骨が映っていて，その左（内側）には大内転筋が，その右（外側）には外側広筋が見えている．

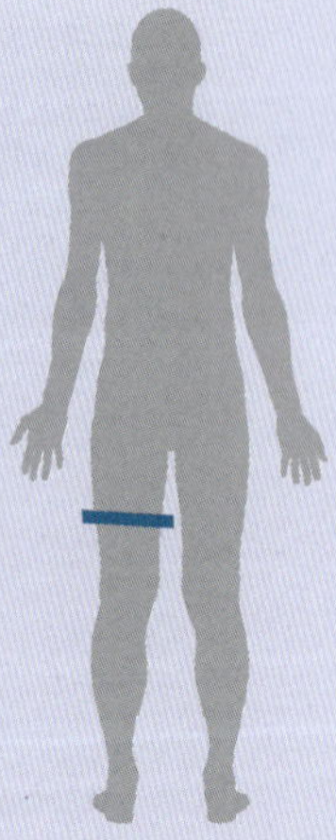

ハムストリングの筋群

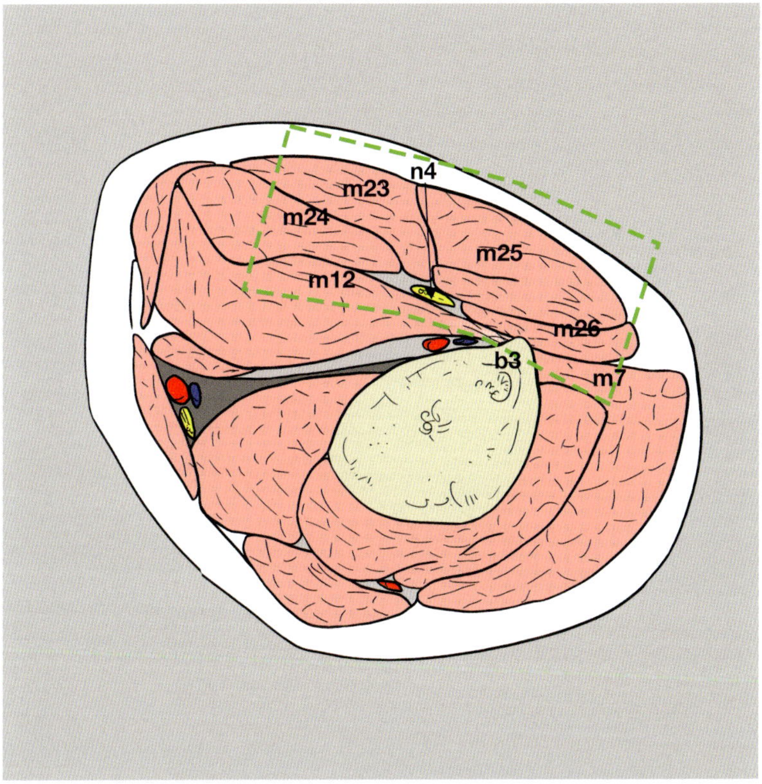

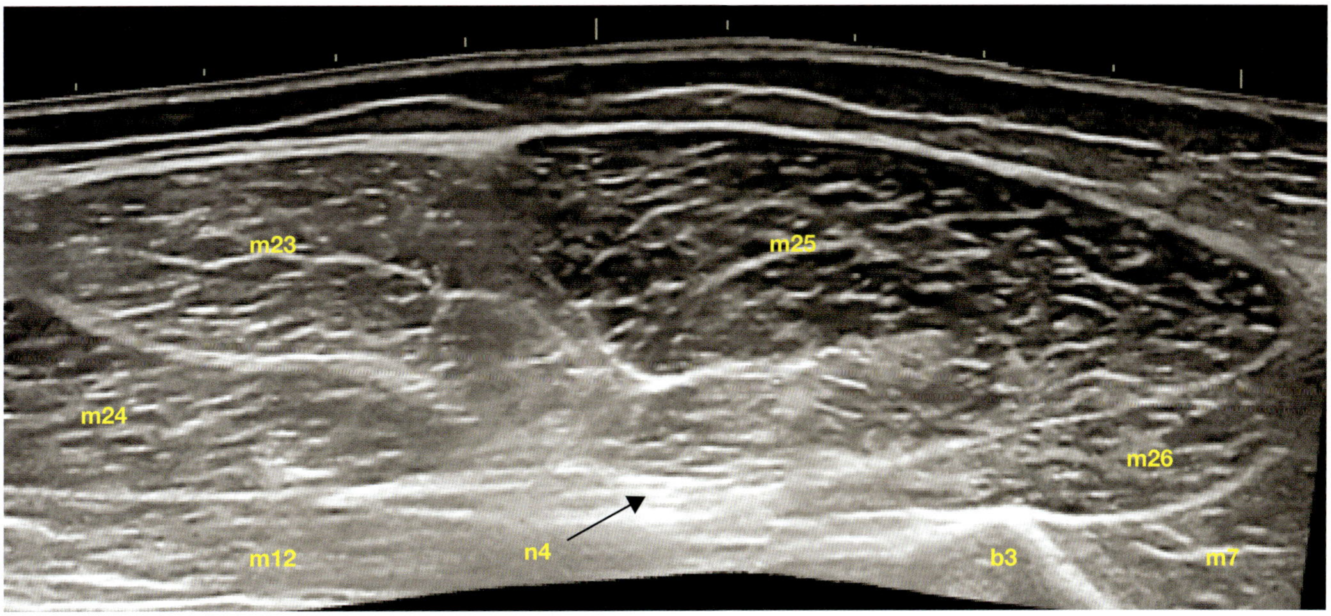

- m7：外側広筋
- m12：大内転筋
- m23：半腱様筋
- m24：半膜様筋
- m25：大腿二頭筋
- m26：大腿二頭筋短頭
- b3：大腿骨
- n4：坐骨神経
- 写真の左方向：内側
- 写真の右方向：外側

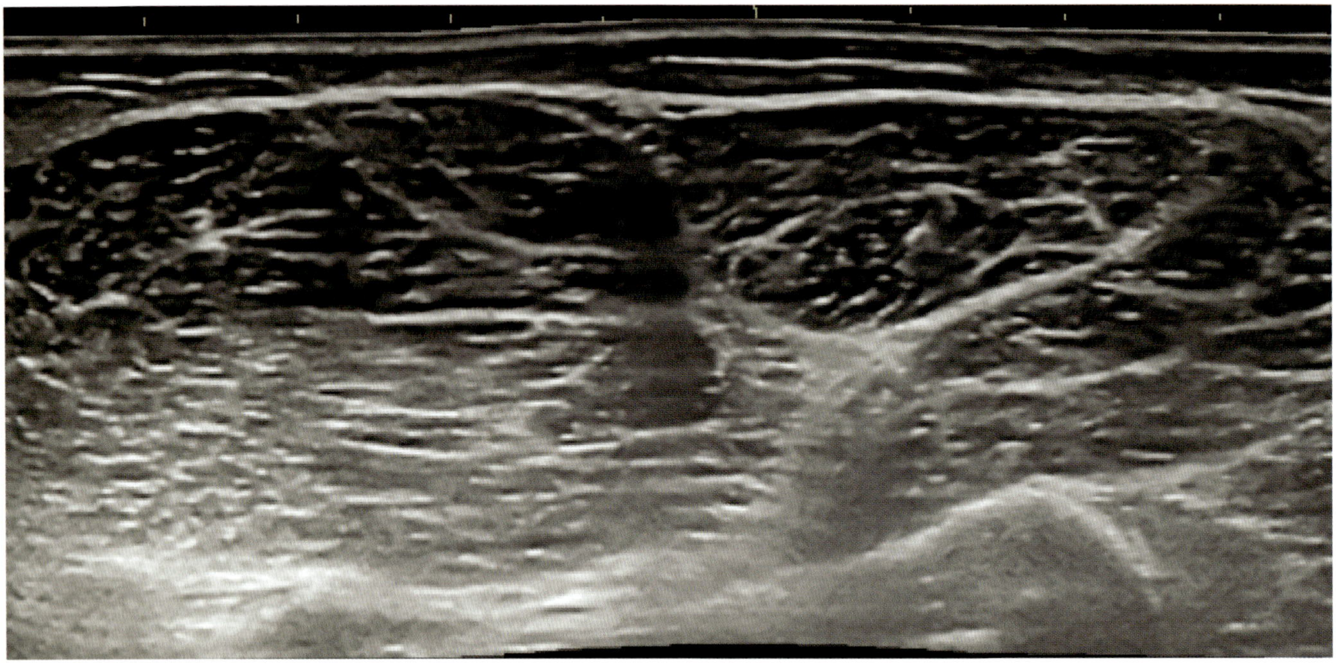

7.19: 坐骨神経

この画像には，半腱様筋が細くなり始めている様子が映っている．その一方で，大腿二頭筋短頭まだ十分な太さを保っている．画像左下（内側深部）には，内転筋裂孔を通って後方に出てきた大腿動脈が見える．画像右下隅（外側深層）には外側広筋が映っている．

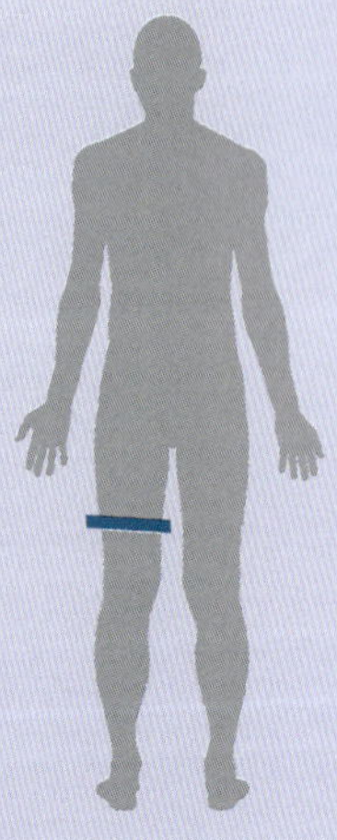

坐骨神経

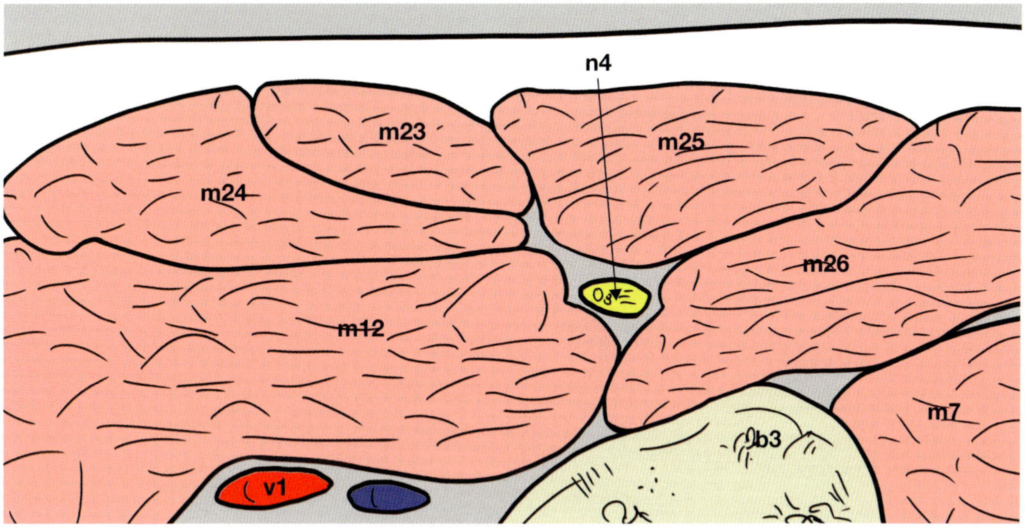

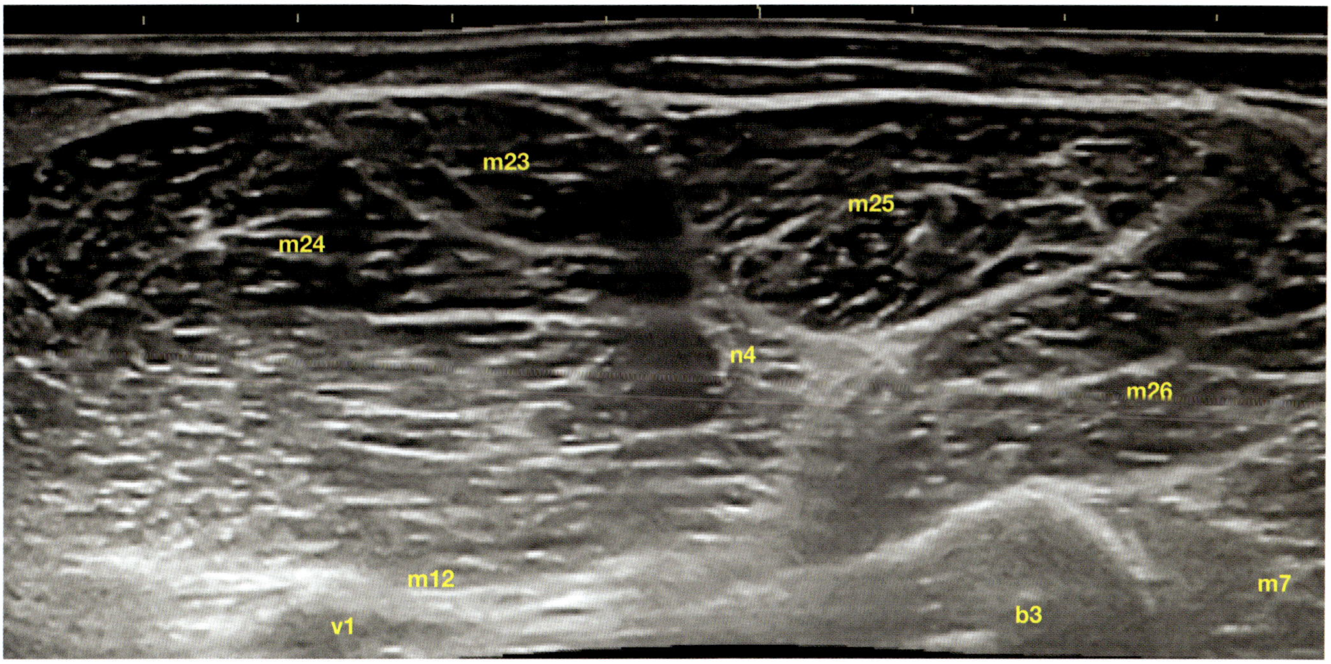

- m7：外側広筋
- m12：大内転筋
- m23：半腱様筋
- m24：半膜様筋
- m25：大腿二頭筋
- m26：大腿二頭筋短頭
- b3：大腿骨
- n4：坐骨神経
- v1：大腿動脈
- 写真の左方向：内側
- 写真の右方向：外側

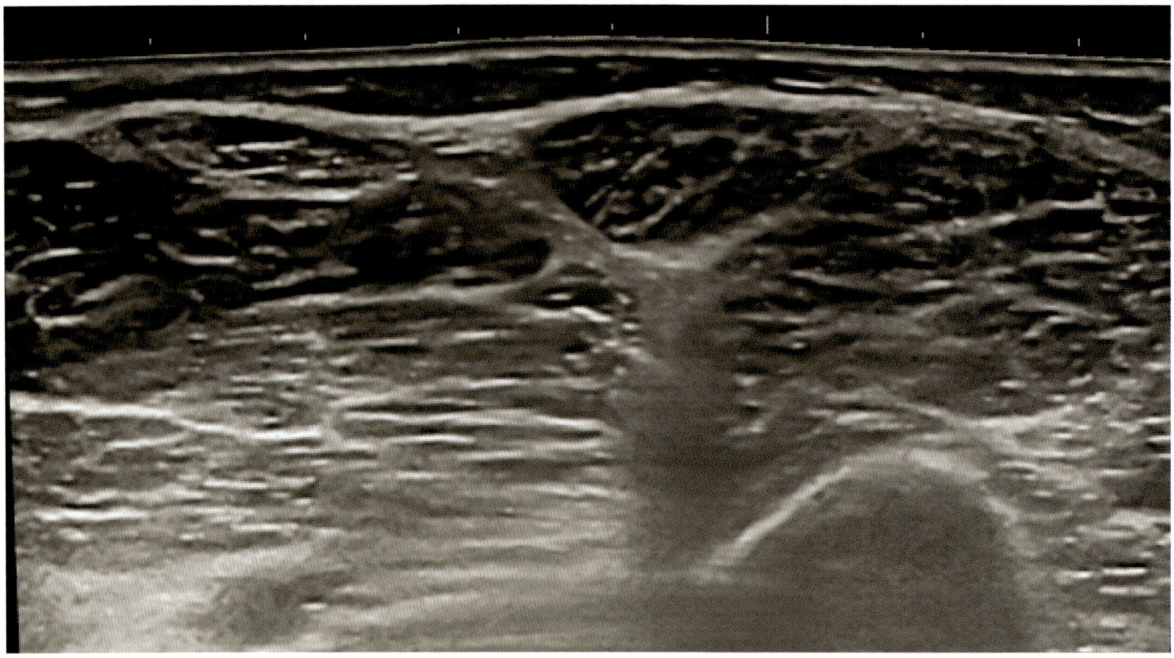

7.20: 大腿動脈と内転筋裂孔

この画像では，半腱様筋と大腿二頭筋（長頭）が膝に近づくにつれて退縮し，腱性部に移行する様子が描出されている．半膜様筋と大腿二頭筋短頭はまだ十分な太さを保っている．画像左下（外側深層）には，大腿動脈が大内転筋の下（深層）に見える内転筋裂孔を通過する様子が映っている．画像中央には坐骨神経が，画像右（外側）には外側広筋が見える．

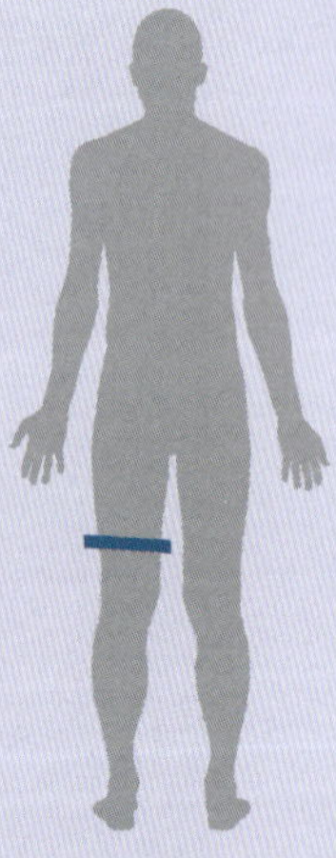

大腿動脈と内転筋裂孔

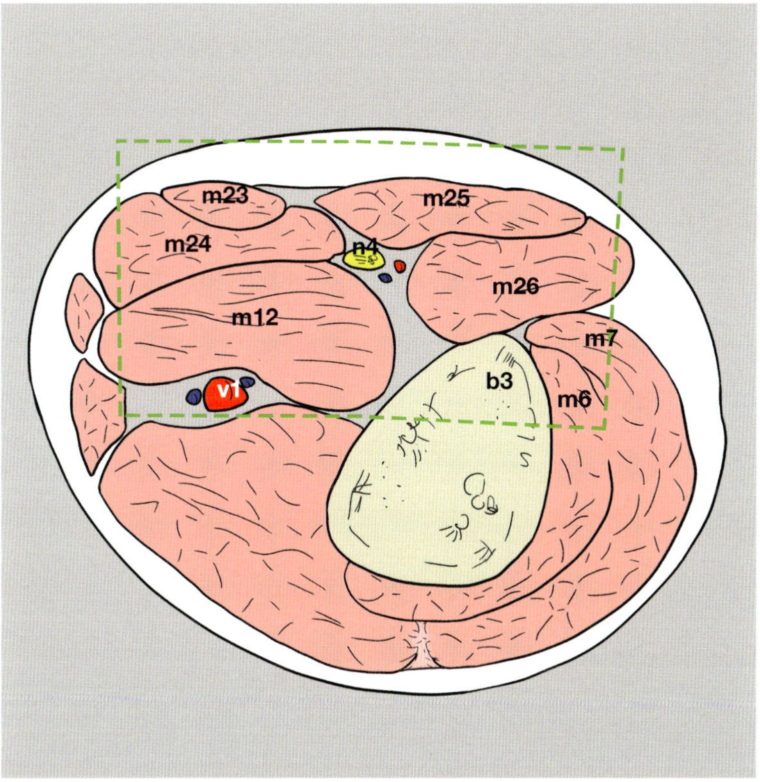

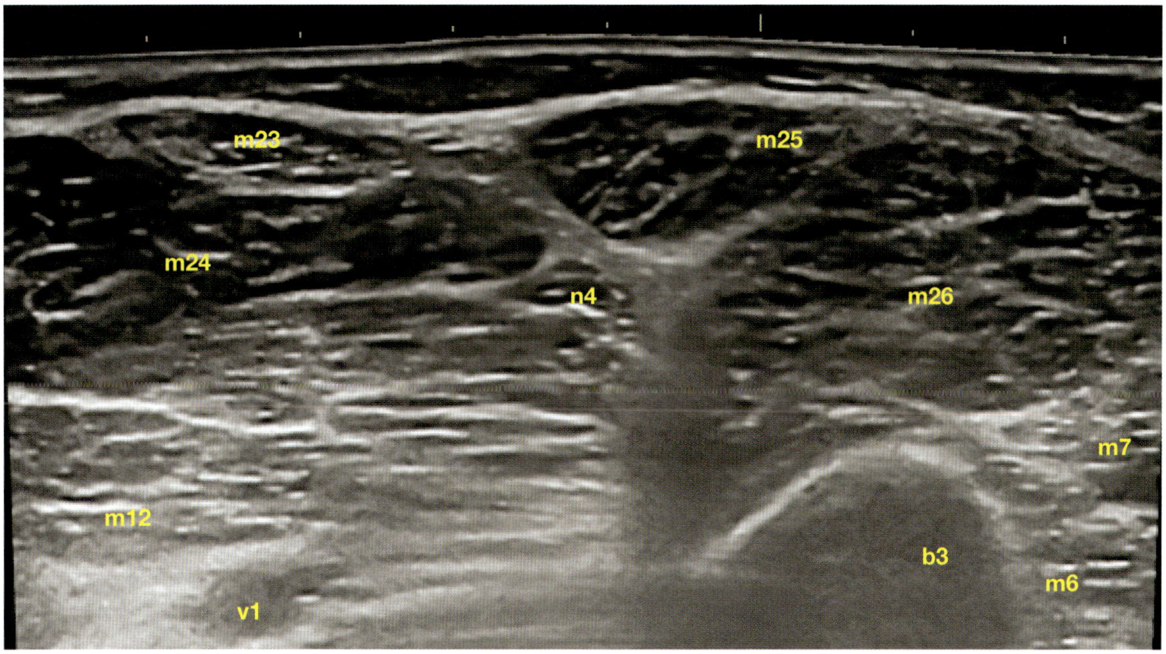

- m6：中間広筋
- m7：外側広筋
- m12：大内転筋
- m23：半腱様筋
- m24：半膜様筋
- m25：大腿二頭筋
- m26：大腿二頭筋短頭
- b3：大腿骨
- n4：坐骨神経
- v1：大腿動脈
- 写真の左方向：内側
- 写真の右方向：外側

CHAPTER 8

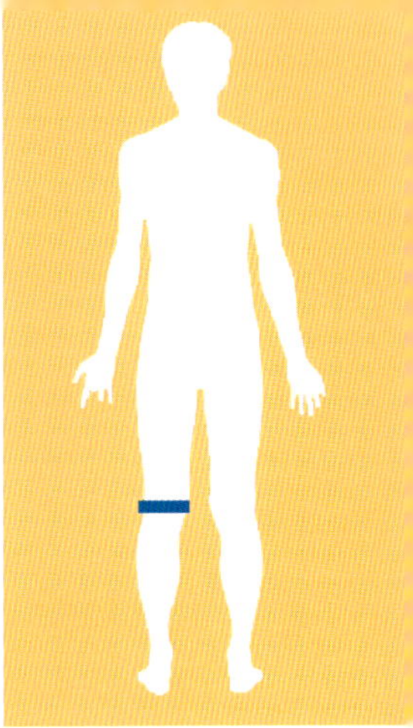

膝

このアトラスの趣旨を念頭に置くと，膝は2つの区画に分けて考えるのがよいだろう．膝の前方区画が単純な構造を呈しているのに対して，後方区画の構造はずっと複雑である．膝前面を最も的確に観察するためには，被検者を仰臥位に寝かせ，下肢を伸展させる．膝のより内側面を観察する場合には，下肢を若干外旋させるとよい．膝後面を観察するには，被検者を伏臥位にして，下肢を伸展させる．足部は枕の上に載せるか，検査台の端から出しておく．

膝前部

膝後部

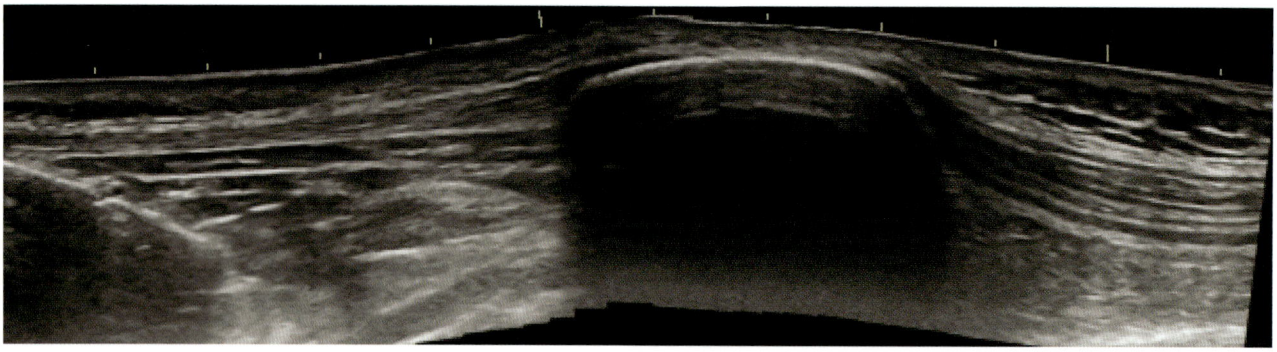

A

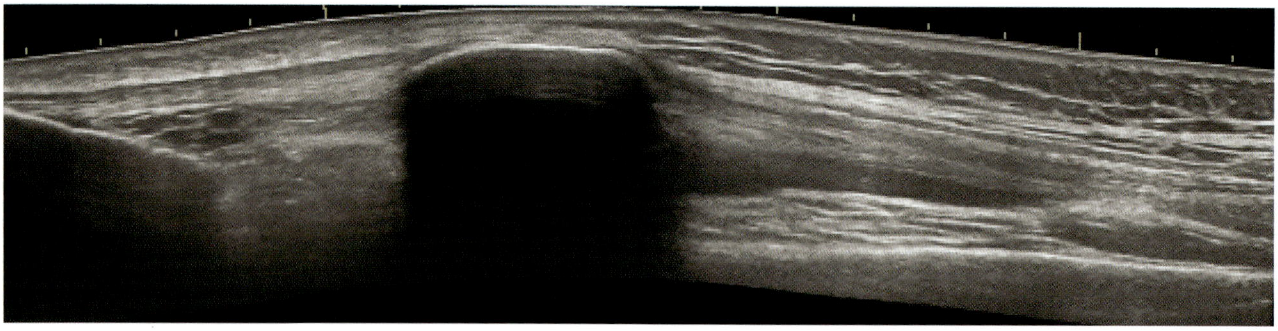

B

8.1: 膝伸展機構の正常矢状断と関節滲出液を伴う場合の矢状断

この2枚の画像は膝伸展機構の正中矢状断像である．画像右（近位側）にある大腿四頭筋腱が左（遠位）へと伸び，膝蓋骨を越えて膝蓋腱となり，画像左の脛骨へと停止する．画像Aでは膝関節内に滲出液がないために，膝蓋上脂肪体と大腿骨前脂肪体の境を見極めることは難しい．一方，画像Bでは少量の関節滲出液が貯留しているために，これら2つの脂肪体を明瞭に区別することができる．2つの脂肪体の間にある筋膜面を見極める読影力は，膝関節内に近位外側から注射を行う際に重要となる．

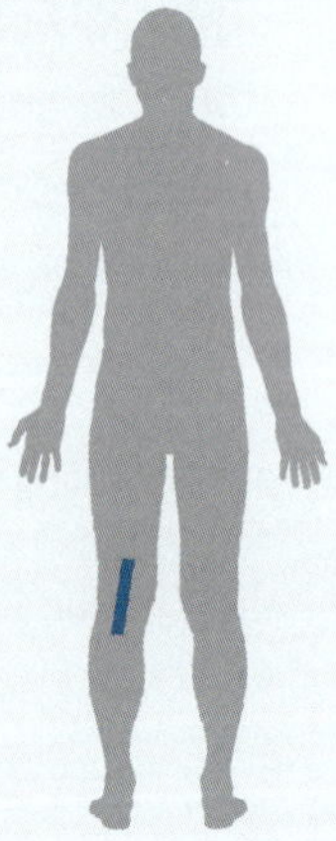

膝伸展機構の正常矢状断と関節滲出液を伴う場合の矢状断

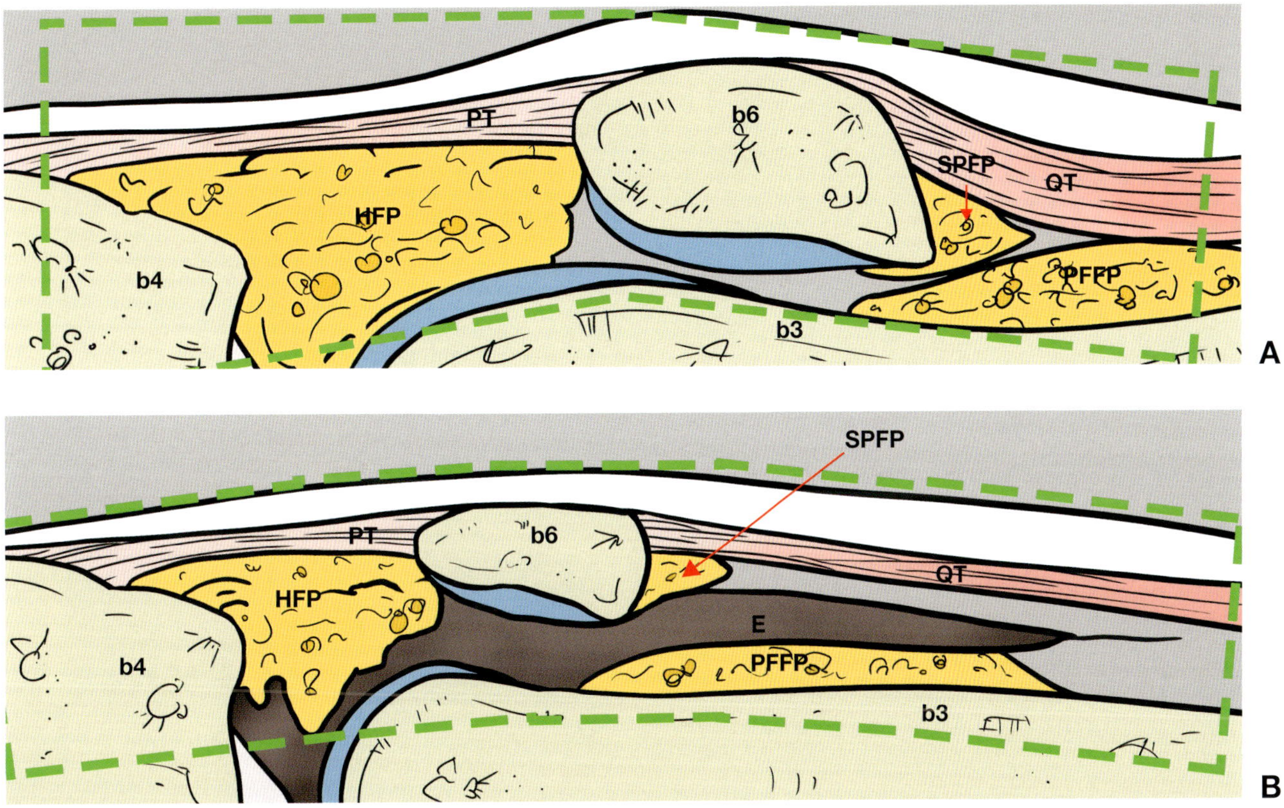

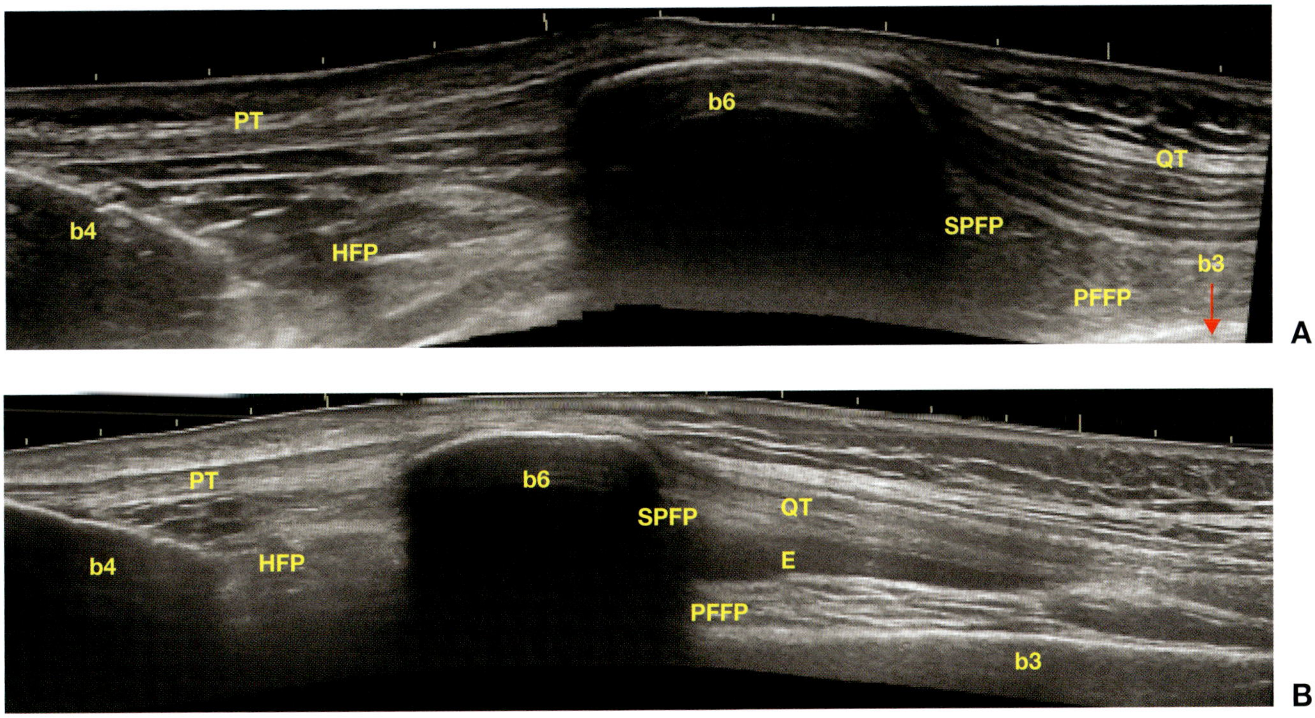

- PT：膝蓋腱
- QT：大腿四頭筋腱
- b3：大腿骨
- b4：脛骨
- b6：膝蓋骨
- E：関節滲出液
- HFP：ホッファ脂肪体
- PFFP：大腿骨前脂肪体
- SPFP：膝蓋上脂肪体
- 写真の左方向：遠位
- 写真の右方向：近位

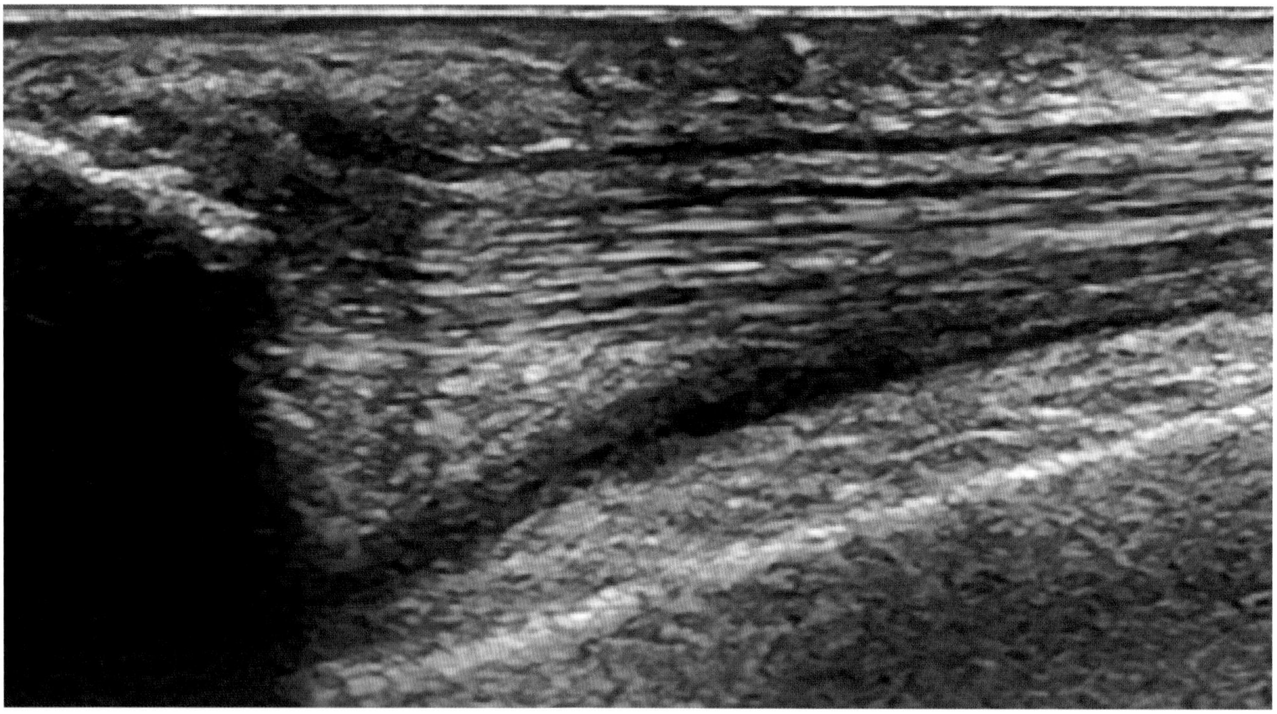

8.2: 膝近位部の矢状断

この画像は正常膝関節の矢状断の拡大像である．膝蓋上脂肪体と大腿骨前脂肪体の間には低エコーを呈する線状構造体が見えるが，これは関節包である．関節内に滲出液がある場合には，このスペースに貯留する．

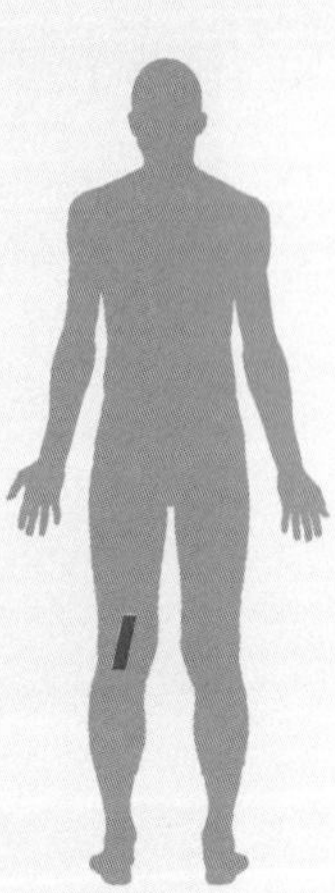

膝近位部の矢状断

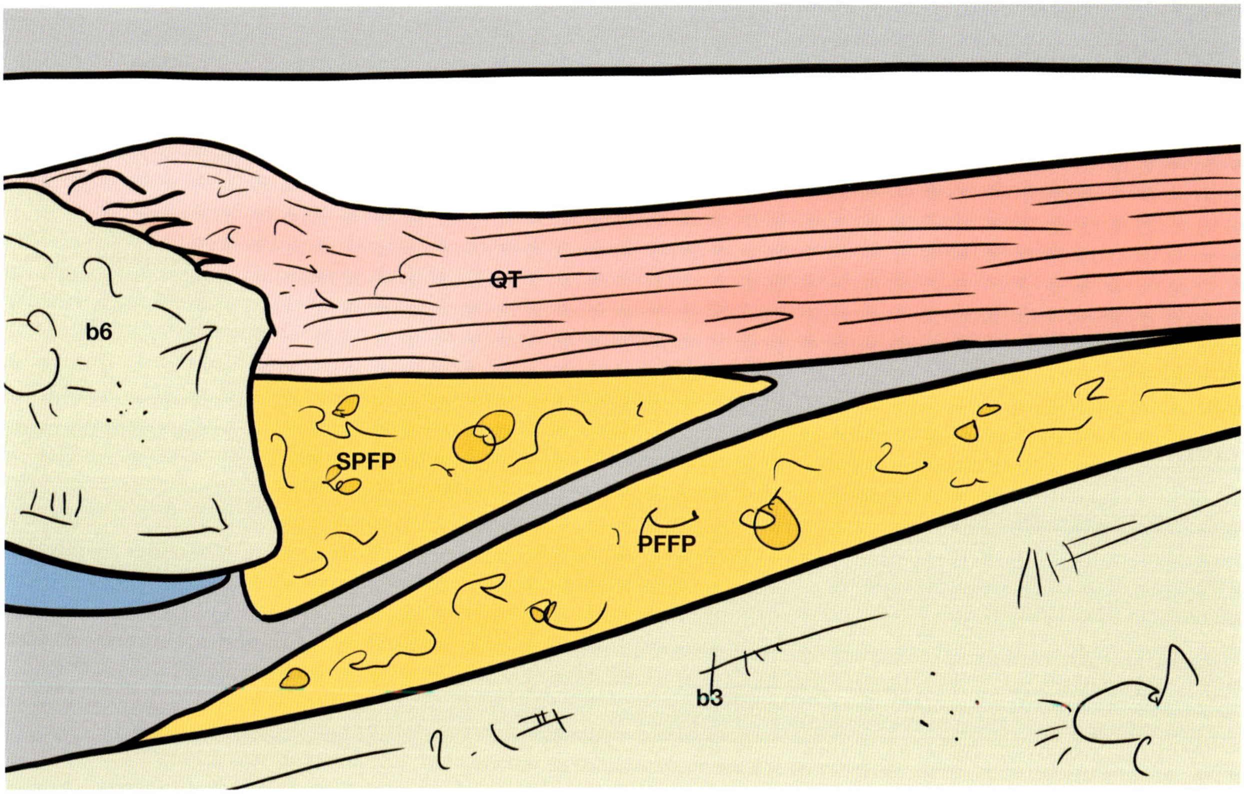

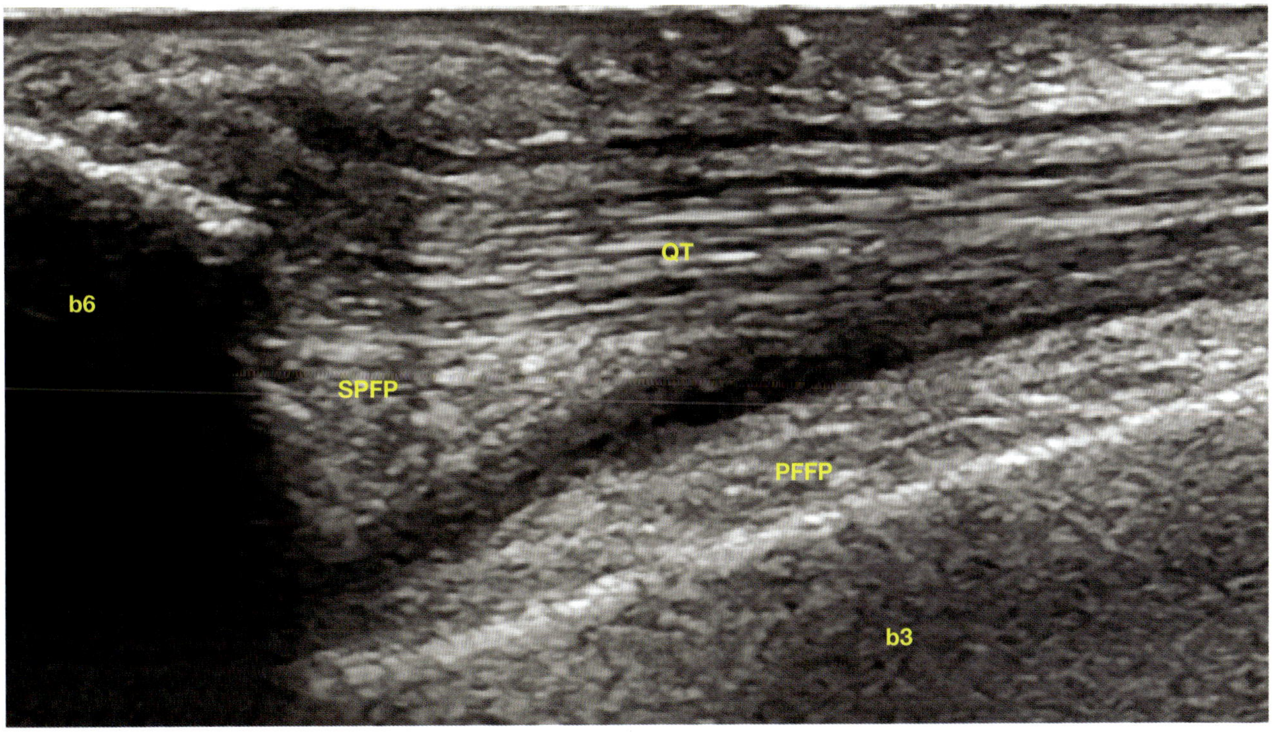

- QT：大腿四頭筋腱
- b3：大腿骨
- b6：膝蓋骨
- PFFP：大腿骨前脂肪体
- SPFP：膝蓋上脂肪体
- 写真の左方向：遠位
- 写真の右方向：近位

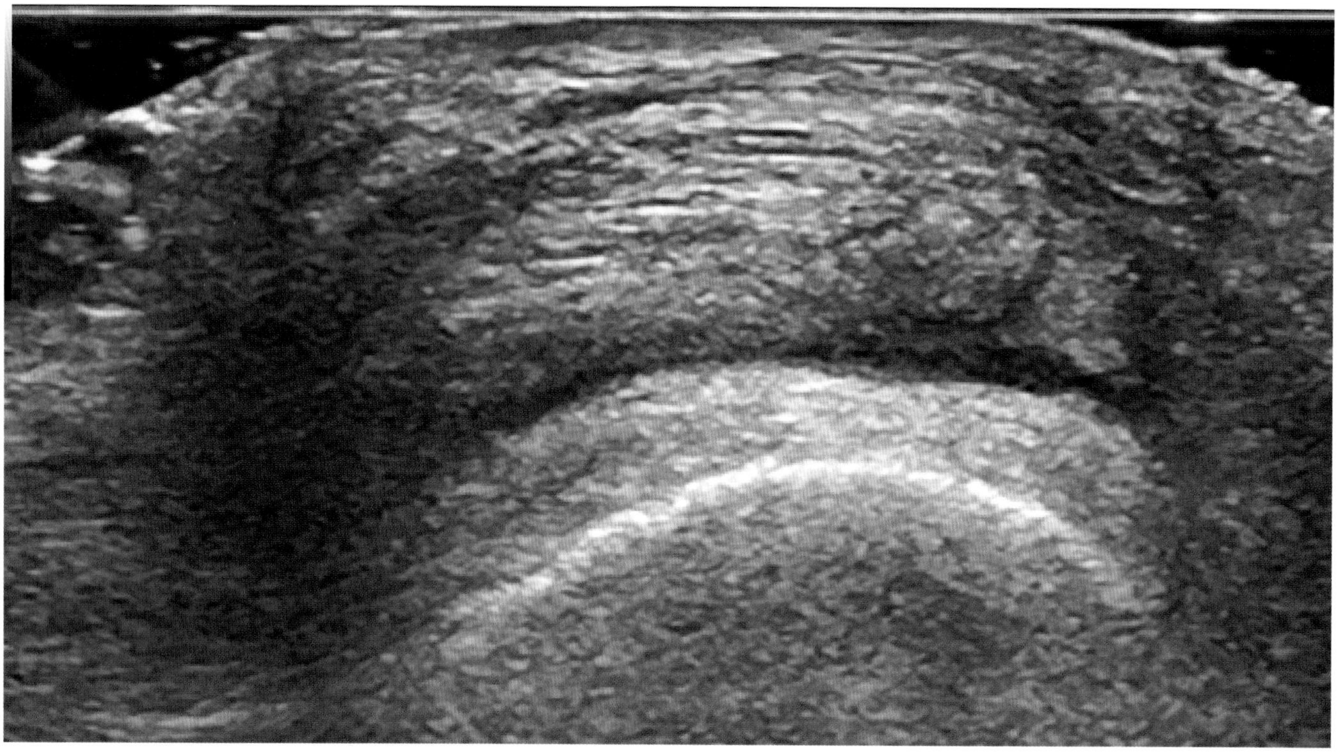

8.3: 膝近位部の横断面

この画像は，前頁の画像8.2と同じ部位を短軸方向に観察したものである．膝蓋上脂肪体は大腿四頭筋腱内側部と密に接している．低エコーを呈する細い線は関節包で，大腿骨前脂肪体のすぐ上に横たわっている．

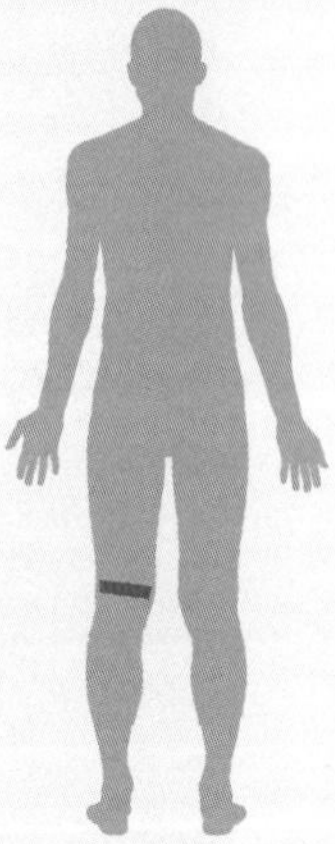

膝近位部の横断面

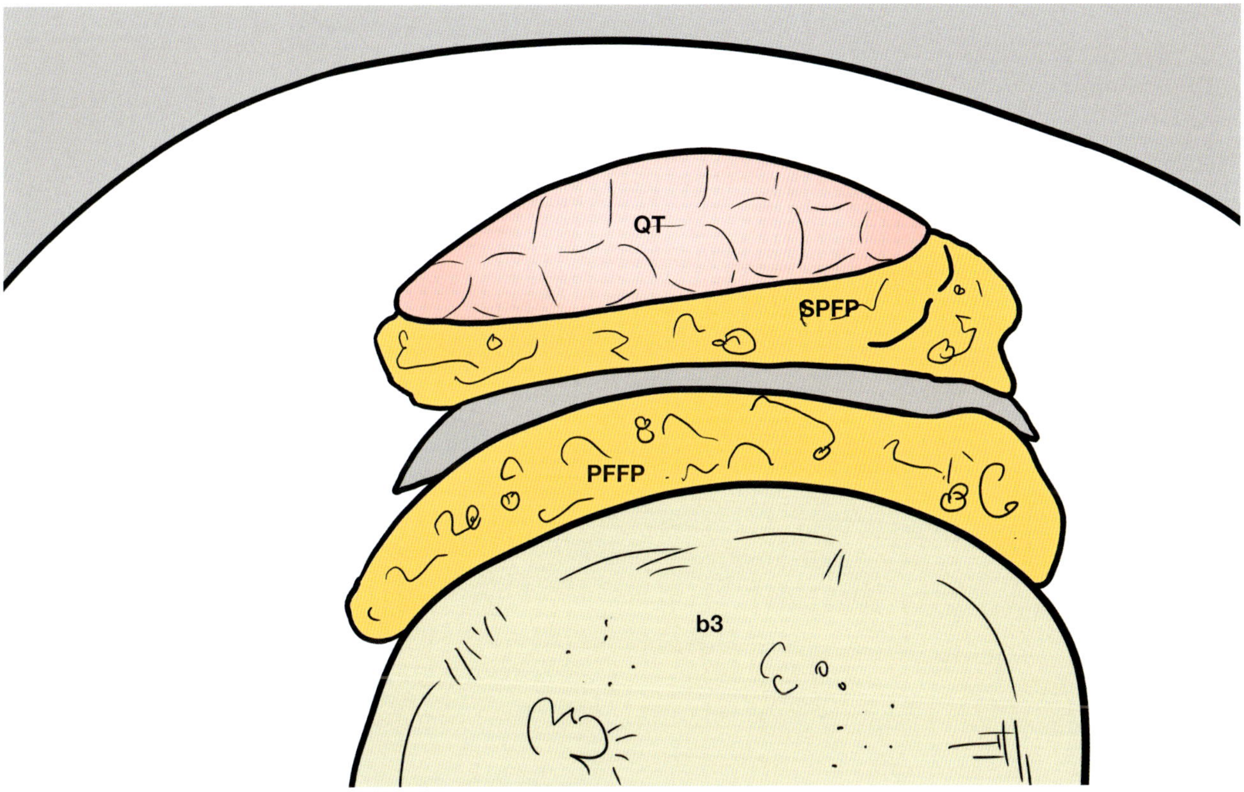

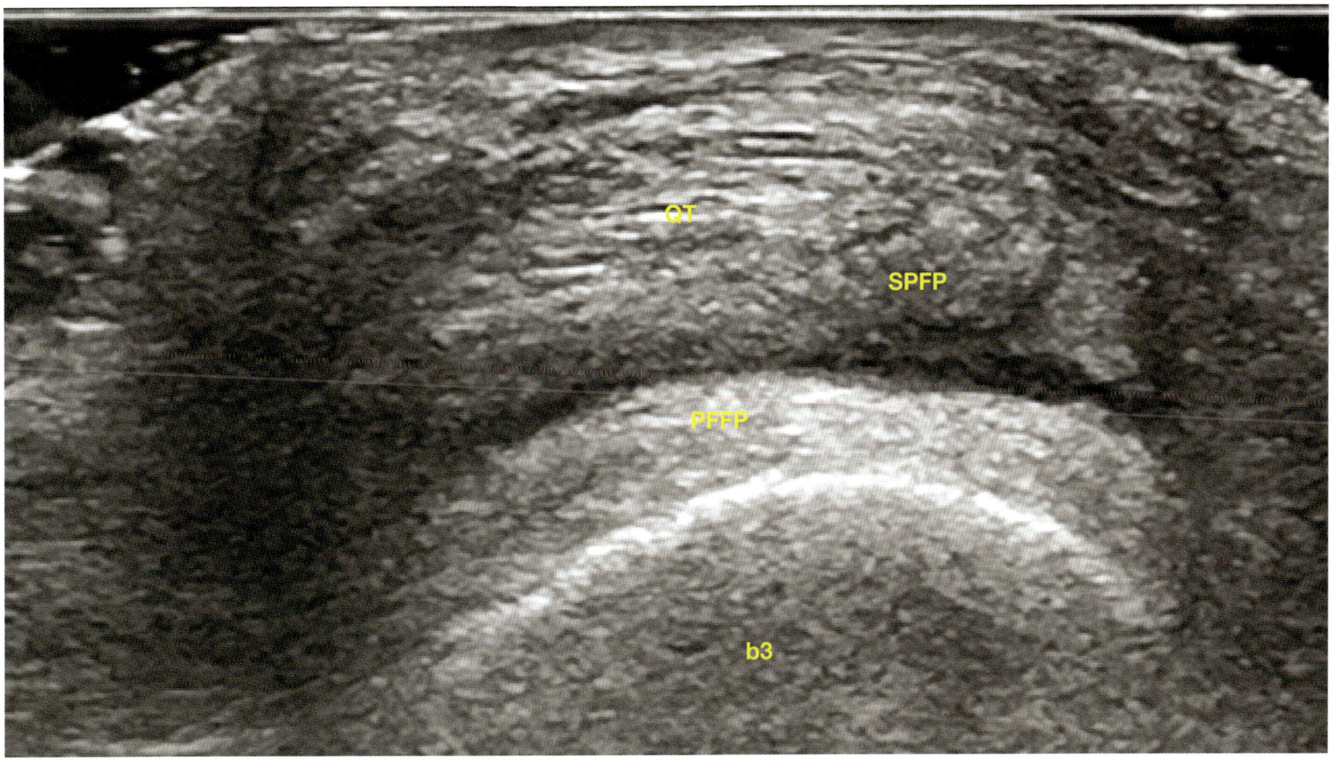

- QT：大腿四頭筋腱
- b3：大腿骨
- PFFP：大腿骨前脂肪体
- SPFP：膝蓋上脂肪体
- 写真の左方向：外側
- 写真の右方向：内側

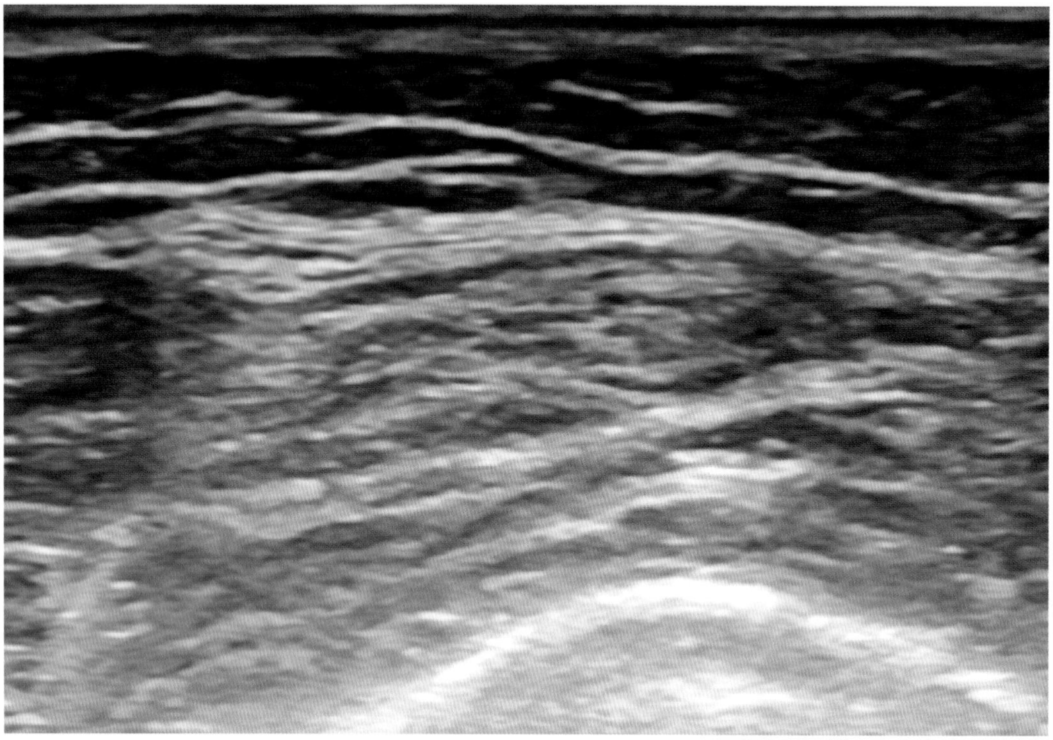

8.4: 正常膝の横断面

この画像と次の画像8.5は，膝上部の横断面像である．両者を比較すればわかるように，画像8.5には関節滲出液の貯留がみられるが，画像8.4では見られない．関節滲出液が貯留していないと，膝蓋上脂肪体と大腿骨前脂肪体の2つの脂肪体を区別することは難しい．しかし，注意深く観察すれば，2つの脂肪体はそれぞれ異なったエコーパターンを呈しており，これに着目して両者を区別できることもできる．とはいっても，その違いは微妙であり，検者の高い読影能力が要求される．

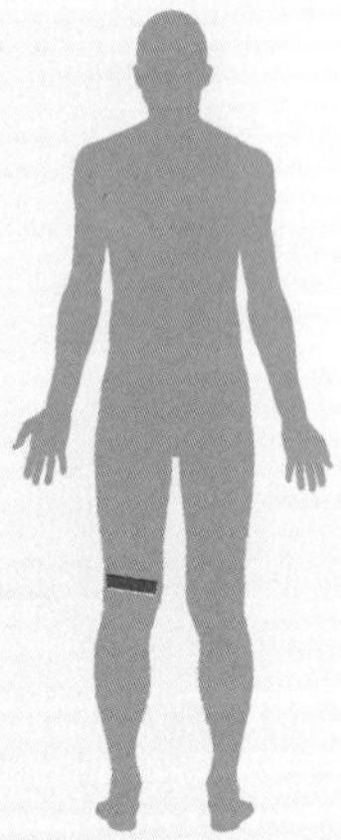

正常膝の横断面

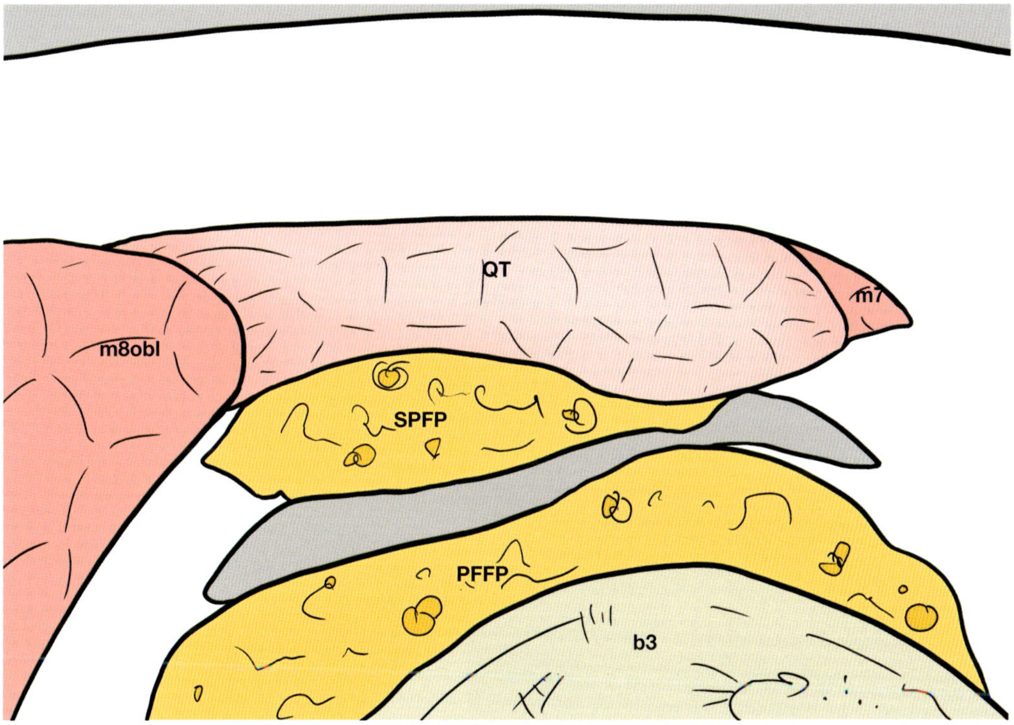

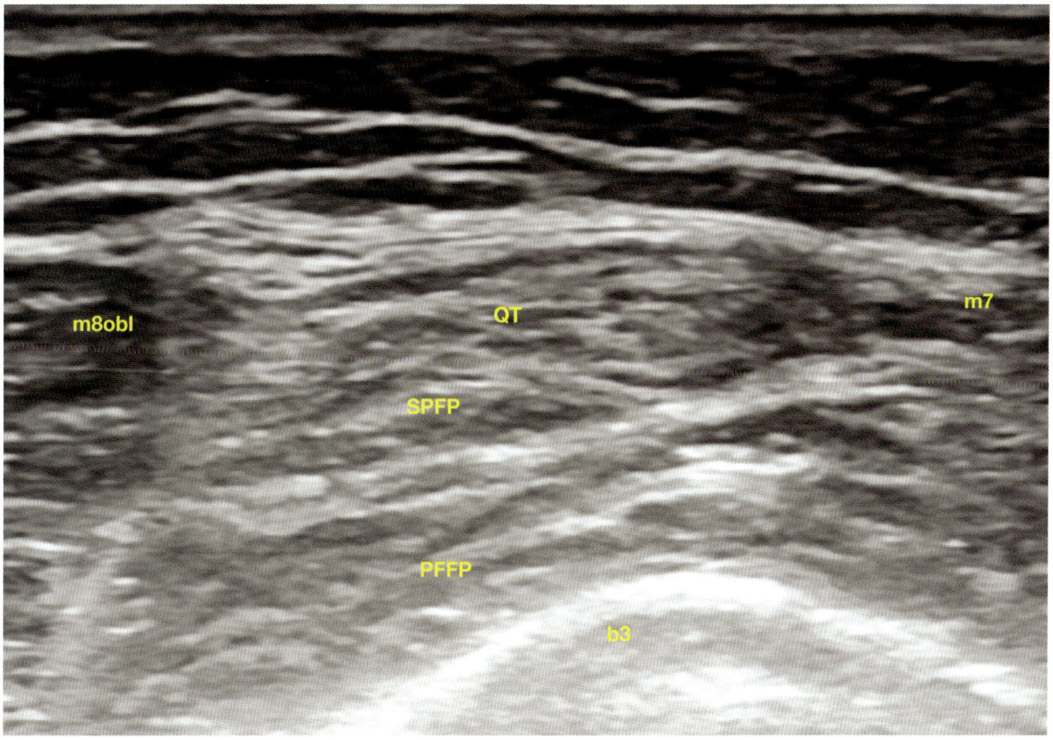

- m7：外側広筋
- m8obl：内側広筋斜頭
- QT：大腿四頭筋腱
- b3：大腿骨
- PFFP：大腿骨前脂肪体
- SPFP：膝蓋上脂肪体
- 写真の左方向：内側
- 写真の右方向：外側

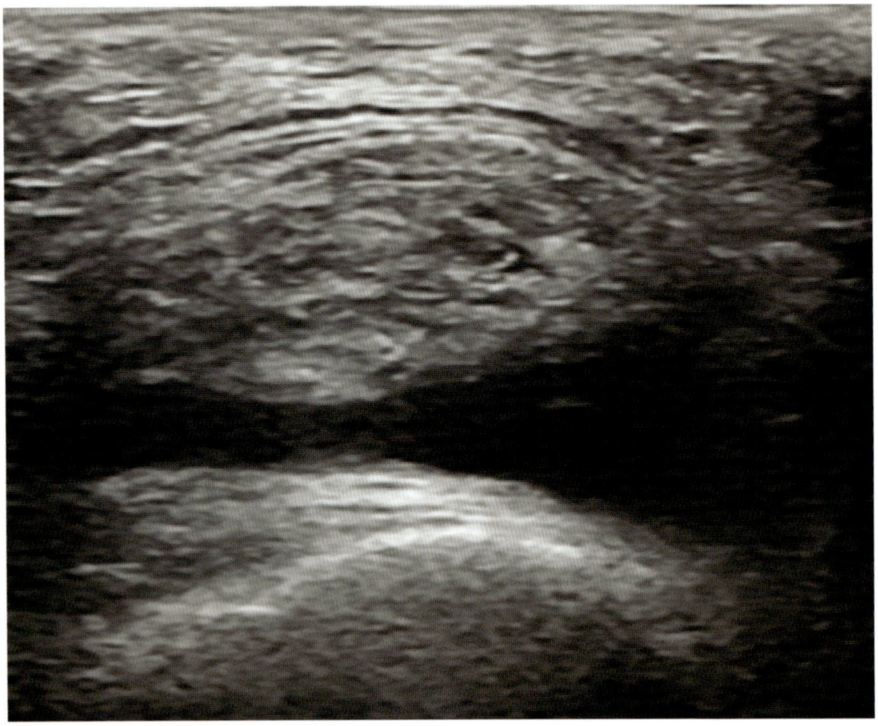

8.5: 関節滲出液を伴う膝の横断面

画像8.4の解説を参照せよ.

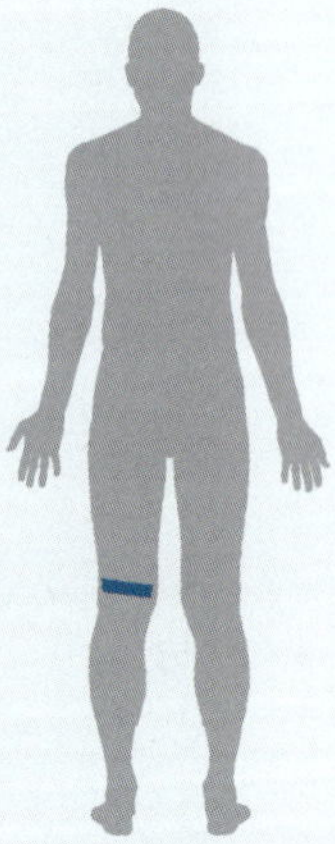

関節滲出液を伴う膝の横断面

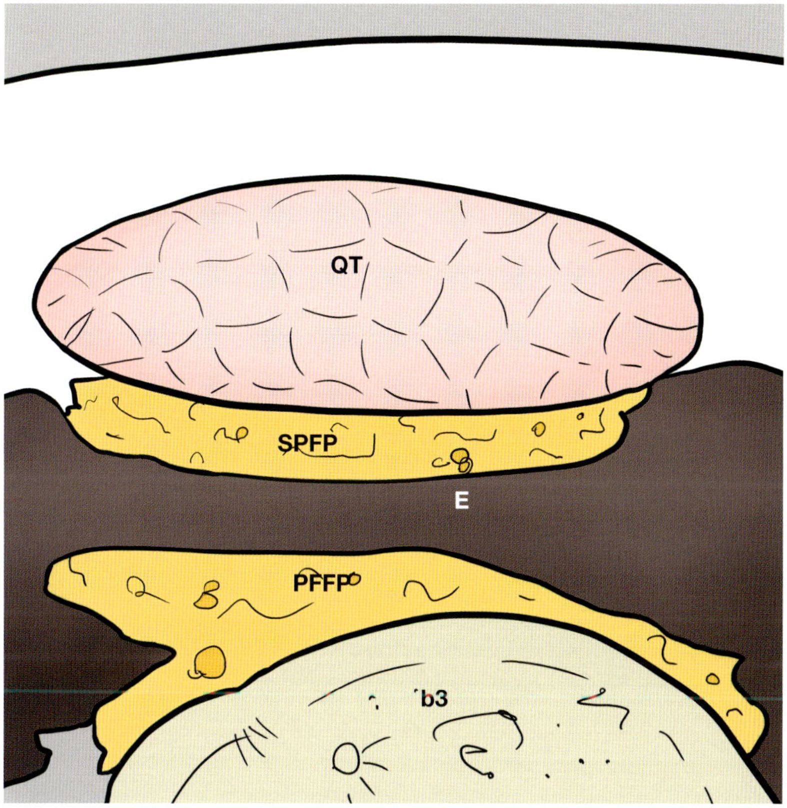

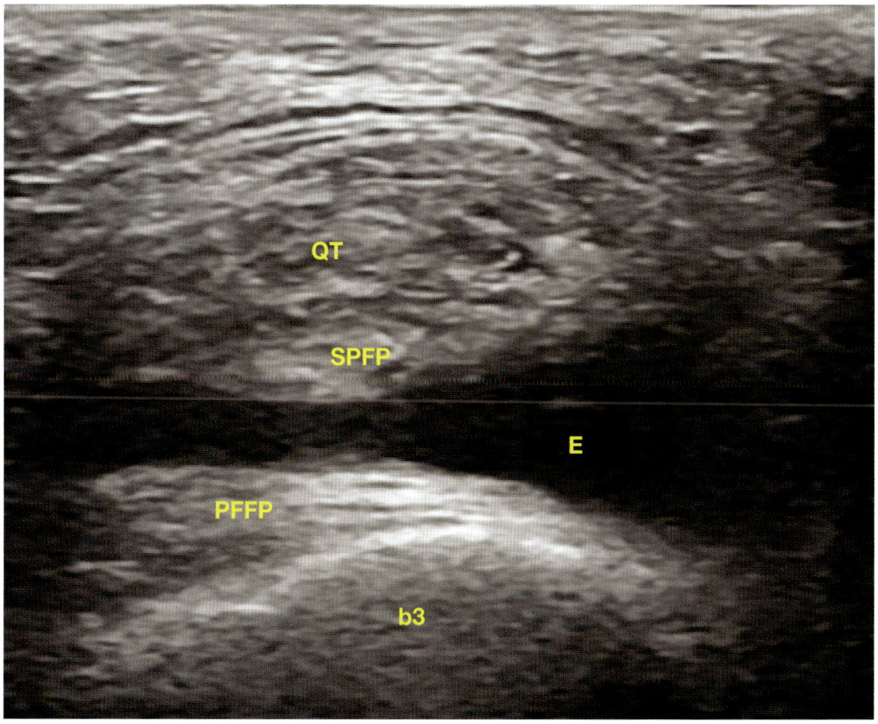

- QT：大腿四頭筋腱
- b3：大腿骨
- E：関節滲出液
- PFFP：大腿骨前脂肪体
- SPFP：膝蓋上脂肪体
- 写真の左方向：内側
- 写真の右方向：外側

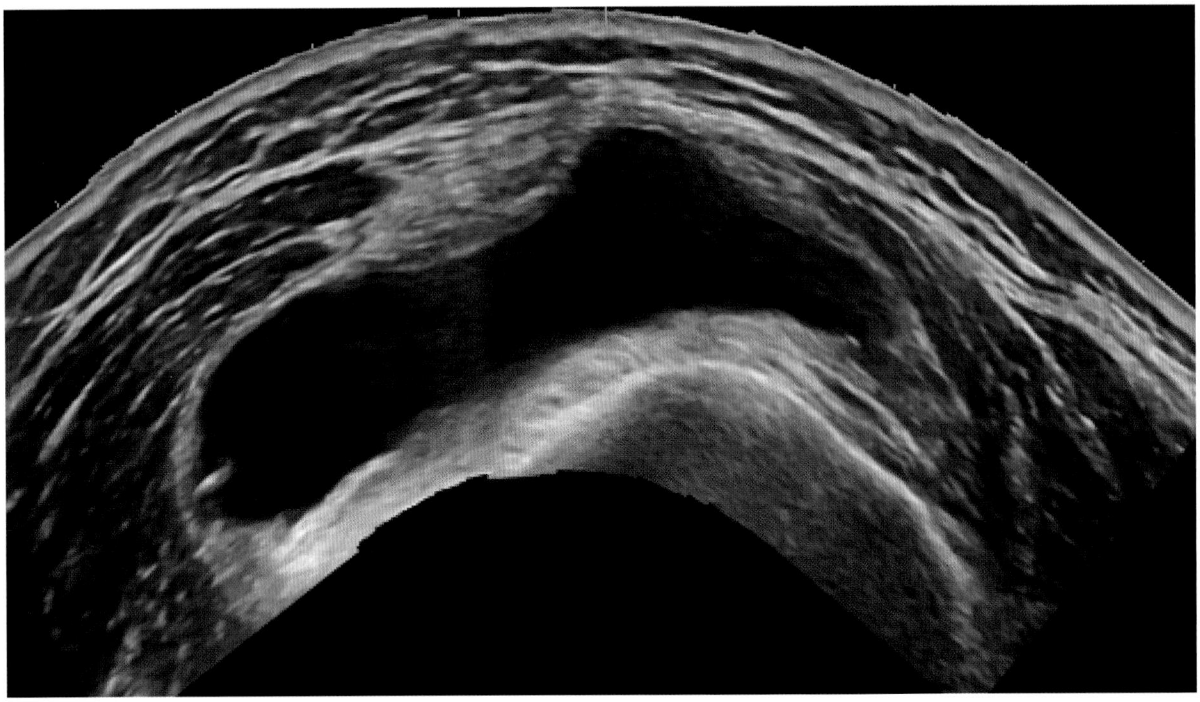

8.6: 多量の関節滲出液の貯留

これは膝上部の横断像で，画像の横幅を広げて観察している．膝関節内には多量の滲出液が貯留しており，この滲出液によって膝蓋上脂肪体と大腿骨前脂肪体を明確に判別することができる．さらに関節包が左（内側），右（外側）へと膨張している様子もわかる．内側広筋の斜頭が画像左に，外側広筋が画像右に映っている．

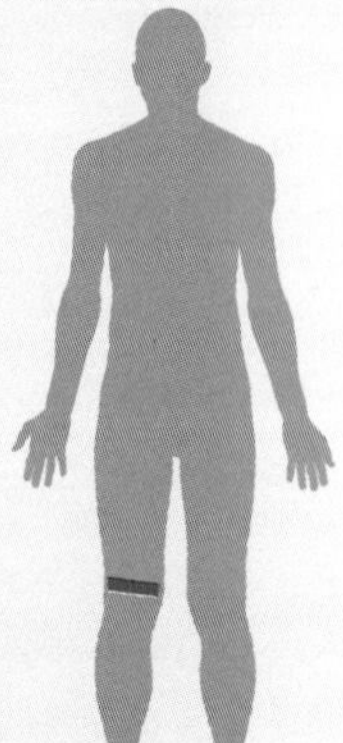

多量の関節滲出液の貯留

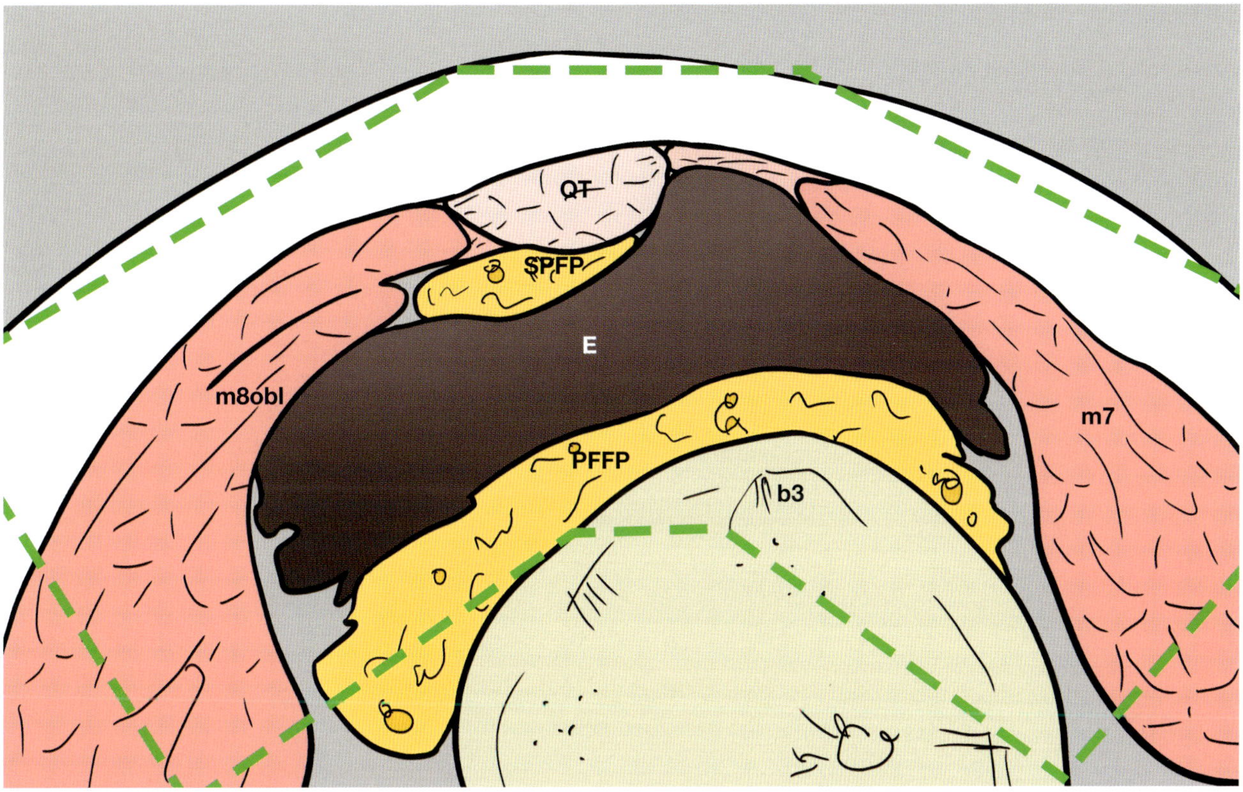

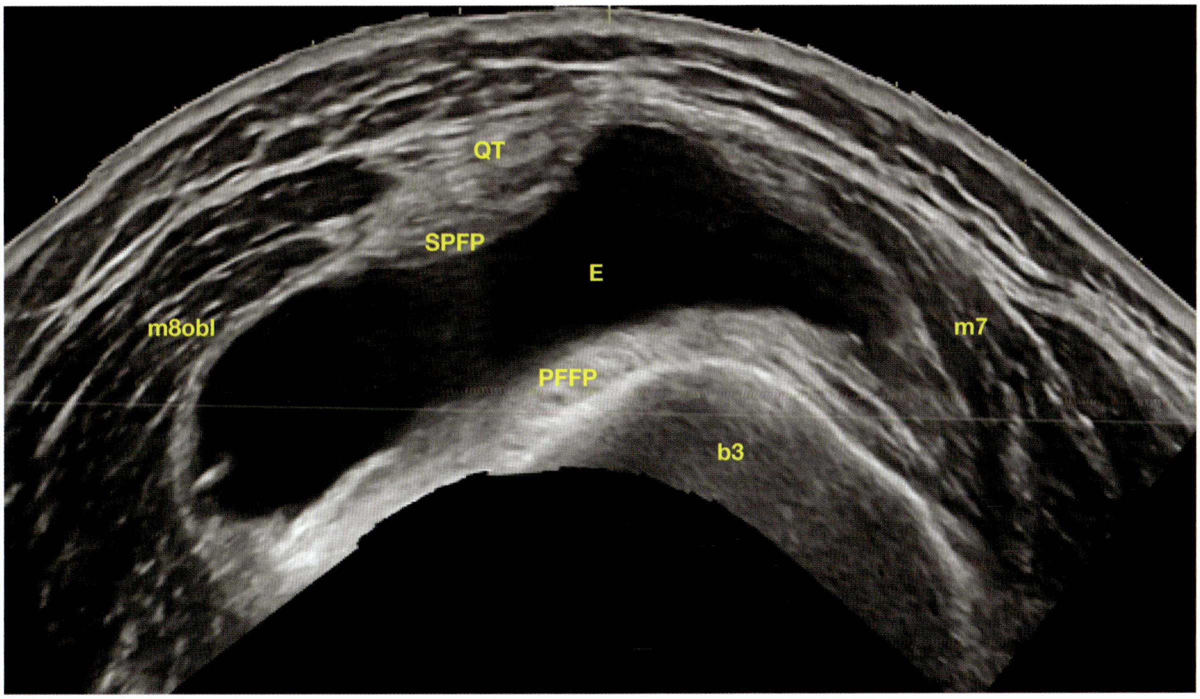

- m7：外側広筋
- m8obl：内側広筋斜頭
- QT：大腿四頭筋腱
- b3：大腿骨
- E：関節滲出液
- PFFP：大腿骨前脂肪体
- SPFP：膝蓋上脂肪体
- 写真の左方向：内側
- 写真の右方向：外側

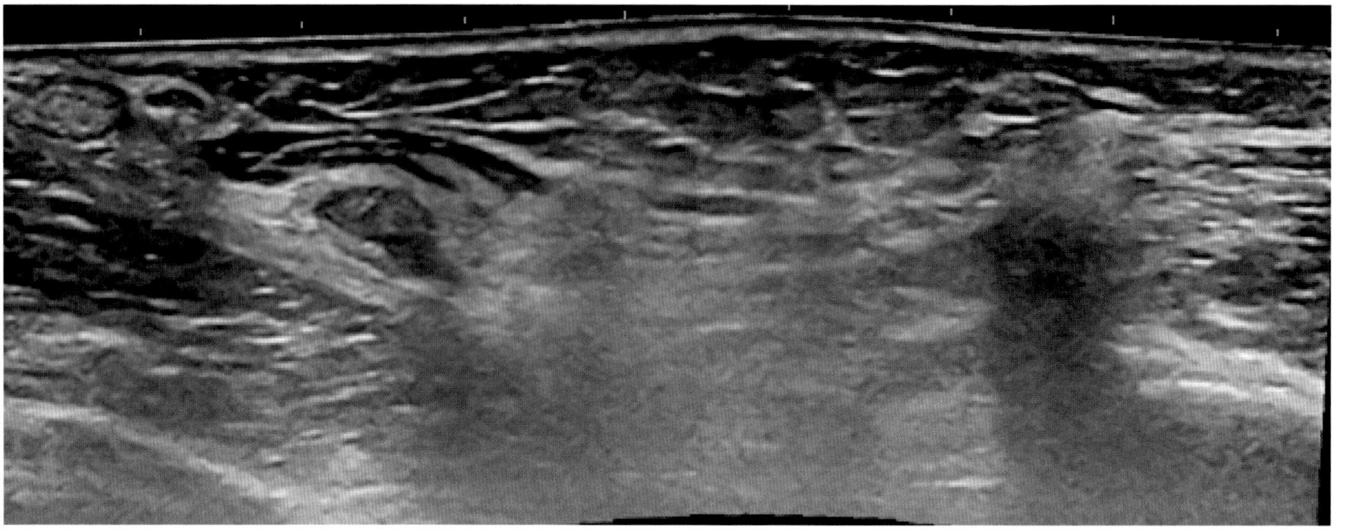

8.7: 膝前内側部

これは膝内側部の横断面像である．画像右側は膝の前内側面，画像左側が膝の後内側面に相当する．この画像には，鵞足を構成する3つの腱のうち2つ（縫工筋と薄筋）が映っており，その停止部である脛骨内側面に向かって並走している．縫工筋はまだ筋性部を保っているが，薄筋は腱性組織に移行している．伏在神経はこれら2つの筋の間に見えている．縫工筋の下（深層）には大内転筋腱の遠位部があり，このさらに下に内転筋裂孔が見える．半膜様筋はこの後，次第に細くなり腱性部へと移行し，脛骨高原の少し遠位で，鵞足の付着部より後方にある小さな棚状部に停止する．鵞足のもうひとつの腱である半腱様筋はこの画像には映っていないが，これより遠位部で鵞足の他の2つの腱と並ぶように停止する．

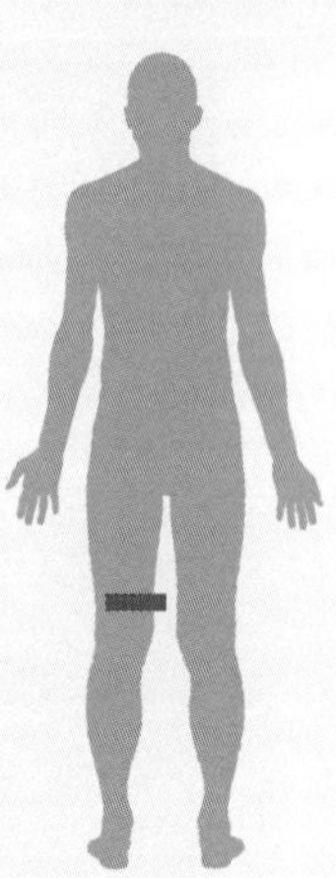

膝前内側部

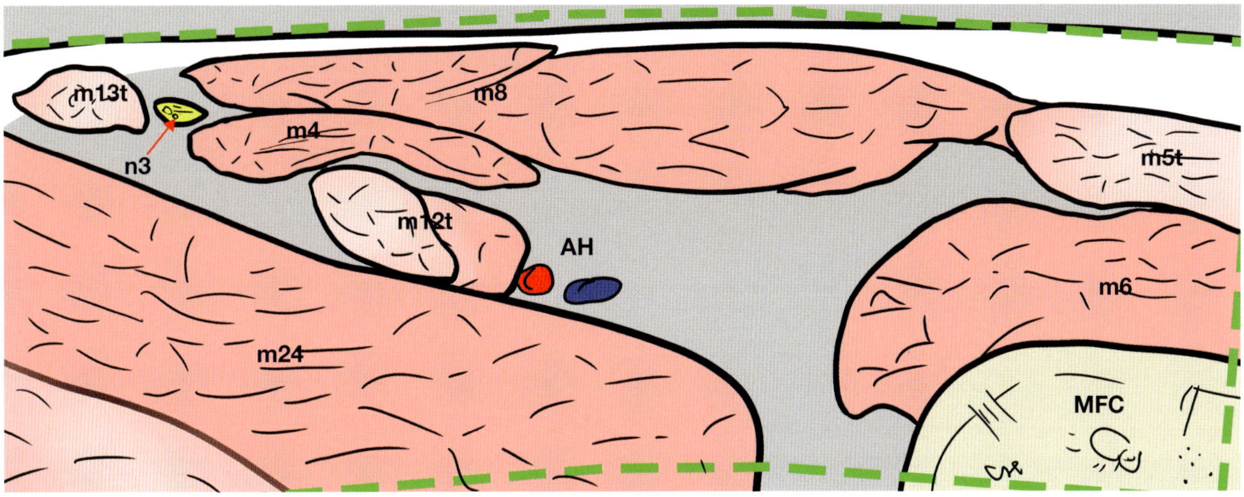

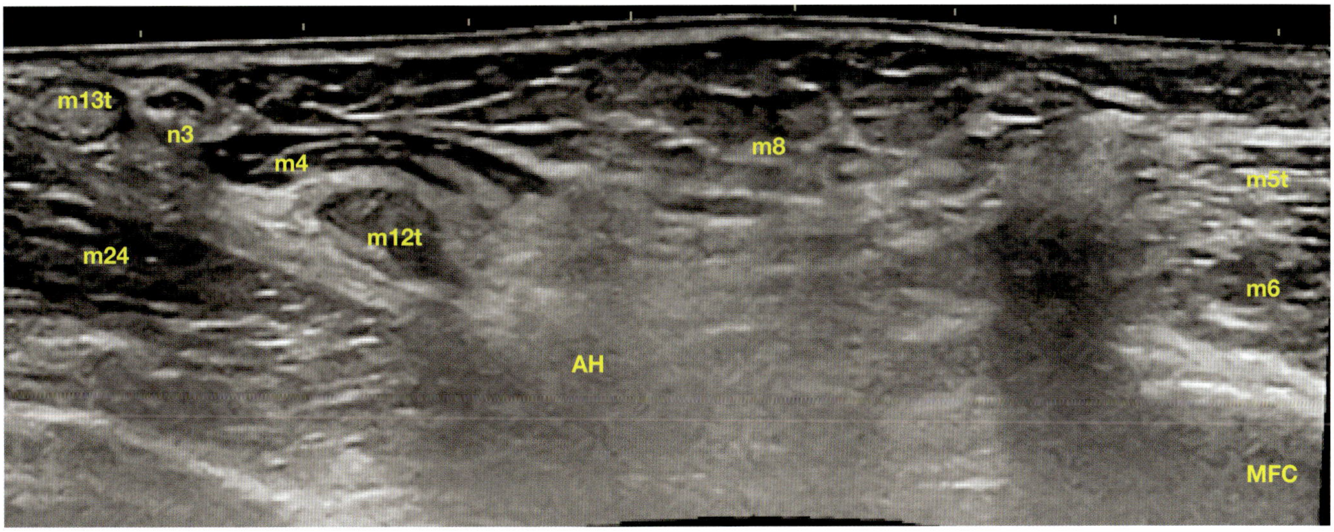

- m4：縫工筋
- m5t：大腿直筋腱
- m6：中間広筋
- m8：内側広筋
- m12t：大内転筋腱
- m13t：薄筋腱
- m24：半膜様筋
- AH：内転筋裂孔
- MFC：大腿骨内顆
- n3：伏在神経
- 写真の左方向：後内側
- 写真の右方向：前内側

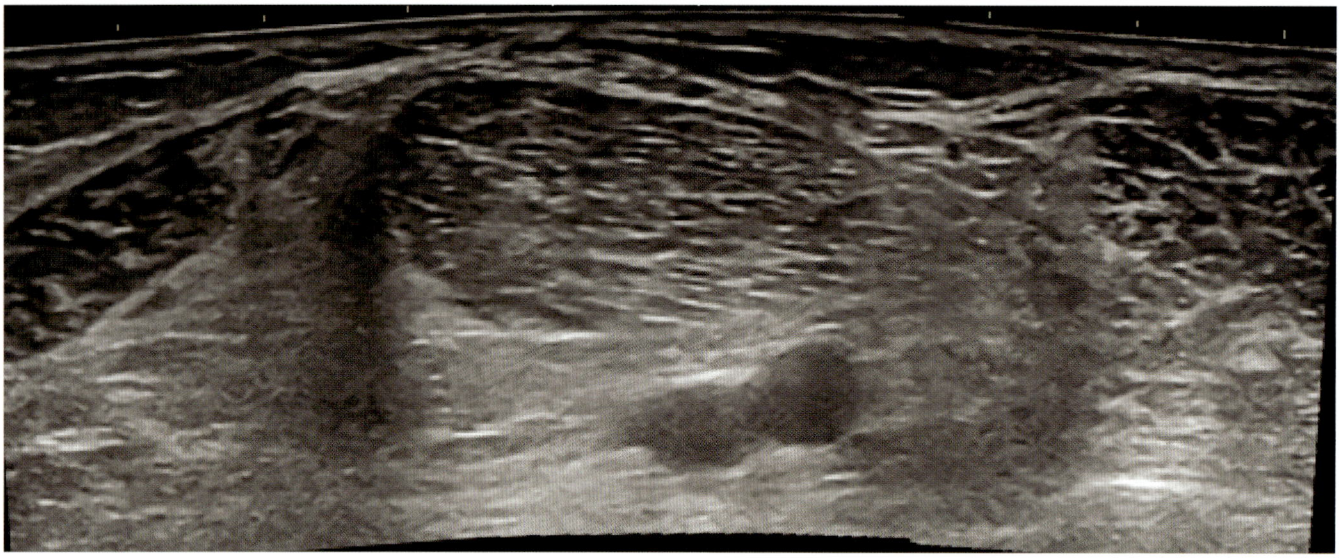

8.8: 膝窩上部

これは膝窩直上の横断面像で，膝後面の内側から外側までを弓状に描出している．はじめはこの曲線状の配列をうまく認識できないかもしれない．しかし，膝窩動静脈と脛骨神経が垂直方向（これまでの超音波画像の教科書ではそう書かれているのだが）ではなく，むしろ水平方向に並んでいることに思い当れば，正しく観察できるようになる．この画像では縫工筋と薄筋が左（内側）に，外側ハムストリングが右（後外側）に見える．膝窩動静脈は画像中央の半膜様筋（後方）のすぐ下（深層）に映っているが，実際には膝窩の正中を走行する．画像中央右寄りには，坐骨神経の分枝である総腓骨神経と脛骨神経が見える．このすぐ右には腓腹筋外側頭と足底筋の起始部が映っている．

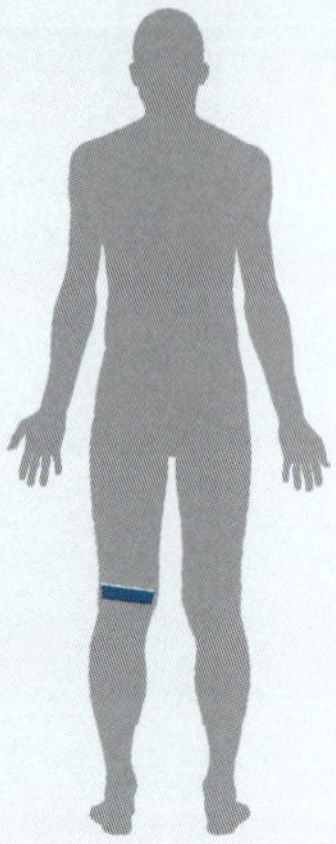

膝窩上部

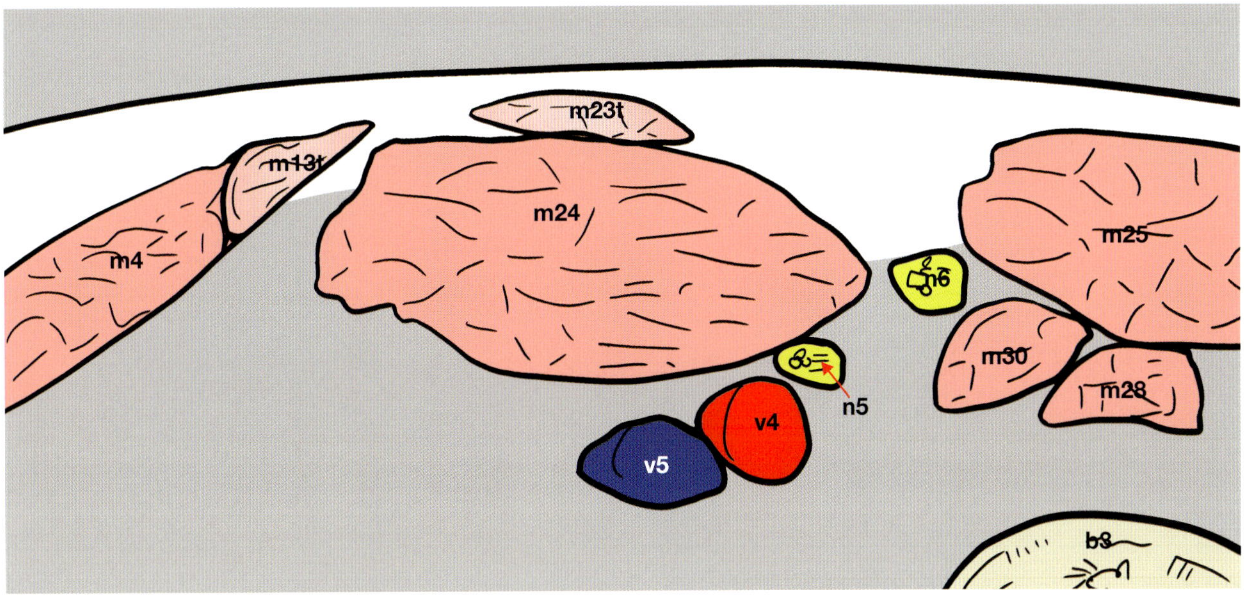

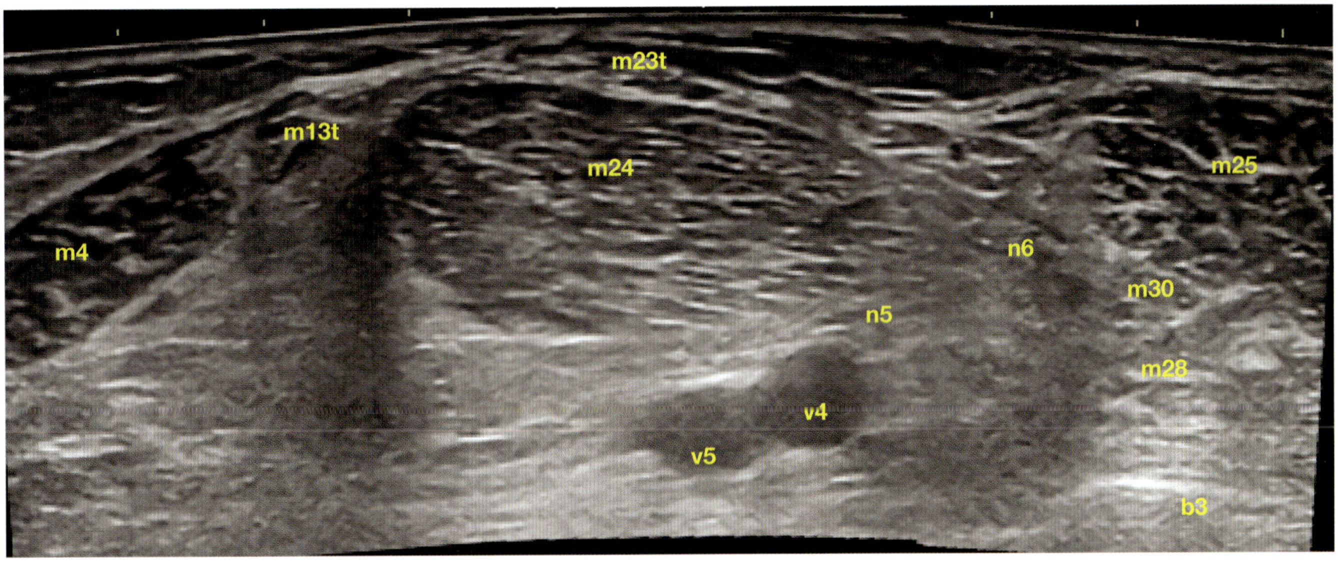

- m4：縫工筋
- m13t：薄筋腱
- m23t：半腱様筋腱
- m24：半膜様筋
- m25：大腿二頭筋
- m28：足底筋
- m30：腓腹筋外側頭
- b3：大腿骨
- n5：脛骨神経
- n6：総腓骨神経
- v4：膝窩動脈
- v5：膝窩静脈
- 写真の左方向：内側
- 写真の右方向：外側

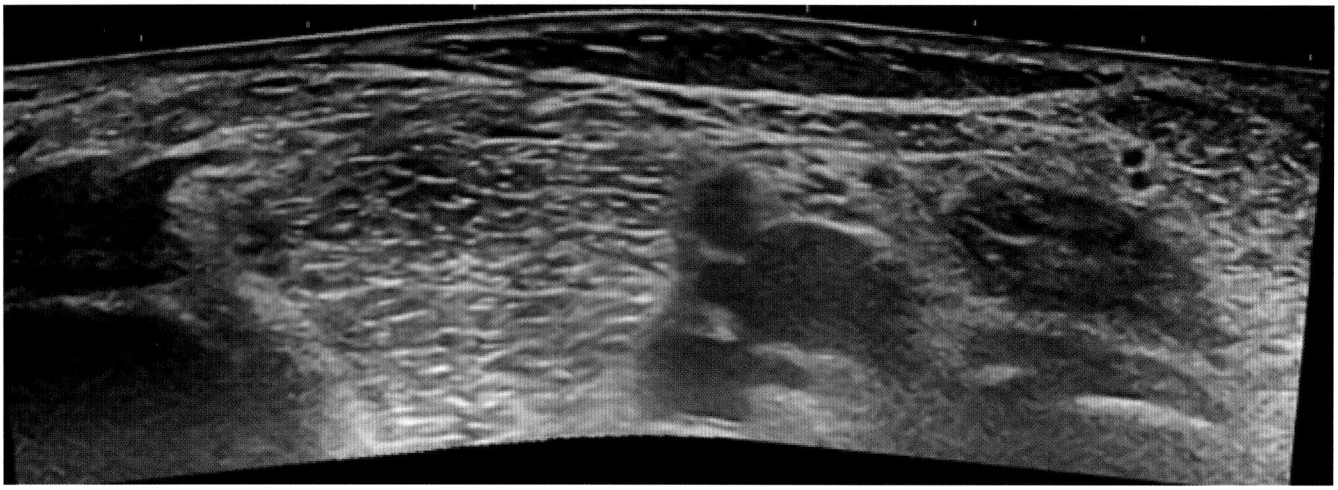

8.9: 膝窩中央部

この画像は，画像8.8のすぐ遠位部の横断面像である．腓腹筋外側頭がその太さを増す一方で，より右（外側）に移動した外側ハムストリングは腱組織に移行している．同様に左（内側）に移動した内側ハムストリングも，すでに腱となっている．大腿骨内顆と外顆も見えている．脛骨神経と総腓骨神経に加えて，脛骨神経から分枝した腓腹神経内側枝が見える．膝窩筋腱は足底筋の下（深層）を右（外側）から左（内側）へ斜めに走行している．

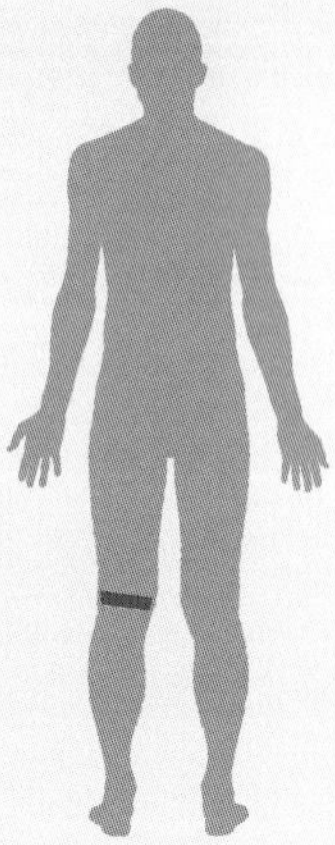

膝窩中央部

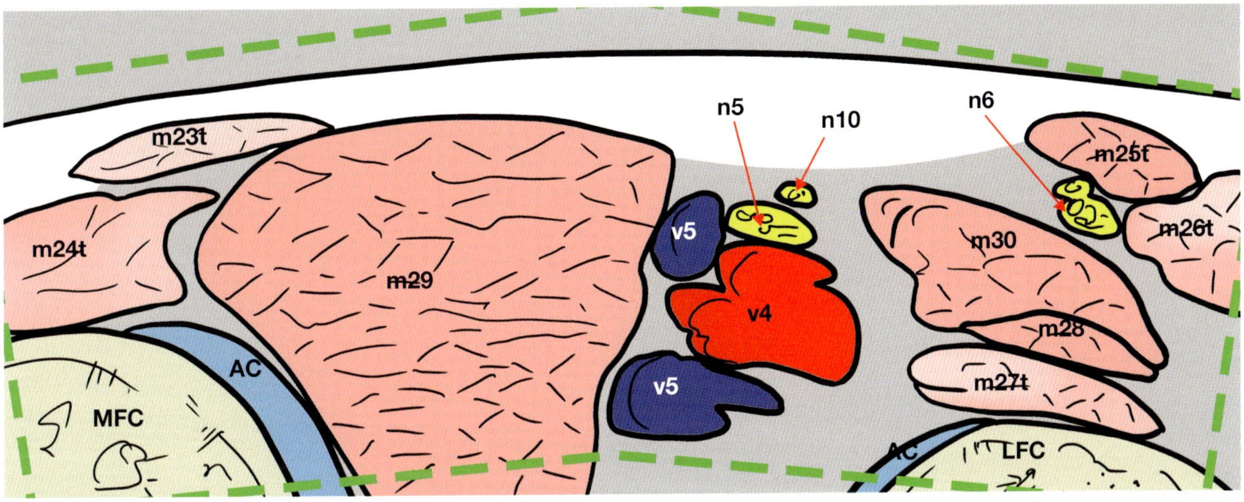

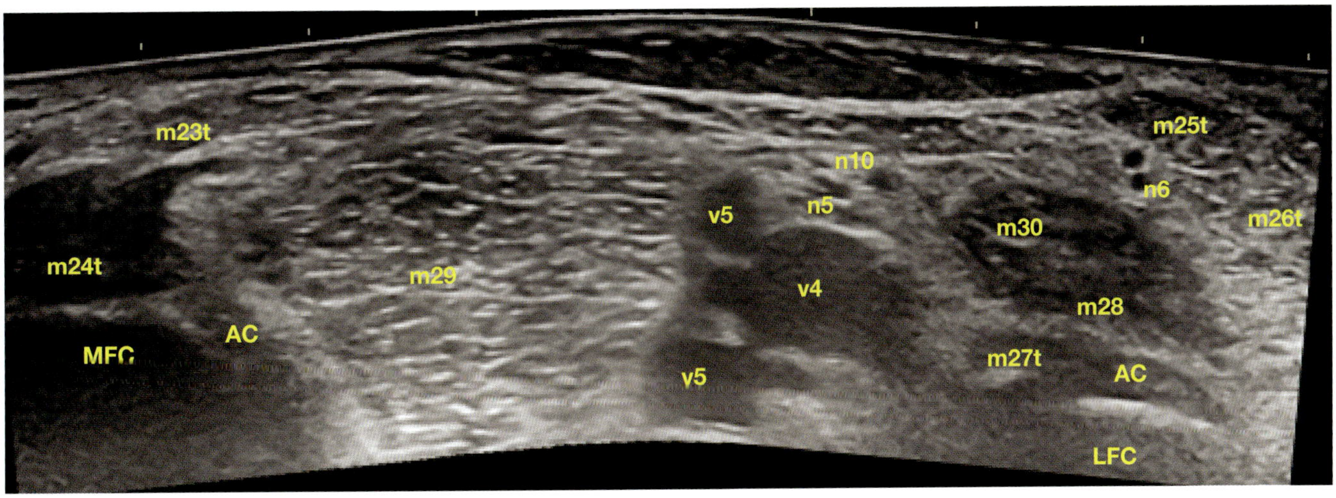

- m23t：半腱様筋腱
- m24t：半膜様筋腱
- m25t：大腿二頭筋腱
- m26t：大腿二頭筋短頭腱
- m27t：膝窩筋腱
- m28：足底筋
- m29：腓腹筋内側頭
- m30：腓腹筋外側頭
- AC：関節軟骨
- LFC：大腿骨外顆
- MFC：大腿骨内顆
- n5：脛骨神経
- n6：総腓骨神経
- n10：腓腹神経内側枝
- v4：膝窩動脈
- v5：膝窩静脈
- 写真の左方向：内側
- 写真の右方向：外側

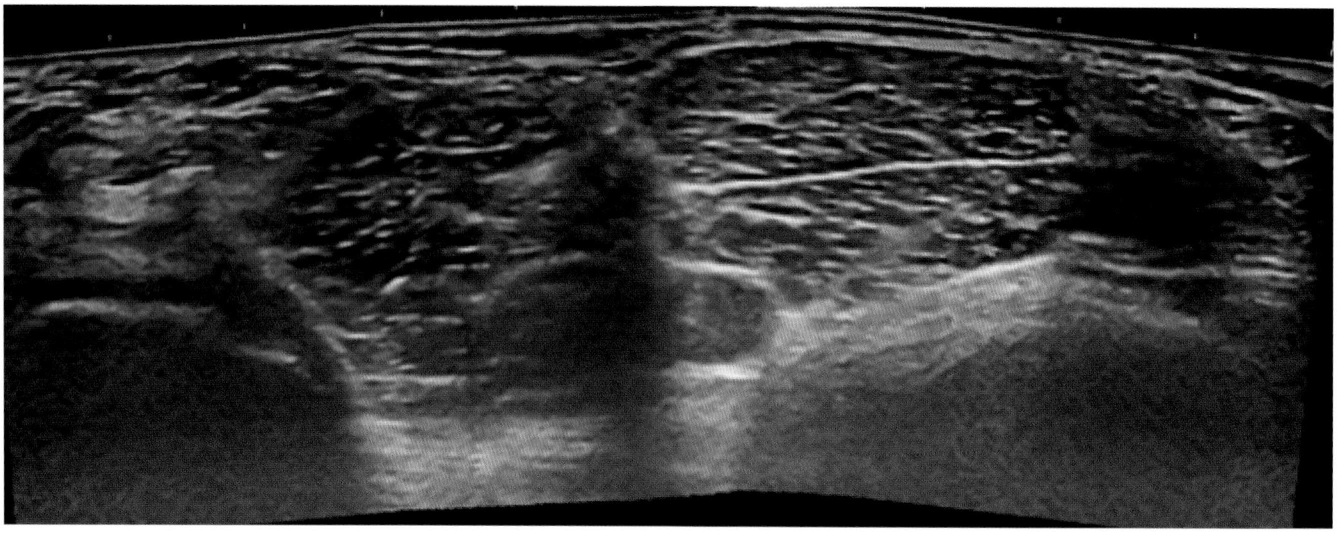

8.10: 大腿骨後顆

この画像の右（外側）と左（内側）には，腱となったハムストリングが遠位方向に走行している様子が描出されている．大腿骨顆部はさらに大きくなっている．腓腹筋外側頭は，腓腹筋内側頭とほぼ同じくらいの大きさに見える．膝後面外側に起始を持つ足底筋が内方へ向かい始めている．膝窩筋腱もはっきり映っている．

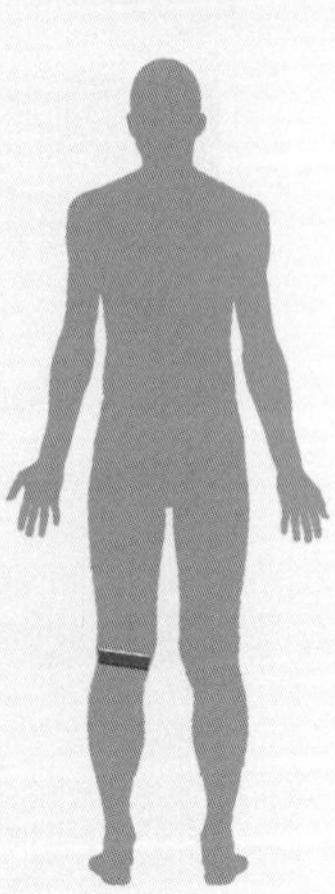

大腿骨後顆

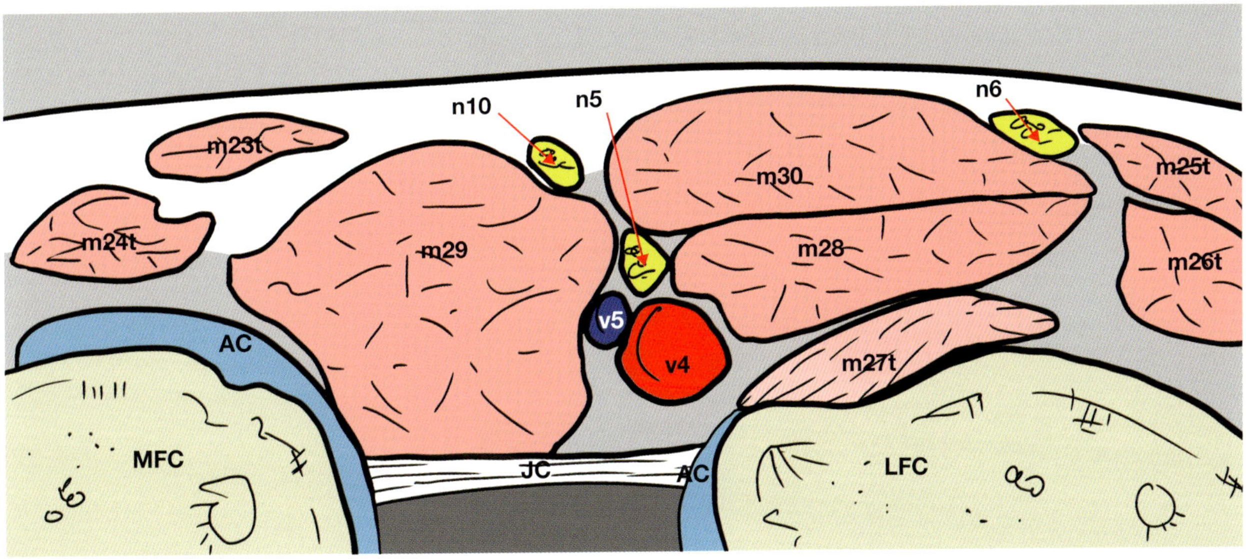

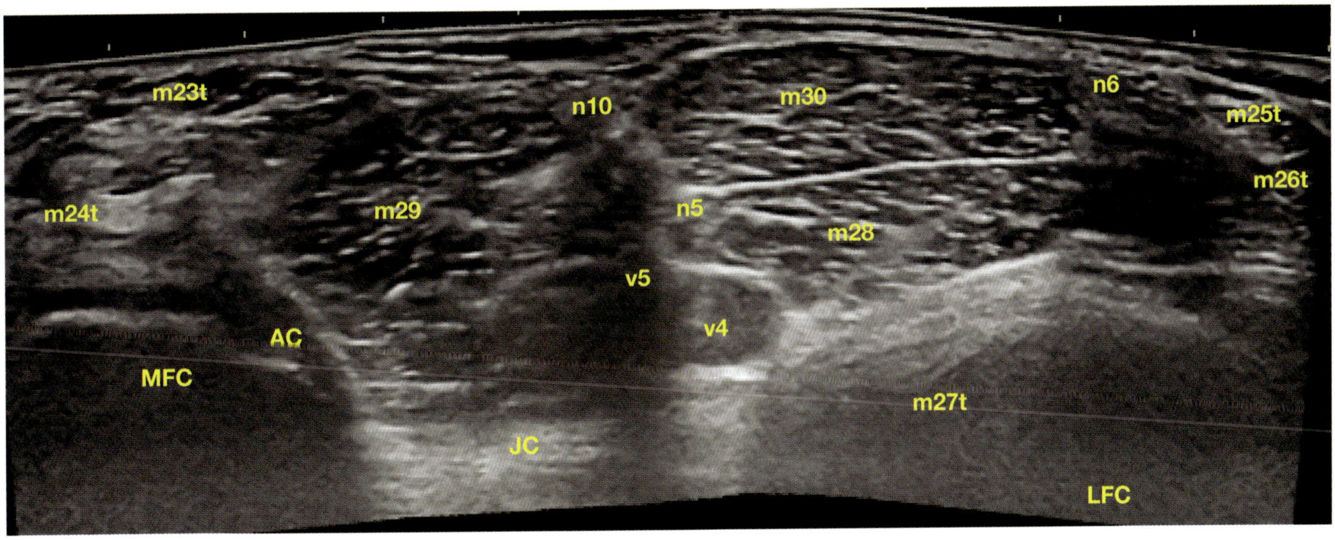

- m23t：半腱様筋腱
- m24t：半膜様筋腱
- m25t：大腿二頭筋腱
- m26t：大腿二頭筋短頭腱
- m27t：膝窩筋腱
- m28：足底筋
- m29：腓腹筋内側頭
- m30：腓腹筋外側頭
- AC：関節軟骨
- LFC：大腿骨外顆
- MFC：大腿骨内顆
- n5：脛骨神経
- n6：総腓骨神経
- n10：腓腹神経内側枝
- v4：膝窩動脈
- v5：膝窩静脈
- JC：関節包
- 写真の左方向：内側
- 写真の右方向：外側

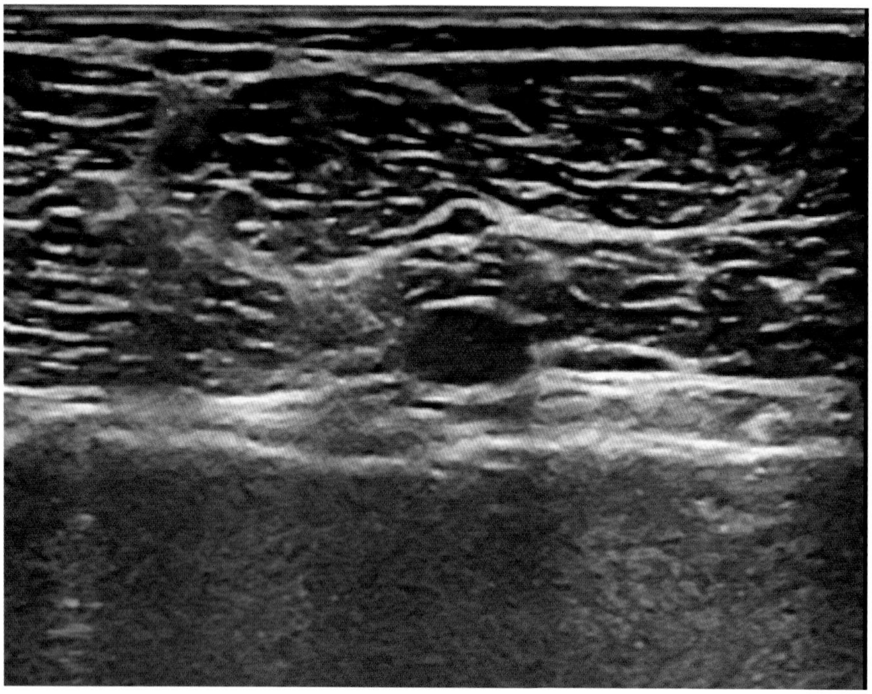

8.11: 脛骨高原

この画像の下（深層）には脛骨高原が描出されている．そのすぐ上（浅層）には膝窩筋腱が見える．脛骨動脈は足底筋と膝窩筋腱の間を走行している．脛骨神経は足底筋の下へと向かっている．足底筋は次の画像ではもっと左（内側）へ移動することになる．腓腹筋外側頭が画像中央上に見えている．一方，腓腹筋内側頭は画像左側に見える．この部位を観察すると，時として，脛骨動脈から分岐した動脈分枝と膝動脈を，さらに脛骨神経から分岐した運動枝を見つけることができる．表示されていないが，この画像では，脛骨動脈のすぐ上に低エコーを呈する丸い構造物が見えるが，おそらくこれが脛骨動脈の分枝であろう．

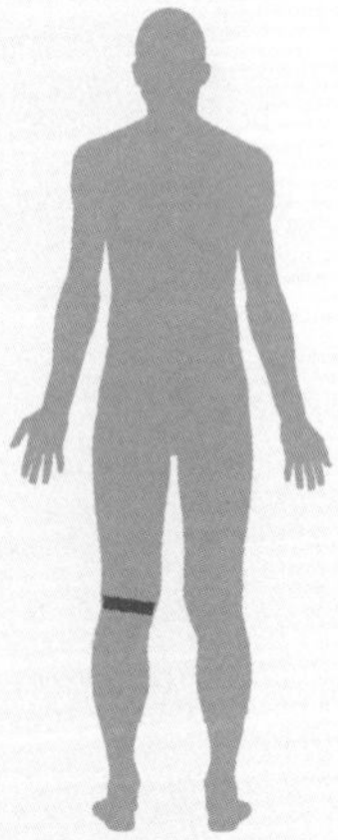

脛骨高原

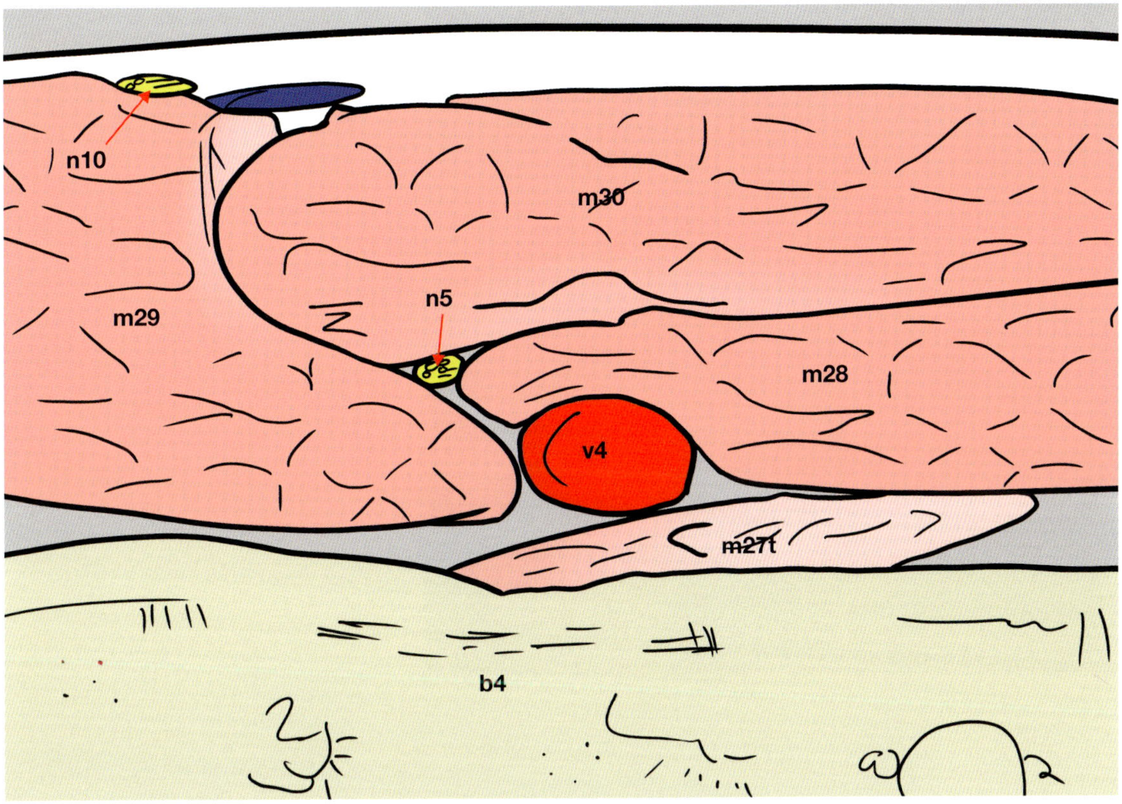

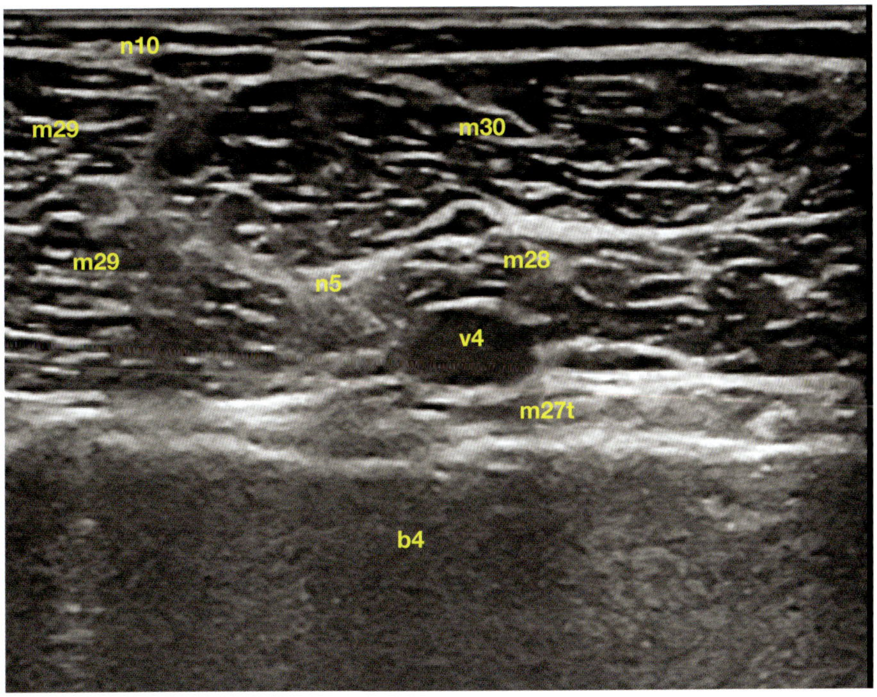

- m27t：膝窩筋腱
- m28：足底筋
- m29：腓腹筋内側頭
- m30：腓腹筋外側頭
- b4：脛骨
- n5：脛骨神経
- n10：腓腹神経内側枝
- v4：膝窩動脈
- 写真の左方向：内側
- 写真の右方向：外側

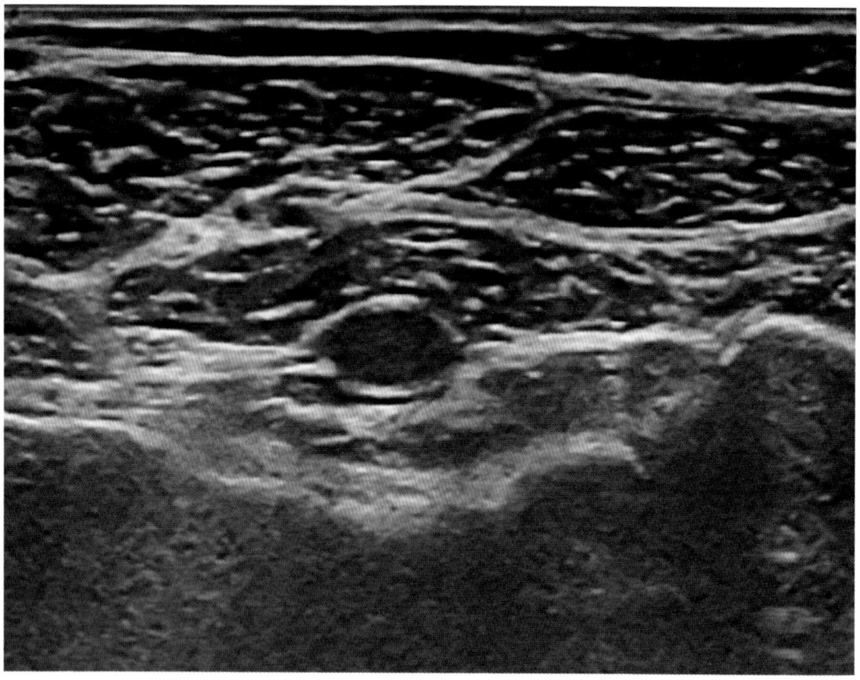

8.12: 膝窩筋

この画像には，膝窩筋腱が脛骨内側部に起始を持つ筋として映っている．足底筋は左（内側）へと移動して，すでに腱組織となっている．腓骨に起始を持つヒラメ筋が脛骨動脈の上（浅層）に見える．ヒラメ筋の上には腓腹筋の内側頭と外側頭がある．画像の上部を左（内側）から右（外側）に横切るように伏在神経と腓腹神経内側枝が走行する．

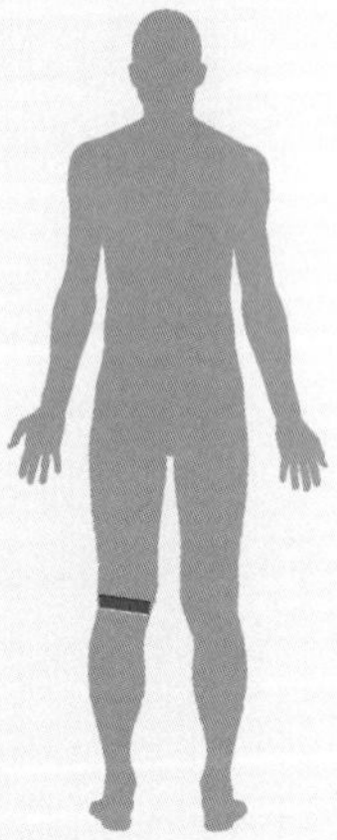

膝窩筋

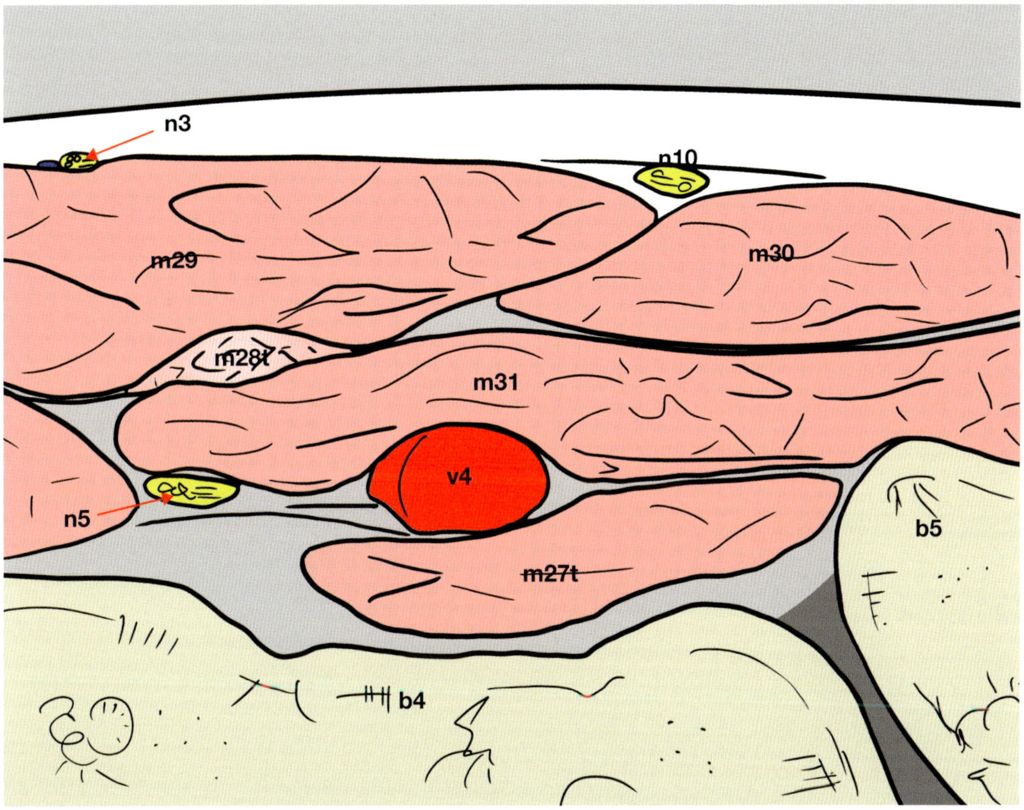

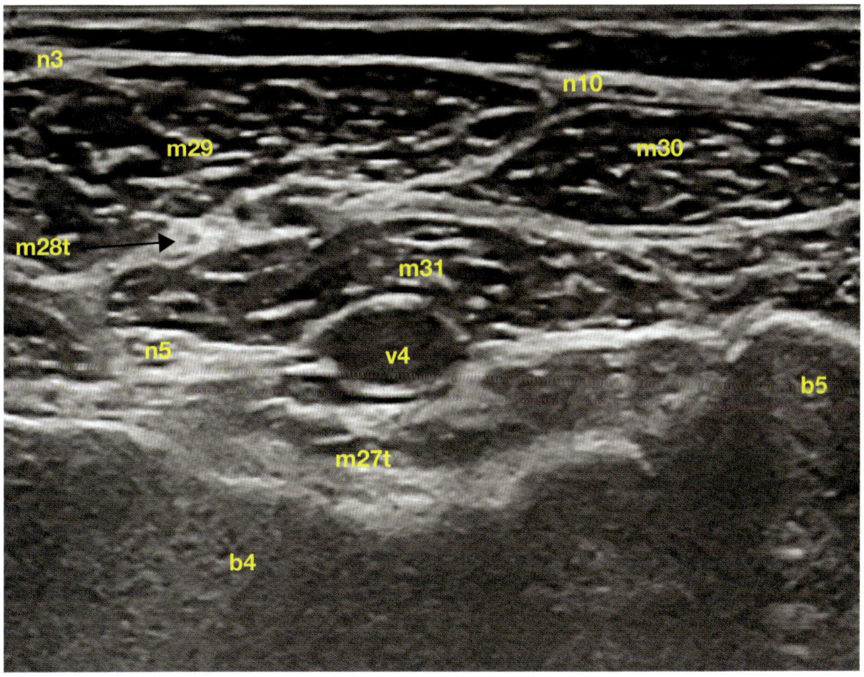

- m27t：膝窩筋腱
- m28t：足底筋腱
- m29：腓腹筋内側頭
- m30：腓腹筋外側頭
- m31：ヒラメ筋
- b4：脛骨
- b5：腓骨
- n3：伏在神経
- n5：脛骨神経
- n10：腓腹神経内側枝
- v4：膝窩動脈
- 写真の左方向：内側
- 写真の右方向：外側

CHAPTER 9

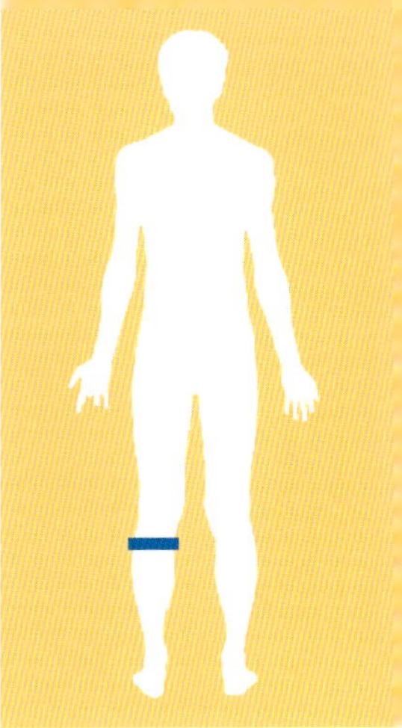

下腿

下腿は前外側面と後内側面の2つの部分に分けられる．前外側面は外側筋区画と前方筋区画からなる．下腿後面は2つの層からなっている．後方浅層にある筋群が踵骨後方に停止するのに対して，後方深層の筋群は足関節内側に沿って足根管に入る．

下腿前外側面の観察は，被検者を仰臥位にし，膝を伸展させて行う．その際，下肢を幾分内旋させるとよい．長枕を下腿の外側に置いておくと，容易にこの肢位がとれる．下腿後面の観察は被検者を伏臥位にして行う．足関節の前面を枕の上に載せるか，足部を検査台の端から出しておくとよい．

下腿前面の観察は脛骨粗面のすぐ遠位から始める．後面の観察は脛骨高原のすぐ遠位から開始する．

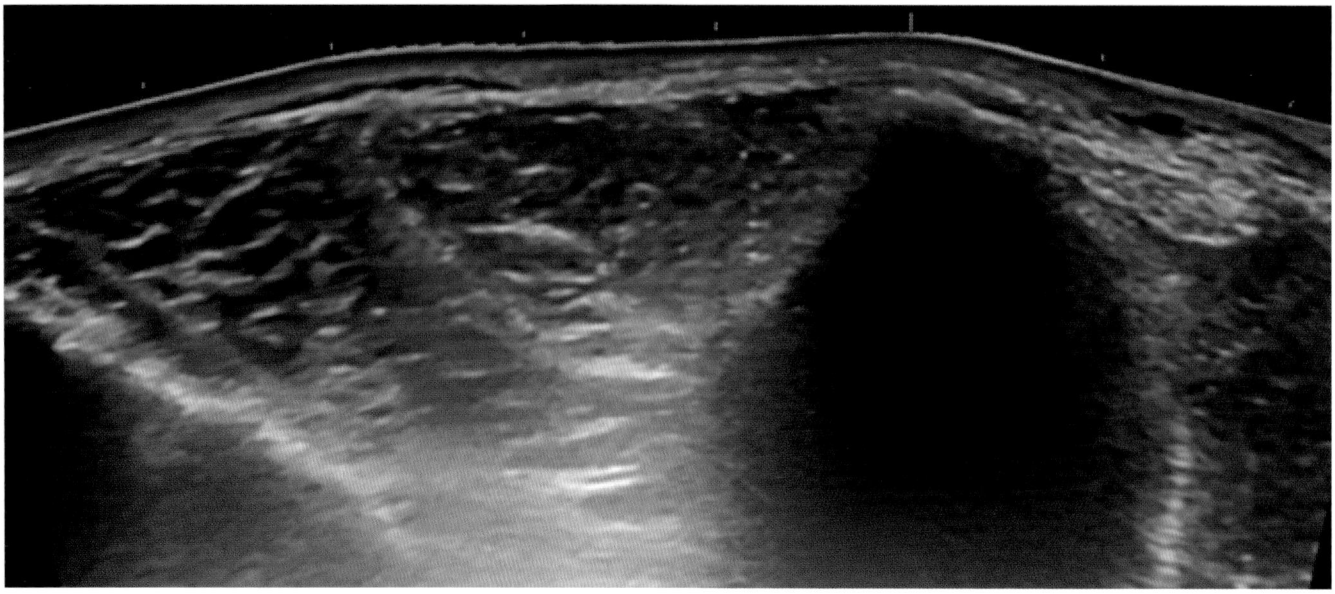

9.1: 総腓骨神経

この画像には，前脛骨筋（訳者註）と長趾伸筋が映っている．右上（外側浅層）には総腓骨神経が見える．総腓骨神経は腓骨前面を横切り，前方へと向いつつある．総腓骨神経の下（深層）にはヒラメ筋の外側部が見える．骨間膜と脛骨動脈が画像下方に映っており，それより少し上には前脛骨動脈が映っている．
訳者註：原文には「後脛骨筋」とあるが，正しくは「前脛骨筋」である．

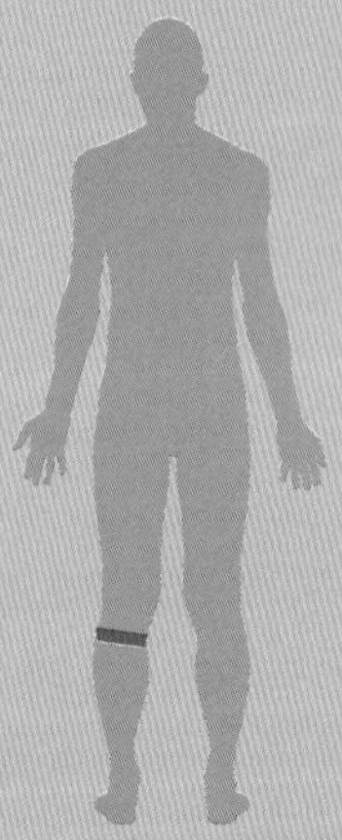

総腓骨神経

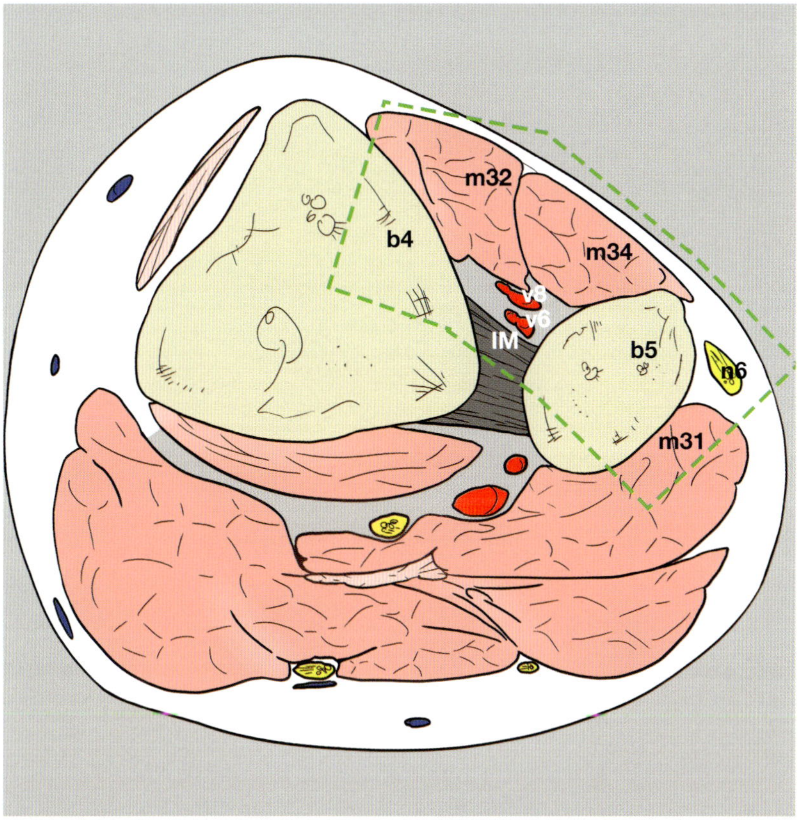

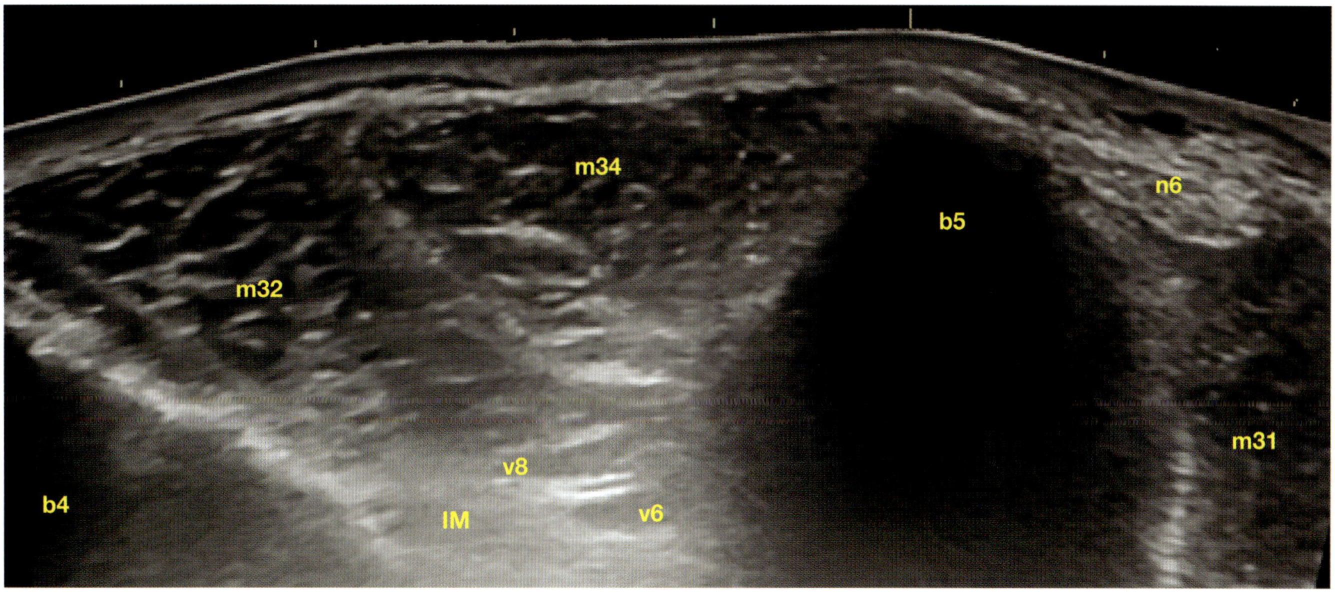

- m31：ヒラメ筋
- m32：前脛骨筋
- m34：長趾伸筋
- b4：脛骨
- b5：腓骨
- IM：骨間膜
- n6：総腓骨神経
- v6：脛骨動脈
- v8：前脛骨動脈
- 写真の左方向：内側
- 写真の右方向：外側

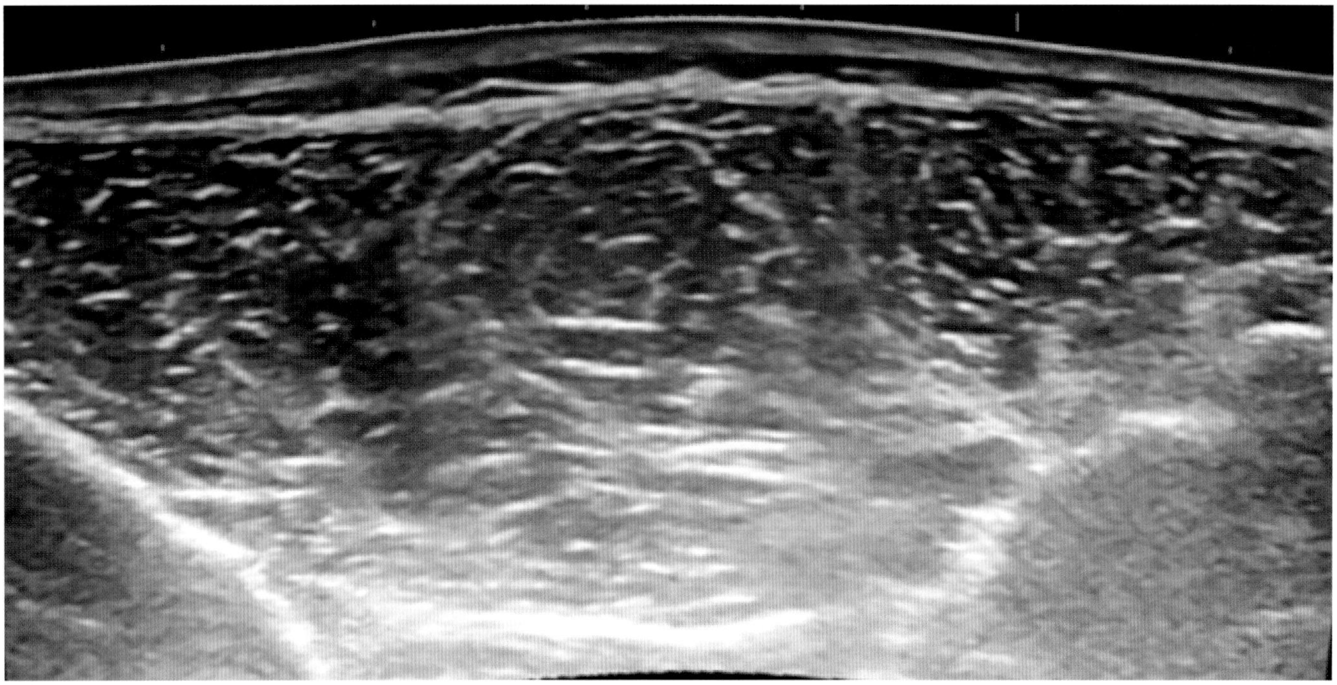

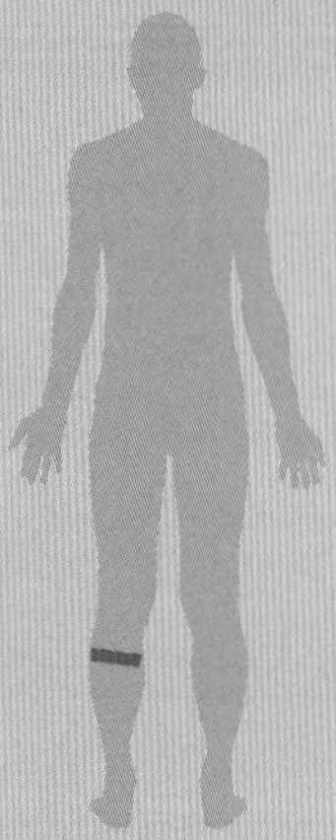

9.2: 総腓骨神経分岐部

この画像には，総腓骨神経が2本に分岐する様子が映っている．深腓骨神経が前方筋区画のなかへ入っていくのに対して，浅腓骨神経は外側筋区画へと向かう．前脛骨筋と長趾伸筋が画像中央に見えている．画像右（外側）には長・短腓骨筋が映っており，その筋腹が十分に発達しているのが見て取れる．

総腓骨神経分岐部

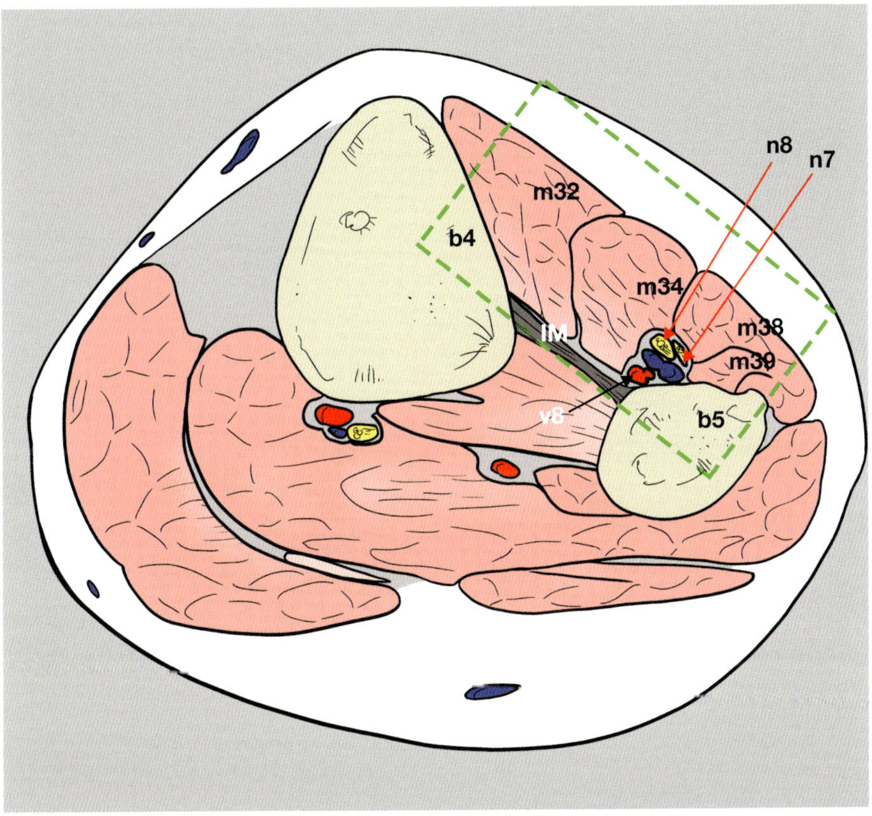

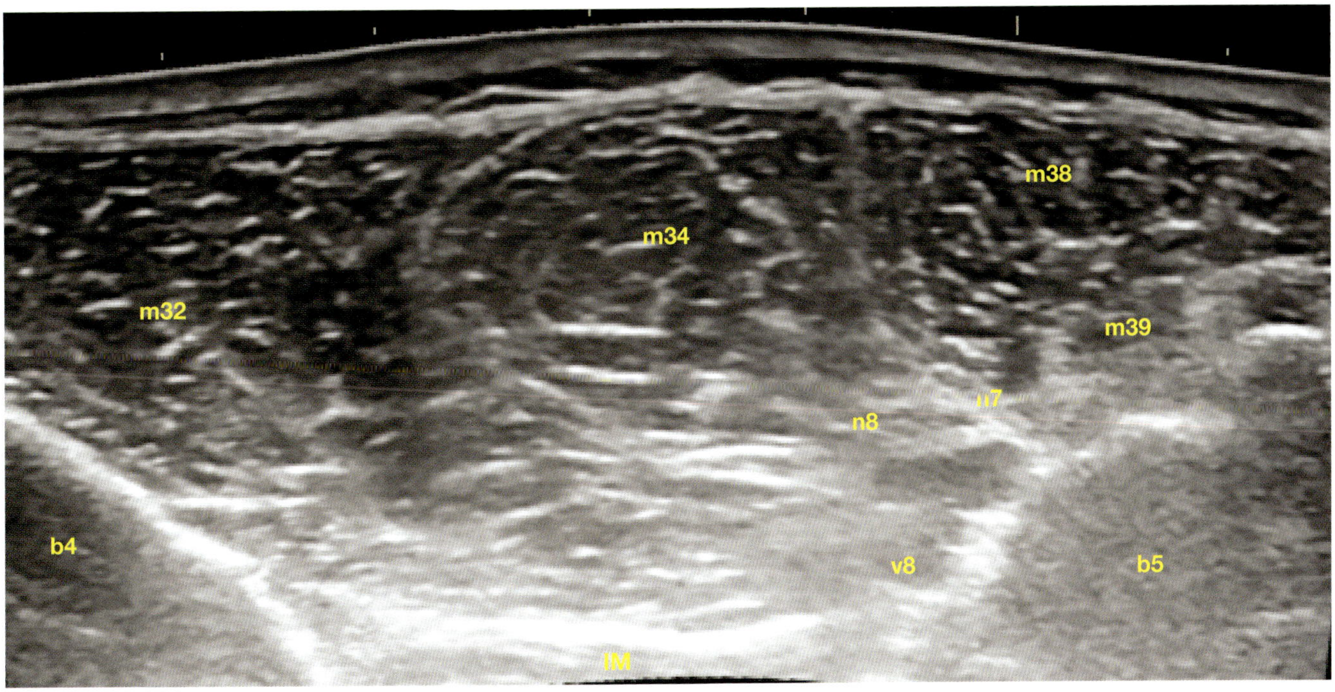

- m32：前脛骨筋
- m34：長趾伸筋
- m38：長腓骨筋
- m39：短腓骨筋
- b4：脛骨
- b5：腓骨
- IM：骨間膜
- n7：浅腓骨神経
- n8：深腓骨神経
- v8：前脛骨動脈
- 写真の左方向：内側
- 写真の右方向：外側

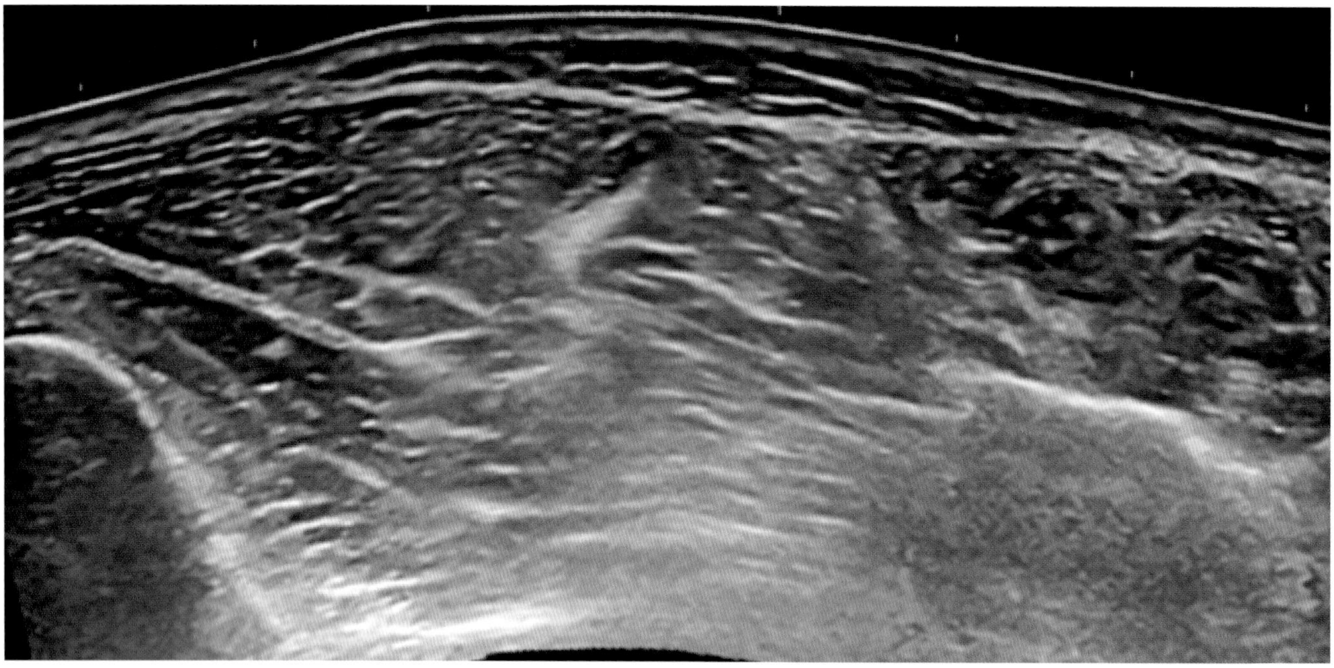

9.3: 長母趾伸筋起始部

この画像には，長母趾伸筋がその起始部である腓骨内側面から起こっている様子が映っている．長母趾伸筋の下（深層）には前脛骨動脈が見える．深腓骨神経は画像中央下方に移動しつつあるが，この画像でははっきりしない．浅腓骨神経は長趾伸筋と長腓骨筋の間を通り抜け，上（表層）へと向かいつつある．

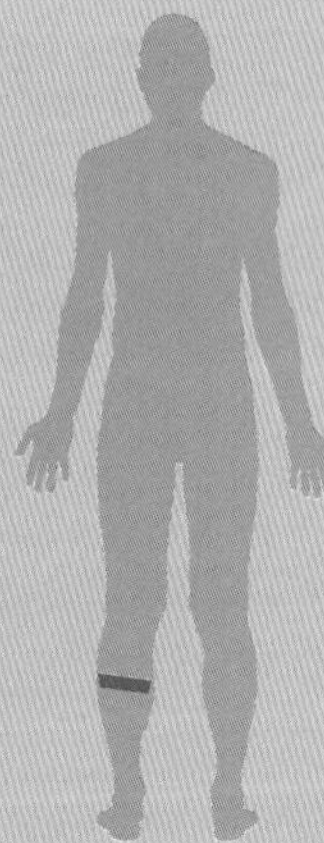

長母趾伸筋起始部

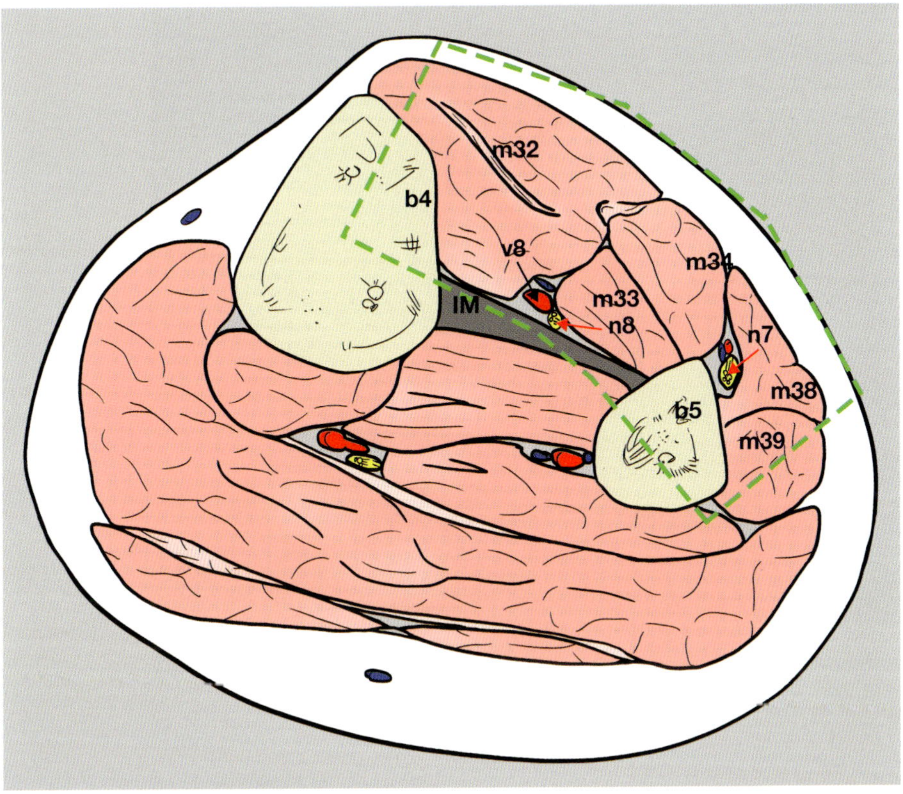

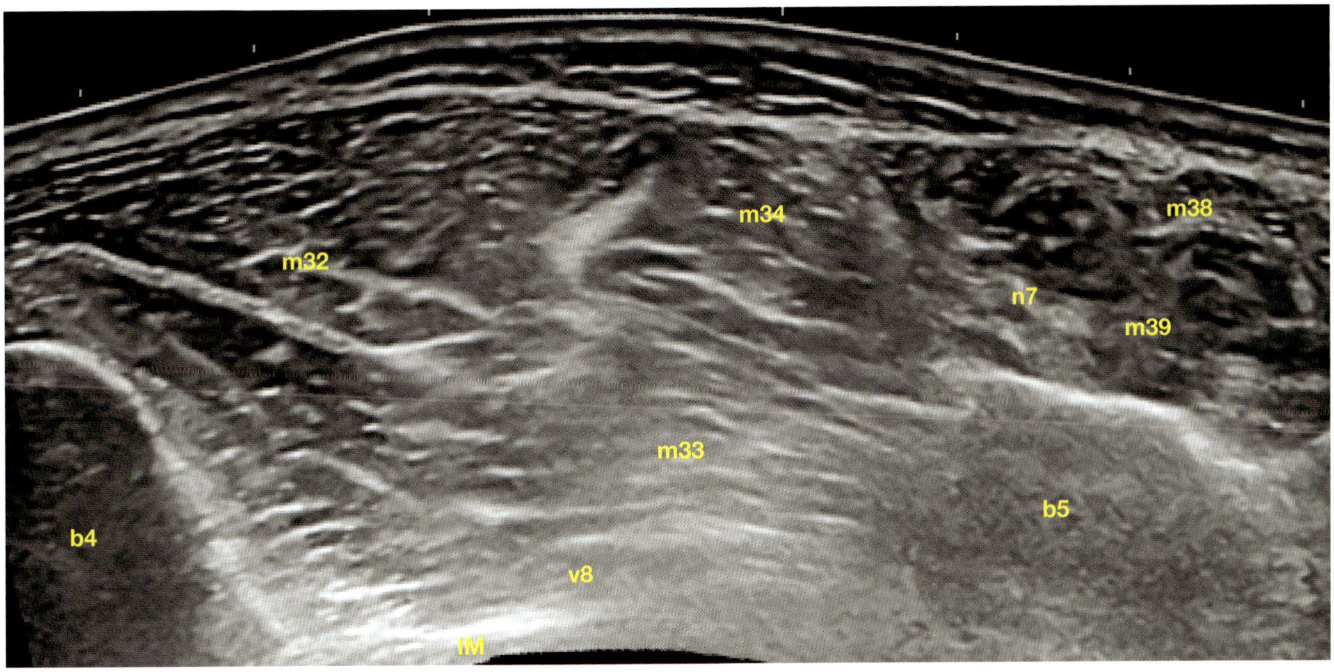

- m32：前脛骨筋
- m33：長母趾伸筋
- m34：長趾伸筋
- m38：長腓骨筋
- m39：短腓骨筋
- b4：脛骨
- b5：腓骨
- IM：骨間膜
- n7：浅腓骨神経
- n8：深腓骨神経
- v8：前脛骨動脈
- 写真の左方向：内側
- 写真の右方向：外側

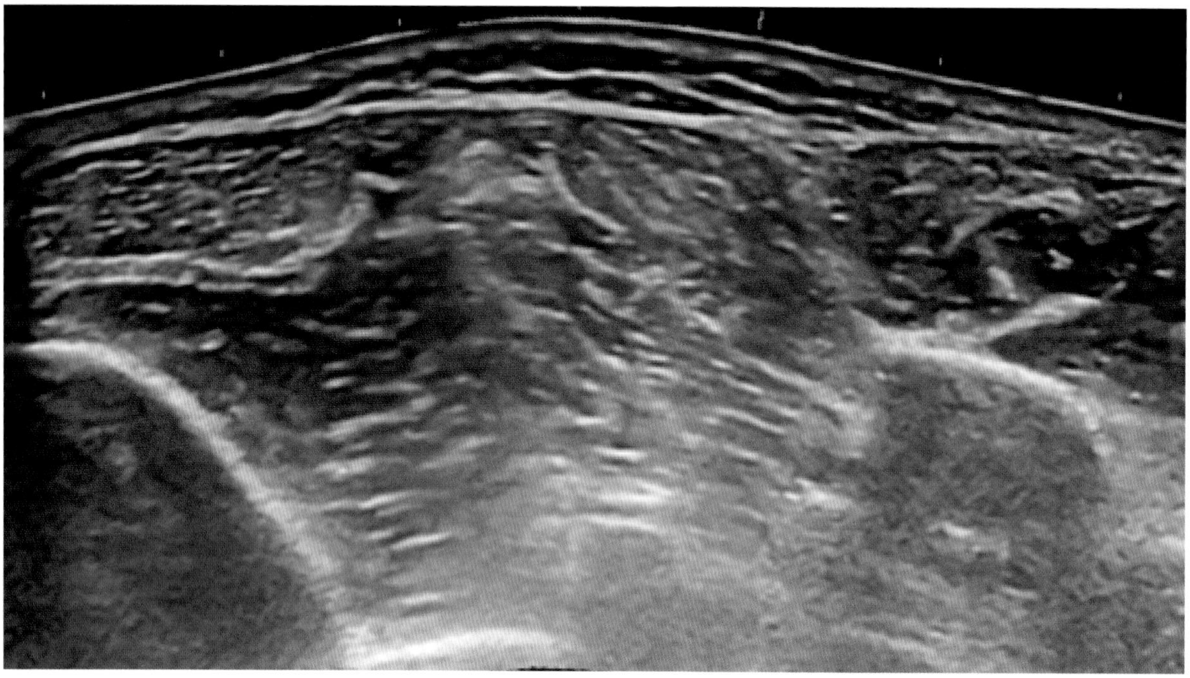

9.4: 浅腓骨神経

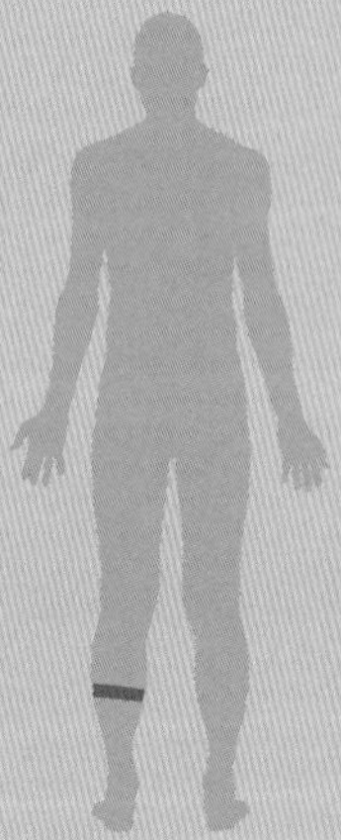

この画像では，浅腓骨神経はすでに長趾伸筋と長腓骨筋の間を通り抜け，表層に出ている．画像自体は下腿中央から遠位1/3にかけての横断面像である．長母趾伸筋はその筋腹を増しながら，徐々に前脛骨筋と長趾伸筋の間に入り込みつつある．前脛骨筋の筋腹内には腱性部が形成され始めている．画像中央下方には深腓骨神経が前脛骨動脈を走行している．

浅腓骨神経

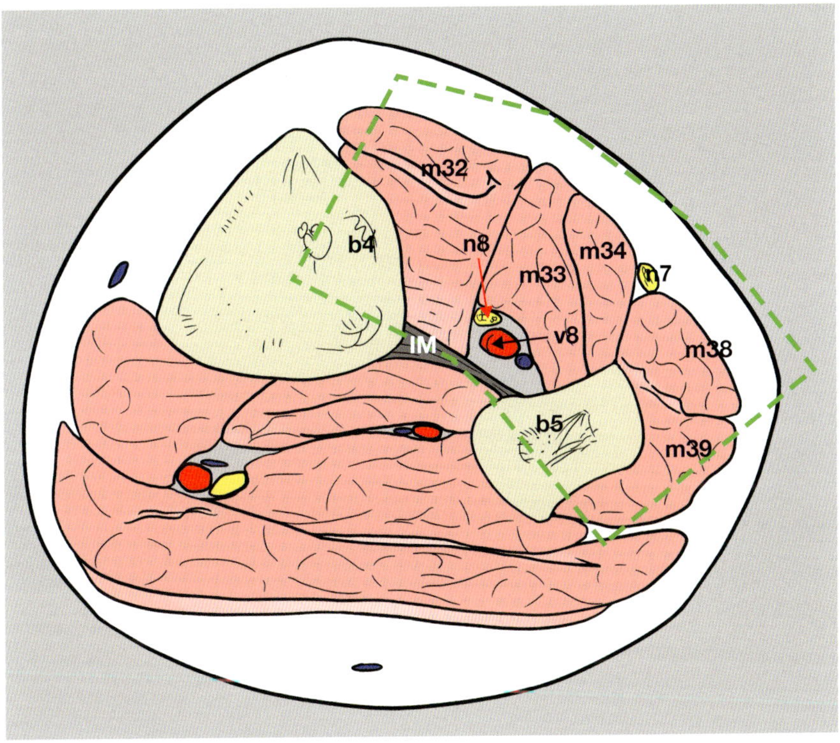

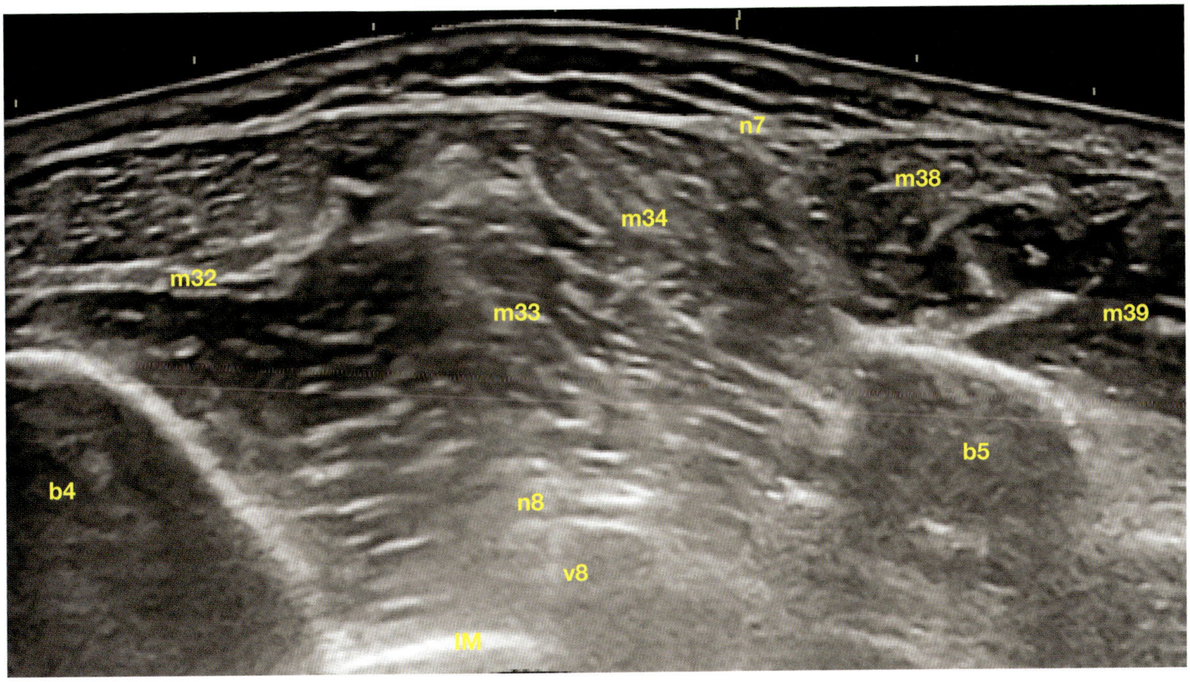

- m32：前脛骨筋
- m33：長母趾伸筋
- m34：長趾伸筋
- m38：長腓骨筋
- m39：短腓骨筋
- b4：脛骨
- b5：腓骨
- IM：骨間膜
- n7：浅腓骨神経
- n8：深腓骨神経
- v8：前脛骨動脈
- 写真の左方向：内側
- 写真の右方向：外側

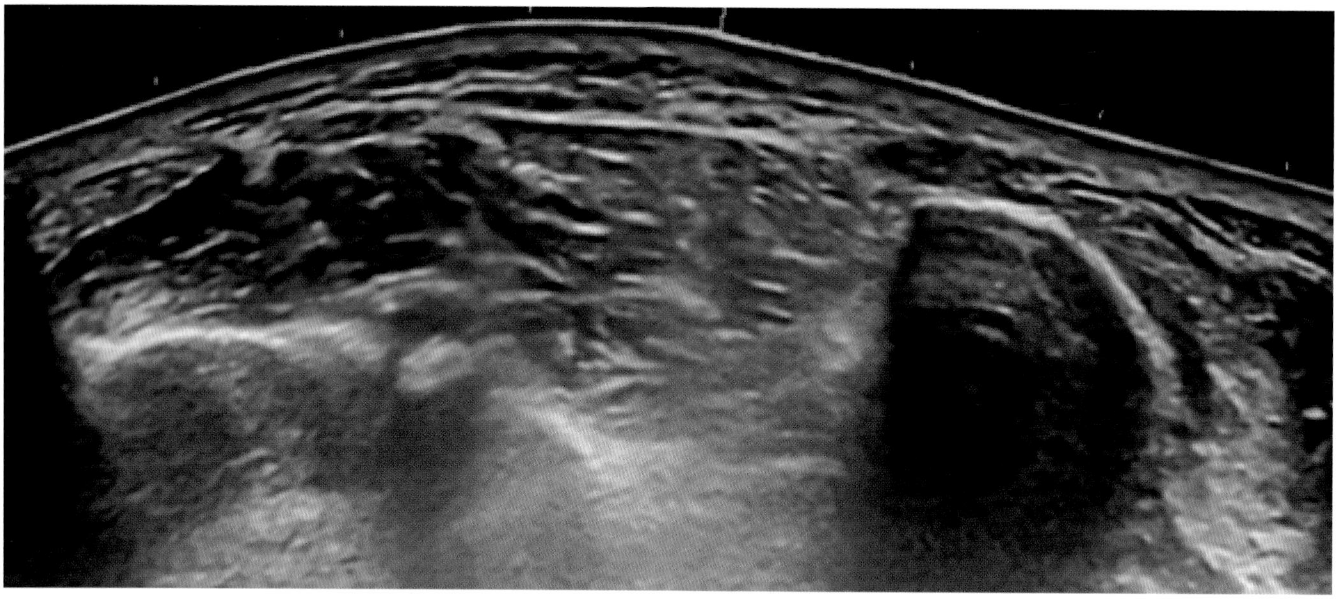

9.5: 下腿前面遠位部

この画像は足関節直上の横断面で，3つの伸筋（前脛骨筋・長母趾伸筋・長趾伸筋）の終末部を映し出している．これらの筋はすべて腱組織へと移行しており，皮下の最も浅い部分を走行している．これらの筋群の下（深層）には，前脛骨動脈と深腓骨神経が映っている．右（外側）には，すでに腱となった長腓骨筋が見える．一方，短腓骨筋はまだ筋腹を保っており，足関節外側へ向かって下降している．

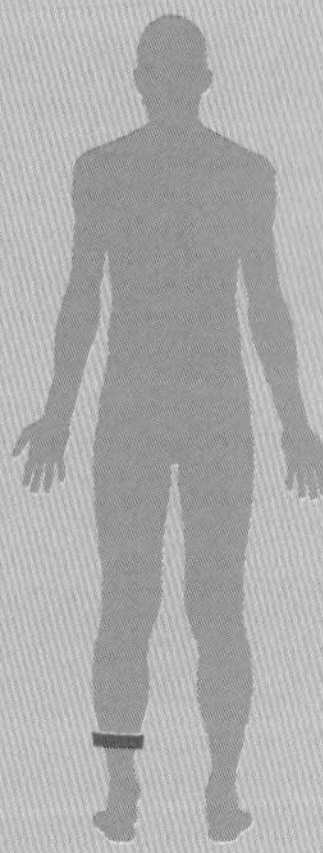

下腿前面遠位部

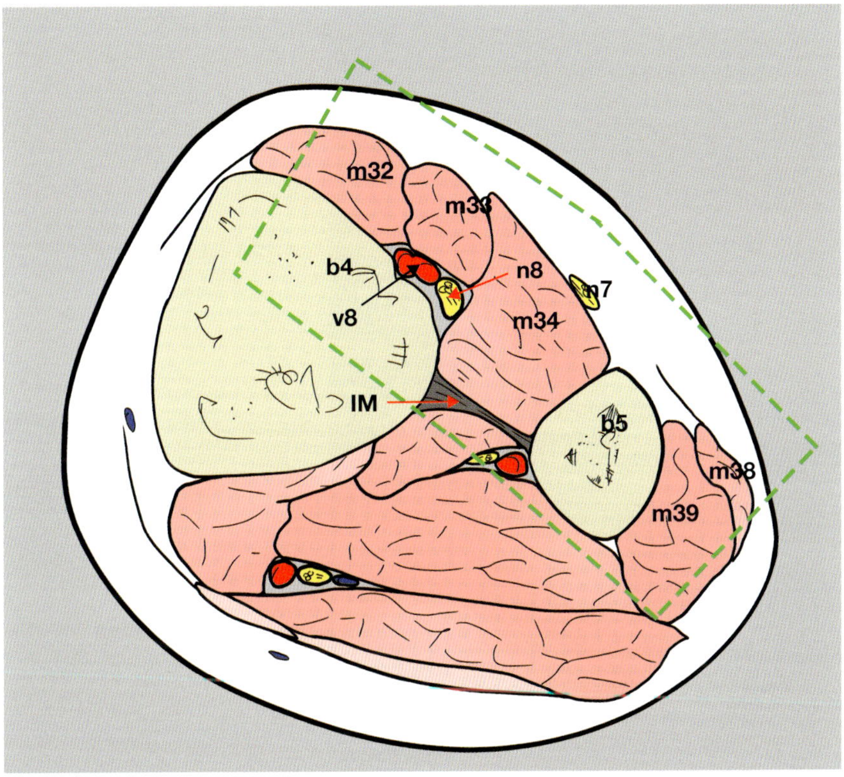

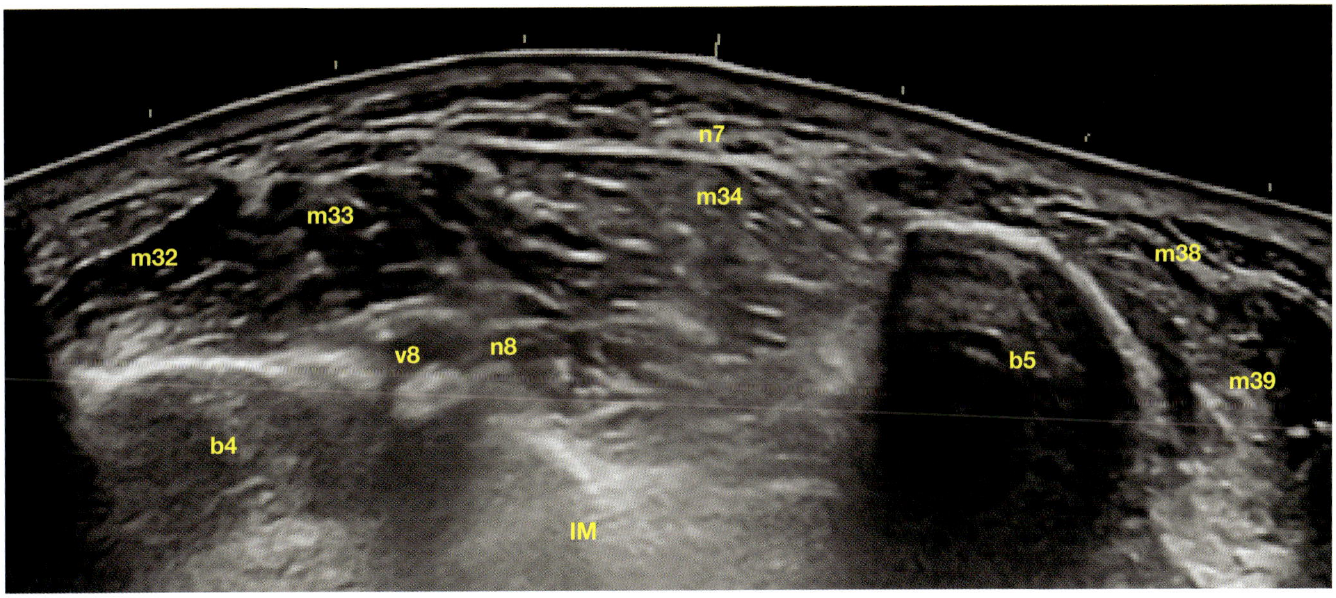

- m32：前脛骨筋
- m33：長母趾伸筋
- m34：長趾伸筋
- m38：長腓骨筋
- m39：短腓骨筋
- b4：脛骨
- b5：腓骨
- IM：骨間膜
- n7：浅腓骨神経
- n8：深腓骨神経
- v8：前脛骨動脈
- 写真の左方向：内側
- 写真の右方向：外側

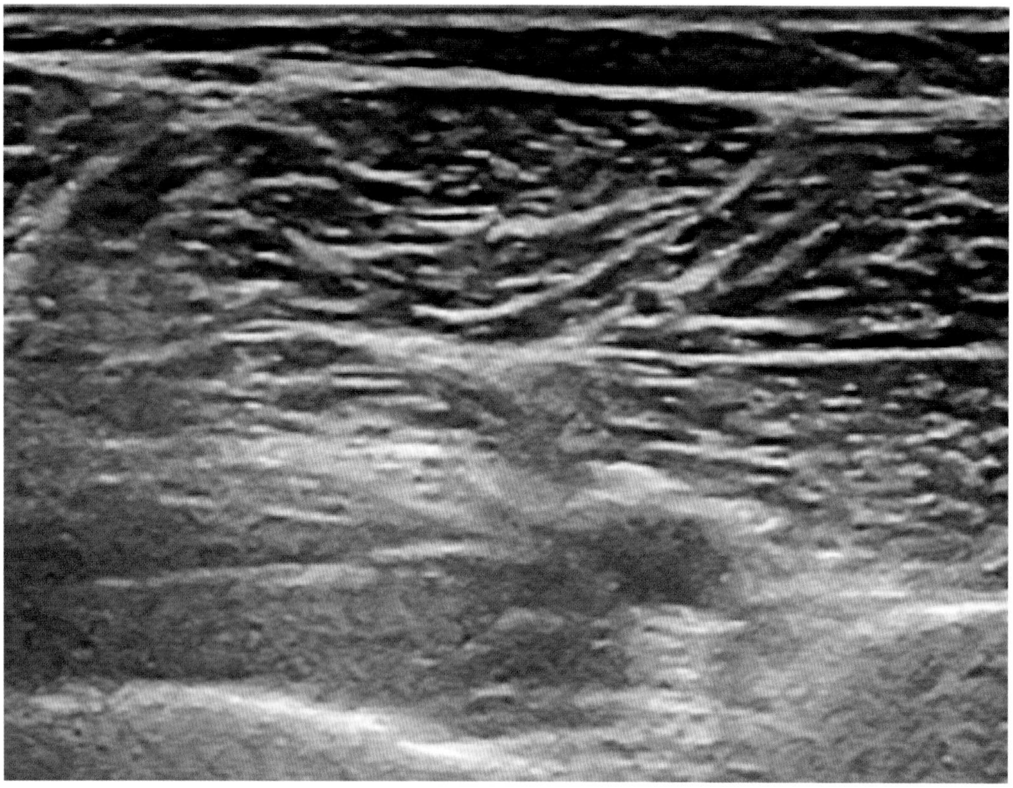

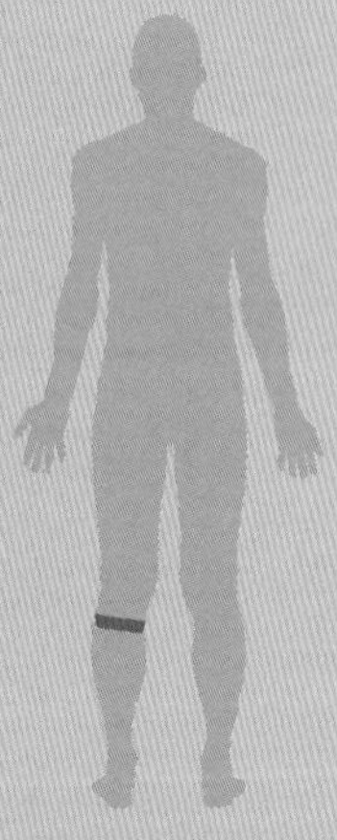

9.6: 下腿後面近位部

この画像の最も下（深層）は，脛骨と腓骨が骨間膜によって連結している様子が描出されている．画像中央下方には脛骨神経と脛骨動脈が見える．ヒラメ筋はその起始部である腓骨後面から起こり，画像を横切るように脛骨動脈と脛骨神経の上を走行している．膝窩筋の筋性部が脛骨と骨間膜の後面に沿って幅広く広がっている．画像右下（外側深部）には，前脛骨動脈がまさに脛骨動脈から分岐したところが映っている．前脛骨動脈はこの後，骨間膜を通り抜け下腿前部へ向かう．腱組織となった足底筋が，ヒラメ筋内側部と腓腹筋内側頭との間を走行している．画像上部（浅層）に見える腓腹筋の内側頭と外側頭はともに筋組織になっている．腓腹筋の筋腹を観察すれば，脛骨動脈からの何本かの枝と脛骨神経の運動枝を見つけることができるかもしれない．画像の最も上，腓腹筋内側頭の上には伏在神経が映っている．一方，内側・外側腓腹筋の連結部の上には腓腹神経内側枝が見える．

下腿後面近位部

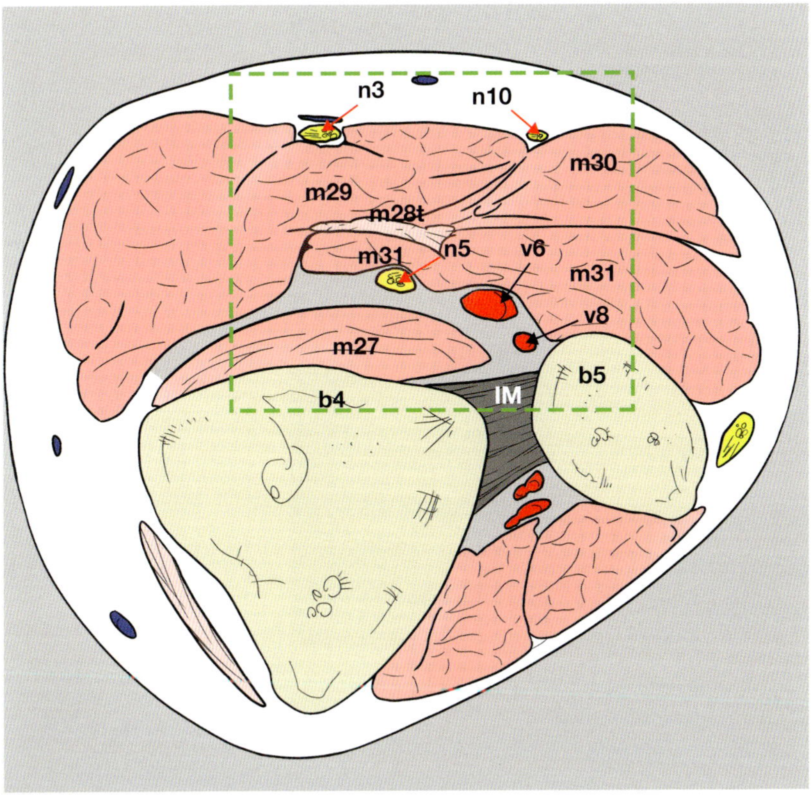

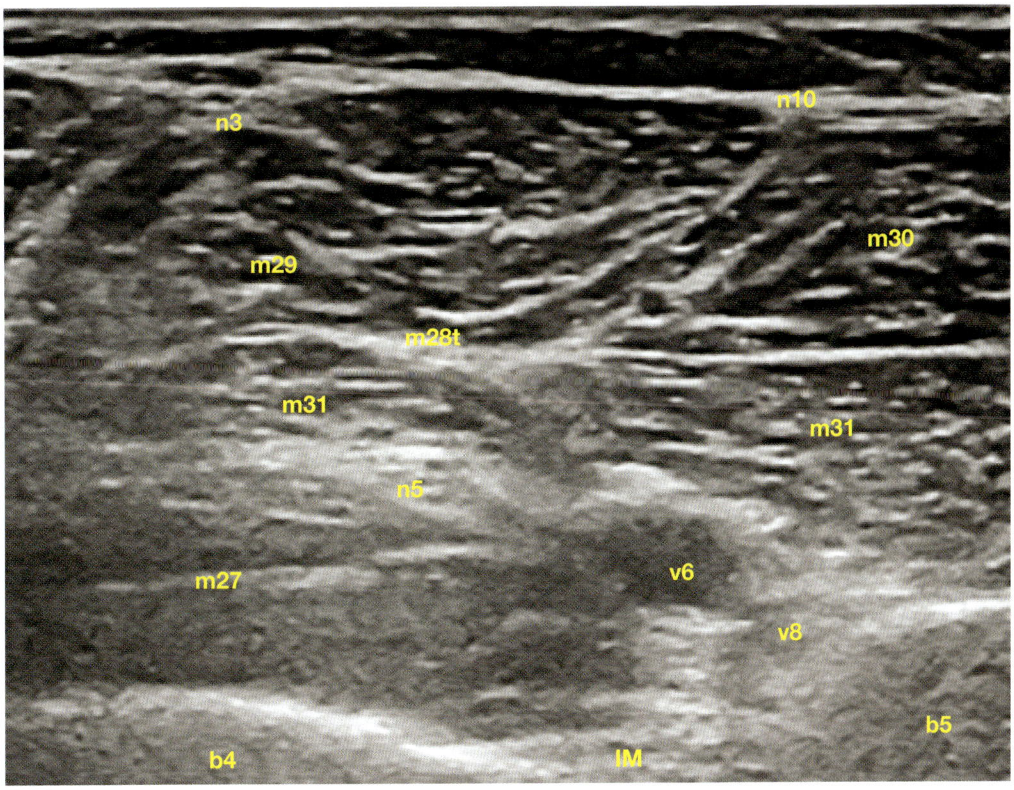

- m27：膝窩筋
- m28t：足底筋腱
- m29：腓腹筋内側頭
- m30：腓腹筋外側頭
- m31：ヒラメ筋
- b4：脛骨
- b5：腓骨
- IM：骨間膜
- n3：伏在神経
- n5：脛骨神経
- n10：腓腹神経内側枝
- v6：脛骨動脈
- v8：前脛骨動脈
- 写真の左方向：内側
- 写真の右方向：外側

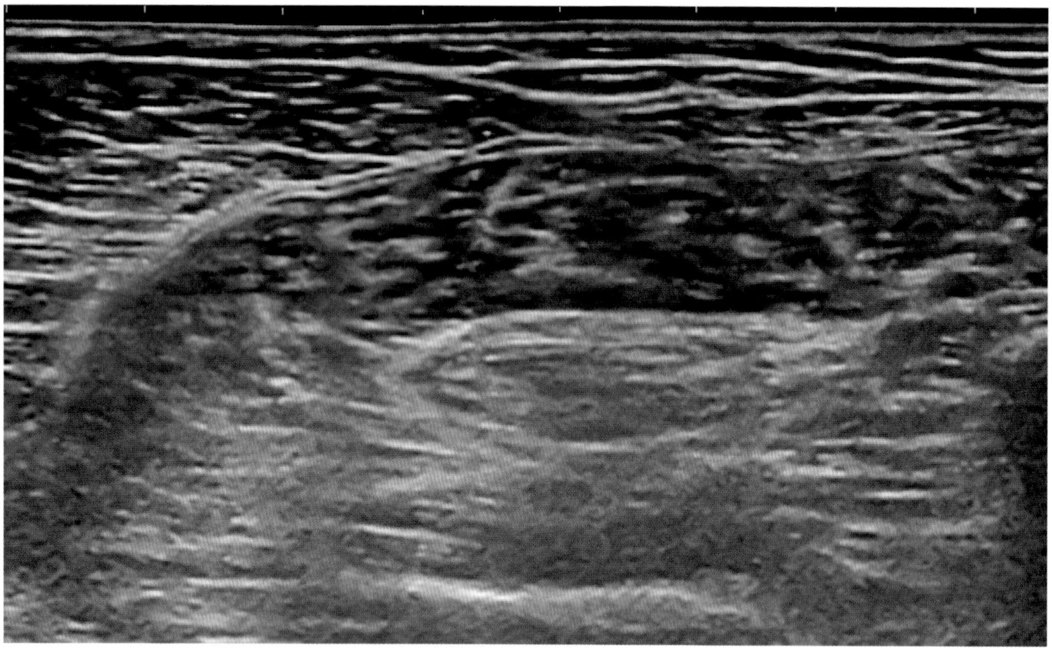

9.7: 長趾屈筋起始部

この画像の中央部分を占めているのは，その筋腹を十分に発達させたヒラメ筋である．ヒラメ筋の上（浅層）には，まだ筋性部を保っている腓腹筋内側頭が見える．一方，腓腹筋外側頭は細くなり，腱性部へと移行しつつある．足底筋腱が腓腹筋内側頭の最も正中寄りの部分とヒラメ筋との間に映っている．脛骨動脈は脛骨神経と隣り合いながら，ヒラメ筋と脛骨後面との間を走行する．画像右下（外側深部）では，長母趾屈筋がその起始部である腓骨内側部から起こっているのが見える．長母趾屈筋の下（深層）には後脛骨筋があり，すでにその筋腹が形成されている．腓骨動脈はこれら2つの筋の間を走行している．

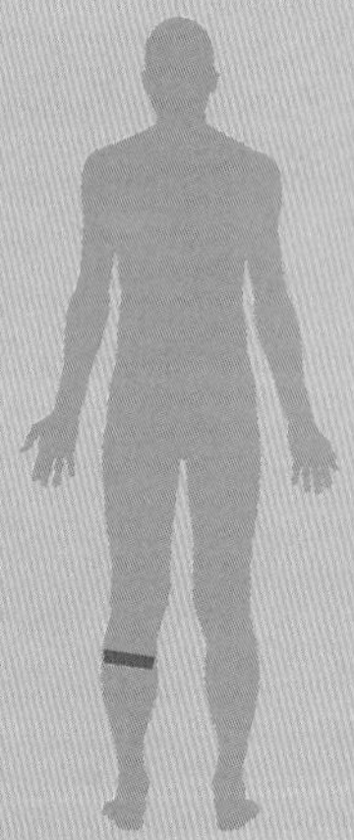

長趾屈筋起始部

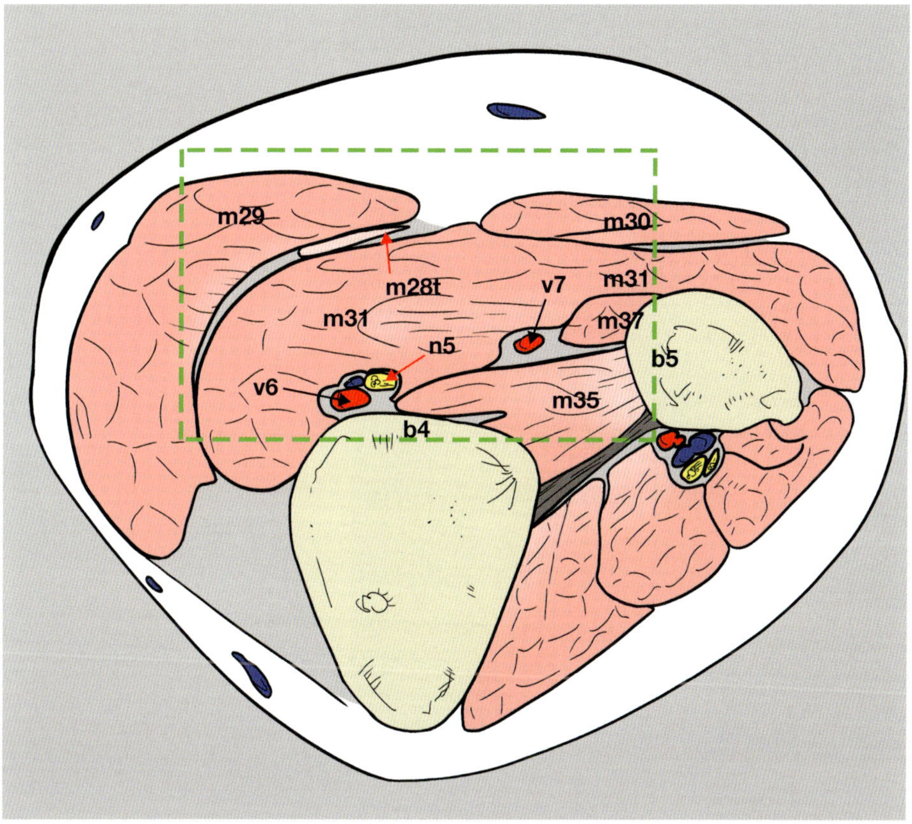

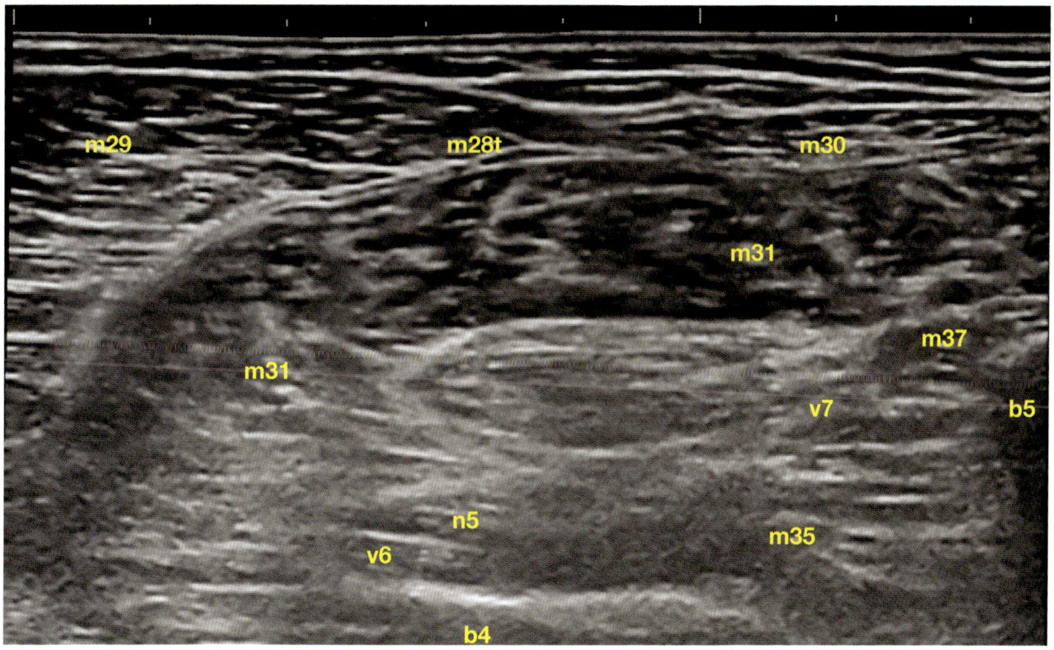

- m28t：足底筋腱
- m29：腓腹筋内側頭
- m30：腓腹筋外側頭
- m31：ヒラメ筋
- m35：後脛骨筋
- m37：長母趾屈筋
- b4：脛骨
- b5：腓骨
- n5：脛骨神経
- v6：脛骨動脈
- v7：腓骨動脈
- 写真の左方向：内側
- 写真の右方向：外側

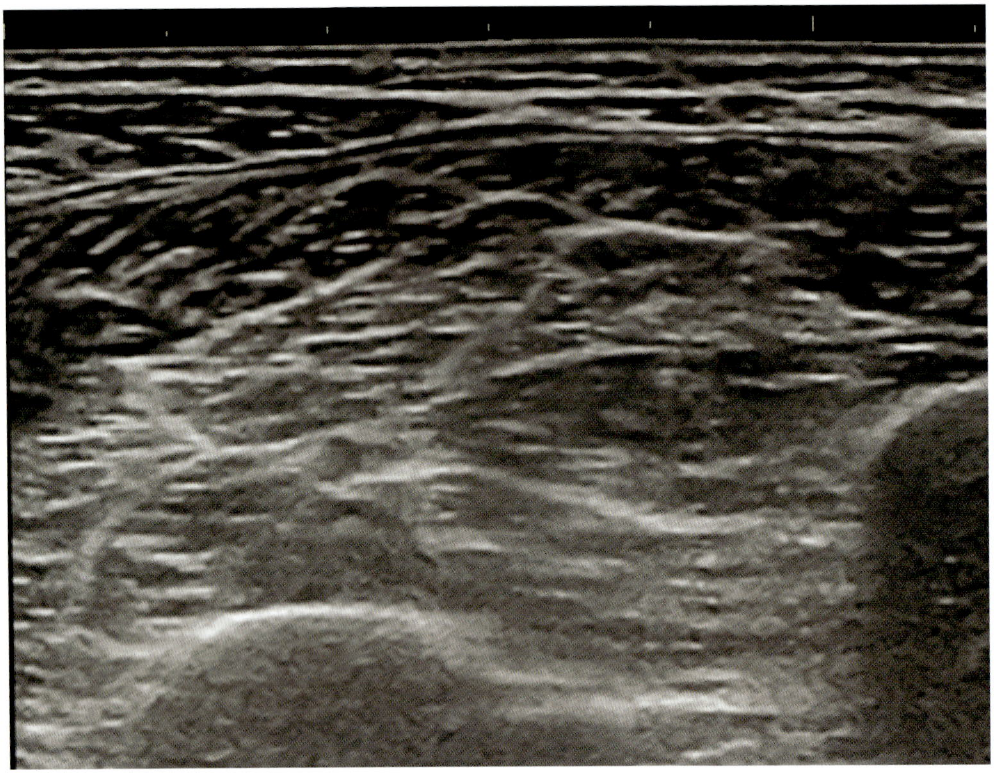

9.8: 下腿後面中央部

この画像には，腓腹筋内側頭・外側頭の終末部が映っている．これとヒラメ筋との間には，腓腹筋・ヒラメ筋腱膜が形成されつつある．足底筋はまだ腓腹筋内側頭とヒラメ筋との間にとどまっている．ヒラメ筋と後方深部筋区画の間には，筋間膜も見える．後方深部筋区画には，これを形成する3つの筋肉（後脛骨筋，長趾屈筋，長母趾屈筋）が描出されている．長趾屈筋は脛骨後面から起こり，後脛骨筋と隣り合うように走行する．腓骨動脈が長母趾屈筋の下（深層）に腓骨と隣接するように映っている．

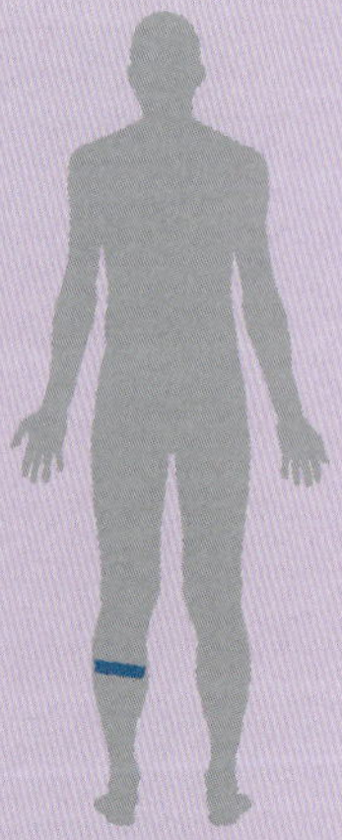

下腿後面中央部

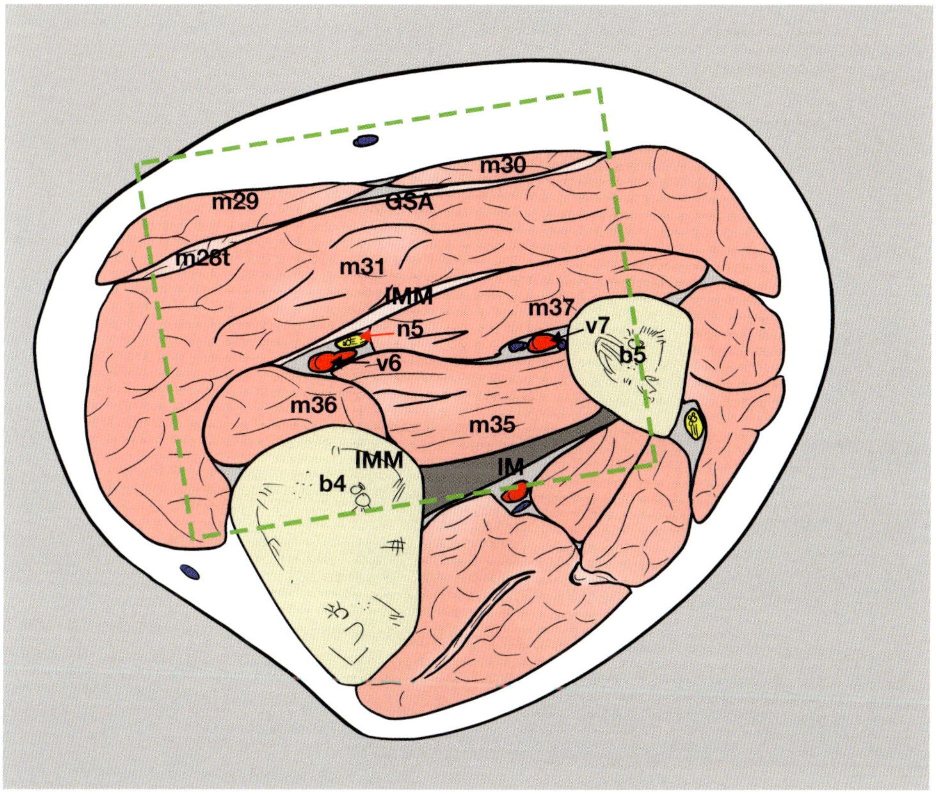

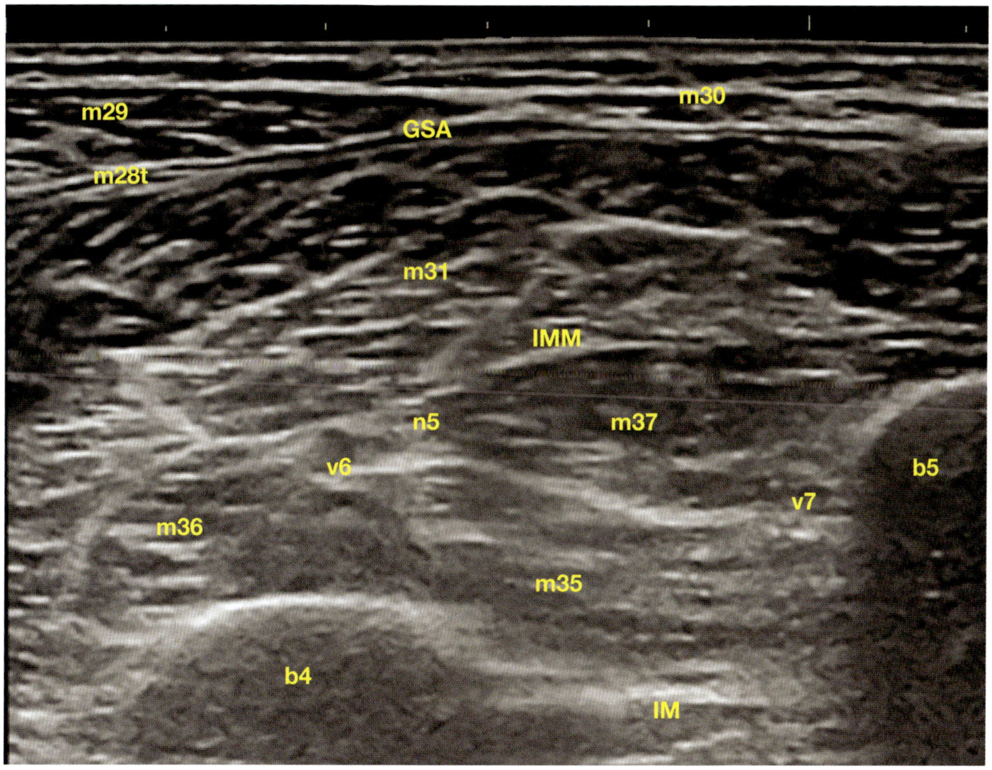

- m28t：足底筋腱
- m29：腓腹筋内側頭
- m30：腓腹筋外側頭
- m31：ヒラメ筋
- m35：後脛骨筋
- m36：長趾屈筋
- m37：長母趾屈筋
- GSA：腓腹筋・ヒラメ筋腱膜
- IMM：筋間膜
- b4：脛骨
- b5：腓骨
- IM：骨間膜
- n5：脛骨神経
- v6：脛骨動脈
- v7：腓骨動脈
- 写真の左方向：内側
- 写真の右方向：外側

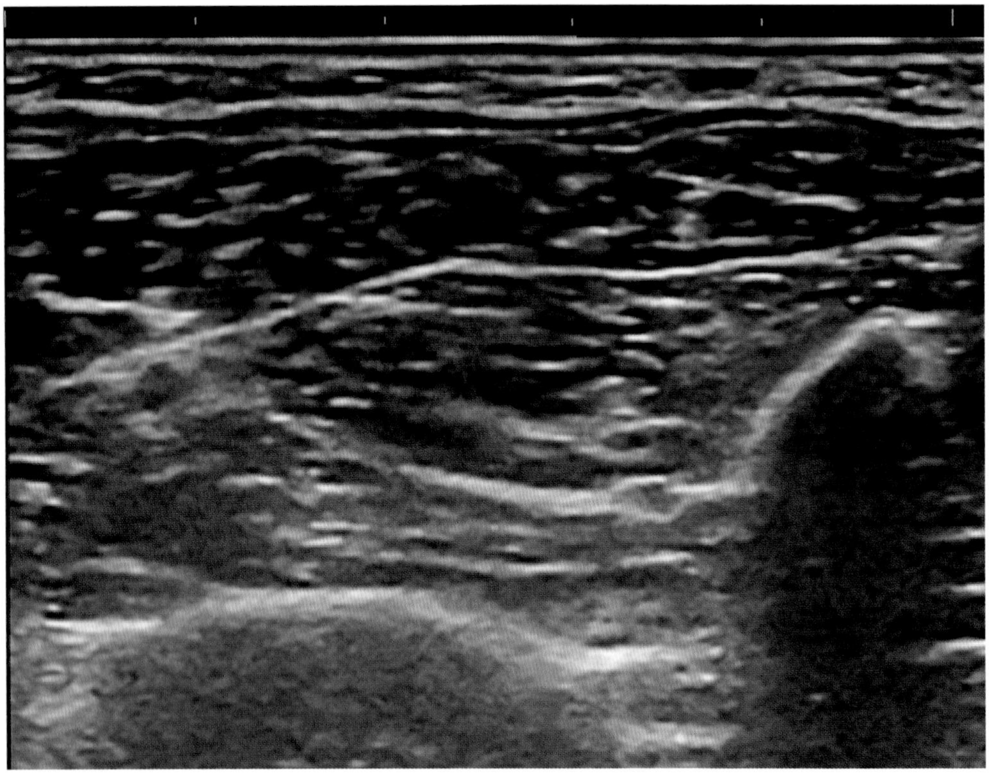

9.9: 筋間膜

この画像では，ヒラメ筋がその筋腹を細めながら，アキレス腱を形成する様子が描出されている．ヒラメ筋の下（深層）に見える筋間膜は，後方深部筋区画と後方浅部筋区画とを境界している．脛骨神経と脛骨動脈が画像左（内側），筋間膜の下に見える．画像中央右（外側）寄りには，腓骨動脈が腓骨に沿って走行している．

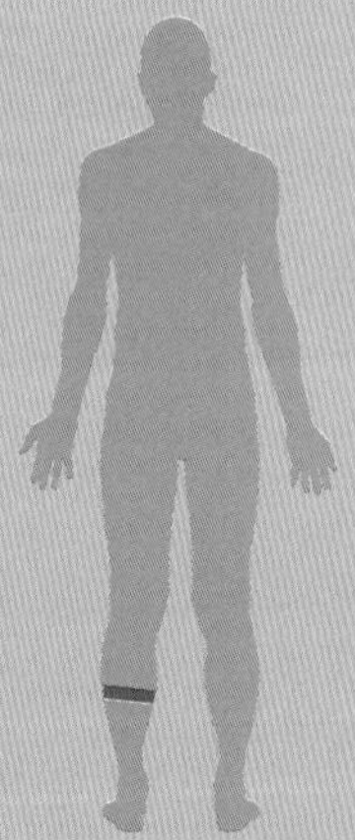

筋間膜

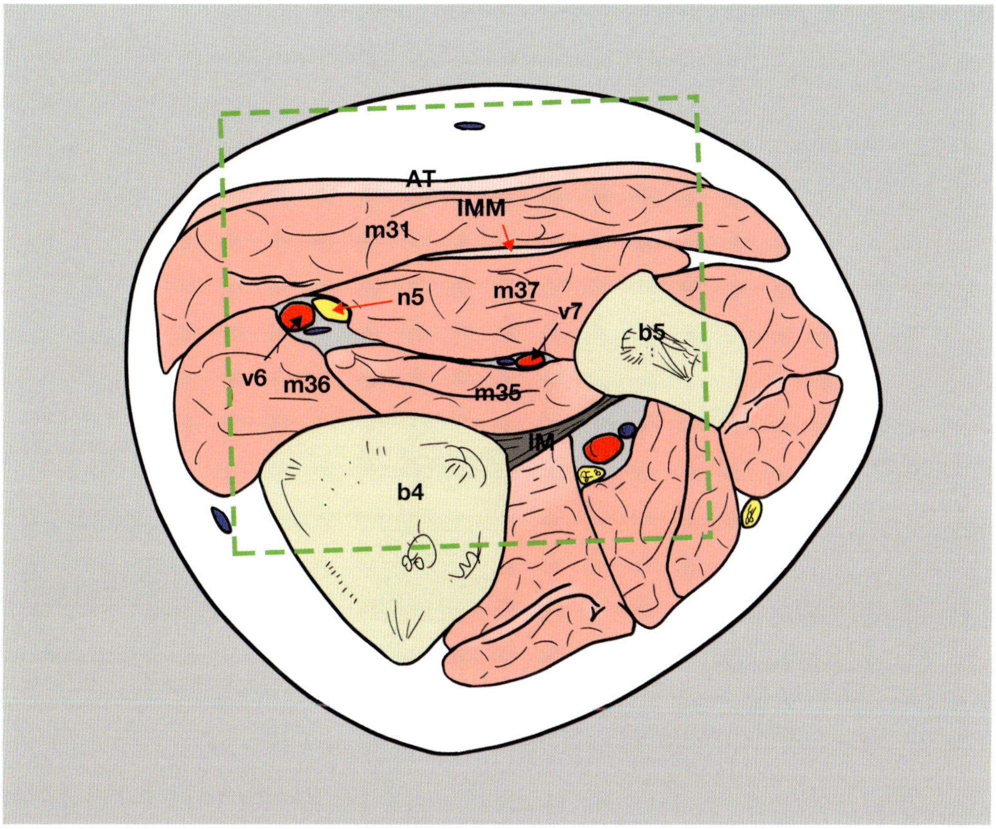

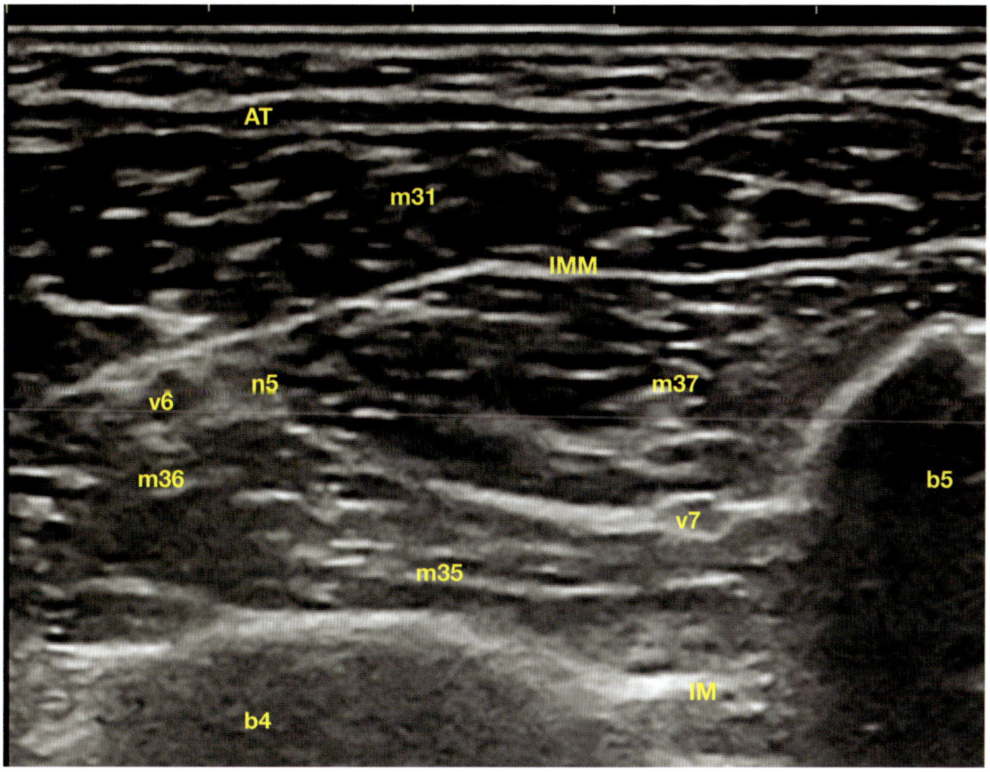

- m31：ヒラメ筋
- m35：後脛骨筋
- m36：長趾屈筋
- m37：長母趾屈筋
- AT：アキレス腱
- IMM：筋間膜
- b4：脛骨
- b5：腓骨
- IM：骨間膜
- n5：脛骨神経
- v6：脛骨動脈
- v7：腓骨動脈
- 写真の左方向：内側
- 写真の右方向：外側

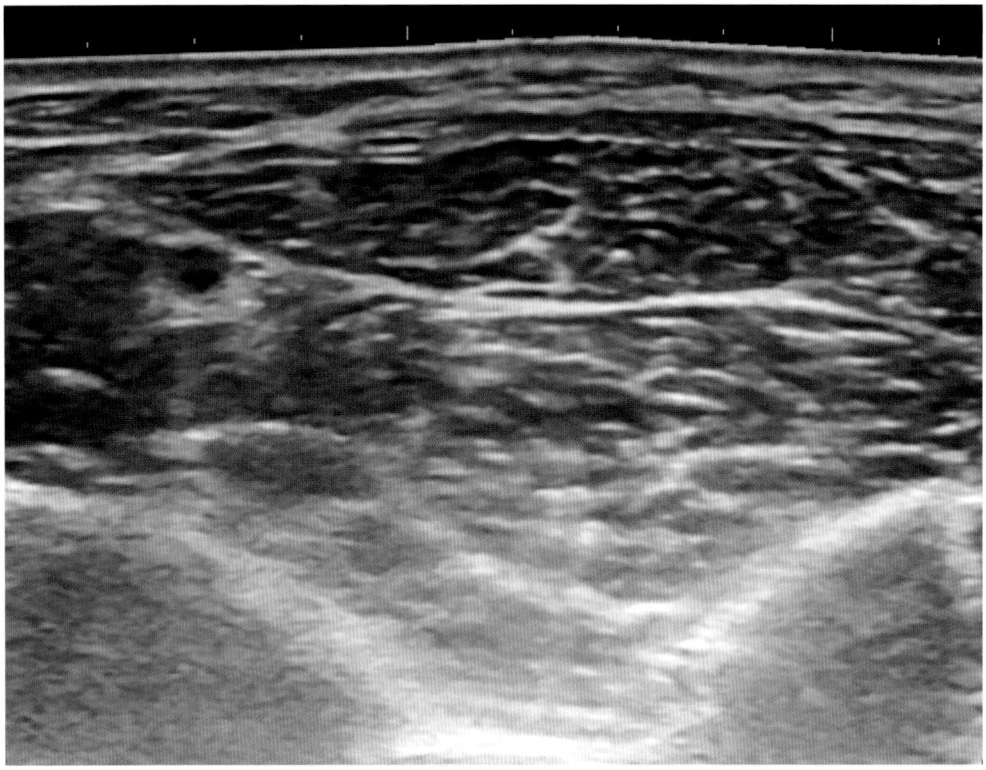

9.10: 下腿後面遠位部

この画像には，ヒラメ筋の終末部がその上（浅層）を走行するアキレス腱とともに描出されている．足底筋腱は，すでにこれらの筋の左（内側）に移動している．画像左，ヒラメ筋の下（深層）を見ると，脛骨動脈と脛骨神経が長趾屈筋と長母趾屈筋の間を走行している．後脛骨筋はまだこれらの筋群の下，脛骨と骨間膜の上にとどまっている．腓骨動脈の位置は変わらず，画像右下（外側深層）を走行している．

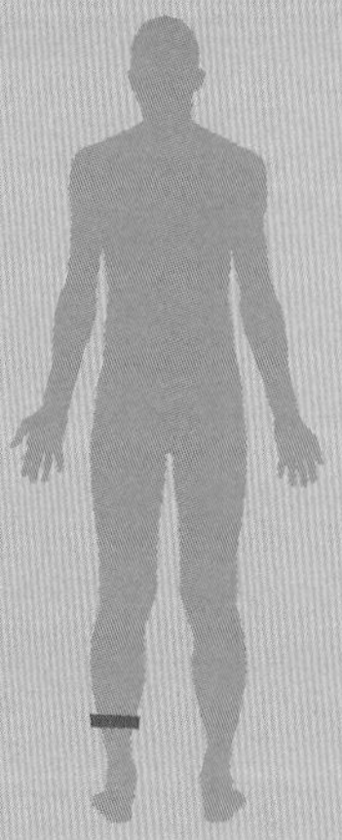

下腿後面遠位部

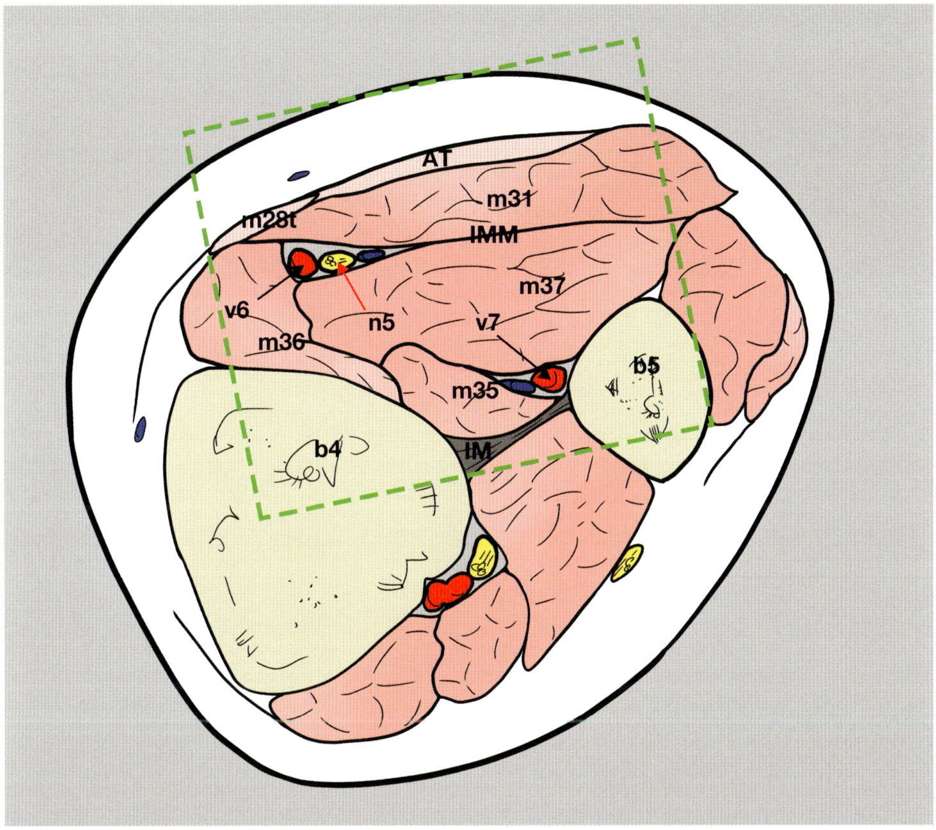

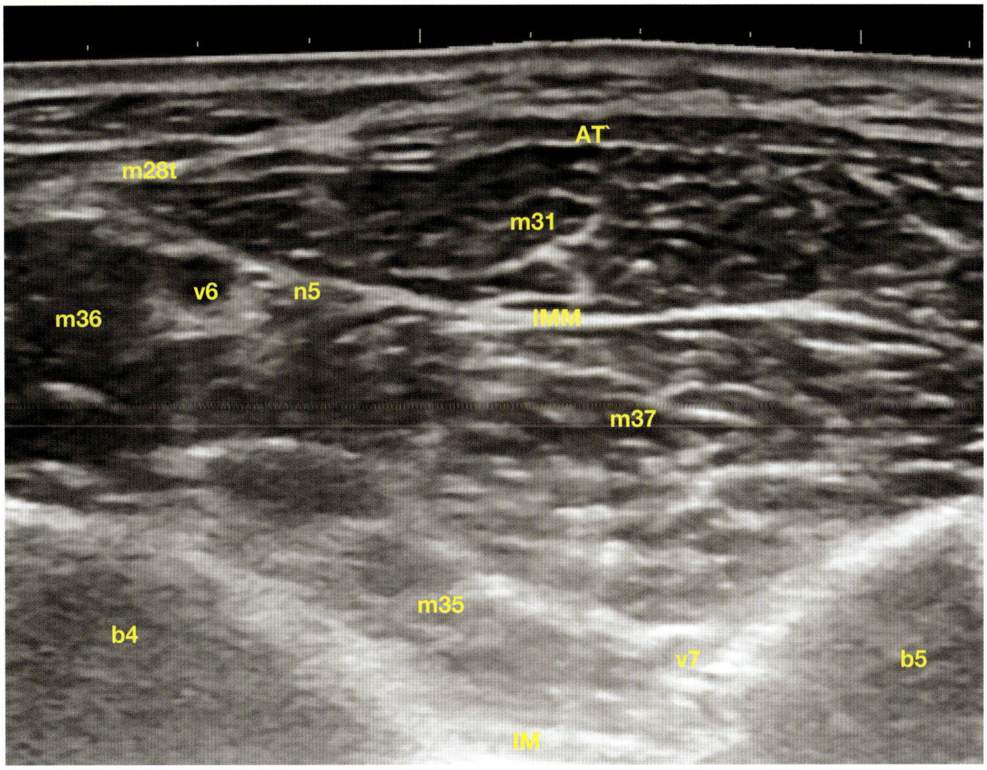

- m28t：足底筋腱
- m31：ヒラメ筋
- m35：後脛骨筋
- m36：長趾屈筋
- m37：長母趾屈筋
- AT：アキレス腱
- IMM：筋間膜
- b4：脛骨
- b5：腓骨
- IM：骨間膜
- n5：脛骨神経
- v6：脛骨動脈
- v7：腓骨動脈
- 写真の左方向：内側
- 写真の右方向：外側

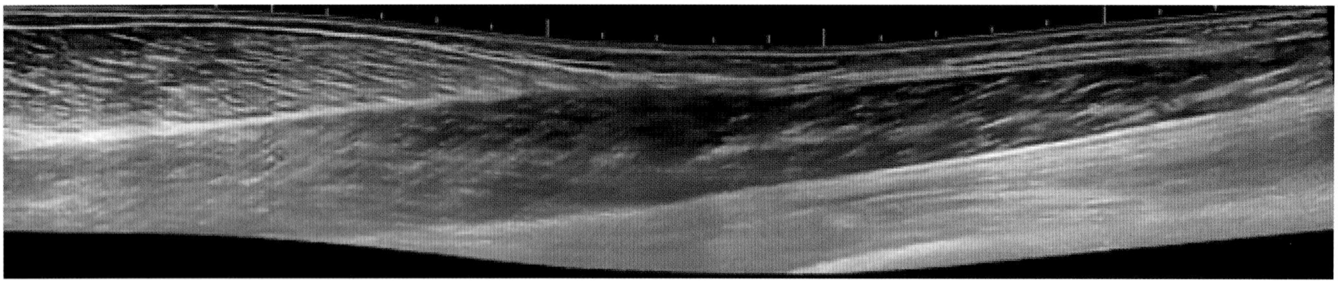

画像9.11から9.15までは下腿後面の矢状断面像で，正常像と異常像を示している．

9.11: 下腿後面の矢状断

この画像は下腿後面を左（近位）から右（遠位）へと観察した矢状断面像で，腓腹筋筋腹の内側部からアキレス腱遠位部までが描出されている．腓腹筋内側部のすぐ下（深層）に見えるヒラメ筋は，表層から2番目の層に見え，画像の横幅いっぱいに広がっている．画像左，腓腹筋とヒラメ筋の間には，これらの腱膜が高エコーの線状構造として見えている．ヒラメ筋の下，第3層には，長母趾屈筋が映っていて画像中央深部から右端へと走行している．脛骨神経は長母趾屈筋と平行に走行しており，その様子が画像右1/3に映っている．脛骨の後内側縁が画像右の最も深い部分に見えている．

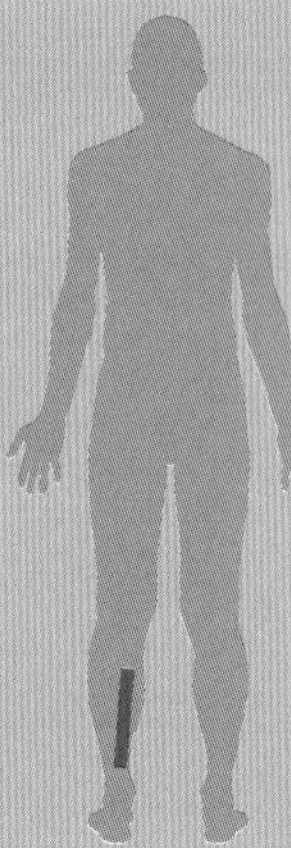

下腿後面の矢状断

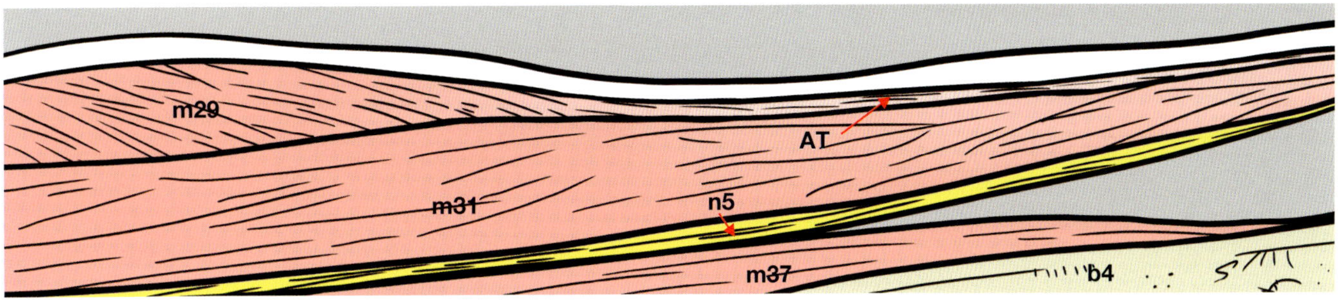

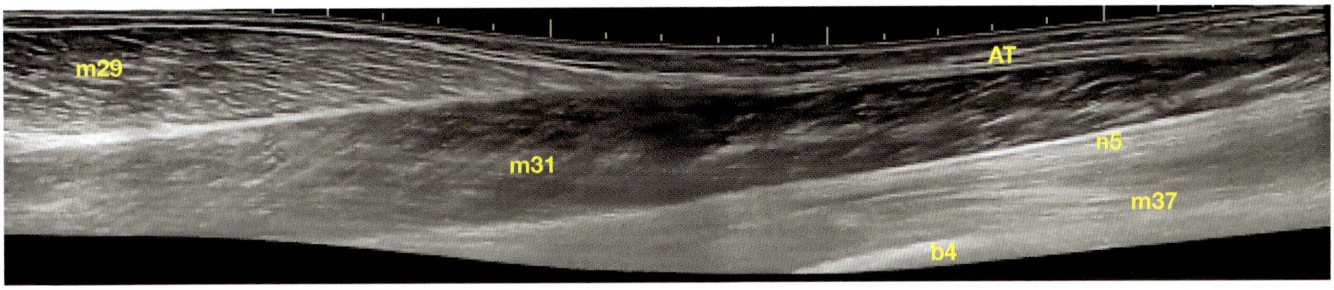

- m29：腓腹筋内側頭
- m31：ヒラメ筋
- m37：長母趾屈筋
- AT：アキレス腱
- b4：脛骨
- n5：脛骨神経
- 写真の左方向：近位
- 写真の右方向：遠位

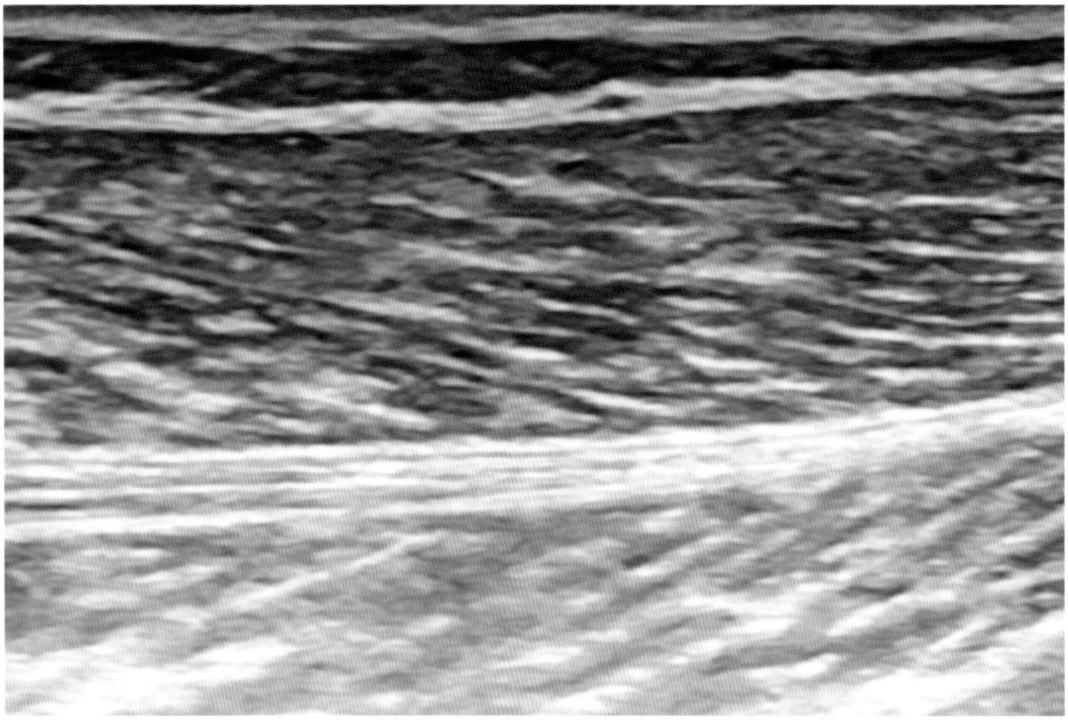

9.12: 足底筋腱

この画像は腓腹筋内側頭とヒラメ筋の拡大像で，これらの筋肉の間を足底筋腱が走行している様子が見て取れる．足底筋腱を包むように見みえているのが腓腹筋・ヒラメ筋腱膜である．

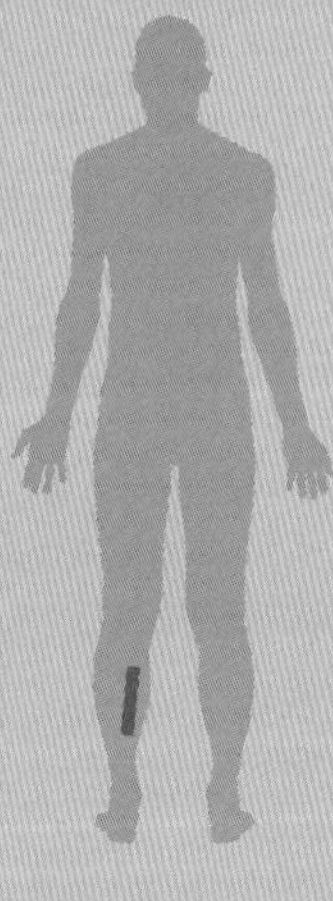

足底筋腱

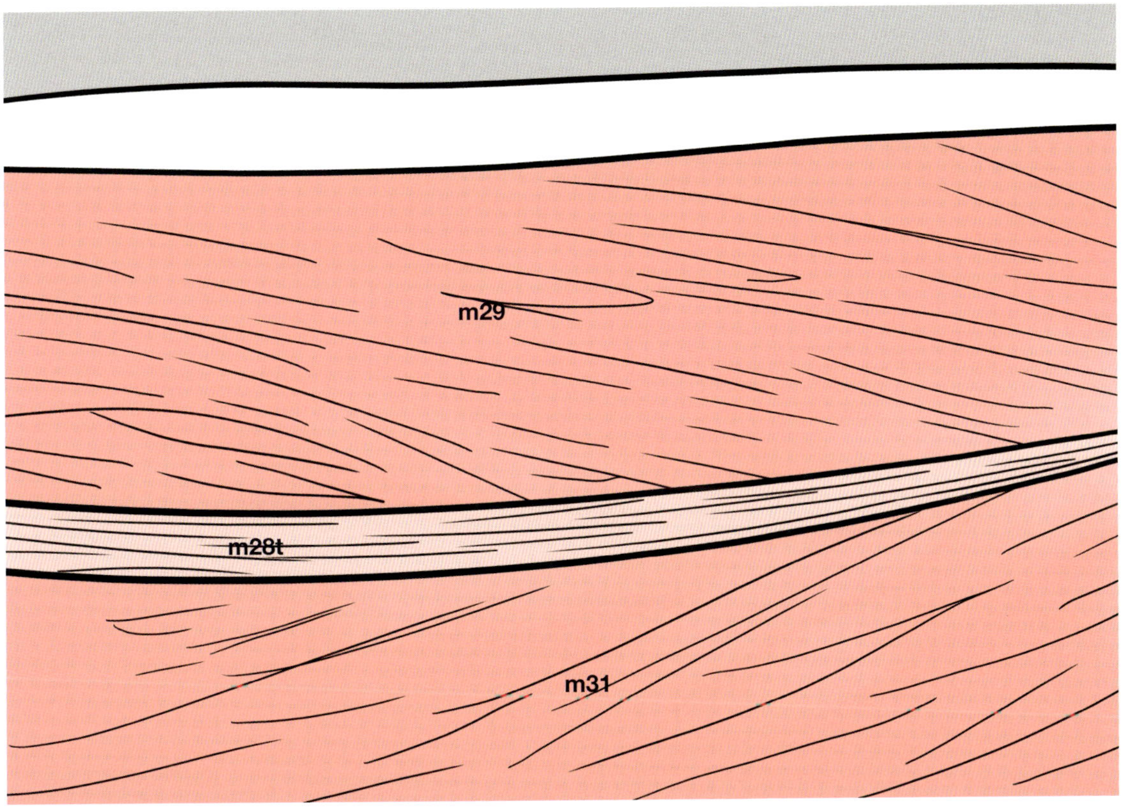

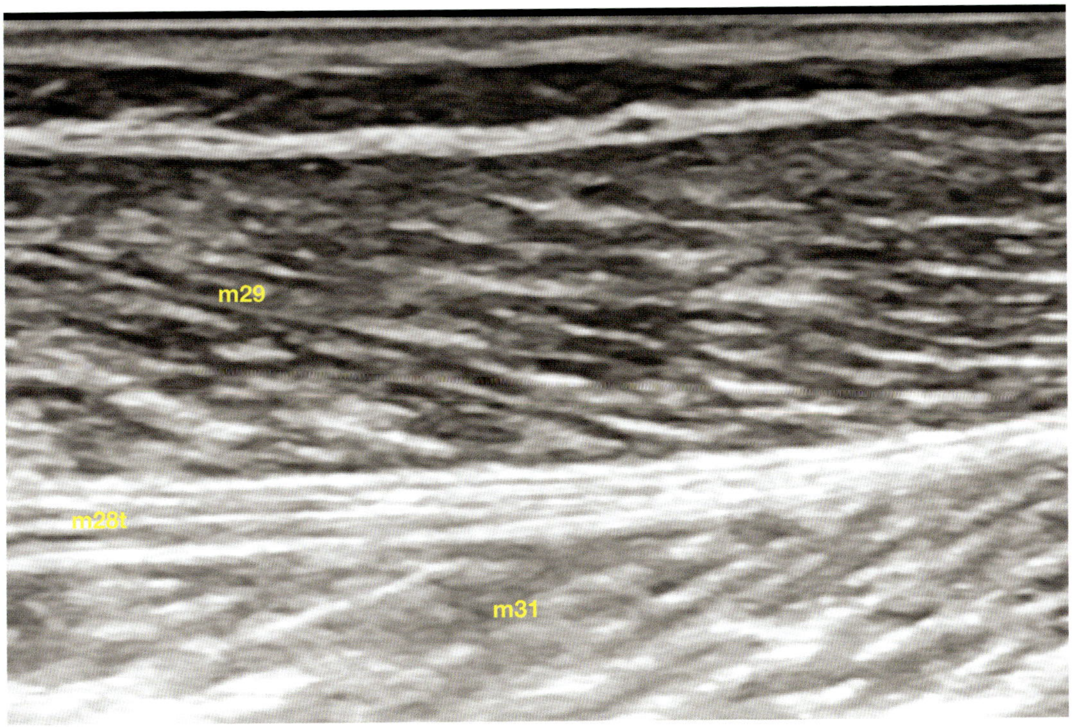

- m28t：足底筋腱
- m29：腓腹筋内側頭
- m31：ヒラメ筋
- 写真の左方向：近位
- 写真の右方向：遠位

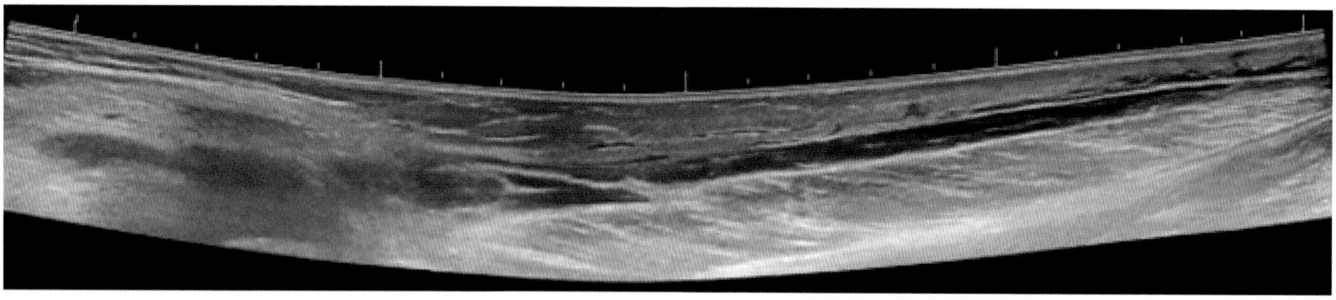

9.13: 膝窩嚢胞の破裂

この画像には破裂した膝窩嚢胞が映っている．嚢胞の残存部が画像左（近位）に見える．一方，破裂した嚢胞から流出した液状物が上（浅層）へと向かい，腓腹筋内側頭後面と皮下脂肪との間に分け入っている様子が見て取れる．腓腹筋とヒラメ筋の筋腹には乱れは生じていない．

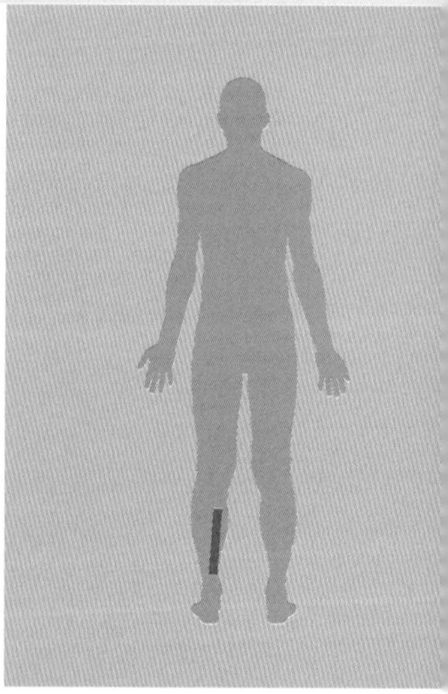

膝窩嚢胞の破裂

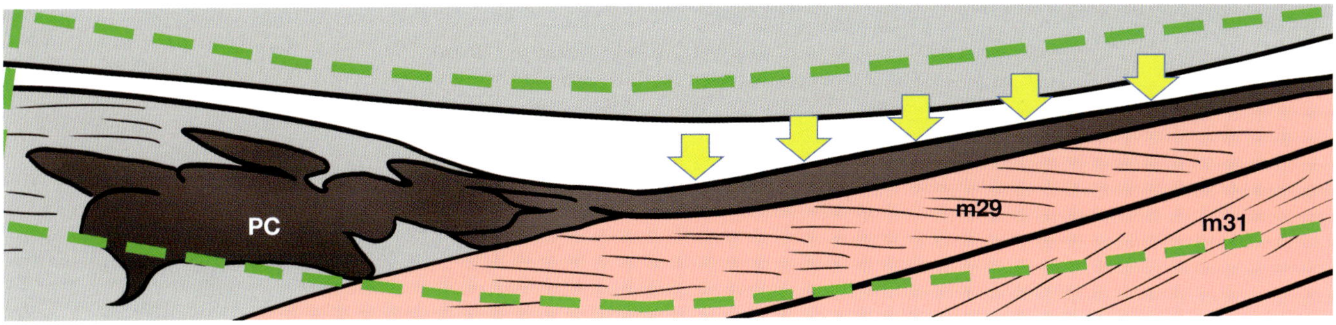

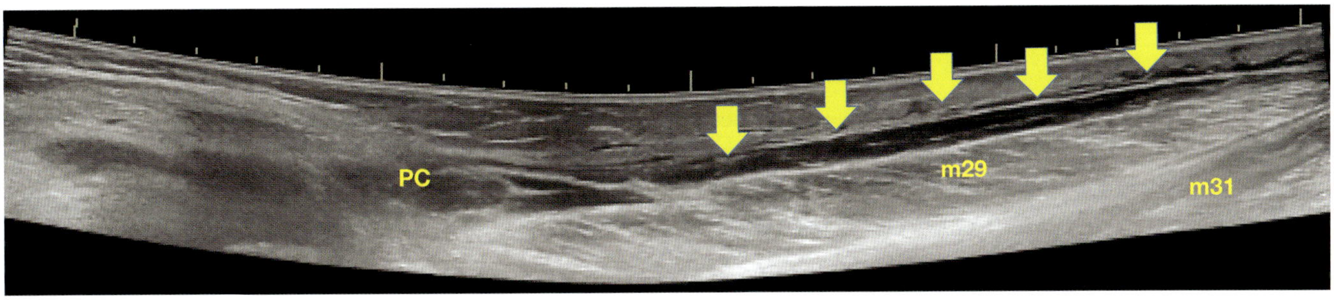

- m29：腓腹筋内側頭
- m31：ヒラメ筋
- PC：膝窩嚢胞
- 矢印：膝窩嚢胞が破裂して流出した液体
- 写真の左方向：近位
- 写真の右方向：遠位

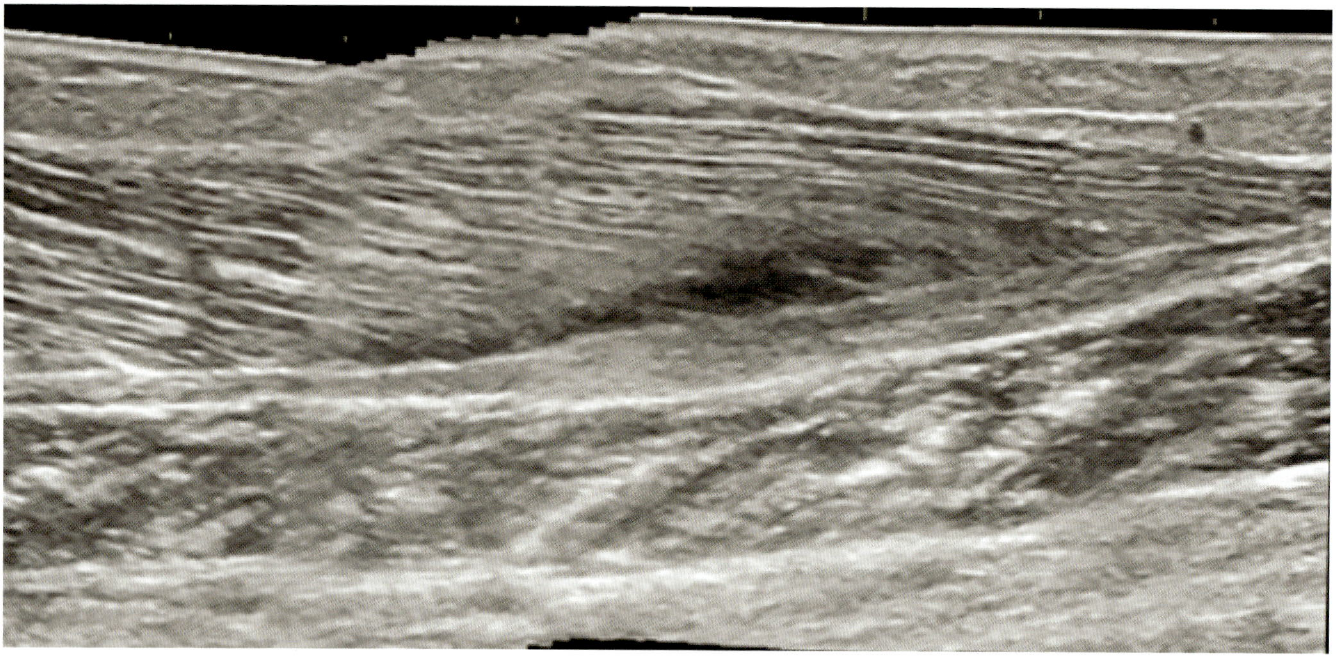

9.14: 腓腹筋部分断裂

画像9.13とは対照的に，この画像には腓腹筋内側頭がその腱膜から部分断裂している様子が映っている．いくつかの筋線維が退縮して見える一方で，断裂していない正常な筋線維もあることに注目していただきたい．筋線維が斜めに走っているヒラメ筋には断裂像はなく，完全に正常といえる．ヒラメ筋の下（深層）に映る長母趾屈筋の筋線維の走行も斜めである．

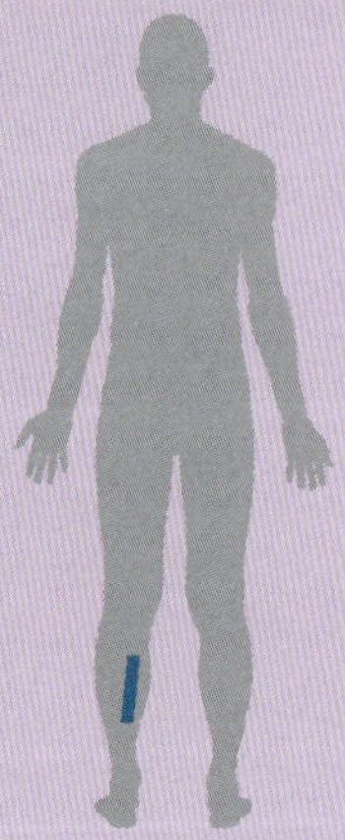

腓腹筋部分断裂

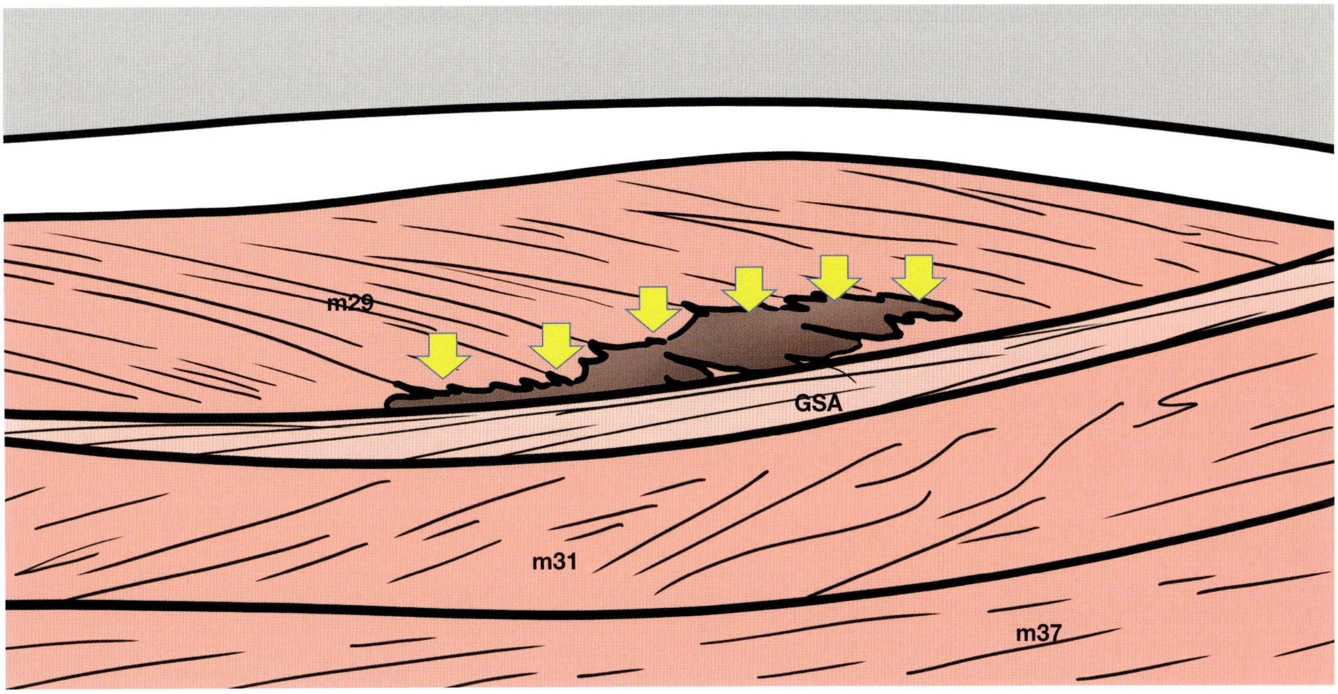

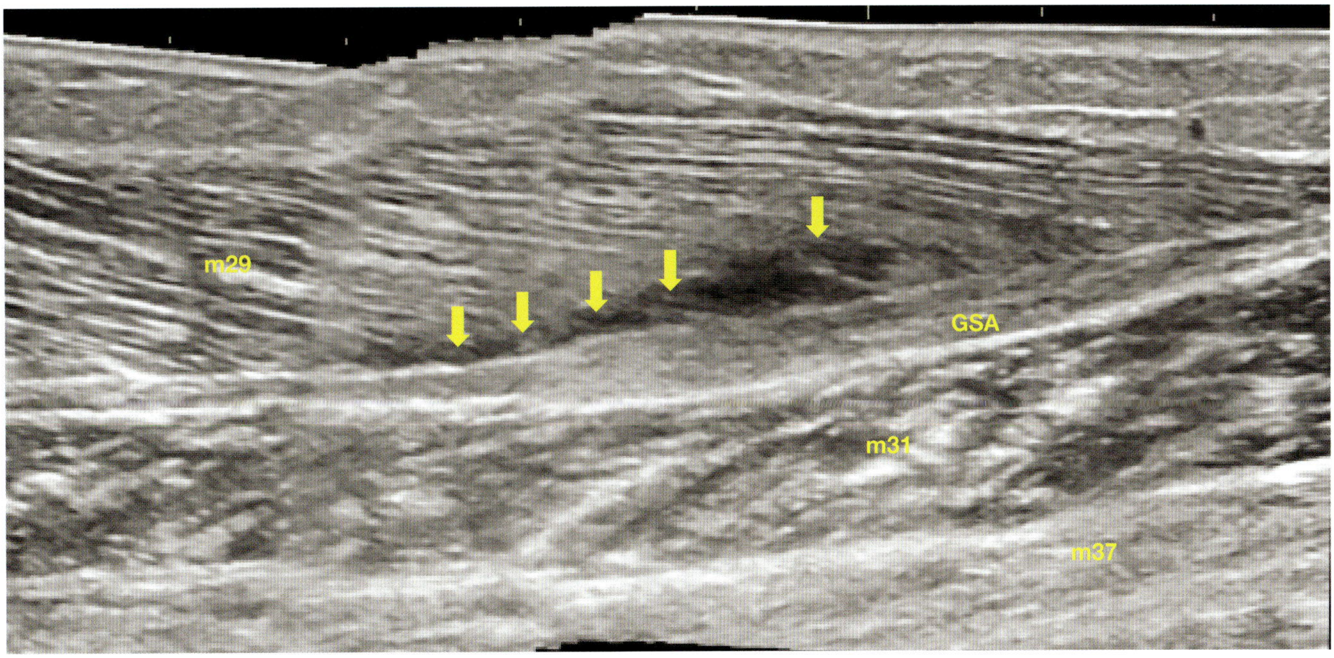

- m29：腓腹筋内側頭
- m31：ヒラメ筋
- m37：長母趾屈筋
- GSA：腓腹筋・ヒラメ筋腱膜
- 矢印：断裂部
- 写真の左方向：近位
- 写真の右方向：遠位

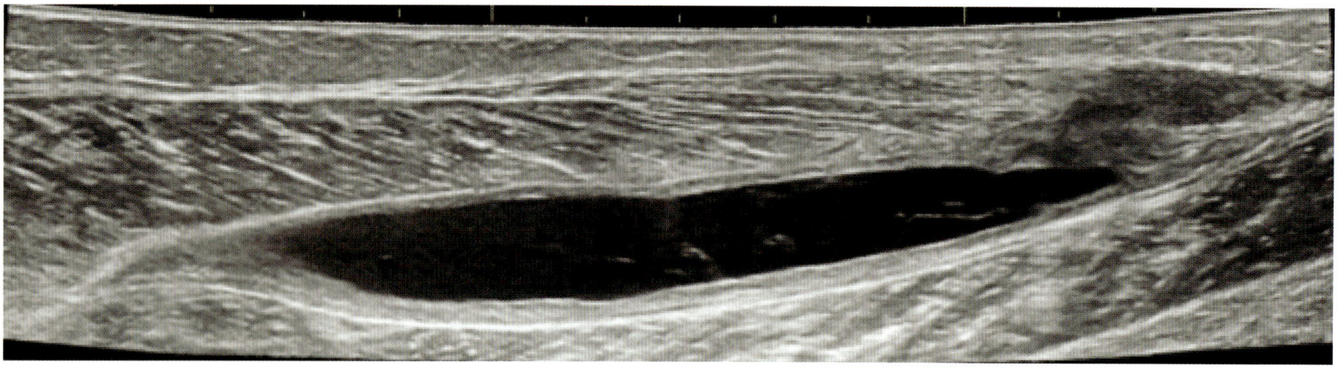

9.15: 筋間に生じた血腫

この画像は，横幅を広くとって下腿後面を観察した矢状断面像である．断裂した筋組織から生じた血腫が，腓腹筋とヒラメ筋の腱膜の間を長さ9cmにわたって引き裂いている様子が見て取れる．血腫の上下に見える腱膜線維に注目していただきたい．腓腹筋内側頭の断裂部位が画像右に低エコー域として描出されている．長母趾屈筋は画像右下隅（遠位深層）に見えている．

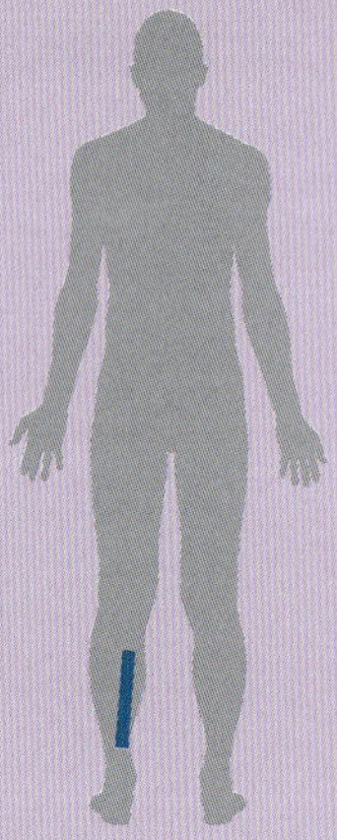

筋間に生じた血腫

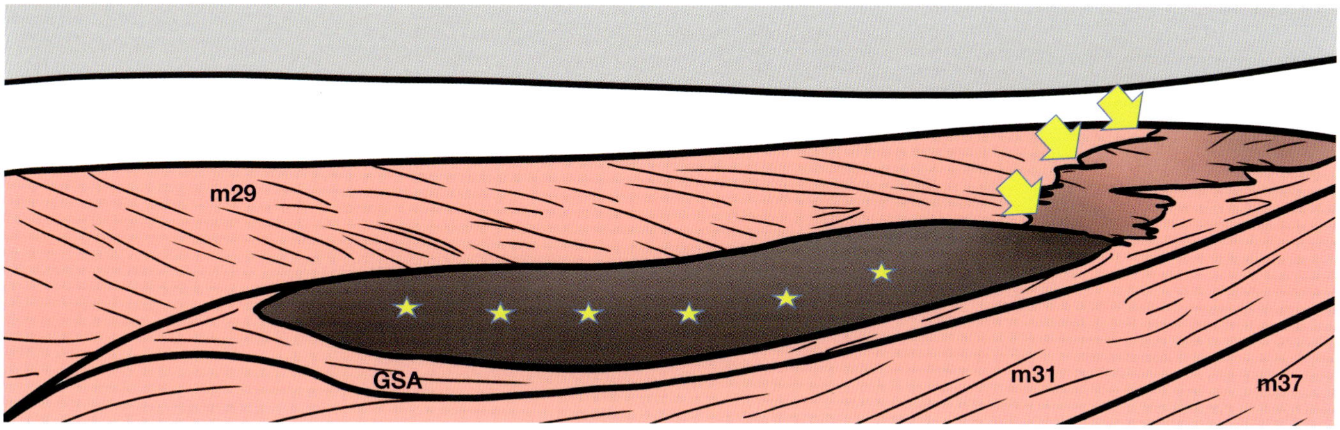

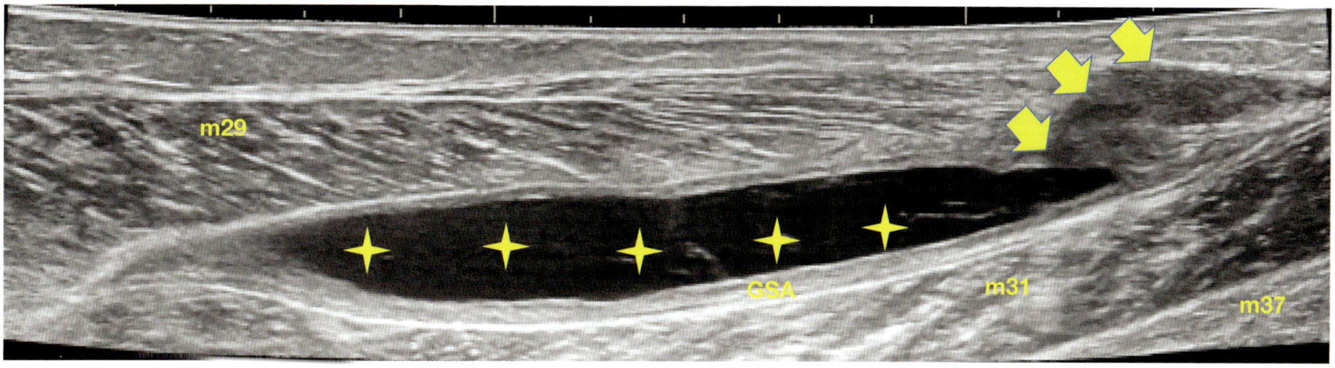

- m29：腓腹筋内側頭
- m31：ヒラメ筋
- m37：長母趾屈筋
- GSA：腓腹筋・ヒラメ筋腱膜

- 矢印：断裂部
- 星印：血腫
- 写真の左方向：近位
- 写真の右方向：遠位

CHAPTER 10

足関節

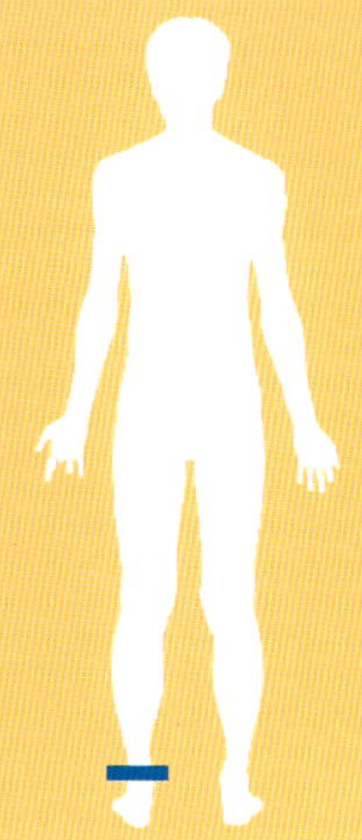

足関節の前面と外側面は同時に観察することができる．被検者を仰臥位に寝かせ，下腿を幾分内旋させるとよい．内側面と後面の観察も同時に行う．被検者を伏臥位にして，足部を検査台の端から出し，下腿は内旋させておく．

足関節の前外側面

足関節の後内側面

足関節後部

足関節の前外側面

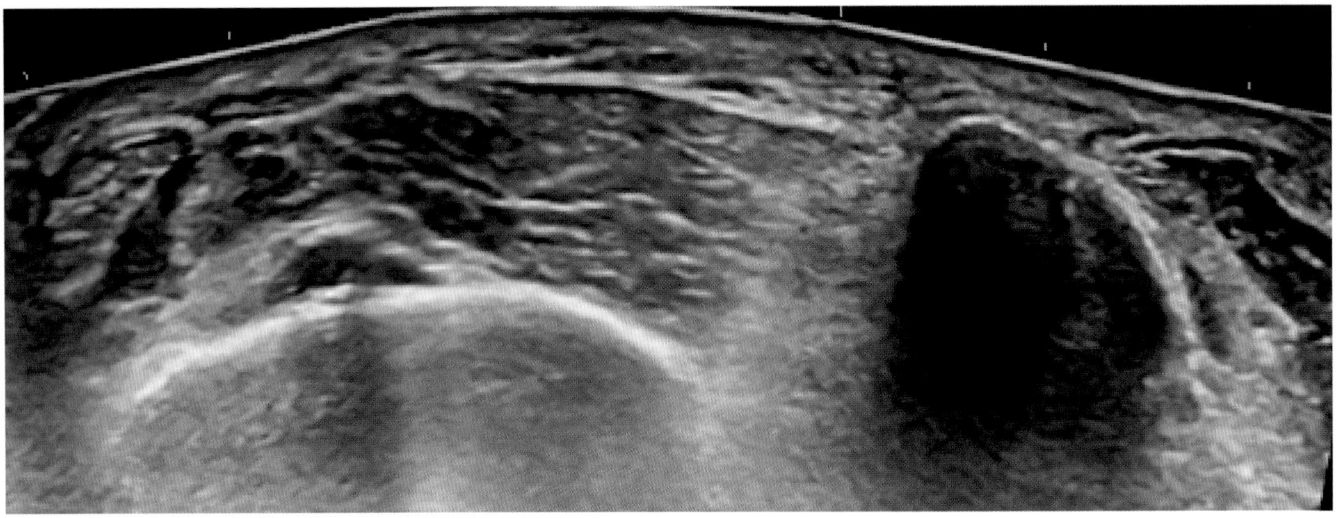

10.1: 前外側の筋群

この画像では前方筋区画の3つの筋肉（前脛骨筋，長母趾伸筋，長趾伸筋）が左（内側）から右（外側）へと並んでいるのがわかる．前脛骨動脈は長母趾伸筋の下（深層）を走行しており，その右を深腓骨神経が並走する．画像右には，短腓骨筋が長腓骨筋の下から滑り出て，その位置をより右へ移す様子が描出されている．腓骨の左，長趾伸筋の上（浅層）には浅腓骨神経が見えている．

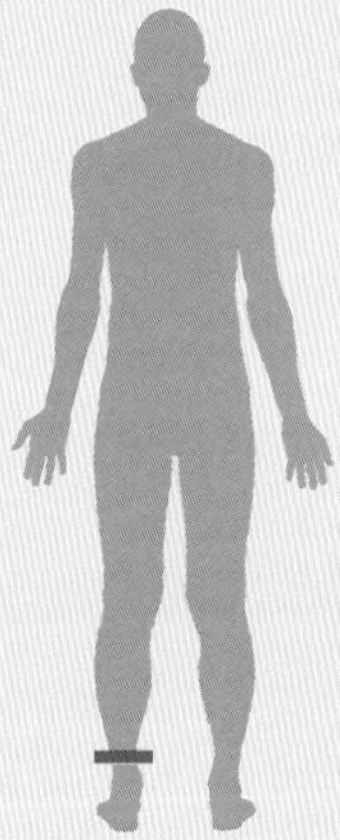

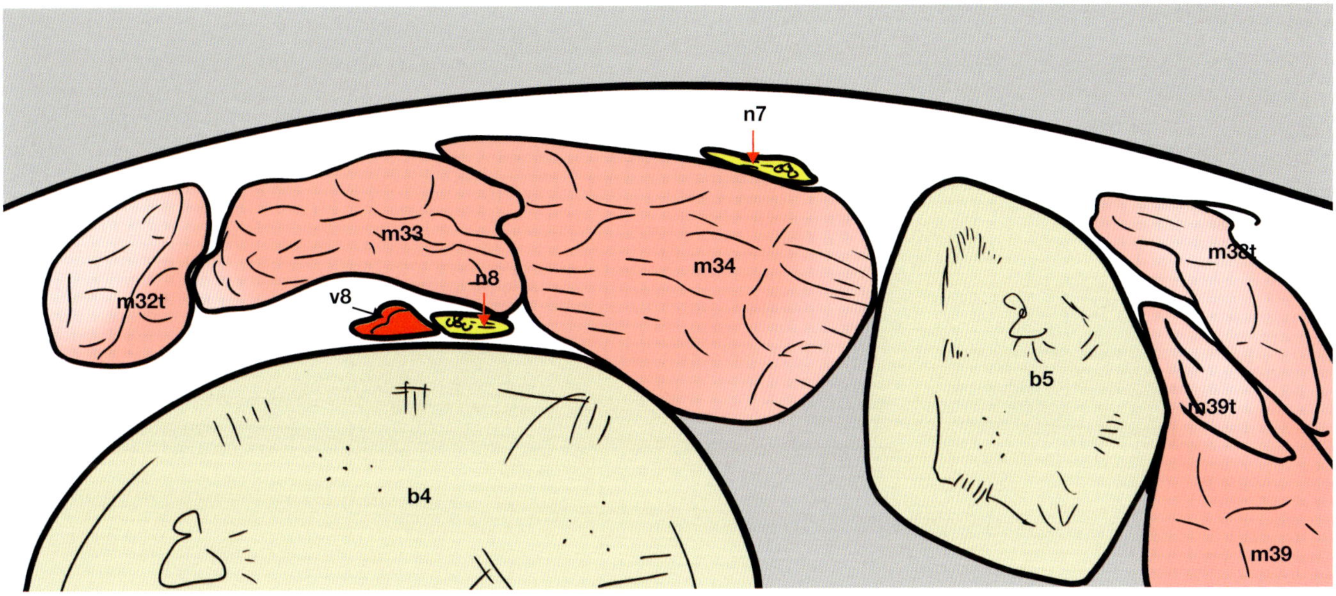

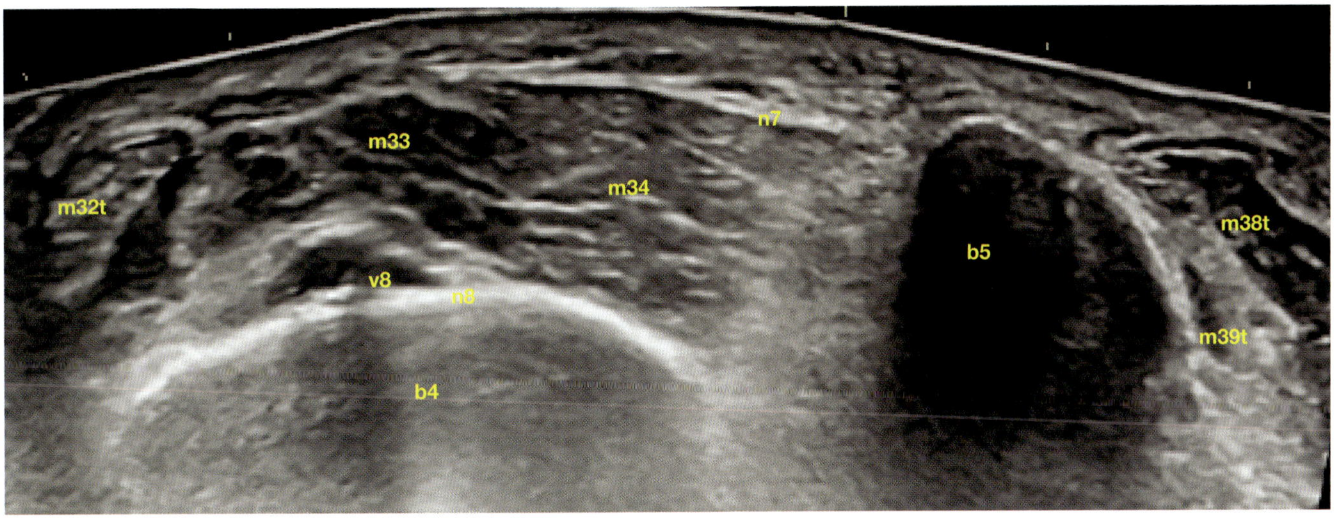

- m32t：前脛骨筋腱
- m33：長母趾伸筋
- m34：長趾伸筋
- m38t：長腓骨筋腱
- m39：短腓骨筋
- m39t：短腓骨筋腱
- b4：脛骨
- b5：腓骨
- n7：浅腓骨神経
- n8：深腓骨神経
- v8：前脛骨動脈
- 写真の左方向：内側
- 写真の右方向：外側

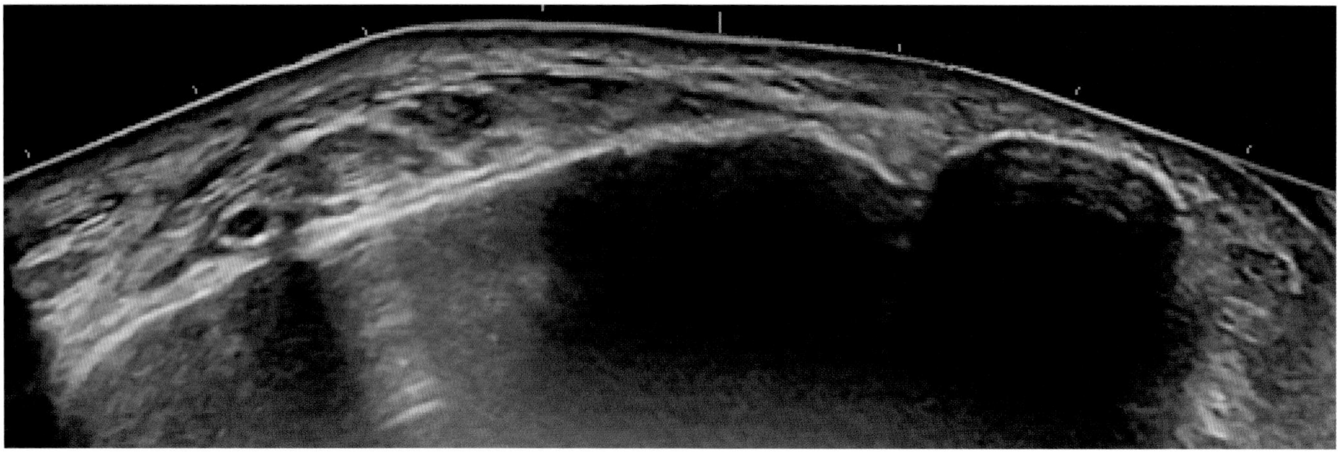

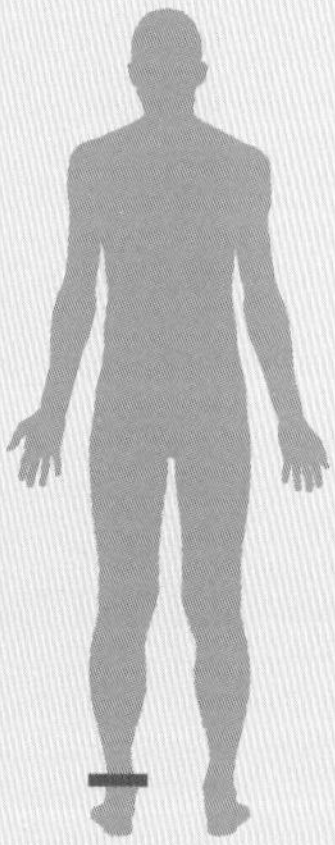

10.2: 伸筋腱

この画像は，前頁の画像10.1とほぼ同じものである．ただ，伸筋群は足関節のすぐ前方，脛骨遠位端のレベルで，すでに腱組織へと移行している．

伸筋腱

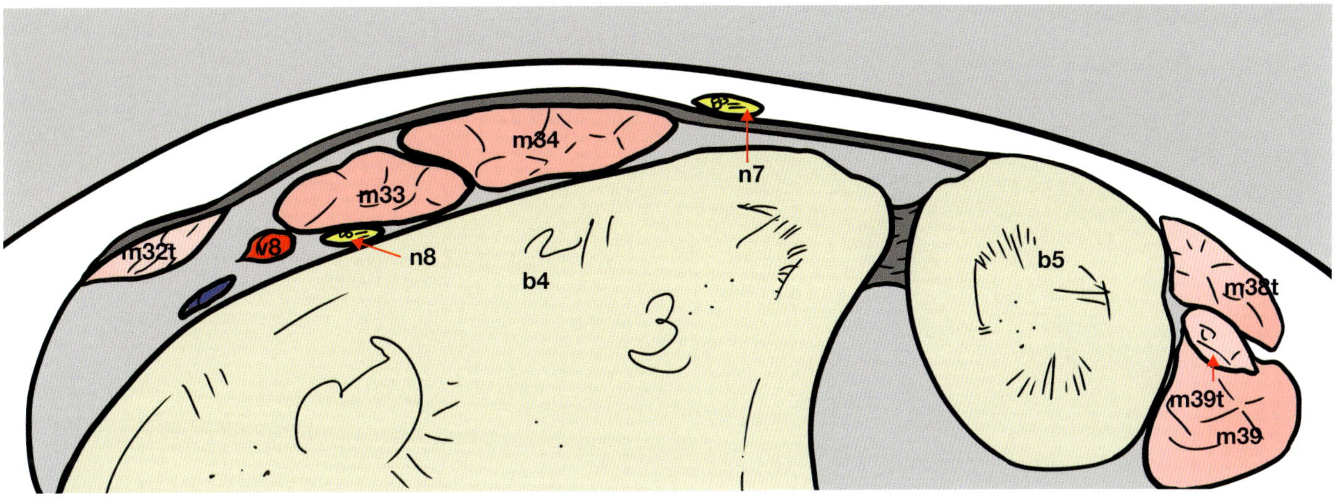

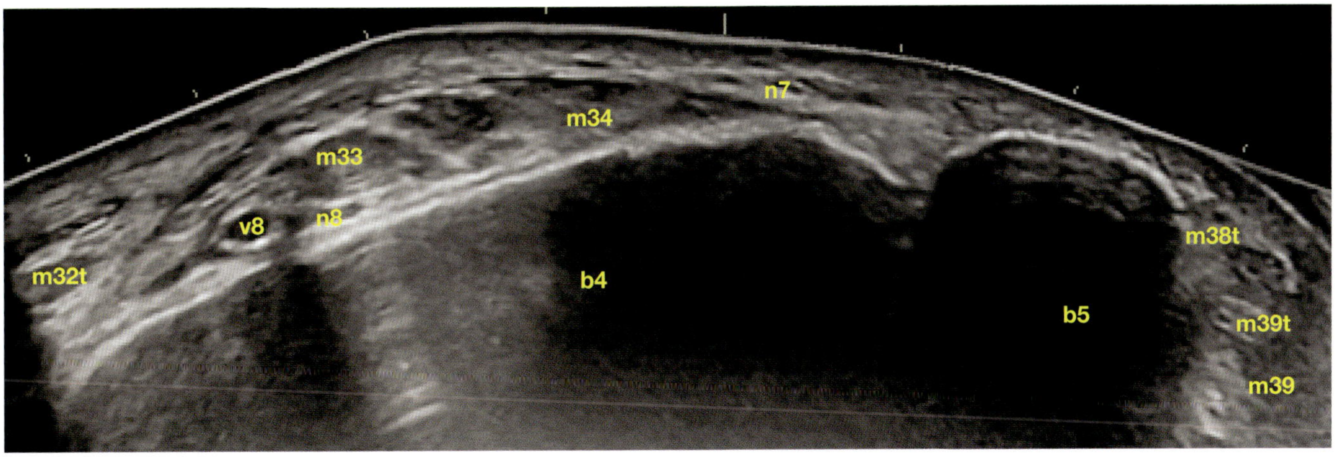

- m32t：前脛骨筋腱
- m33：長母趾伸筋
- m34：長趾伸筋
- m38t：長腓骨筋腱
- m39：短腓骨筋
- m39t：短腓骨筋腱
- b4：脛骨
- b5：腓骨
- n7：浅腓骨神経
- n8：深腓骨神経
- v8：前脛骨動脈
- 写真の左方向：内側
- 写真の右方向：外側

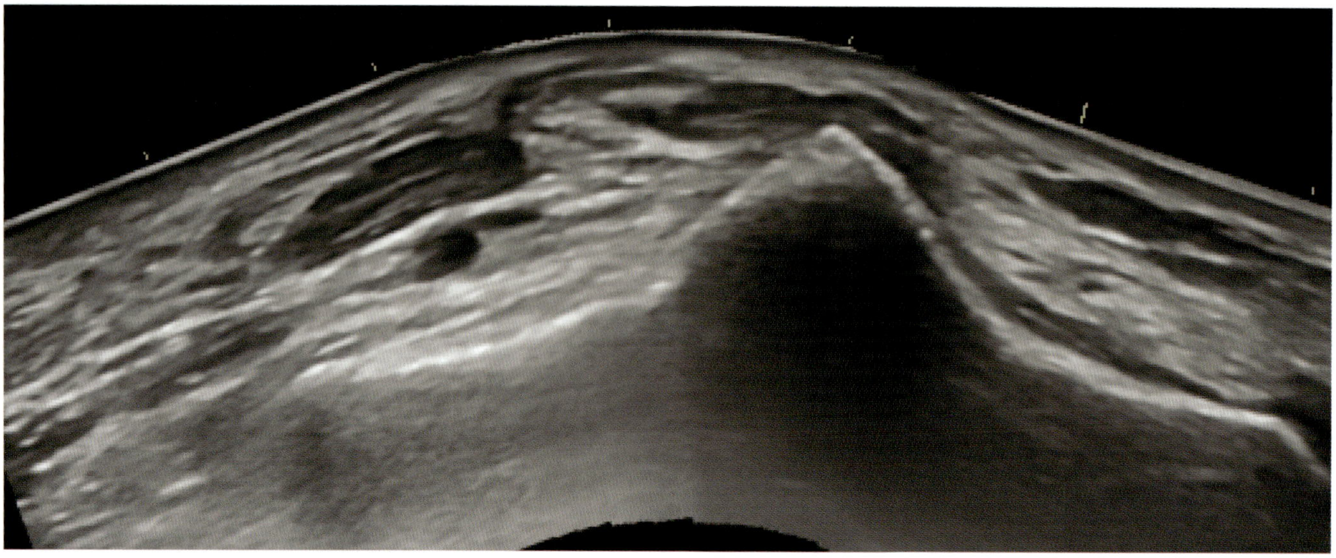

10.3: 足背動脈

この画像には，足関節の前方部分が距骨体部を覆うように映っている．深腓骨神経はすでに前脛骨動脈の左（内側）へと移動している．このレベルでは前脛骨動脈は足背動脈と呼ばれる．3つの伸筋腱は，次第に離れてお互いの距離をとるようになり，足部にあるそれぞれの停止部へと向かう．画像右（外側）には，2つの腓骨筋腱が並んで見えており，踵骨の腓骨筋結節へ向かって遠位へと走行する．

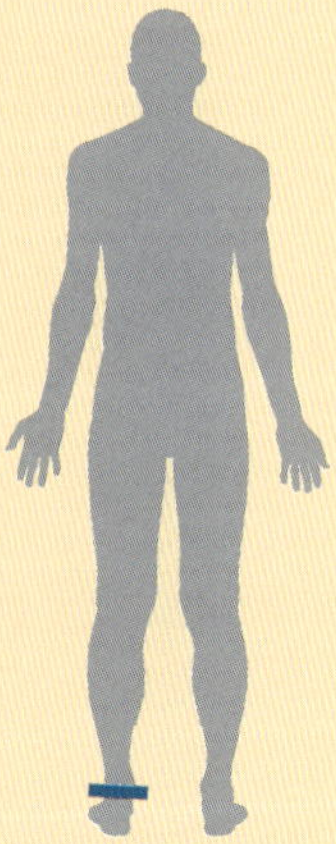

足背動脈

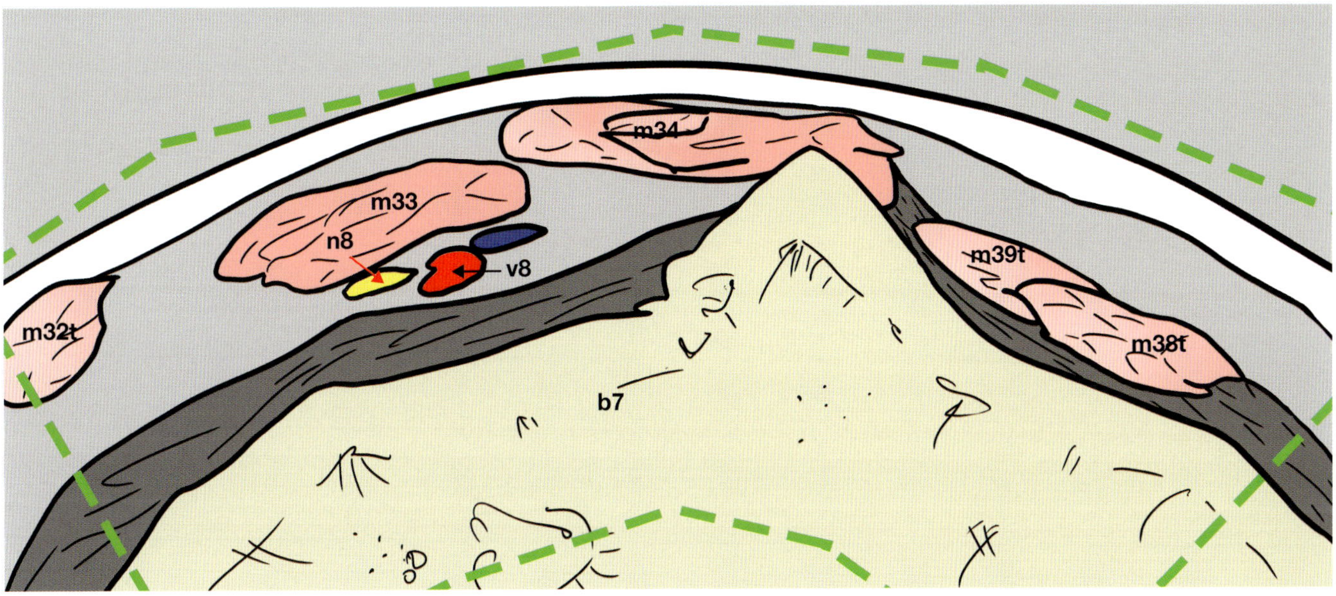

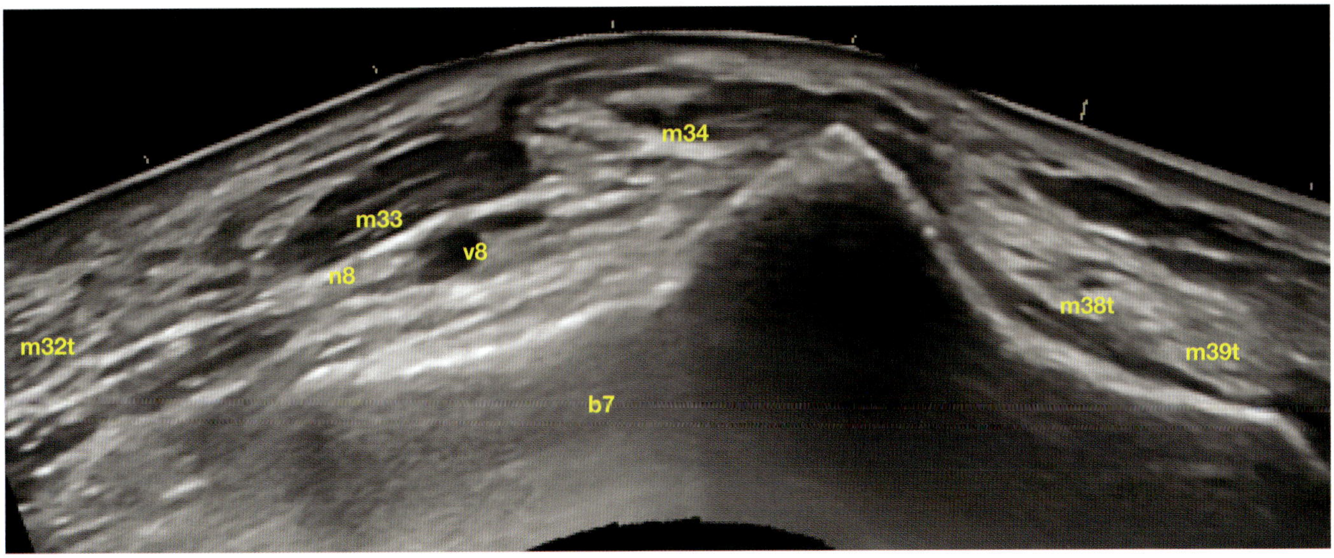

- m32t：前脛骨筋腱
- m33：長母趾伸筋
- m34：長趾伸筋
- m38t：長腓骨筋腱
- m39t：短腓骨筋腱
- b7：距骨
- n8：深腓骨神経
- v8：前脛骨動脈
- 写真の左方向：内側
- 写真の右方向：外側

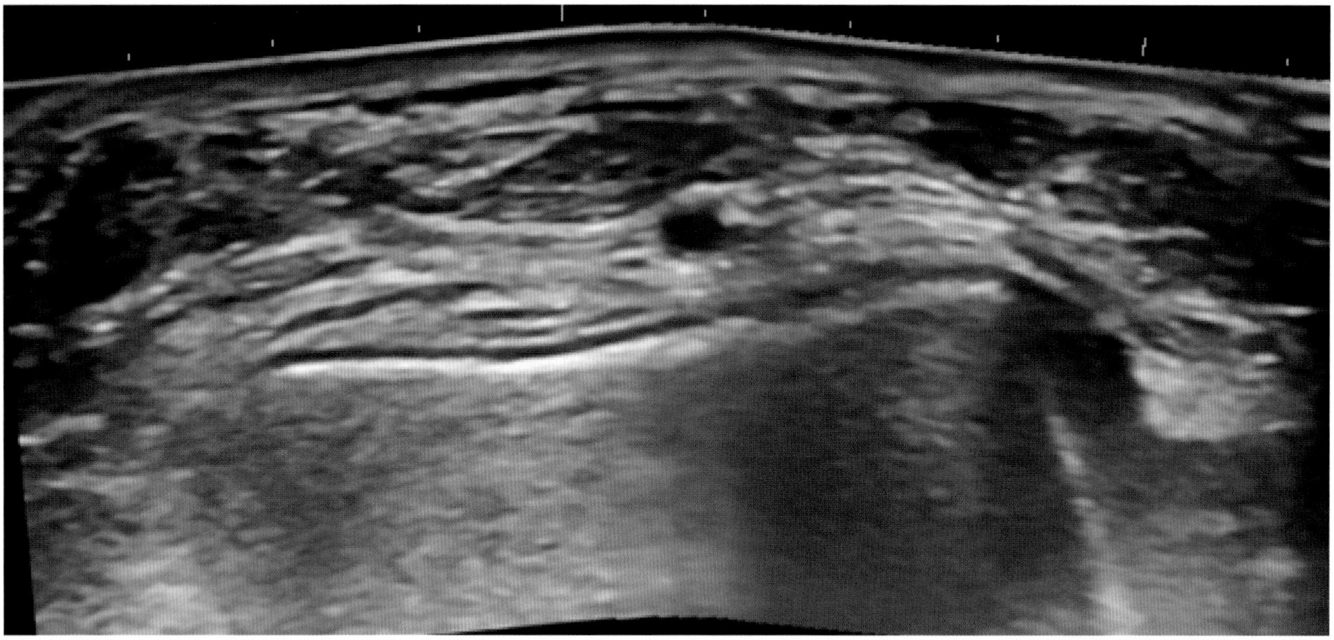

10.4: 距骨滑車部

この画像には，足関節のより前方にある距骨滑車部と，それを覆う関節軟骨が描出されている．距骨の前方には足関節前脂肪体が見える．腱と神経・血管はこの脂肪体の上（浅層）を走行している．

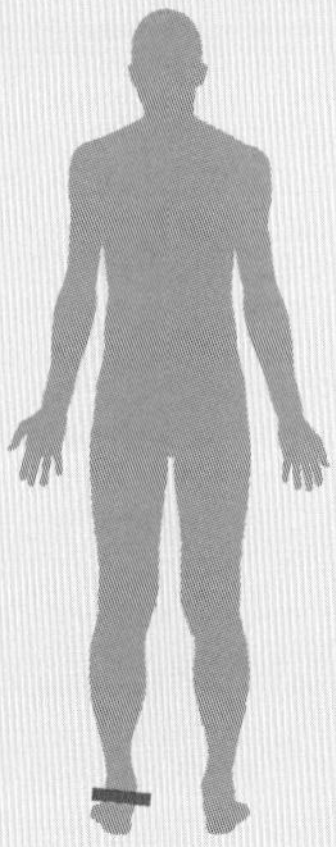

距骨滑車部

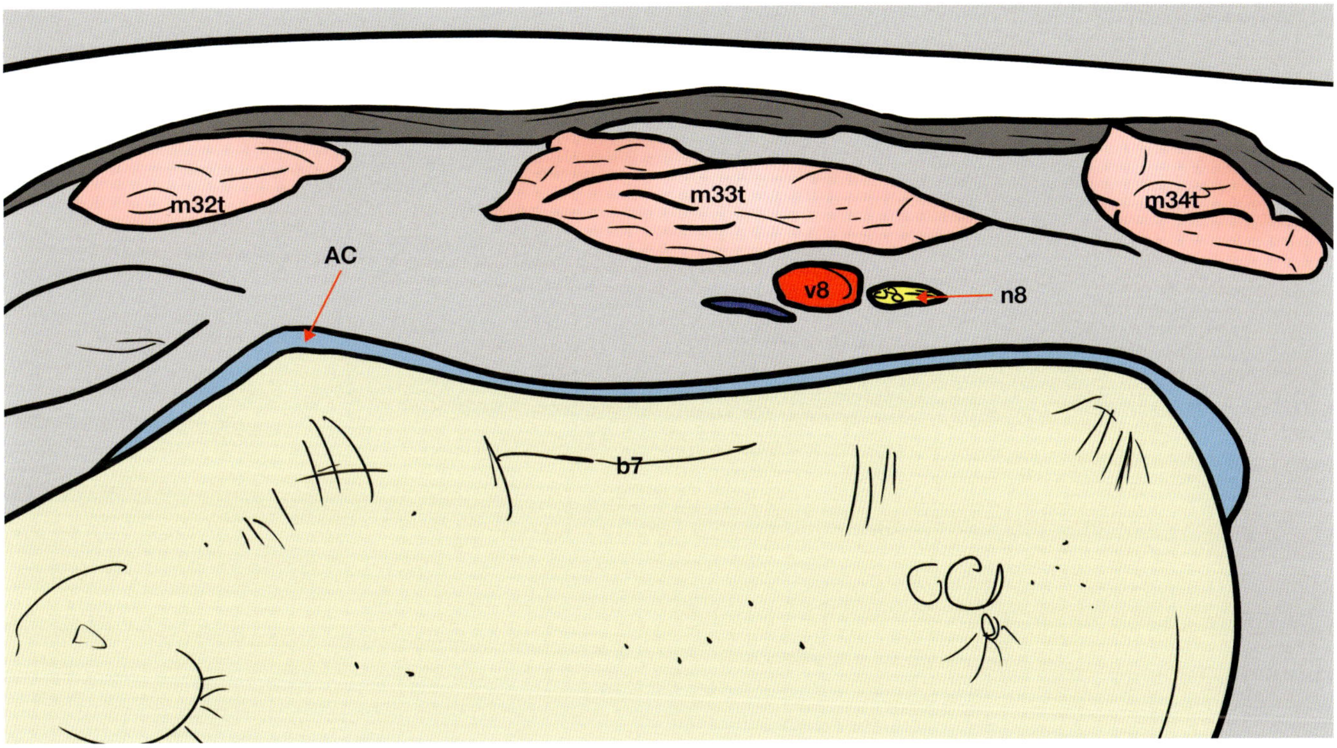

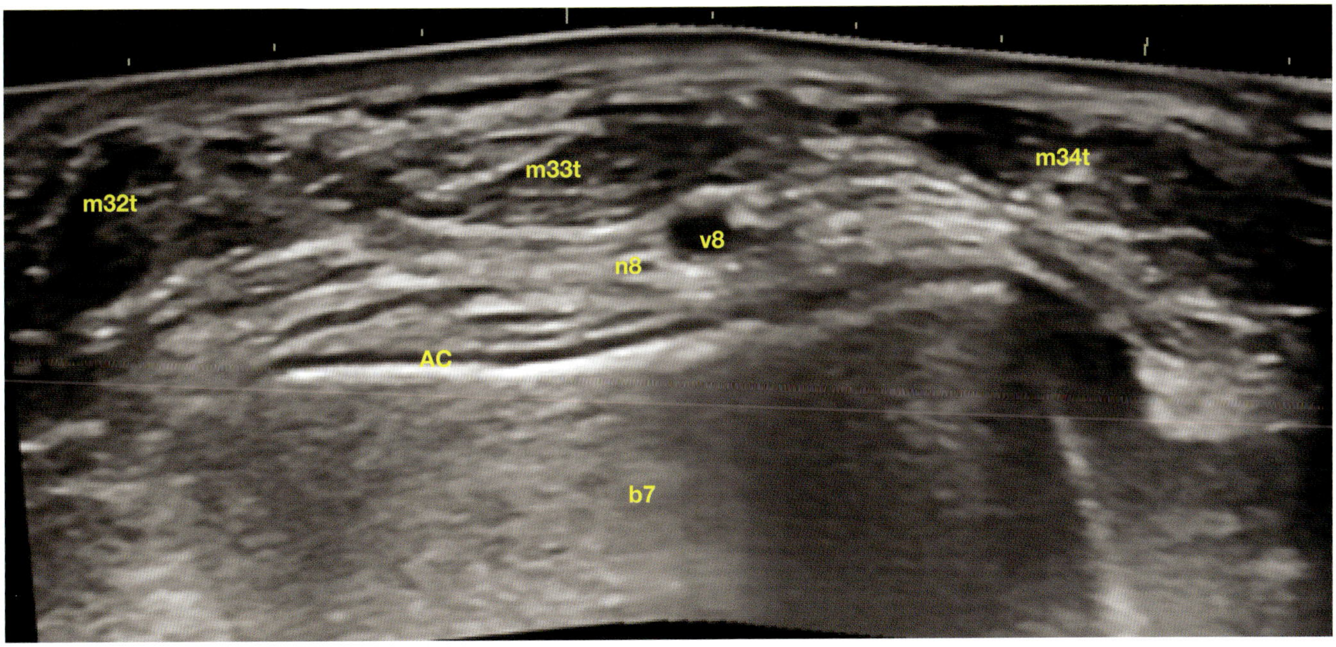

- m32t：前脛骨筋腱
- m33t：長母趾伸筋腱
- m34t：長趾伸筋腱
- b7：距骨
- AC：関節軟骨
- n8：深腓骨神経
- v8：前脛骨動脈
- 写真の左方向：内側
- 写真の右方向：外側

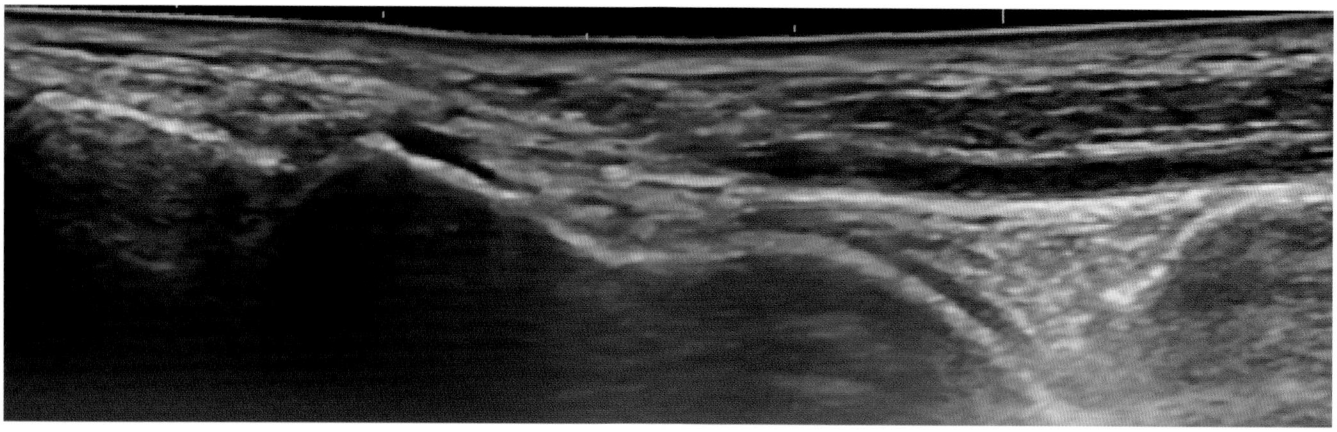

10.5: 長母趾伸筋

この画像は足関節前方の矢状断面である．長母趾伸筋腱が前脛骨動脈のすぐ上（浅層）を走行している．これらの下（深層）に，足関節前面が見える．画像右側（近位）には脛骨遠位部が映っており，そのすぐ左（遠位）に前脂肪体が見える．距骨の関節面は，この脂肪体の左下にある．画像中央から左側に向かって順番に，距骨滑車，距骨頚部，距骨頭が見えている．画像左端に映っているのは舟状骨である．

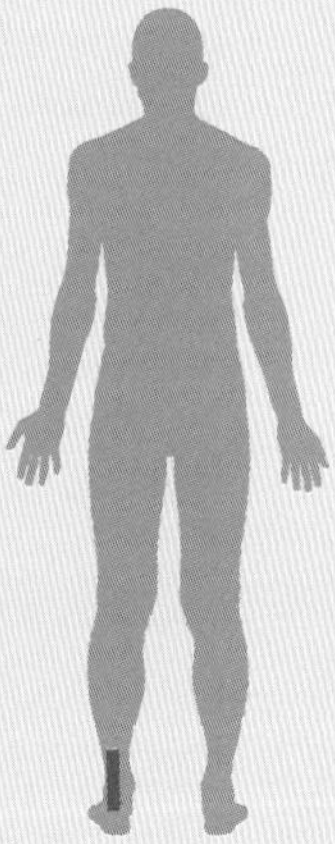

長母趾伸筋

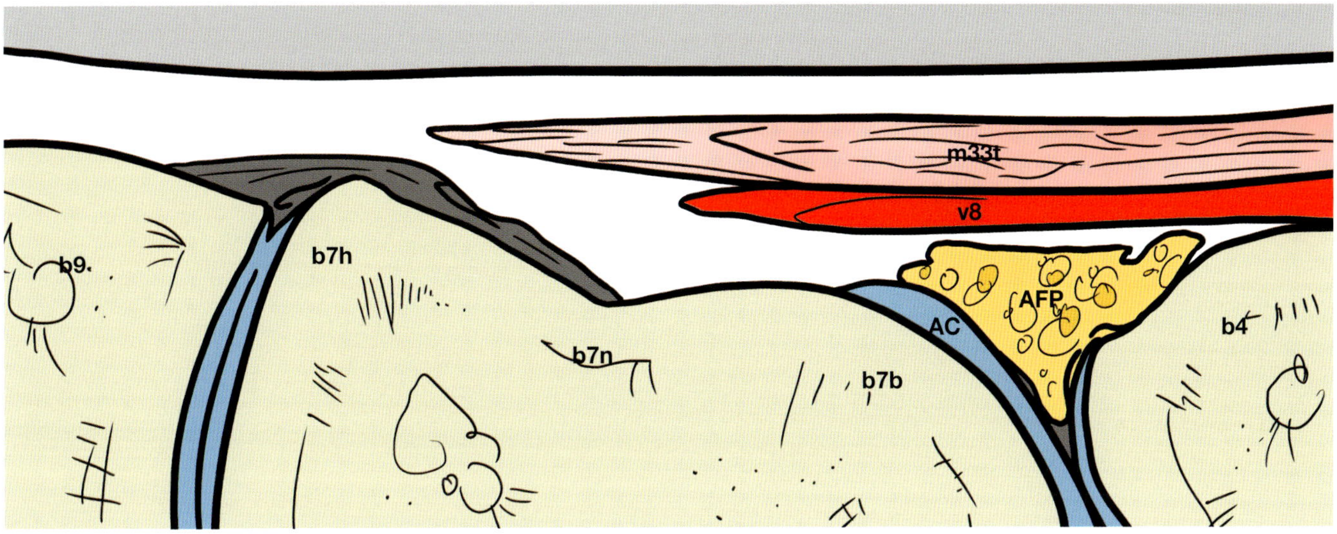

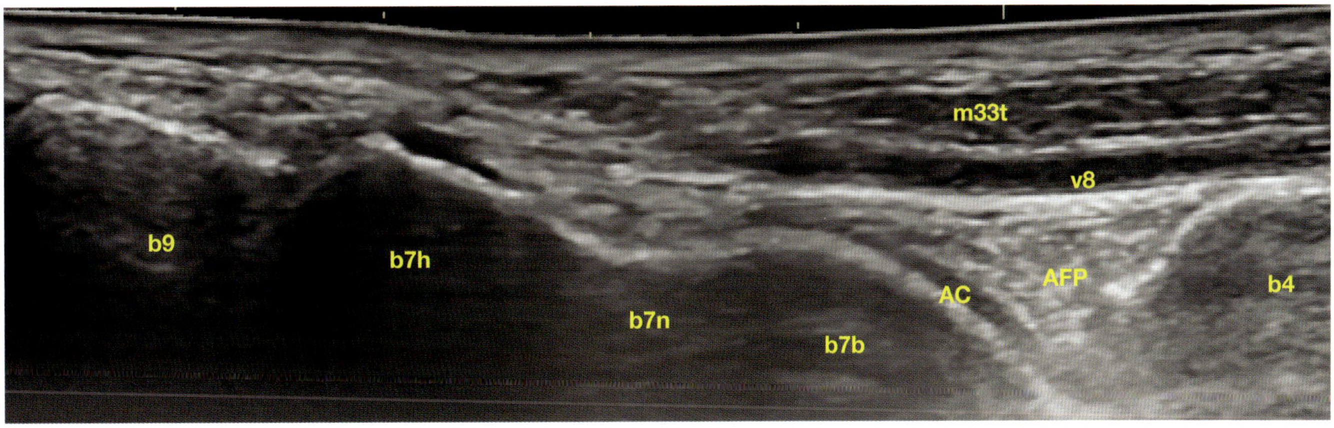

- m33t：長母趾伸筋腱
- b4：脛骨
- b7b：距骨体部
- b7h：距骨頭
- b7n：距骨頸部
- b9：舟状骨
- AC：関節軟骨
- AFP：前脂肪体
- v8：前脛骨動脈
- 写真の左方向：遠位
- 写真の右方向：近位

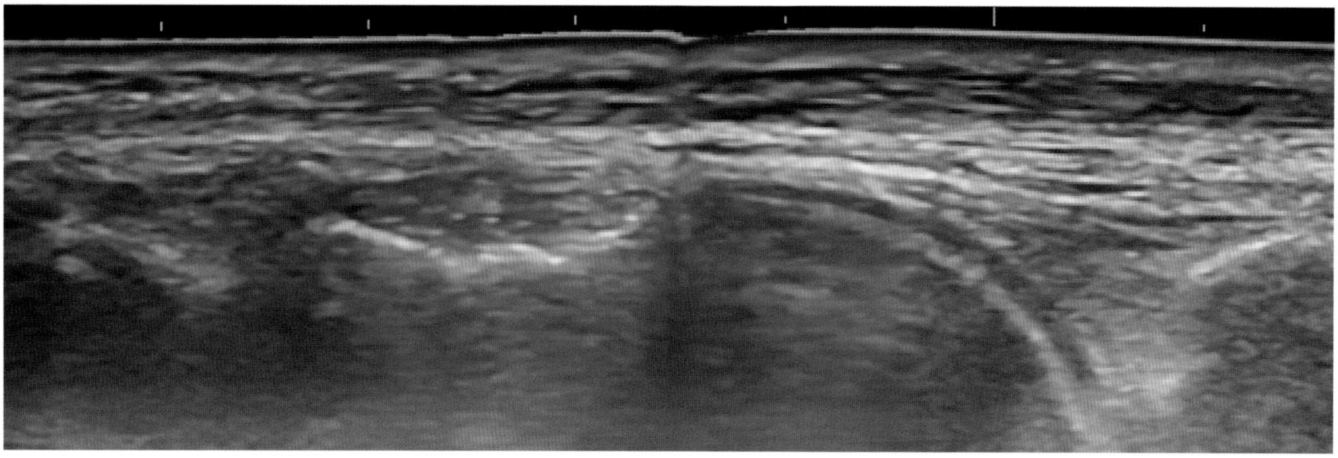

10.6: 前脛骨筋

これは，画像10.5から少し内側に寄った部分を映した画像である．一方，次の10.7は10.5のより外側を描出した画像である．上方（浅層）に前脛骨筋腱が見える．この腱の下（深層）に，距骨滑車部の内側関節面が映っている．画像右側（遠位）には前脂肪体と脛骨遠位部が見えている．

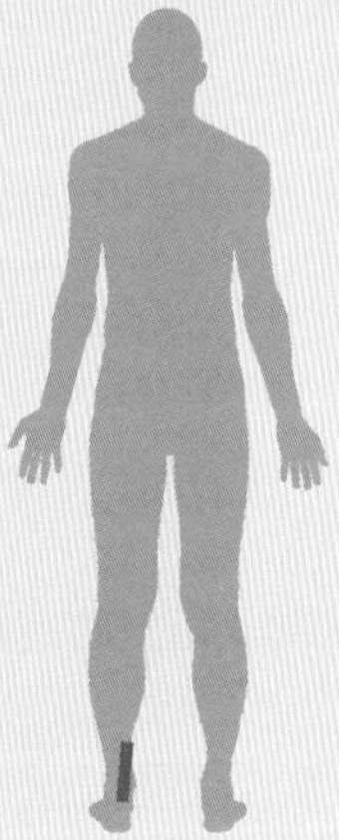

前脛骨筋

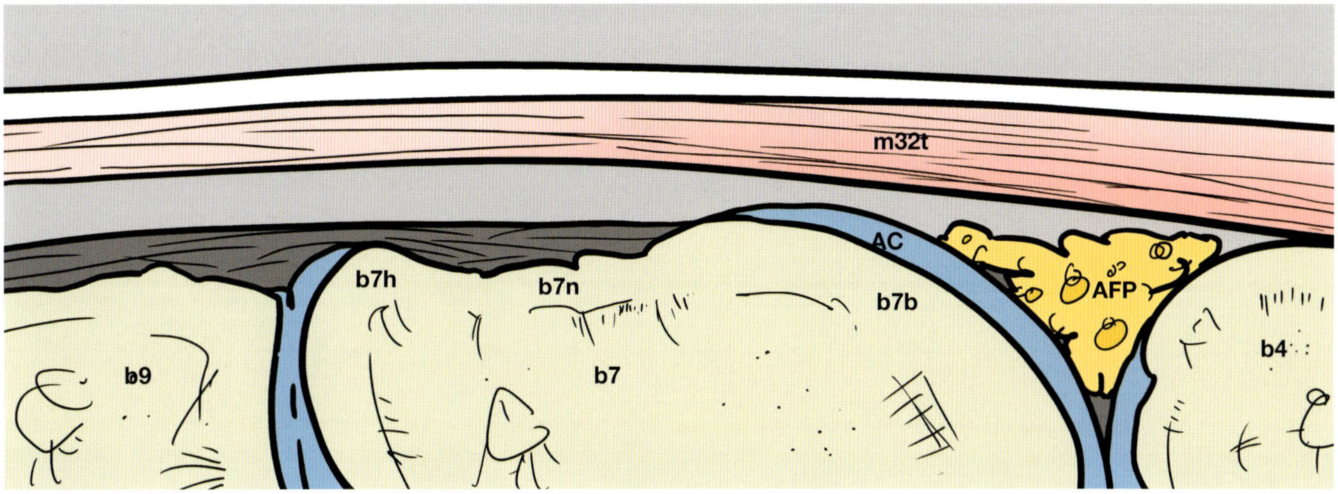

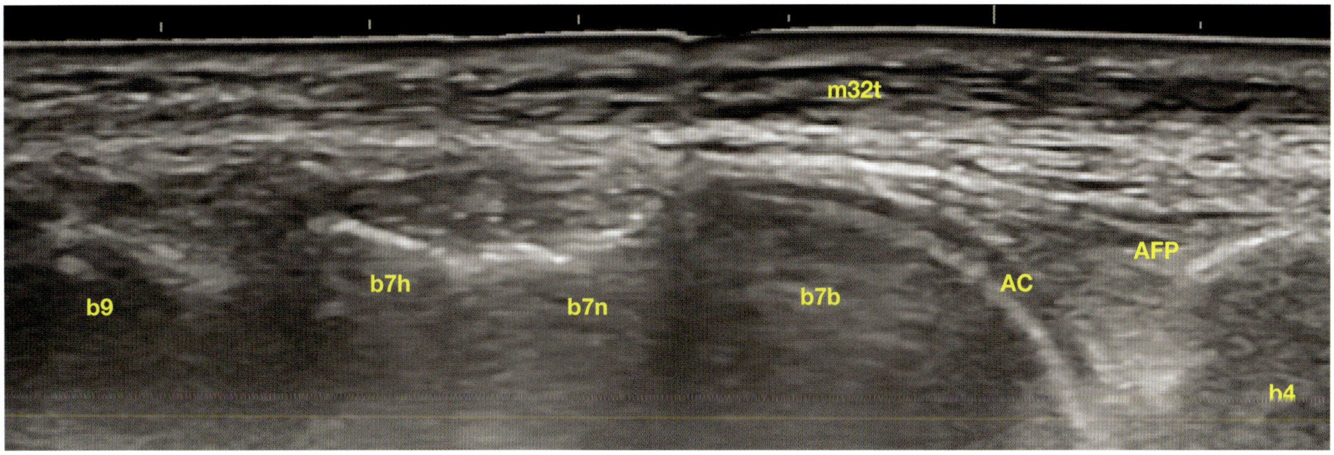

- m32t：前脛骨筋腱
- b4：脛骨
- b7：距骨
- b7b：距骨体部
- b7n：距骨頚部
- b7h：距骨頭
- b9：舟状骨
- AC：関節軟骨
- AFP：前脂肪体
- 写真の左方向：遠位
- 写真の右方向：近位

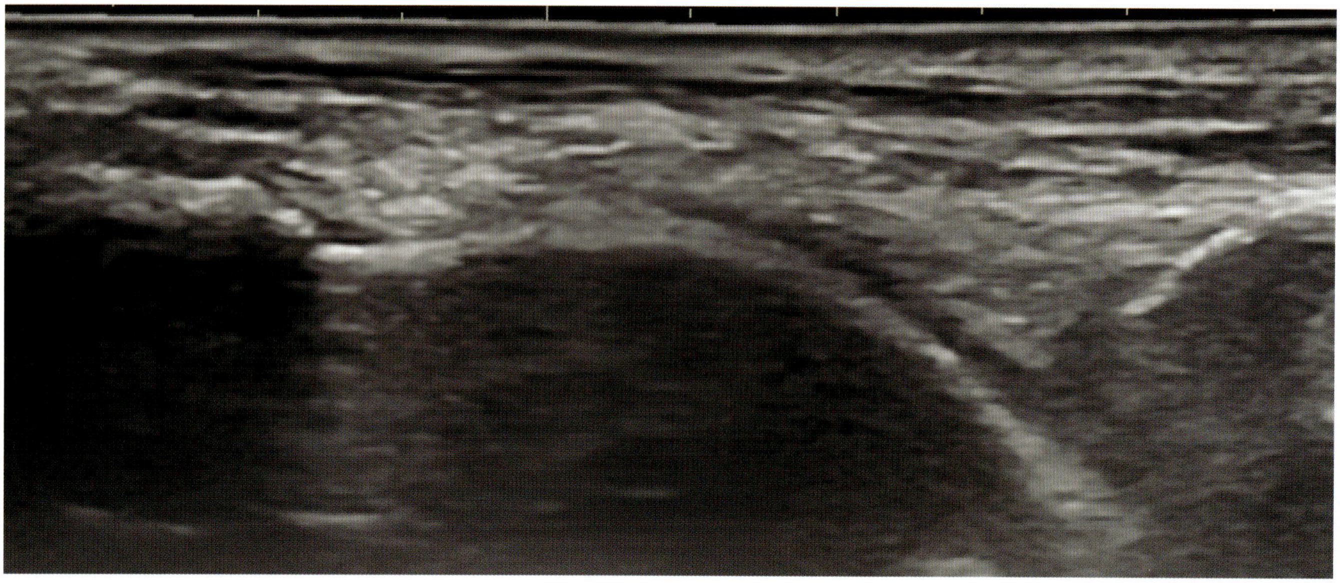

10.7: 長趾伸筋

画像10.6の解説を参照のこと

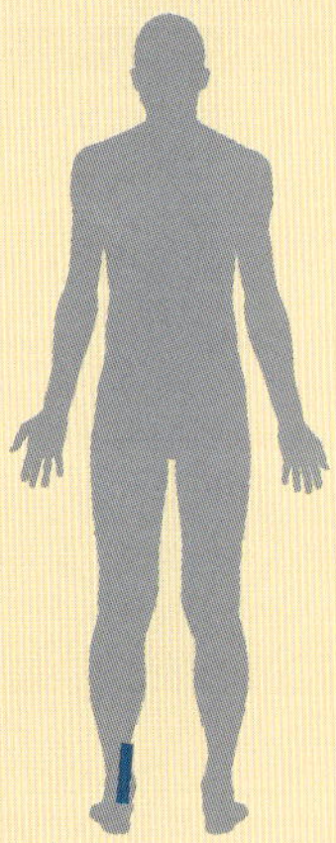

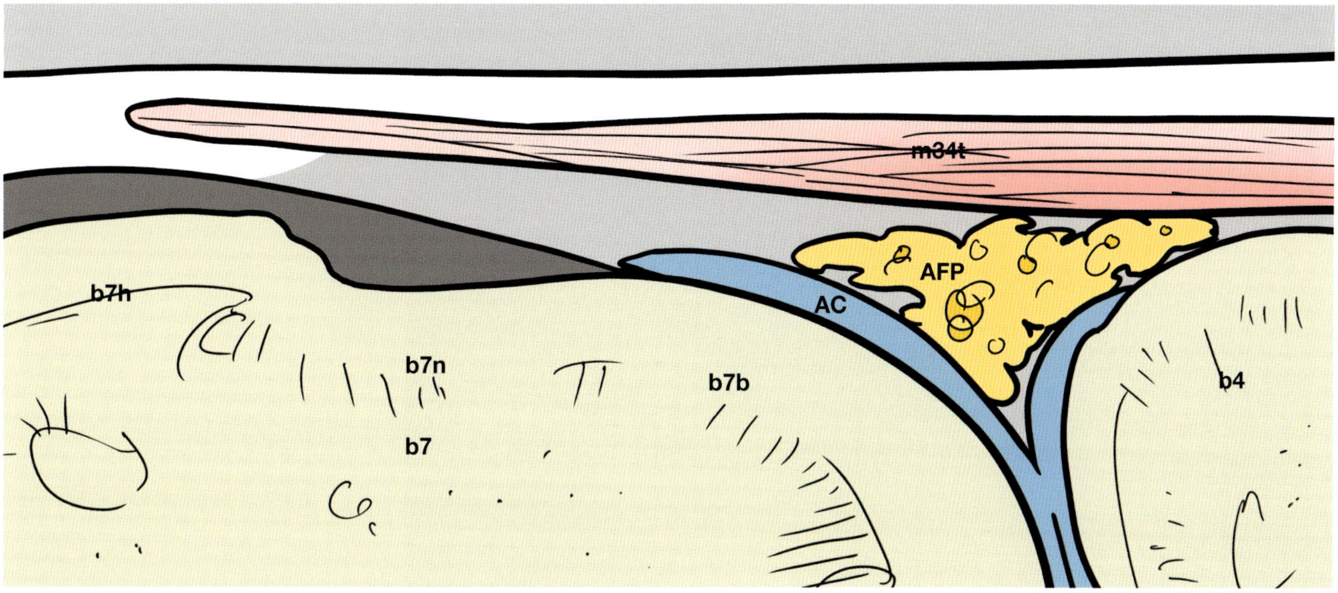

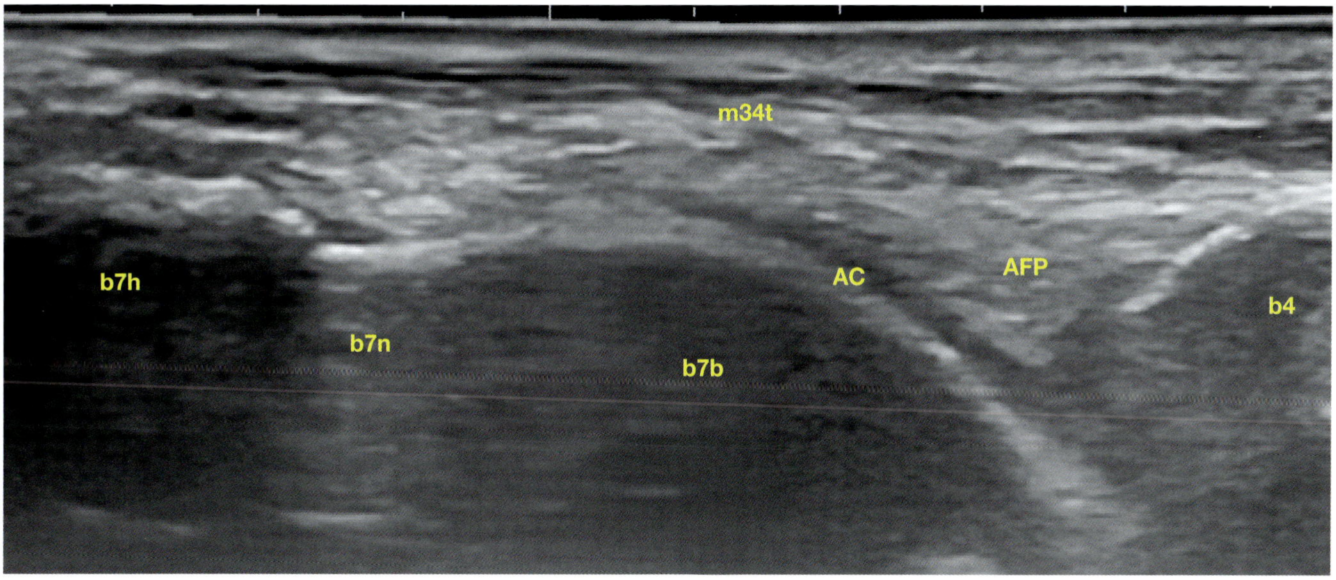

- m34t：長趾伸筋腱
- b4：脛骨
- b7：距骨
- b7b：距骨体部
- b7h：距骨頭
- b7n：距骨頚部
- AC：関節軟骨
- AFP：前脂肪体
- 写真の左方向：遠位
- 写真の右方向：近位

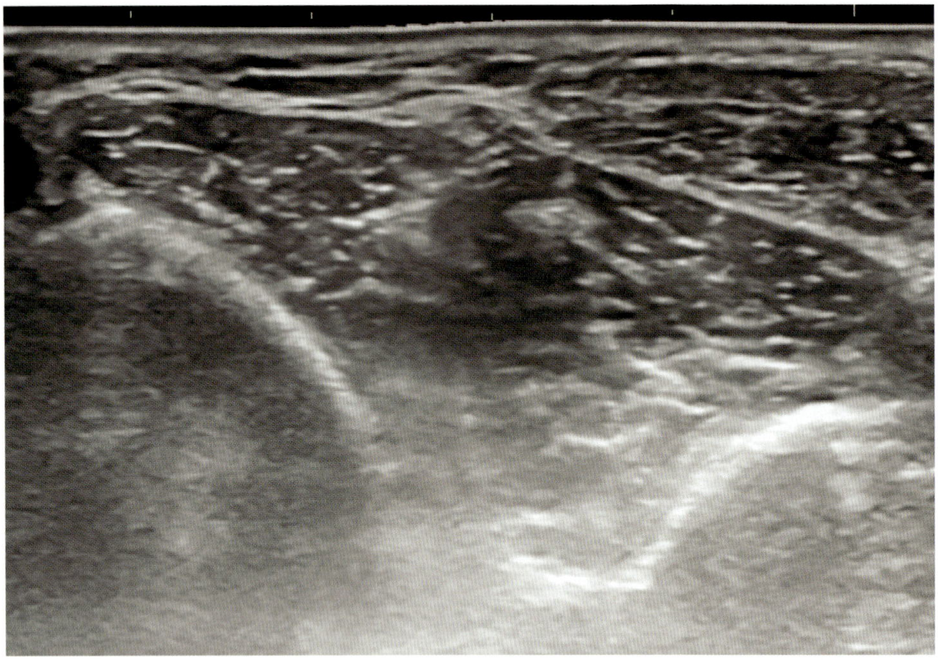

10.8: 足関節の後内側面

これは足関節後内側面の代表的な横断面像である．ヒラメ筋とアキレス腱が足底筋腱に沿って，その後方を走行している．後脛骨筋はより左（内側）へと移動して，長趾屈筋の前内方を走行する．脛骨動脈と脛骨神経は，まだ長趾屈筋と長母趾屈筋の間にとどまっている．長母趾屈筋はこの部分では筋性部を保っているが，筋腹内部には腱組織が形成されつつある．

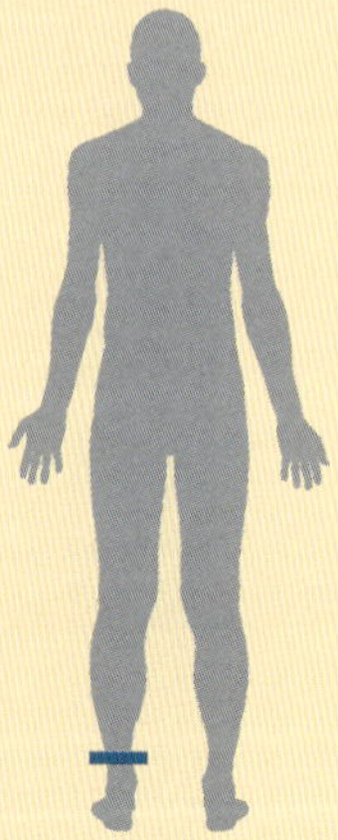

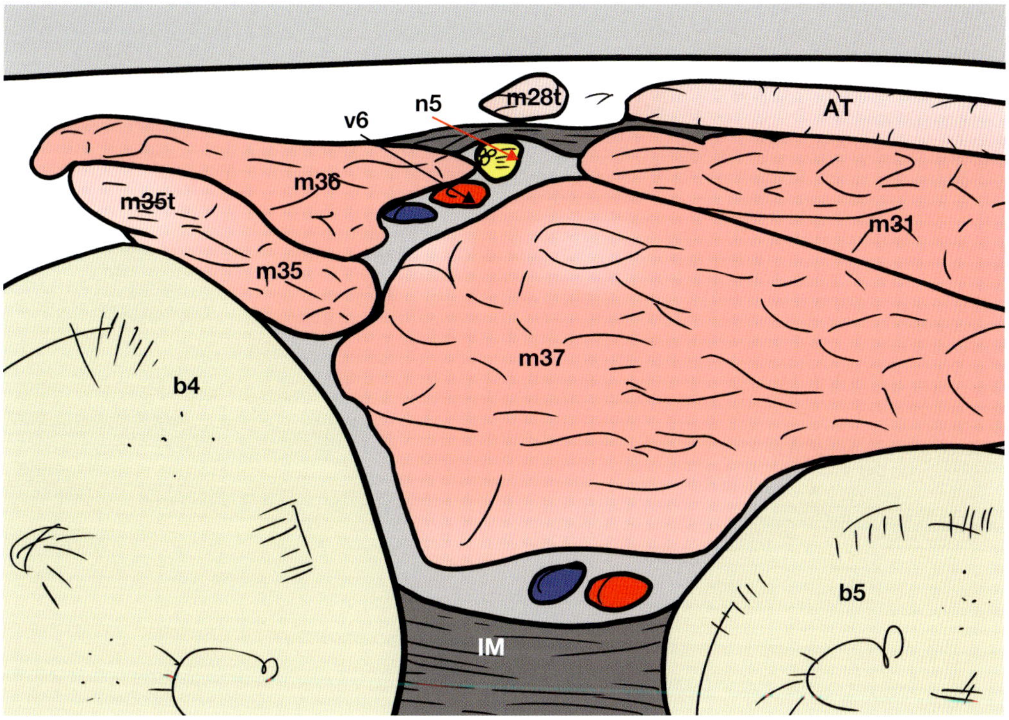

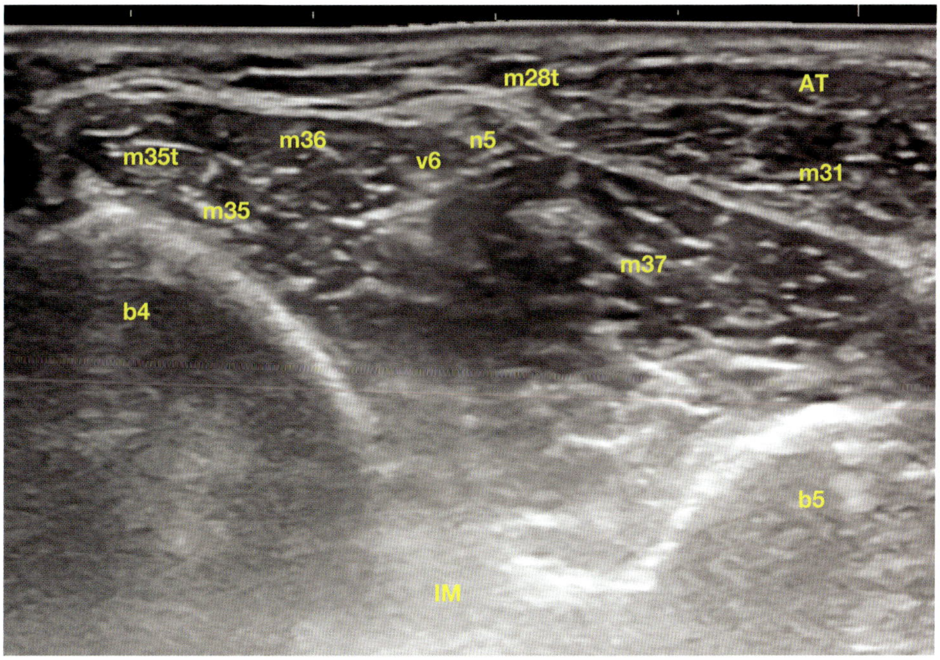

- m28t：足底筋腱
- m31：ヒラメ筋
- m35：後脛骨筋
- m35t：後脛骨筋腱
- m36：長趾屈筋
- m37：長母趾屈筋
- AT：アキレス腱
- b4：脛骨
- b5：腓骨
- IM：骨間膜
- n5：脛骨神経
- v6：脛骨動脈
- 写真の左方向：内側
- 写真の右方向：外側

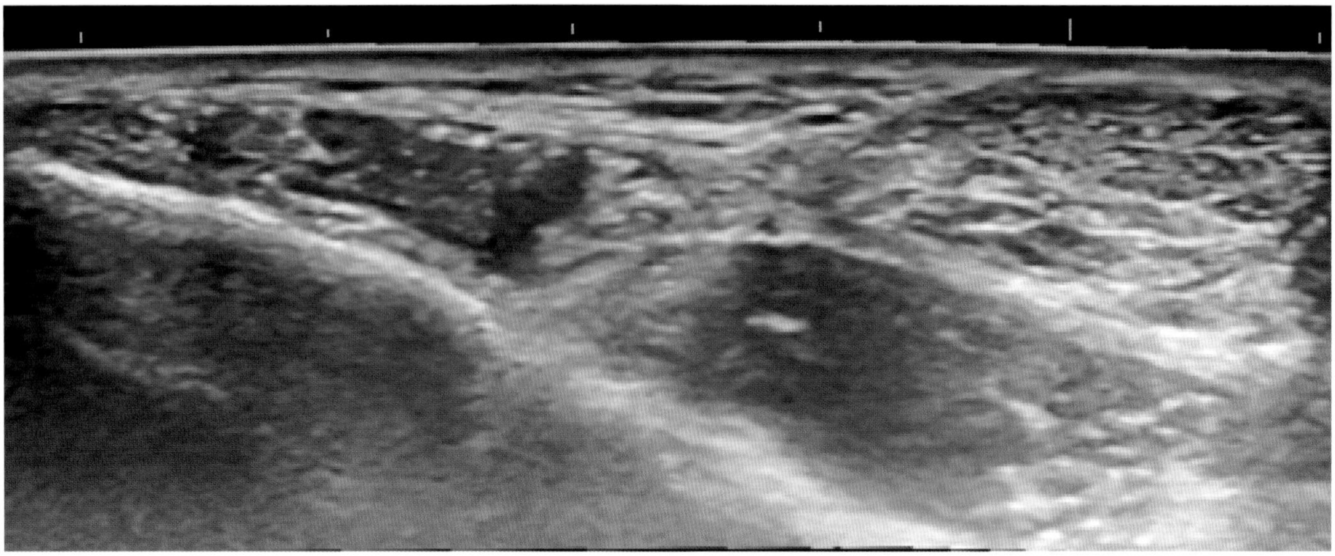

10.9: 足根管

これは足根管を描出した画像である．画像の最も上（浅層）には，屈筋支帯が3本の屈筋腱を覆うように映っている．後脛骨筋は脛骨の前内側面に隣接して走行しており，その右（後方）に長趾屈筋，長母趾屈筋が並走する．長母趾屈筋腱は脛骨神経の下（深層）にはっきり描出されている．腓腹筋とヒラメ筋はもはや完全にアキレス腱へと移行している．ケイガー脂肪体がアキレス腱と足底筋腱の下に横たわっているのが見える．

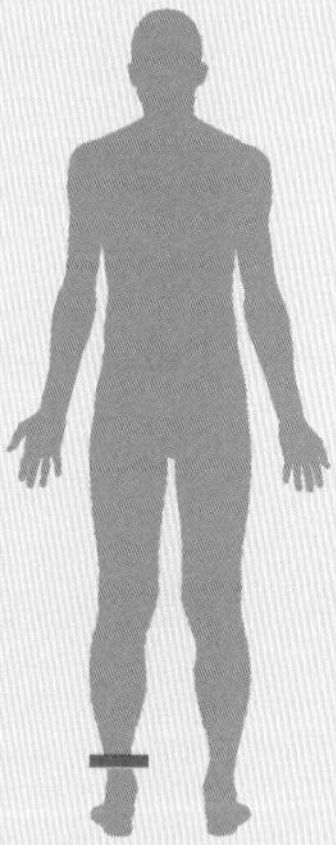

足根管

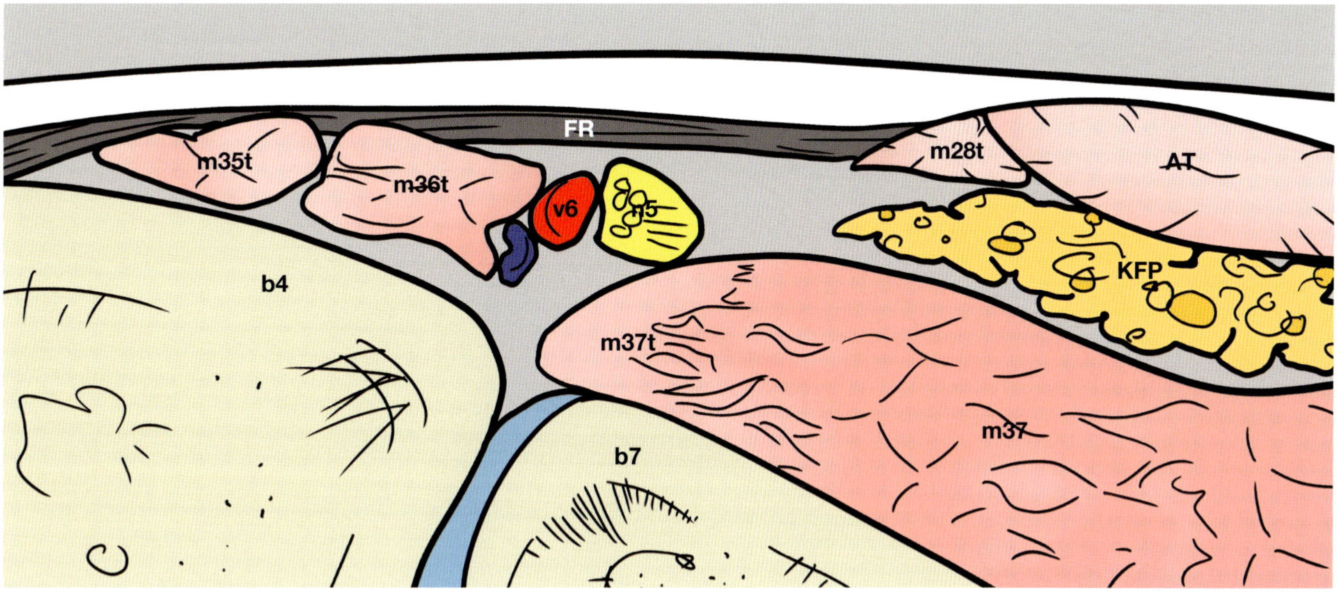

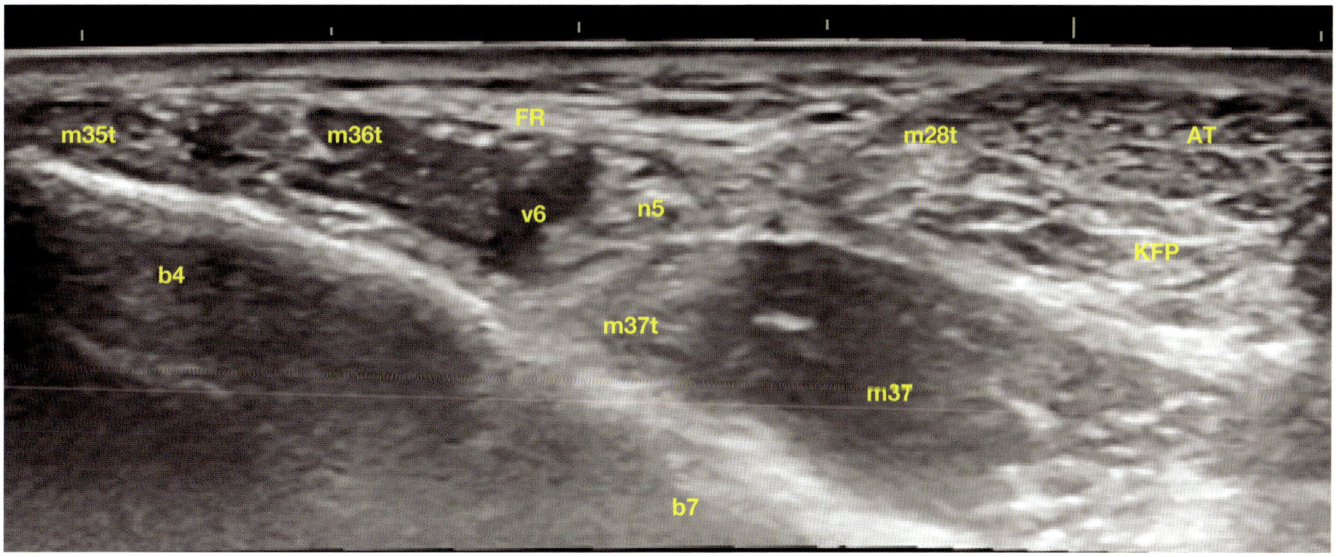

- m28t：足底筋腱
- m35t：後脛骨筋腱
- m36t：長趾屈筋腱
- m37：長母趾屈筋
- m37t：長母趾屈筋腱
- AT：アキレス腱
- FR：屈筋支帯
- b4：脛骨
- b7：距骨
- KFP：ケイガー脂肪体
- n5：脛骨神経
- v6：脛骨動脈
- 写真の左方向：前方
- 写真の右方向：後方

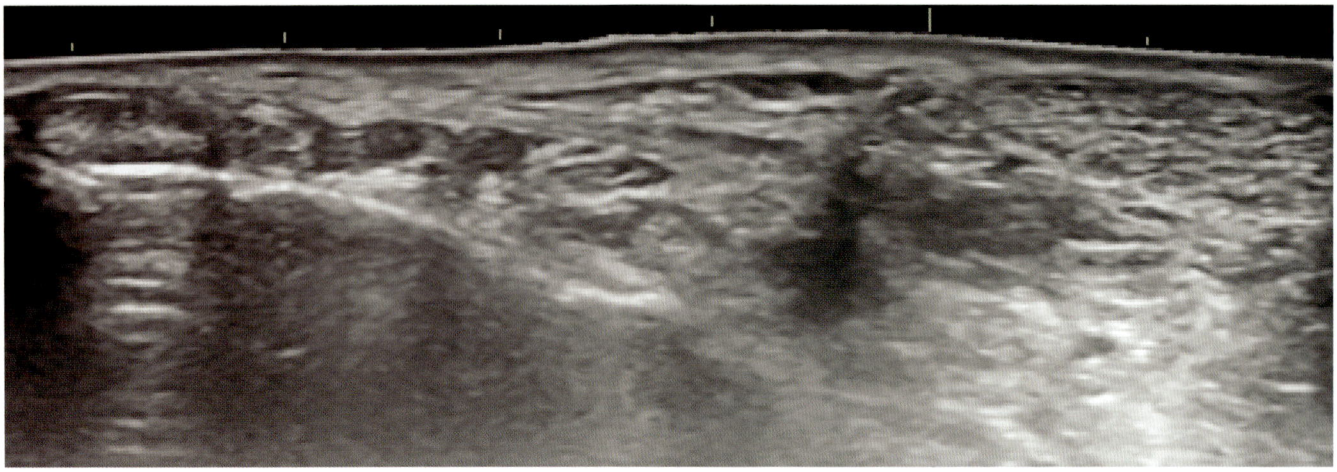

10.10: 屈筋支帯

この画像にも前頁で見えていた屈筋支帯が映っている．足関節内果の後方を走る3本の腱の並び方も前頁の画像と同じである．長母趾屈筋はほとんど腱組織へと移行している．脛骨神経は脛骨動脈の隣りを並走しているが，まだ内側足底神経と外側足底神経に分岐するにはいたっていない．足底筋とアキレス腱は引き続き遠位へと走行し，踵骨の停止部へ向かっている．

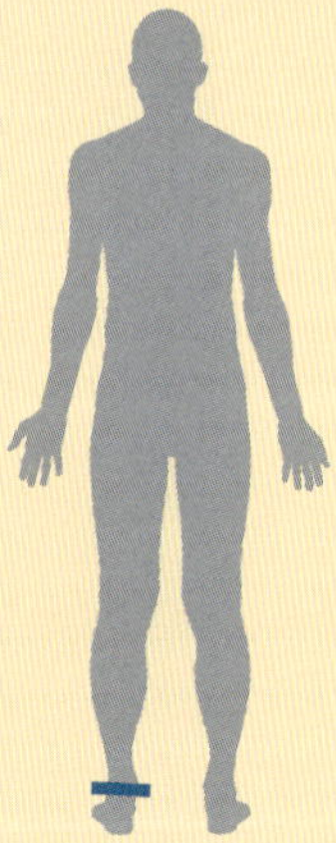

屈筋支帯

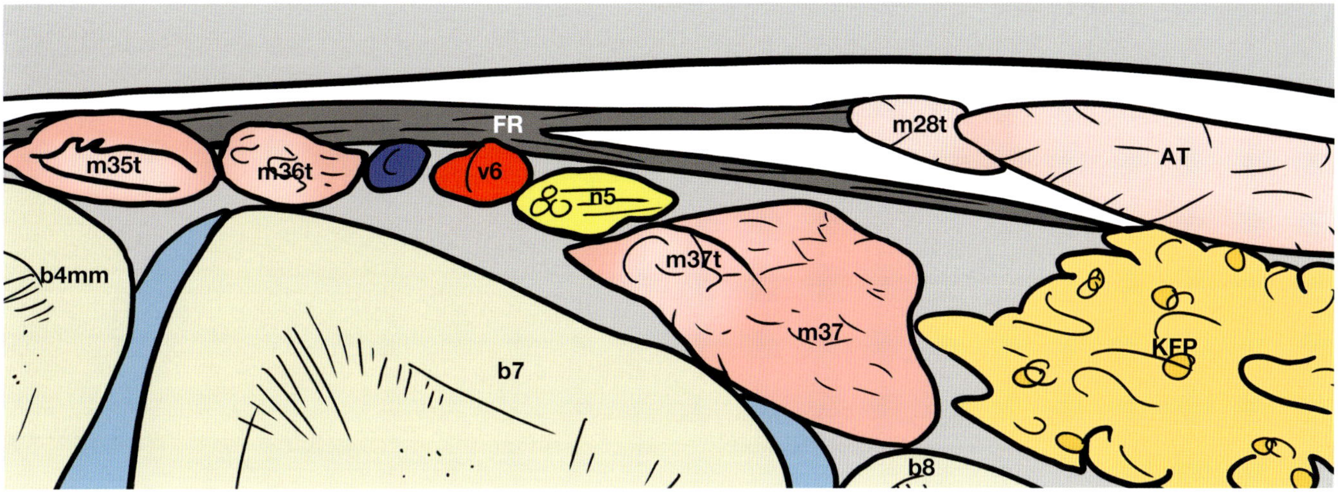

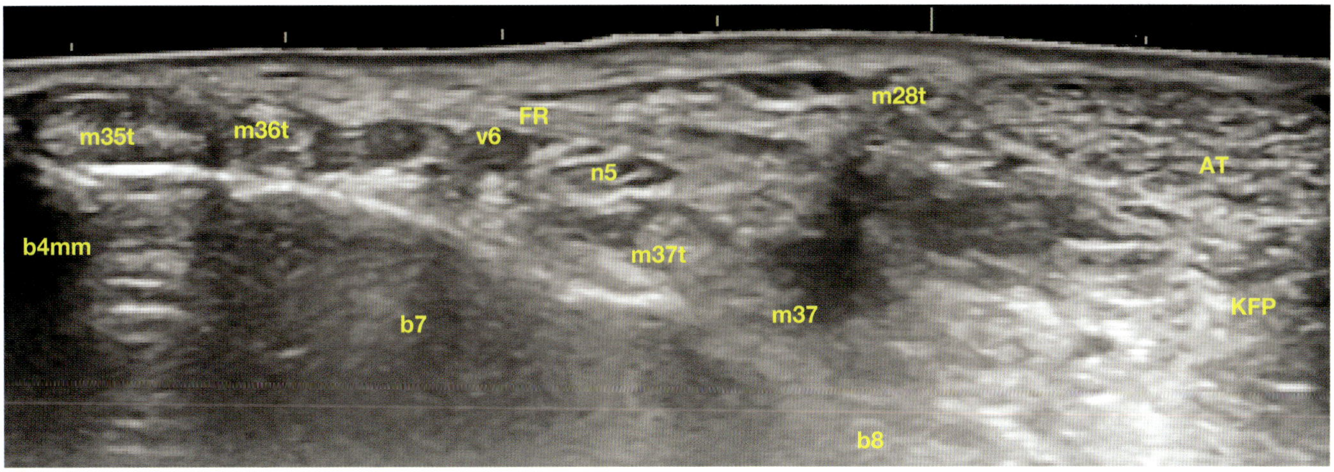

- m28t：足底筋腱
- m35t：後脛骨筋腱
- m36t：長趾屈筋腱
- m37：長母趾屈筋
- m37t：長母趾屈筋腱
- AT：アキレス腱
- FR：屈筋支帯
- b4mm：足関節内果
- b7：距骨
- b8：踵骨
- KFP：ケイガー脂肪体
- n5：脛骨神経
- v6：脛骨動脈
- 写真の左方向：前方
- 写真の右方向：後方

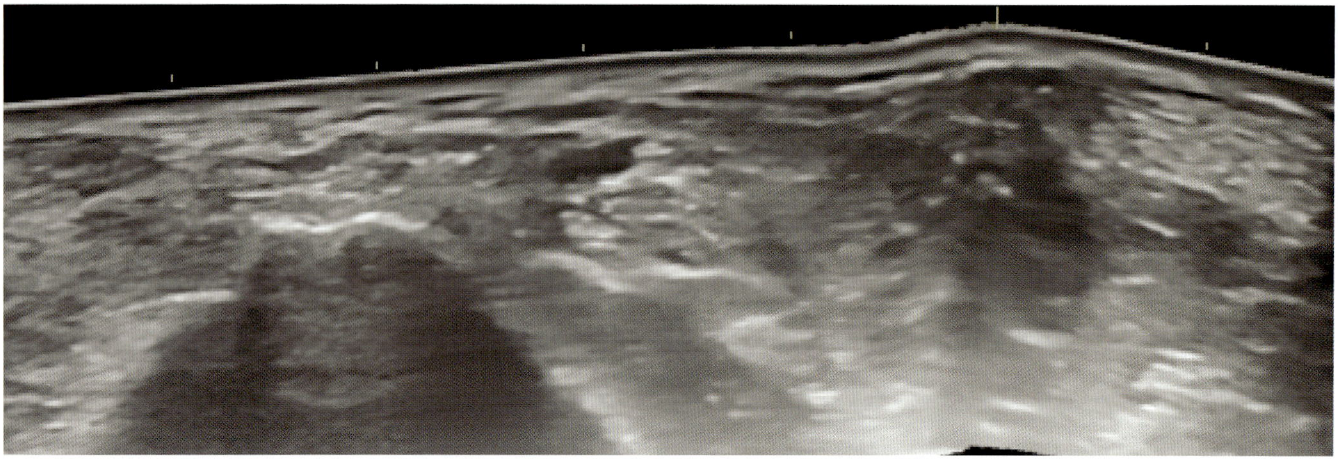

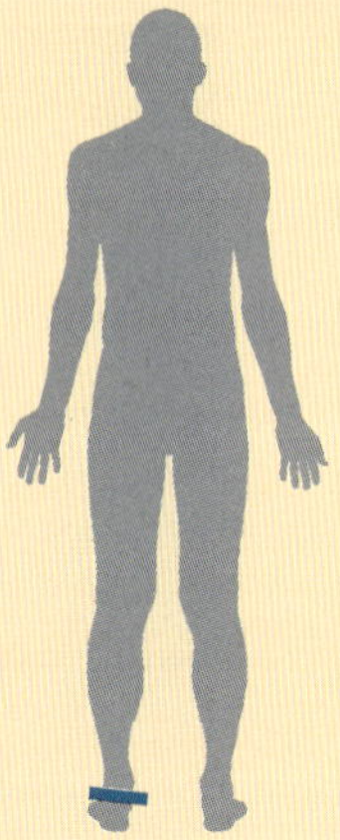

10.11: 載距突起

これは距骨内側面を観察した画像である．距骨が踵骨の載距突起と関節面を形成している様子が描出されている．この関節面の左（前方）には後脛骨筋腱が，直上（浅層）には長趾屈筋腱が走行している．三角靱帯の脛踵部が距骨内側部の直上で，載距突起に付着しているのがわかる．長母趾屈筋腱は載距突起の後方・深層を走行する．脛骨神経はすでに内側足底神経と外側足底神経とに分岐している．アキレス腱は画像右端（後方）に見えており，前頁の画像と同様にケイガー脂肪体の上に横たわっている．

載距突起

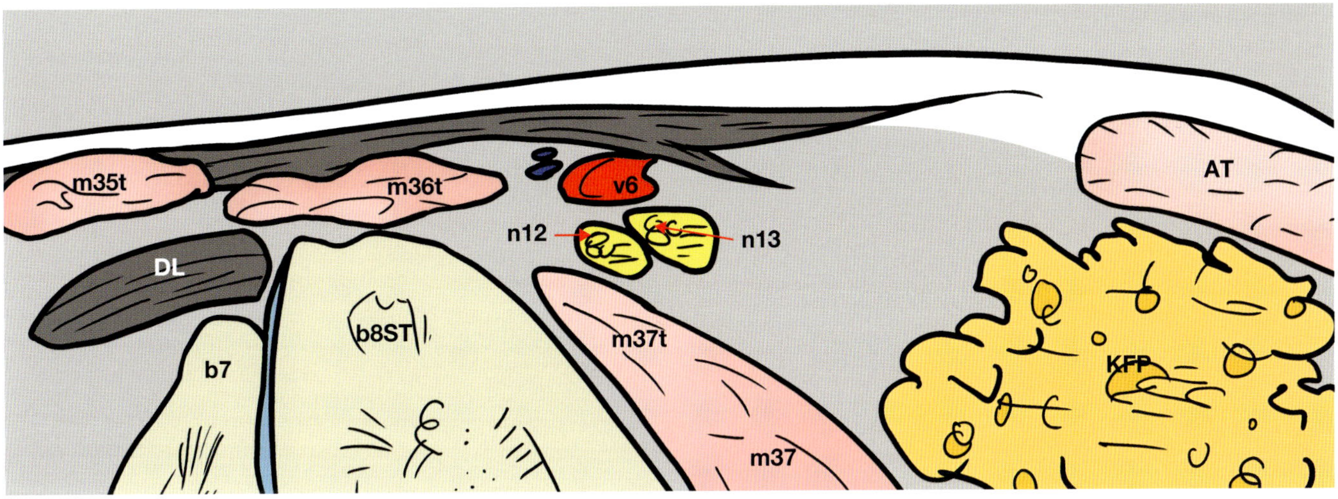

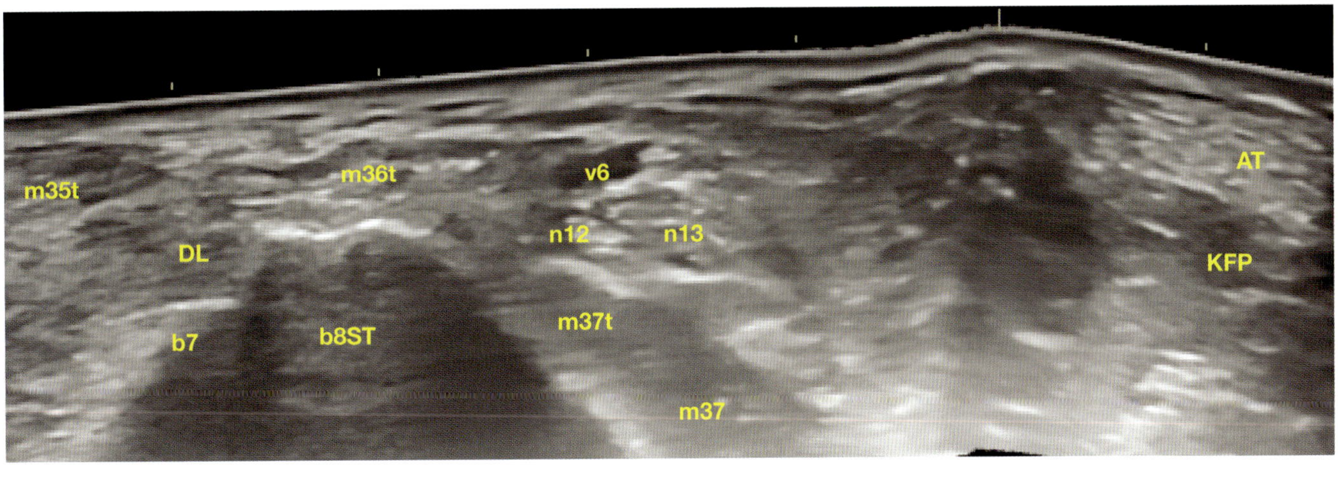

- m35t：後脛骨筋腱
- m36t：長趾屈筋腱
- m37：長母趾屈筋
- m37t：長母趾屈筋腱
- AT：アキレス腱
- b7：距骨
- KFP：ケイガー脂肪体
- ST：載距突起
- n12：内側足底神経
- n13：外側足底神経
- v6：脛骨動脈
- DL：三角靱帯
- 写真の左方向：前方
- 写真の右方向：後方

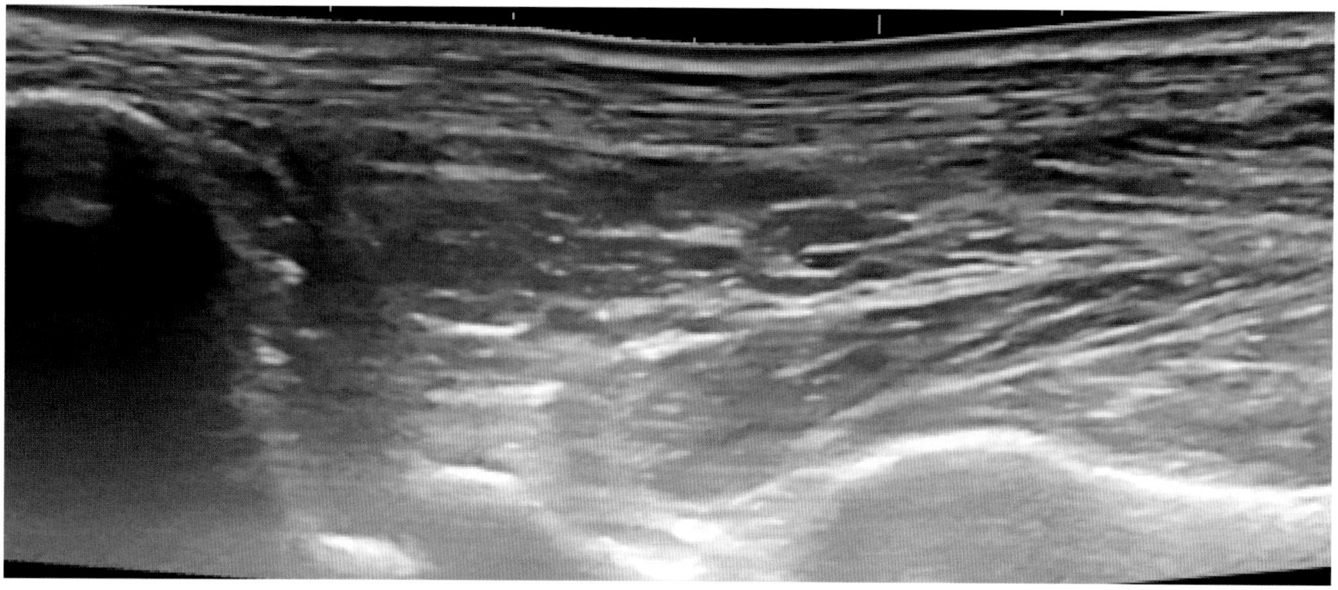

10.12: 足関節後部の矢状断

これは足関節後面の矢状断像である．画像上部（浅層）にはアキレス腱が走っており，その下（深層）にはケイガー脂肪が見える．画像左（遠位）には，アキレス腱が踵骨後面に停止している様子がはっきりと映っている．後踵骨滑液包がアキレス腱の下，踵骨の上に明瞭に見える．長母趾屈筋は脛骨遠位部と距骨の後関節面の上を走行する．これに並走する脛骨神経が画像中央に映っている．

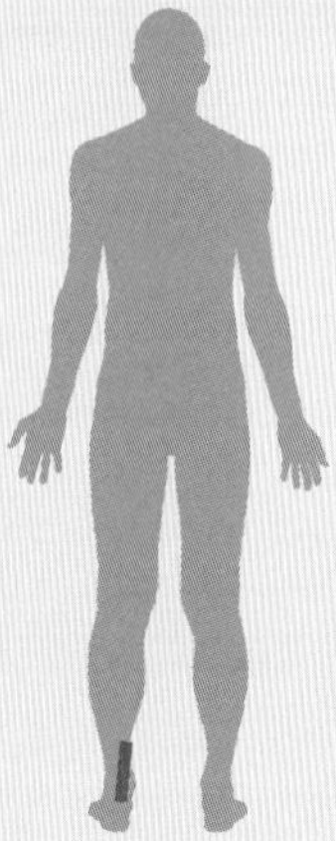

足関節後部の矢状断

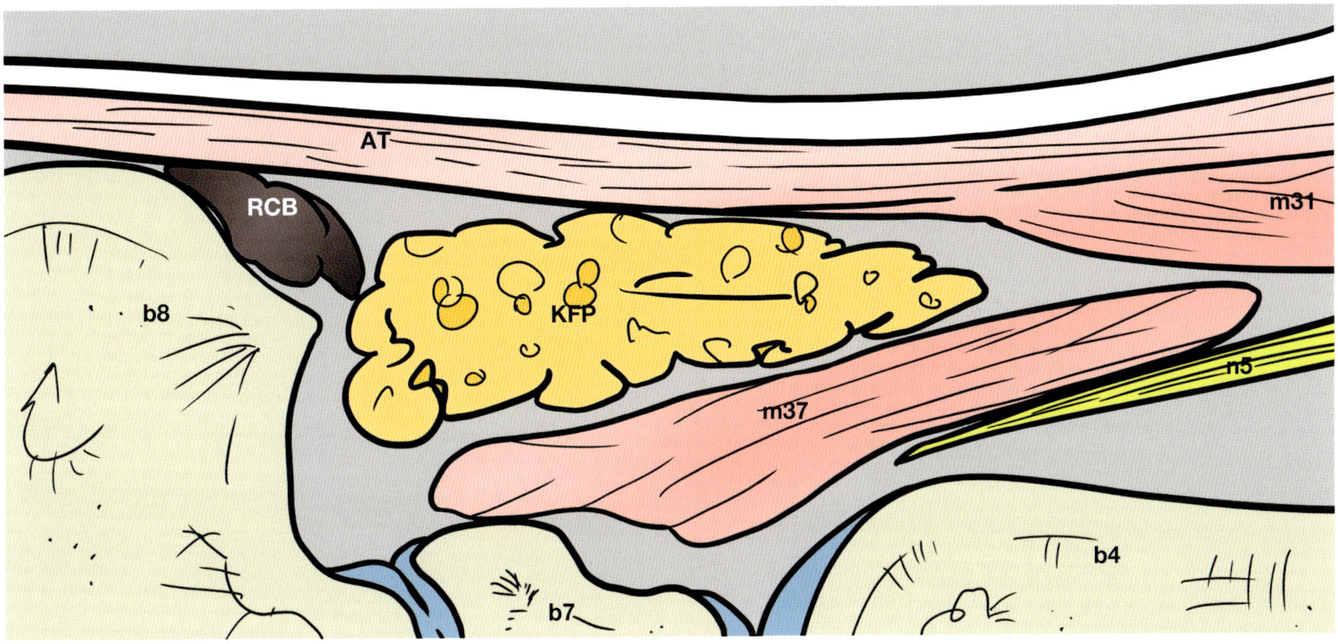

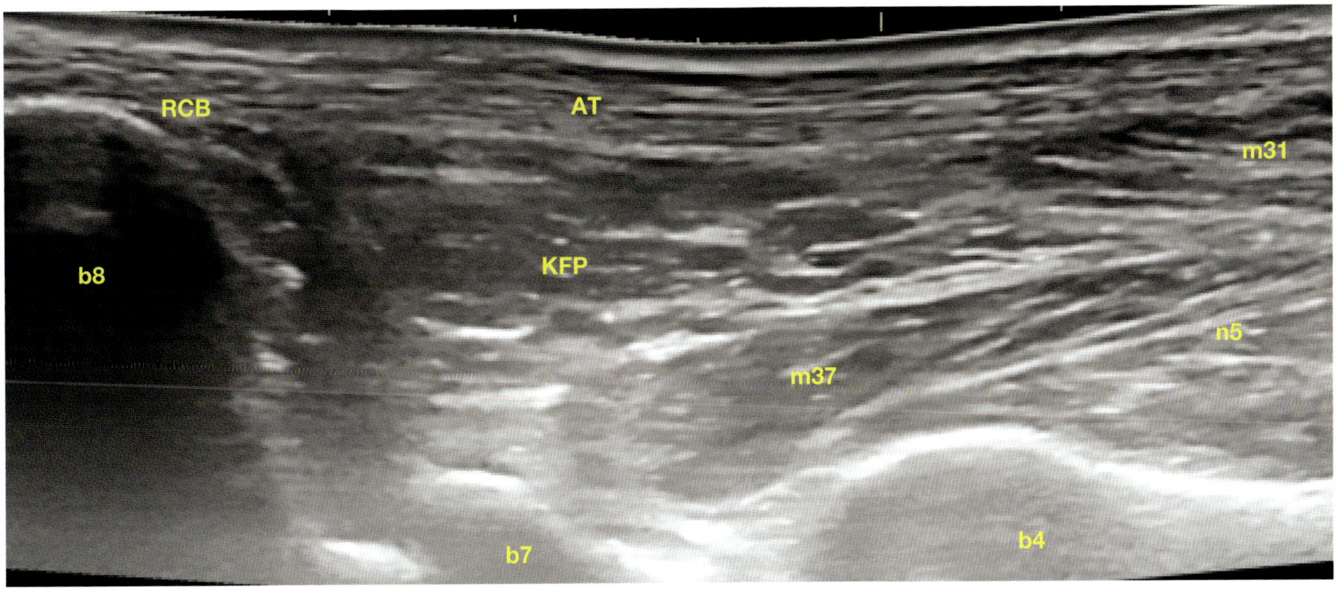

- m31：ヒラメ筋
- m37：長母趾屈筋
- AT：アキレス腱
- b4：脛骨
- b7：距骨
- b8：踵骨
- KFP：ケイガー脂肪体
- RCB：後踵骨滑液包
- n5：脛骨神経
- 写真の左方向：遠位
- 写真の右方向：近位

索引

[訳者紹介]
仲村　一郎　（なかむら　いちろう）

東京大学医学部医学科卒業．医学博士（東京大学）
東京大学整形外科助手，湯河原厚生年金病院リウマチ科部長，
三井記念病院整形外科部長を歴任．
現職は帝京平成大学大学院健康科学研究科専攻長・教授．
骨粗鬆症・関節リウマチに関する講演・論文・著書など多数．

運動器超音波画像の読みかた

2019年2月28日　発行

訳　者　仲村一郎
発行者　小立鉦彦
発行所　株式会社　南　江　堂
〒113-8410　東京都文京区本郷三丁目42番6号
☎（出版）03-3811-7236（営業）03-3811-7239
ホームページ https://www.nankodo.co.jp/
印刷・製本　日経印刷

Musculoskeletal Ultrasound Cross-Sectional Anatomy

定価はカバーに表示してあります．
落丁・乱丁の場合はお取り替えいたします．
ご意見・お問い合わせはホームページまでお寄せください．

Printed and Bound in Japan
ISBN978-4-524-24929-9